W0253464

Wolfgang Künzel und Michael Kirschbaum

Gießener Gynäkologische Fortbildung 1995

Springer

Berlin
Heidelberg
New York
Barcelona
Budapest
Hongkong
London
Mailand
Paris
Santa Clara
Singapur
Tokio

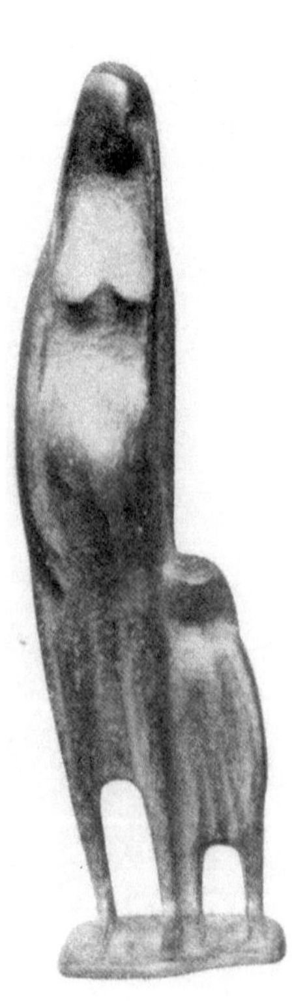

Gießener Gynäkologische Fortbildung 1995

19. Fortbildungskurs für Ärzte der Frauenheilkunde und Geburtshilfe

Mit einem kumulierten Inhaltsverzeichnis 1981–1993

Herausgegeben von
Wolfgang Künzel und Michael Kirschbaum

Mit 77 Abbildungen und 58 Tabellen

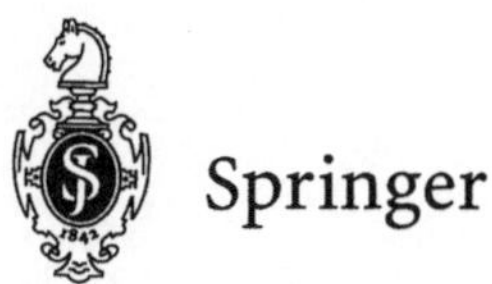

Springer

Professor Dr. med. Wolfgang Künzel
Gf. Direktor der Frauenklinik und Hebammenschule
der Justus-Liebig-Universität
Klinikstraße 32, D-35392 Gießen

Privatdozent Dr. Dr. med. Michael Kirschbaum
Oberarzt der Frauenklinik der Justus-Liebig-Universität
Klinikstraße 32, D-35392 Gießen

Die Deutsche Bibliothek - CIP-Einheitsaufnahme

Giessener Gynäkologische Fortbildung <19, 1995>:
Giessener Gynäkologische Fortbildung 1995 : mit einem kumulierten Inhaltsverzeichnis 1981 - 1993 ; mit Tabellen / 19. Fortbildungskurs für Ärzte der Frauenheilkunde und Geburtshilfe. Hrsg. von Wolfgang Künzel und Michael Kirschbaum. - Berlin ; Heidelberg ; New York ; Barcelona ; Budapest ; Hongkong ; London ; Mailand ; Paris ; Santa Clara ; Singapur ; Tokio : Springer, 1996
ISBN-13:978-3-642-64647-8 e-ISBN-13:978-3-642-60994-7
DOI: 10.1007/978-3-642-60994-7

NE: Künzel, Wolfgang [Hrsg.]; HST

ISBN-13:978-3-642-64647-8

Softcover reprint of the hardcover 1st edition 1996

Satzherstellung: Zechnersche Buchdruckerei, D-67346 Speyer
Herstellung: PRO EDIT GmbH, D-69126 Heidelberg

SPIN: 10484523 21/3135-5 4 3 2 1 0 – Gedruckt auf säurefreiem Papier

Vorwort

Liebe Kolleginnen und Kollegen,

vor einigen Wochen erhielt ich vom Reisebüro Willi Simon aus Delmenhorst eine Aussendung, die für Reisen zu gynäkologischen Kongressen 1995 warb. Ich gehe davon aus, daß Sie dieses Werbeprospekt ebenfalls erhalten haben. In dieser Aussendung wurde auch eine „Reise" zur Gießener Gynäkologischen Fortbildung 1995 angeboten.

Ich danke Ihnen allen, daß Sie nach Gießen gekommen sind und *dieser* Fortbildungsveranstaltung in *dieser* Stadt den Veranstaltungen in Calgary, Jerusalem, Singapore, Basel, Mailand, Philadelphia und anderen attraktiven Städten der Welt den Vorzug gegeben haben. Ich denke, Ihre Teilnahme spricht für Gießen.

Wir haben uns in diesem Jahr wiederum bemüht, für Sie ein attraktives praxisnahes Programm zu organisieren. Dies ist nicht immer einfach. Es ist nicht möglich, für jeden von Ihnen die richtige Auswahl an Themen zu treffen. Durch das Ausfüllen der auf der letzten Veranstaltung verteilten Fragebögen haben Sie uns jedoch eine wertvolle Information über die von Ihnen als wichtig erachteten Themen gegeben. Die einzelnen Themen und Seminare werden sehr unterschiedlich bewertet. Was für den einen interessant und bedeutsam ist, wird von dem anderen als wenig praxisnah und als verzichtbar eingestuft.

Auch Ihre Vorschläge haben wir sorgfältig studiert. Ein Schwerpunkt der Fortbildung ist in diesem Jahr die Diagnostik und Therapie des metastasierenden Mammakarzinoms. Im Rahmen des Gesundheitsstrukturgesetzes ist der Kostensenkung durch den Einsatz valider diagnostischer Methoden eine erste Priorität einzuräumen. Das gleiche gilt auch für die Therapie des metastasierenden Mammakarzinoms. Der Markt ist übersät mit den verschiedensten Therapieempfehlungen. Eine einheitliche Richtung ist schwer zu erkennen. Das bereitet Unsicherheit bei Ihnen und auch bei den Patienten. Eine Verständigung auf ein stufentherapeutisches Konzept – zur Frage: „Metastasierung, was nun – ?", ist daher notwendig.

Eines der brennendsten und ungelösten Probleme in der Geburtshilfe ist die vorzeitige Beendigung der Schwangerschaft, die Frühgeburt. Frühgeburten sind häufig mit schweren, verzweifelten Schicksalen verbunden. Die neonatologische Intensivmedizin hat erreicht, daß auch sehr unreife Kinder ohne Schaden überleben. Die Inzidenz der Frühgeburt hat sich dagegen in den letzten Jahren nicht wesentlich verändert. Möglicherweise wird der Infektion als auslösender Pathomechanismus noch zu wenig Beachtung geschenkt. Aber auch andere Faktoren sind von Bedeutung.

Die Vaginalsonographie als „tastende Hand“ des Gynäkologen, rezidivierende Genitalinfektionen als therapeutische Crux und Gynäkopsychologie als Basis für Gespräche zwischen Arzt und Patienten, sind Themenkomplexe, von denen ich mir Anregungen für die tägliche Arbeit verspreche, sowie auch von den Themen, die unter *Gynäkologie in Klinik und Praxis* firmieren: Qualitätssicherung, präoperatives Screening, Kontrazeption, Libido und Orgasmusstörungen.

Bei der Programmdurchsicht der Gießener Gynäkologischen Fortbildung 1995 werden Sie feststellen, daß die gynäkologische Endokrinologie und Reproduktionsmedizin nur am Rande vertreten ist. Das ist Absicht. Hierfür wurde die Gießener Endokrinologische Fortbildung geschaffen. Ein Thema wollte ich dennoch nicht auslassen: In der Abenddiskussion werden bekannte Vertreter der Endokrinologie in Deutschland das *Stufenkonzept der Sterilitätstherapie* diskutieren. Als Unbefangener in Sachen Endokrinologie werde ich die Moderation übernehmen, und dabei die vox populi vertreten.

Ich möchte an dieser Stelle den Referenten der Gießener Gynäkologischen Fortbildung ganz herzlich dafür danken, daß sie sich bereit erklärt haben, die Gießener Fortbildungsveranstaltung durch ihre Beiträge zu dem zu machen, was sie hofft zu sein:

Eine lebendige Veranstaltung mit anspruchsvollen Vortragsinhalten, nützlich sowohl für das Verständnis gynäkologisch-geburtshilflicher Sachverhalte aber auch für die Anwendbarkeit in der Praxis.

Nun noch ein Wort zur ärztlichen Fortbildung: Die Bundesärztekammer hat sich am 11. November 1994 in einem Schreiben an die wissenschaftlich-medizinischen Fachgesellschaften und Berufsverbände zur Nomenklatur in der ärztlichen Weiterbildung und Fortbildung geäußert. Sie mußte feststellen, daß im Bereich der Fortbildung eine Nomenklatur verwandt wird, die für das ärztliche Weiterbildungsrecht eingeführt ist. Es kommt offenbar zu Verwechslungen mit Bezeichnungen des Weiterbildungsrechtes. Es kann bei Teilnehmern von Fortbildungsveranstaltungen der falsche Eindruck entstehen, daß sie eine Qualifikation des Weiterbildungsrechtes erworben haben, die auf Fortbildungsveranstaltungen jedoch nicht gegeben werden kann.

Zu den Definitionen:

- *Ärztliche Ausbildung* ist das Studium der Humanmedizin an einer Medizinischen Fakultät oder Medizinischen Hochschule.
- *Ärztliche Weiterbildung* erfolgt nach Erhalt der Approbation als Arzt, nach Erteilung der Erlaubnis zur Ausübung des ärztlichen Berufes. Sie dient dem Erwerb einer Bezeichnung nach der Weiterbildungsordnung für Ärzte, *für unser Fach:* dem Erwerb des Facharztes für Frauenheilkunde und Geburtshilfe oder die Bezeichnung Frauenarzt.

  Weiterbildung ist Kompetenzbereich des Länderrechts und geregelt durch die Kammergesetze und die Weiterbildungsordnung der Ärztekammer als Satzungsrecht. Es finden die Begriffe Gebiet, Fachkunde, fakultative Weiterbildung in Gebieten, Schwerpunkt, Bereich, Facharztbezeichnung, Befugnis zur Weiterbildung, Weiterbildungsstätte, Zeugnis über Weiterbildung und andere Begriffe Verwendung.

- *Ärztliche Fortbildung* ist das berufsbegleitende Weiterlernen mit dem Ziel, die in der Aus- und Weiterbildung erworbenen ärztlichen Kenntnisse und Fertigkeiten zu erhalten, zu verfestigen und kontinuierlich zu aktualisieren. Dabei dient die Fortbildung der Verbesserung des ärztlichen Handelns und ist damit ein Instrument der Qualitätssicherung. Die ärztliche Berufsordnung verpflichtet jeden praktizierenden Arzt dazu, sich in einer für die Ausübung seines Berufes angemessenen Form fortzubilden. Dies ist gegenüber der Ärztekammer nachzuweisen.

Damit war Ihre Wahl, Gießen als Fortbildungsort zu nehmen, richtig und auch aus einem weiteren Grund: Die Finanzämter erkennen Fortbildungsveranstaltungen auf Passagierschiffen nicht an. Das Ihnen bekannte Ärztejournal *Status* hat vor einiger Zeit eine Checkliste für Steuersparchancen bei Studienreisen erarbeitet und folgende Fragen zur Prüfung vorgelegt:

- Nehmen nur Ärzte, möglichst derselben Fachrichtung an dem Seminar teil?
- Läßt die Veranstaltung keinen Raum für private Aktivitäten?
- Wird der Kurs von einem Fachverband oder einer Standesorganisation durchgeführt?
- Ist eine straffe Organisation gewährleistet?
- Können Sie die Teilnahme an Einzelveranstaltungen eindeutig nachweisen?
- Wird die Fortbildungsveranstaltung an einem Ort durchgeführt?
- Benutzen Sie keine besonders zeitaufwendigen Beförderungsmittel, z. B. Passagierschiffe?
- Nehmen Sie allein an dem Kurs teil?
- Wird die Veranstaltung an keinem bevorzugten Touristenziel, womöglich sogar während der Hochsaison, durchgeführt?
- Können Sie das in dem Kurs vermittelte Wissen beruflich nützen?

Bei mehr als drei *Nein* bleiben Sie auf Ihren Kosten sitzen, sagt *Status* in seinen Empfehlungen. In Gießen kann Ihnen das nicht passieren. Ich wünsche Ihnen interessante Tage in Gießen.

Wolfgang Künzel

Inhaltsverzeichnis

Mitarbeiterverzeichnis

BAUER, R., Prof. Dr. med. Dr. rer. nat.
Zentrum für Radiologie im Universitätsklinikum
der Justus-Liebig-Universität
Friedrichstr. 25, D-35385 Gießen

BÖRGENS, S., Dr. Dipl.-Psych.
Universitäts-Frauenklinik
Klinikstr. 32, D-35385 Gießen

CAFFIER, H., Prof. Dr. med.
Universitäts-Frauenklinik
Josef-Schneider-Str. 4, D-97080 Würzburg

DIEL, I. J., Priv.-Doz. Dr. med.
Universitäts-Frauenklinik
Voßstr. 9, D-69115 Heidelberg

DUDENHAUSEN, J. W., Prof. Dr. med.
Virchow-Klinikum
Pulsstr. 4, D-14059 Berlin

EICHER, W., Prof. Dr. med.
Frauenklinik am Diakonissenkrankenhaus
Speyerer Straße 91, D-68163 Mannheim

EMONS, G., Prof. Dr. med.
Med. Zentrum für Frauenheilkunde und Geburtshilfe
Pilgrimstein 3, D-35037 Marburg

EICHLER, C., Dr. med
Gutenbergstr. 3, D-35037 Marburg

GALLHOFER, B., Prof. Dr. med.
Zentrum für Psychiatrie am Universitätsklinikum
Am Steg 22, D-35385 Gießen

GERHARD, I., Prof. Dr. med.
Universitäts-Frauenklinik
Voßstr. 9, D-69115 Heidelberg

GILLE, G., Dr. med.
Ärztliche Gesellschaft zur Gesundheitsförderung der Frau e. V.
Drögenkamp 1, D-21335 Lüneburg

GIPS, H., Prof. Dr. med.
Hormonlabor
Max-Planck-Str. 36, D-61381 Friedrichsdorf

GLOGER-TIPPELT, G., Priv.-Doz. Dr. phil.
Psychologisches Institut der Universität
Hauptstr. 47–51, D-69117 Heidelberg
HACKENBERG, R., Priv.-Doz. Dr. med.
Med. Zentrum für Frauenheilkunde und Geburtshilfe
Pilgrimstein 3, D-35037 Marburg
HALBERSTADT, E., Prof. Dr. med.
Universitäts-Frauenklinik
Theodor-Stern-Kai 7, D-60596 Frankfurt
HEMPELMANN, G., Prof. Dr. med.
Abt. für Anaesthesiologie und Operative Intensivmedizin der Justus-Liebig-Universität
Rudolf-Buchheim-Str. 7, D-35385 Gießen
HERMSTEINER, M., Dr. med.
Universitäts-Frauenklinik
Klinikstr. 32, D-35385 Gießen
HOHMANN, M., Priv.-Doz. Dr. med.
Universitäts-Frauenklinik
Klinikstr. 32, D-35385 Gießen
HOPP, H., Priv.-Doz. Dr. med.
Frauenklinik im Universitätsklinikum Benjamin-Franklin
Hindenburgdamm 30, D-12203 Berlin
HORMEL, K., Dr. med.
Universitäts-Frauenklinik
Klinikstr. 32, D-35385 Gießen
HORMEL, P., Dr. med.
Universitäts-Frauenklinik
Klinikstr. 32, D-35385 Gießen
JENSEN, A., Prof. Dr. med.
Universitäts-Frauenklinik, Knappschaftskrankenhaus
In der Schornau 23–25, D-44892 Bochum
JONAT, W., Prof. Dr.
Universitäts-Frauenklinik
Martinistr. 52, D-20246 Hamburg
KEIM, W., Prof. Dr. med.
Pressedokumentation im Deutschen Bundestag
Kolberger Str. 11, D-53175 Bonn
KIRSCHBAUM, M., Priv.-Doz. Dr. Dr. med.
Universitäts-Frauenklinik
Klinikstr. 32, D-35385 Gießen
KÖNIG, K., Dr. med.
Berufsverband der Frauenärzte e. V., Landesverband Hessen
Eschborner Straße 1, D-61449 Steinbach
KOREBRITS, C., Dr. med.
Virchow-Klinikum
Pulsstr. 4, D-14059 Berlin

Kühnert, M., Dr. med.
Universitäts-Frauenklinik
Theodor-Stern-Kai 7, D-60596 Frankfurt
Künzel, W., Prof. Dr. med.
Universitäts-Frauenklinik
Klinikstr. 32, D-35385 Gießen
Lasko, W. W.
Winner's Edge
Am Falder 4, D-40589 Düsseldorf
Mahler, M., Dr. med.
Abt. für Anaesthesiologie und Operative Intensivmedizin der Justus-Liebig-Universität
Rudolf-Buchheim-Str. 7, D-35385 Gießen
Martius, J., Prof. Dr. med.
Universitäts-Frauenklinik
Josef-Schneider-Str. 4, D-97080 Würzburg
Meyer-Lindenberg, A., Dr. med.
Zentrum für Psychiatrie am Universitätsklinikum
Am Steg 22, D-35385 Gießen
Ortmann, O., Priv.-Doz. Dr. med.
Med. Zentrum für Frauenheilkunde und Geburtshilfe
Pilgrimstein 3, D-35037 Marburg
Osmers, R. G. W., Priv.-Doz. Dr. med.
Universitäts-Frauenklinik
Robert-Koch-Str. 40, D-37075 Göttingen
Petersen, E. E., Prof. Dr. med.
Universitäts-Frauenklinik
Hugstetter Straße 55, D-79106 Freiburg
Petri, E., Prof. Dr. med.
Frauenklinik im Klinikum
Wismarsche Straße 397, D-19049 Schwerin
Reimer, C., Prof. Dr. med.
Zentrum für Psychosomatische Medizin
Friedrichstr. 33, D-35385 Gießen
Rempen, A., Priv.-Doz. Dr. med.
Universitäts-Frauenklinik
Josef-Schneider-Str. 4, D-97080 Würzburg
Roth, G., Dr. rer. nat.
Kreiskrankenhaus
D-63679 Schotten
Scheidel, P. H., Prof. Dr. med.
Marienkrankenhaus
Alfredstr. 9, D-22089 Hamburg
Schiefer, H. G., Prof. Dr. med.
Medizinische Mikrobiologie, Klinikum der Justus-Liebig-Universität,
Schubertstr. 1, D-35392 Gießen

Schlund, G. H., Prof. Dr. jur.
Oberlandesgericht München
Josef-Schlicht-Straße 6a, D-81245 München

Schmidt-Rhode, P., Prof. Dr. med.
Med. Zentrum für Frauenheilkunde und Geburtshilfe
Pilgrimstein 3, D-35037 Marburg

Scholz, S., Dr. med.
Abt. für Anaesthesiologie und Operative Intensivmedizin der Justus-Liebig-Universität
Rudolf-Buchheim-Str. 7, D-35385 Gießen

Schulz, K.-D., Prof. Dr. med.
Medizinisches Zentrum für Frauenheilkunde und Geburtshilfe
Pilgrimstein 3, D-35037 Marburg

Spätling, L., Prof. Dr. med.
Universitäts-Frauenklinik Bochum, Marienhospital
Hölkeskampring 40, D-44625 Herne

Stegert-Oelke, A.
Psychologischer Dienst der Reha-Klinik
Schloß Schönhagen, D-24398 Brodersby

Thiel, A., Priv.-Doz. Dr. med.
Abt. für Anaesthesiologie und Operative Intensivmedizin der Justus-Liebig-Universität
Rudolf-Buchheim-Str. 7, D-35385 Gießen

Weidner, W., Prof. Dr. med.
Urologische Klinik im Zentrum für Chirurgie
Klinikstr. 29, D-35392 Gießen

Weissenbacher, E. R., Prof. Dr. med.
Frauenklinik im Klinikum Großhadern
Marchioninistr. 15, D-81377 München

Weitzel, H., Prof. Dr. med.
Frauenklinik Universitätsklinikum Benjamin-Franklin
Hindenburgdamm 30, D-12203 Berlin

Wyderka, T., Dr. med.
Abt. für Anaesthesiologie und Operative Intensivmedizin der Justus-Liebig-Universität
Rudolf-Buchheim-Str. 7, D-35385 Gießen

Das metastasierende Mammakarzinom – eine gemeinsame Aufgabe von Klinik und Praxis

Wertigkeit serologischer Untersuchungen

W. JONAT

MERKE:

1. Serologische Untersuchungen können für die Früherfassung (Screening), für die qualitative und quantitative Diagnostik, für die Therapieplanung und Überwachung, für die Früherkennung eines Rezidivs und auch als psychologischer Rückhalt für Arzt und Patientin eingesetzt werden.
2. Kein Tumormarker erfüllt bisher die Voraussetzung für all diese Einsatzgebiete. Gleiches gilt für die klassischen Laborparameter wie Blutbild, Senkung, Transaminasen u. a.
3. Serologische Parameter können allerdings auf eine asymptomatische Frühmetastasierung hinweisen.
4. Ist die Suche nach Fernmetastasen bei symptomfreien Patientinnen durch serologische Parameter sinnvoll?

   Die frühzeitige Behandlung asymptomatischer Organmetastase ergibt keinen Überlebensvorteil. Dieses gilt nicht für Lokalrezidive und intramammäre Rezidive in der Brust.
5. Weisen klinische Untersuchungen und Anamnese auf eine Metastasierung hin, so können serologische Parameter wichtige Hinweise geben und weitergehende umfangreiche Untersuchungen erforderlich machen.

Szintigraphie in der Diagnostik des metastasierten Mammakarzinoms

R. BAUER

MERKE:

1. Das Mammakarzinom gehört zu den 5 Tumoren, die am häufigsten in das Skeiettsystem metastasieren.

   Die Skelettszintigraphie
   - erlaubt (mit Ausnahme reiner Lysen) den Nachweis von Metastasen, bevor sie röntgenologisch apparent werden,
   - ist indiziert zum prä- oder postoperativen Staging,
   - erlaubt eine frühzeitige Beurteilung der Effektivität einer systemischen Therapie,
   - ist indiziert bei neu aufgetretenen Knochenschmerzen zum Nachweis/Ausschluß einer möglichen Metastasierung.
2. Die Knochenmarksszintigraphie zeigt eine Verdrängung des blutbildenden Marks an, oft bevor die Skelettszintingraphie positiv wird.
3. Die Szintigraphie mit markierten monoklonalen Antikörpern (gegen CEA- oder CA15-3-Epitope) erlaubt im positiven Fall den sicheren Nachweis einer Metastasierung bei Weichteiltumoren bisher unbekannter Ätiologie.

Das Mammakarzinom metastasiert früh in die regionären LK-Stationen und setzt im weiteren Krankheitsverlauf in verschiedenen Organen Fernmetastasen. Da Therapie und Prognose wesentlich vom Tumorstadium abhängen, kommt der Diagnose von Metastasen beim initialen Staging des Mammakarzinoms eine wichtige Bedeutung zu. Kontrovers wird derzeit der Stellenwert bildgebender Verfahren in der weiteren Tumornachsorge diskutiert. Allgemein akzeptiert wird dagegen der Einsatz bildgebender Diagnostik in der Therapiekontrolle bei nachgewiesener Metastasierung. In diesem Beitrag werden zuerst die verschiedenen Möglichkeiten szintigraphischer Untersuchungen dargestellt und in ihrer Aussagekraft und Wertigkeit mit anderen bildgebenden Verfahren verglichen. Im zweiten Teil werden Indikationen zum Einsatz der Szintigraphie beim metastasierten Mammakarzinom diskutiert.

Szintigraphische Methoden zum Metastasennachweis beim Mammakarzinom

Die Häufigkeit der Organmanifestation von Fernmetastasen wird in der Literatur wegen unterschiedlicher Selektion der Patientinnen verschieden hoch angegeben [5, 13, 30]. Übereinstimmend wird berichtet, daß im Stadium der Fernmetastasierung die lokoregionären

Lymphknoten-Stationen mit über 60% am häufigsten betroffen sind, gefolgt von Metastasen der Lunge, der Pleura, der Leber und des Skeletts mit etwa 50%. Nach einer vergleichenden Übersicht haben knapp 30% der Frauen mit Mammakarzinom im Stadium III bei der Primärdiagnose schon Skelettmetastasen [21]. Fernmetastasen in der Lunge und Pleura werden durch Röntgenuntersuchungen des Thorax und Computertomographie (CT) festgestellt, Lebermetastasen durch Ultraschall.

Wichtige szintigraphische Verfahren zum Nachweis einer Metastasierung beim Mammakarzinom sind in Tabelle 1 aufgeführt. Für den Nachweis von Skelettmetastasen ist die *Skelettszintigraphie* die wichtigste Untersuchungsmethode.

Die Skelettszintigraphie deckt Veränderungen im Knochenstoffwechsel auf, der bei osteoblastischen Metastasen fokal signifikant gesteigert ist. Allerdings muß eine Metastase, die beim Befall des Skelettsystems primär im Markraum angesiedelt ist, eine Mindestgröße

Tabelle 1. Szintigraphische Verfahren zum Nachweis von Metastasen des Mammakarzinoms

Methode Tracer	**Bemerkung**
Skelettszintigraphie Tc99m-Phosphonat	Fokale Steigerung, selten Reduktion des Knochenstoffwechsels
Knochenmarkszintigraphie Tc99m-MAK* Tc99m-Nanokolloid**	Verdrängung des roten Knochenmarks
Immunszintigraphie Tc99m-MAK In111-MAK (OC12-5)	Spezifischer Nachweis von Tumorgewebe
Positronenemissionstomographie	
F18-FDG***	Sensitiver Nachweis einer (tumorassoziierten) Stoffwechselsteigerung
Fluor-18	Fokale Steigerung des Knochenstoffwechsels
C11-Aminosäuren	Tumorstoffwechsel

* MAK = monoklonaler Antikörper
** Nanokolloid: Komplex aus humanem Protein mit einer Größe von 20–30 nm
*** FDG = Fluor-Deoxy-Glukose

aufweisen und genügend viel Knochensubstanz der Umgebung beeinflussen, um szintigraphisch manifest zu werden.

Das Pendant zur Skelettszintigraphie ist die *Knochenmarkszintigraphie.* Mit diesem Verfahren wird das blutbildende Mark szintigraphisch dargestellt. Ein Befall des roten, blutbildenden Marks wird als Aussparung im Szintigramm erkannt. Eine Knochenmarkmetastase kann im Knochenmarkszintigramm erkannt werden, bevor sie sich durch eine Steigerung des Knochenstoffwechsels demarkiert.

Während Skelett- und Knochenmarkszintigraphie sensitiv, aber unspezifisch sind, erlaubt die *Immunszintigraphie* einen weitgehend spezifischen Metastasennachweis. Von zunehmendem Interesse in der Onkologie ist der Einsatz der Positronen-Emissions-Tomographie (PET). Mit Deoxyglukose, die mit Fluor-18 markiert ist (*F18-FDG*), lassen sich sehr viele Tumoren und Metastasen nachweisen, bevor sie mit hochauflösenden Verfahren wie CT oder NMR zur Darstellung kommen. Eine andere PET-Methode ist der Einsatz von F18-Fluorid, mit dem der Knochenstoffwechsel ähnlich wie mit der herkömmlichen Skelettszintigraphie abgebildet wird.

Skelettszintigraphie

Der Nichtnuklearmediziner verbindet mit dem Begriff „Szintigraphie" beim Tumorpatienten, speziell beim Mammakarzinom, in erster Linie die Skelettszintigraphie. Diese Assoziation ist gerechtfertigt, weil die Skelettszintigraphie das zur Zeit wichtigste nuklearmedizinische Verfahren beim Mammakarzinom darstellt. Für die Skelettszintigraphie werden Substanzen (Radiodiagnostika, Marker) eingesetzt, die mit dem Knochenstoffwechsel in Wechselwirkung treten. Zwei verschiedene Substanzklassen sind anwendbar. Anstelle von Kalzium können Strontium oder Fluor und anstelle von Phosphaten können Phosphonate in die Knochensubstanz eingelagert werden. Das Ausmaß der Aktivitätsbelegung des Skelettsystems und speziell einer metastatischen Läsion hängt von vier wesentlichen Parametern ab, der regionalen Durchblutung, der Reife der neugebildeten Knochenmatrix, der Intensität des Stoffwechsels im Vergleich zur Umgebung und der Größe der Läsion [11].

Für die Skelettszintigraphie werden heute verschiedene Diphosphonate eingesetzt, die mit Tc99m markiert werden [27]. Nach intravenöser Applikation wird das Radiodiagnostikum rasch, innerhalb von ein bis zwei Stunden, weitgehend quantitativ aus dem Intravasalraum vom Knochengewebe aufgenommen und in das Skelett eingelagert. Der Anteil an freiem Marker, der nicht vom Skelettsystem aufgenommen wird, wird in Verlauf von zwei bis vier Stunden renal eliminiert. Von einem „idealen" Radiodiagnostikum erwarten wir verschiedene Eigenschaften: Die Anreicherung im Knochen soll hoch sein im Vergleich zum umgebenden Weichteilgewebe, der Unterschied zwischen der Anreicherung in einer Läsion und dem umgebenden gesunden Knochengewebe soll möglichst groß sein, die Präparation soll stabil sein, und das Technetium muß während des Untersuchungszeitraums von drei bis vier Stunden am Phosphonat stabil gebunden bleiben.

Technische Durchführung der Skelettszintigraphie

Bei orthopädischen Fragestellungen und bei der Differenzierung zwischen entzündlichen, primären und sekundären Skelettläsionen wird die differentialdiagnostische Aussagekraft der Skelettszintigraphie durch die „Dreiphasentechnik" erhöht [20]. Dabei wird die Injektion des Radiodiagnostikums unter der Gammakamera vorgenommen. Unmittelbar nach Injektion wird im Perfusionsszintigramm die Durchblutung aufgenommen. Nach einem kurzen Intervall von etwa 5 Minuten wird die sog. „Weichteilphase" aufgenommen, in der pathologische Weichteil(mit)reaktionen erkannt werden können.

Die eigentliche „Knochenphase" soll frühestens nach zwei Stunden, besser nach drei oder vier Stunden untersucht werden. Zu diesem Zeitpunkt ist das Signal- zu Untergrundverhältnis optimal. Zum Nachweis von Metastasen und zur Beurteilung der Progredienz einer Skelettmanifestation ist die Szintigraphie in der Knochenphase ausreichend. Läsionen im Skelett werden aufgrund ihres unterschiedlichen Speicherverhaltens im Vergleich zu der normalen Verteilung des radioaktiven Indikators erkannt. Ein normales, unauffälliges Skelettszintigramm ist in Abb. 1 wiedergegeben.

Skelettszintigramme werden in planarer Technik in ventraler und dorsaler Sicht aufgenommen, der Schädel sollte zusätzlich in links- und rechtsseitlicher Sicht dargestellt werden. Aufnahmen mit herkömmlichen Großfeldka-

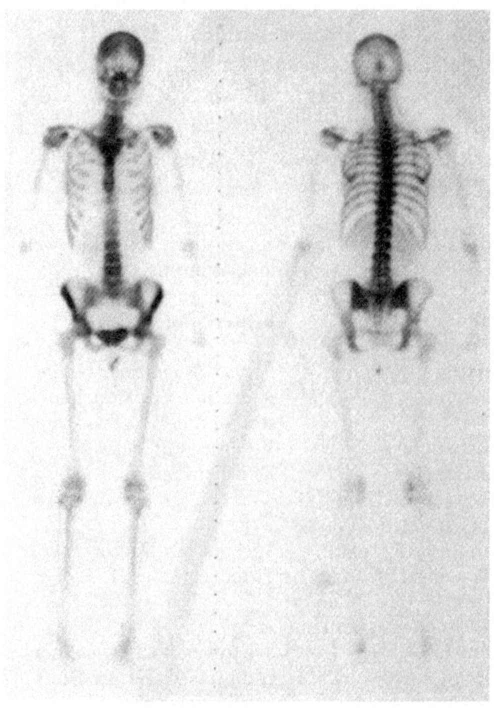

Abb. 1. Unauffälliges Skelettszintigramm, aufgenommen in Ganzkörpertechnik in ventraler und dorsaler Sicht. Physiologisch ist der Knochenstoffwechsel vermehrt in beiden Iliosakralgelenken, er ist hoch in der Wirbelsäule und in den Rippen. Die Extremitäten stellen sich bei diesem Normalbefund nur schwach aktivitätsbelegt dar

meras erfolgen in Einzelbildtechnik, bei der die angrenzenden Bildabschnitte mit ausreichender Überlappung aufgenommen werden müssen. Heute wird in zunehmendem Maß die Ganzkörperszintigraphie eingesetzt. Dabei wird entweder ein Einzel- oder Doppelkopfdetektor ober- und unterhalb des Patienten in Körperlängsachse bewegt, um ein Bild des gesamten Körpers aufzuzeichnen, oder die Patientenliege wird am Kamerakopf vorbeibewegt. Bei einer Skelettszintigraphie zum Nachweis oder Ausschluß von Metastasen müssen immer die Extremitäten mit aufgenommen werden, weil – unterschiedlich je nach Primärtumor – bei 10–20% der Patienten in diesen Lokalisationen Metastasen zu finden sind.

Wie Abb. 1 zeigt, ist die szintigraphische Bildinformation in dorsaler und ventraler Sicht verschieden, anders als bei Röntgenübersichtsaufnahmen. Beide Techniken liefern Überlagerungsbilder, auf denen immer dorsal und ventral gelegene Strukturen gleichzeitig zu erkennen sind. Beim Röntgen sind die bildgebend wirksame Absorption und die Bildinformation im a-p- und im p-a-Strahlengang gleich, sofern die projektionsbedingt unterschiedliche Vergrößerung außer acht gelassen werden kann. In der Szintigraphie wird dagegen ein Aktivitätsfokus durch Absorptionseffekte unterschiedlich stark geschwächt, abhängig davon, ob mehr oder weniger strahlungsabsorbierendes Gewebe zwischen dem untersuchten Organ und der Oberfläche des Kamera-Meßkopfes liegt. Außerdem werden kameraferne Objekte wegen der Abbildungscharakteristik der Gammakamera weniger scharf abgebildet als kameranahe Objekte [24]. Beide Effekte zusammen bewirken, daß in ventraler und in dorsaler Sicht ganz verschiedene Szintigramme aufgenommen werden.

Nachweis von Läsionen in der Skelettszintigraphie

Metastasen des Mammakarzinoms sind in der Mehrzahl osteoblastisch und stellen sich als

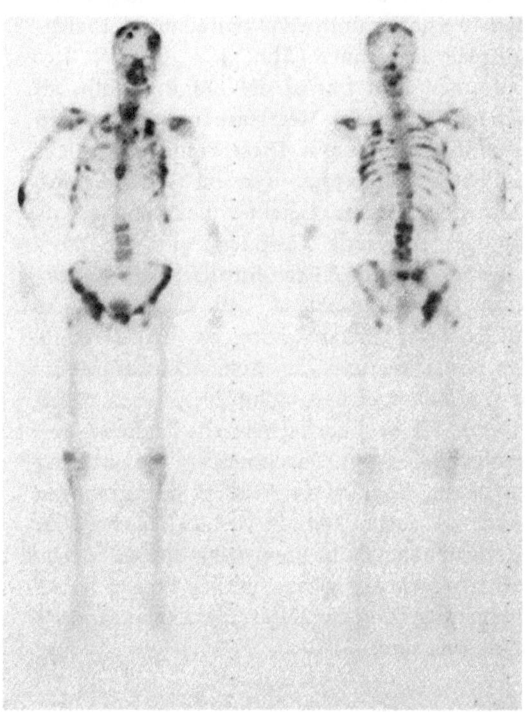

Abb. 2. Generalisierte Skelettmetastasierung bei Mammakarzinom mit Befall des Schädels, der gesamten Wirbelsäule, des Beckens, der Rippen und der Extremitäten

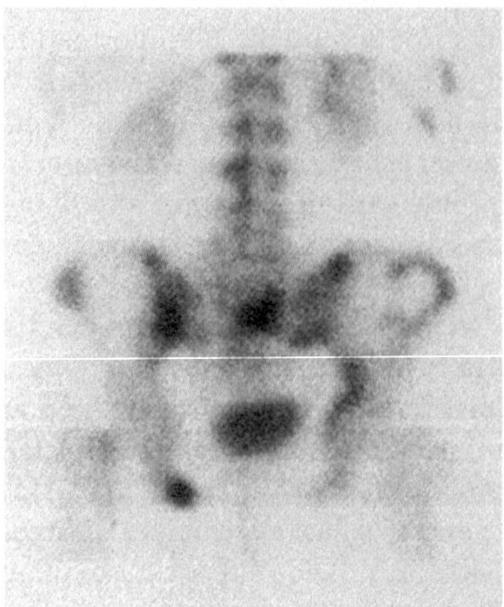

Abb. 3. Einzelaufnahme des Beckens in dorsaler Sicht mit Nachweis multipler Metastasen in der LWS und im Becken. Neben einer Vielzahl osteoblastischer Metastasen fällt eine Osteolyse mit mehrspeicherndem Randsaum im rechten Os ilium auf

mehrspeichernde Foci dar (Abb. 2). Häufig werden aber auch Osteolysen beobachtet, die sich im Szintigramm als aktivitätsminderbelegte Areale abzeichnen (Abb. 3).

Immer wieder wird die Frage gestellt, ab welcher Größe eine Metastase im Szintigramm erkannt werden kann. Diese Frage kann nicht eindeutig beantwortet werden. Generell sind Mehrspeicherungen leichter nachweisbar als minderspeichernde Läsionen, und detektornahe Foci werden früher entdeckt als detektorferne. Der Zeitpunkt, ab dem eine Metastase entdeckt werden kann, hängt ab von der Größe der Metastase und der Intensität der Mehr- bzw. Minderspeicherung im Vergleich zur Umgebung. Kleine, oberflächennahe Läsionen von weniger als 1 cm Durchmesser, die intensiv speichern, können zweifelsfrei nachgewiesen werden. Dagegen können Metastasen von 2 cm Größe unentdeckt bleiben, wenn die Stoffwechselsteigerung nur gering ist im Vergleich zur Umgebung und sie tiefer im Körperinneren lokalisiert sind.

Sensitivität und Spezifität der Skelettszintigraphie

Die Sensitivität der Skelettszintigraphie ist sehr hoch. Im Skelettszintigramm stellen sich Metastasen Wochen bis Monate früher dar als mit radiologischen Verfahren, sowohl bei konventioneller Technik als auch im CT. Diese Beobachtung wurde durch viele Vergleichsuntersuchungen belegt [2, 9] und ist einfach zu verstehen. Ein röntgenmorphologisch auffälliges Substrat ist das Resultat einer länger bestehenden Stoffwechseländerung, die über viele Tage, Wochen oder gar Monate bestanden haben muß. Dagegen ist die Szintigraphie eine Momentaufnahme einer Stoffwechselsituation. Zwar braucht auch eine Metastase einige Zeit, bis sie aufgrund ihrer Größe genügend viel benachbarte Knochensubstanz in ihrer Stoffwechselaktivität so beeinflußt hat, daß sich das Summensignal von der gesunden Umgebung signifikant unterscheidet. Erfahrungsgemäß dauert es dann aber noch Wochen bis Monate, bis die szintigraphisch sichtbare Läsion auch radiologisch apparent wird.

Allerdings ist der Nachweis einer Knochenstoffwechselsteigerung allein nicht beweisend für eine Metastasierung. Vielmehr können sehr verschiedene Ursachen zu einer Knochenstoffwechselsteigerung führen, wie in Tabelle 2 zu-

Tabelle 2. Pathomechanismen und Lokalisationen fokaler Mehrspeicherungen im Skelettszintigramm

Degenerative Veränderungen	Gonarthrose, Coxarthrose, Rippen-Wirbelgelenke, HWS-Bereich, Rhizarthrose
Generelle Entzündungen	Polyarthritis, Zahnfoci
Akute Traumafolge	Rippenprellung, Rippenserienfraktur nach Sturz
Residuen alter Frakturen	Extremitäten, WS
Osteoporotische Kompressionsfraktur	LWS, BWS
benigne Knochentumoren	
• Osteoidosteom	Extremitäten, Becken
• M. Paget	Becken, Schädel

sammengestellt ist. Am häufigsten werden beim älteren Patienten degenerative Veränderungen im Bereich der großen Gelenke und der Wirbelsäule gefunden. Vor allem im Bereich der Halswirbelsäule finden sich fast immer randständige, fokale Anreicherungen, die degenerativ bedingt sind. Unspezifisch und fast nie metastatisch bedingt zeigen sich Anreicherungen im Ober- und Unterkieferbereich als Hinweis auf (blande) Zahnfoci. Singuläre Anreicherungen im Bereich der Rippen und linear angeordnete Foci in benachbarten Rippen sind in der Mehrzahl der Fälle Traumafolge. Trotz intensiver, gezielter Befragung können sich viele Patienten nicht an ein Trauma erinnern, das die Knochenstoffwechselsteigerung erklären kann. Im Bereich der unteren BWS und LWS finden sich häufig bandförmige Mehrspeicherungen, die am ehesten Ausdruck einer osteoporotischen Kompressionsfraktur sind.

Dem erfahrenen Nuklearmediziner bereiten solche Anreicherungen nur selten Probleme. Von der Norm abweichende Veränderungen sollten beschrieben, aber nicht als verdächtig im Sinn einer Skelettmanifestation gewertet werden. Jedoch sollte bei unklaren Befunden und bei der Erstbeschreibung je nach Lokalisation eine radiologische Abklärung empfohlen werden.

Sind einzelne Aktivitätsfoci in den Rippen am ehesten Folge oft unbemerkter Bagatelltraumata, so stellen sich einzelne Foci in der Wirbelsäule im weiteren Krankheitsverlauf in 50–70% als Skelettmetastasen heraus [22, 29]. Eindeutig randständige Läsionen sind am ehesten degenerativ, Läsionen, die die Grund- und Deckplatte benachbarter Wirbelkörper betreffen, sind Ausdruck einer Spondylodiszitis, während Läsionen in der Mitte eines Wirbelkörpers am wahrscheinlichsten metastatisch bedingt sind. Bei Foci im Bereich der Wirbelsäule verbessert der Einsatz der SPECT-Technik mit der Möglichkeit einer dreidimensionalen Darstellung die Spezifität deutlich. Dazu werden nacheinander viele Bilder aus verschiedenen Blickwinkeln aufgenommen. Nach Beendigung der Aufnahme werden ähnlich wie beim CT Schnittbilder mit Rückprojektionstechniken berechnet. Diese Technik heißt „SPECT“ aus der Abkürzung von „Single Photon Emission Computed Tomography“. Dadurch können kleine Veränderungen mit höherem Kontrast erkannt und Skelettaffektionen mit höherer Sicherheit lokalisiert und differentialdiagnostisch zugeordnet werden (Abb. 4).

Solche Unterscheidungen und Bewertungen, die jedem Nuklearmediziner geläufig sind, wurden in einigen Untersuchungen zur Wer-

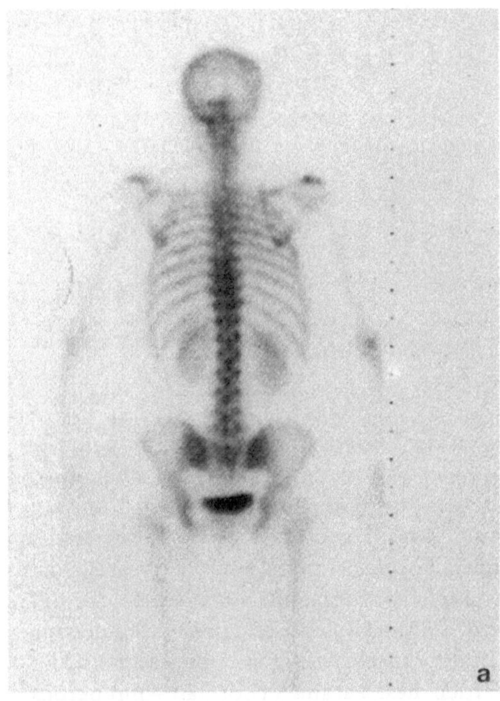

Abb. 4a, b. 59jährige, beschwerdefreie Patientin, 2 Jahre nach Operation eines Mammakarzinoms pT2N0M0. Im Ganzkörperszintigramm (**a**) zeigt sich eine diffuse Mehrspeicherung in der mittleren BWS von fraglich pathologischer Wertigkeit. In SPECT-Technik (**b**) zeigt sich ein eindeutiger (im weiteren Verlauf bestätigter) Befall von BWK-8 und BWK-9 sowie der unteren HWS. Die SPECT-Bilder sind dreidimensional dargestellt, in der oberen Reihe in transversaler, darunter in sagittaler und frontaler Schnittführung (von links nach rechts bzw. von dorsal nach ventral)

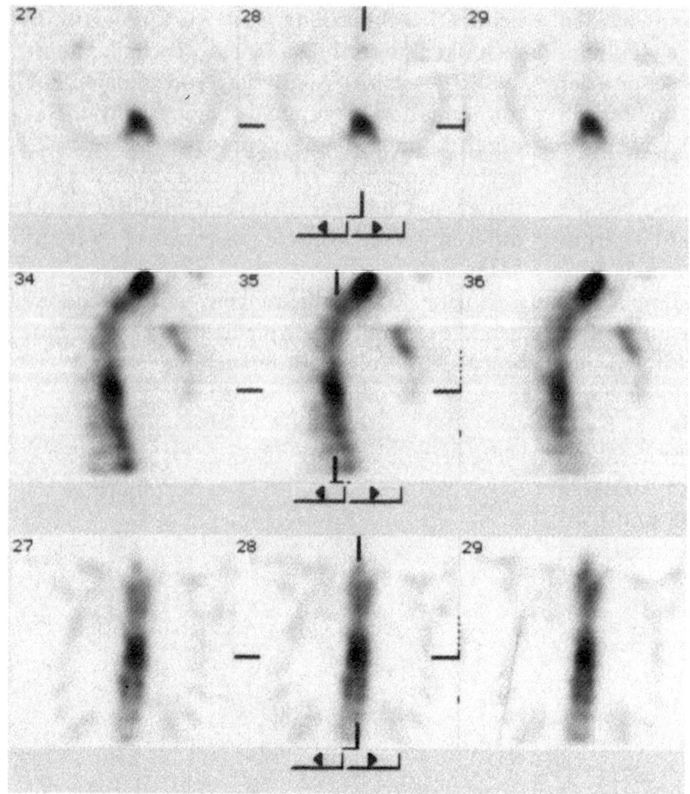

Abb. 4b

tigkeit der Skelettszintigraphie nicht gemacht, entweder in Unkenntnis oder im methodisch falschen Bestreben, Herde „objektiv" nur aufgrund ihres Speicherverhaltens bewerten zu wollen. Klinisch sinnvoll kann die Aussagekraft der Skelettszintigraphie nur bewertet werden, wenn die Morphologie und das Verteilungsmuster der Anreicherung mit bewertet werden. Werden diese Parameter sorgfältig mit berücksichtigt, dann steigt die Spezifität der Skelettszintigraphie erheblich an, ohne daß die Sensitivität wesentlich beeinträchtigt wird [18].

Knochenmarkszintigraphie

Die Knochenmarkszintigraphie wird mit zwei verschiedenen Radiodiagnostika vorgenommen. Bei der Szintigraphie mit Technetium-markierten Nanokolloiden wird die Phagozytosefähigkeit des retikuloendothelialen Systems (RES) des roten Knochenmarks szintigraphisch dargestellt. Das RES nimmt Kolloide in der Größe zwischen 20 und 30 nm rasch aus der Blutbahn auf. Der größte Teil der Nanokolloide wird in der Leber und in der Milz phagozytiert, etwa 5% werden im Knochenmark gespeichert [17]. Demzufolge kann das Knochenmark in der Umgebung von Leber und Milz wegen Überlagerungseffekten nicht beurteilt werden. Im übrigen Markraum ist die Anreicherung von 5% verhältnismäßig schwach, weshalb die Aussagekraft der Nanokolloidszintigraphie eingeschränkt ist.

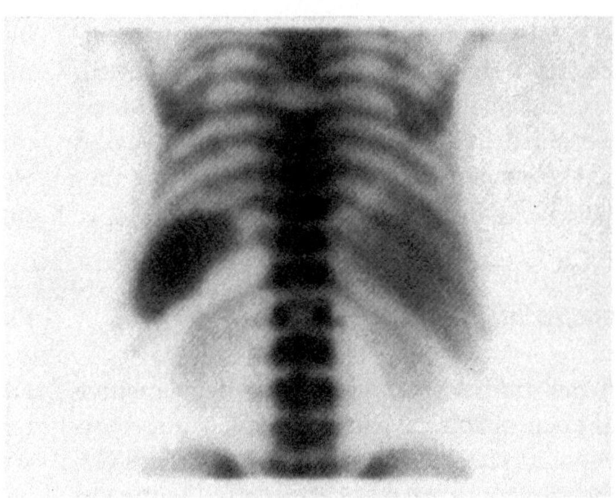

Abb. 5. Knochenmarkszintigraphie bei einer Patientin nach Operation einer Metastase in BWK-8. Das Operationsgebiet zeigt eine Aussparung als Folge der Pallakos-Implantation. Zusätzlich findet sich eine Minderbelegung von BWK-12. Diese Lokalisation war in der vorausgegangenen Skelettszintigraphie unauffällig gewesen. Der aufgrund der Granulozytenszintigraphie geäußerte dringende Verdacht auf eine weitere Metastase in BWK-8 wurde durch eine Kernspintomographie erhärtet.

Technische Durchführung der Knochenmarkszintigraphie

Zunehmende Verbreitung findet heute die Darstellung des roten Knochenmarks unter Verwendung monoklonaler Antikörper. Antikörper gegen CEA-Epitope, die sich auf Granulozyten und im Knochenmark besonders auf Myelo- und Promyelozyten finden, werden mit Tc99m markiert. 1–2 Stunden nach Injektion der markierten Antikörper findet sich eine exzellente Darstellung des gesamten roten Marks [26]. Im Vergleich dazu ist die Markierung des Intravasalraums nur sehr schwach. Der Grund dafür ist die hohe Konzentration von Granulozyten im roten Knochenmark, das Verhältnis zwischen Granulozyten im Markraum bzw. intravasal beträgt etwa 30:1. Metastatisch bedingte Markverdrängungen in der Wirbelsäule sind in Abb. 5 dargestellt.

Sensitivität und Spezifität der Knochenmarkszintigraphie im Vergleich mit der Skelettszintigraphie und der Kernspintomographie

Skelett- und Knochenmarkszintigraphie sind beides Ganzkörpermethoden, die prinzipiell eine Beurteilung pathologischer Veränderungen im gesamten Körper erlauben. Diese Aussage gilt für die Knochenmarkszintigraphie beim Erwachsenen nur eingeschränkt. Ab dem 20. Lebensjahr enthalten die Extremitätenknochen distal des ersten Drittels von Femur bzw. Humerus nur noch gelbes Fettmark. Das Fettmark ist frei von Granulozyten und kann deswegen mit der Granulozytenszintigraphie nicht dargestellt werden, ebensowenig wie mit der Nanokolloidszintigraphie. Zum Nachweis einer ossären Metastasierung ist die Skelettszintigraphie in diesem Bereich sowohl der Knochenmarkszintigraphie als auch der Kernspintomographie überlegen [16].

Im Vergleich ist die Knochenmarkszintigraphie im Bereich des roten Knochenmarks aber deutlich sensitiver als die Skelettszintigraphie. Abb. 5 belegt die Wertigkeit der Knochenmarkszintigraphie, die einen frühzeitigen Nachweis einer Metastasierung erlaubte, früher als die Skelettszintigraphie. Sie kann im Einzelfall auch der Kernspintomographie überlegen sein, weil bei dieser Untersuchung nur ein begrenztes Gebiet untersucht wird, während die Szintigraphie eine Ganzkörperuntersuchung darstellt.

Bisher liegen keine Untersuchungen vor, aus denen hervorgeht, wieviel früher eine ossäre Metastase im Knochenmarkszintigramm als Aussparung erkannt werden kann, bevor sie sich im Skelettszintigramm als Fokus gesteigerten Knochenstoffwechsels manifestiert. Der Zeitgewinn dürfte mehrere Wochen bis Monate betragen, je nach Aktivität und Aggressivität der Metastase. Beide Methoden sind unspezifisch. Im Vergleich ist die Wahrscheinlichkeit, daß eine Knochenmarkaussparung einer Metastase entspricht, deutlich größer als die, daß eine skelettszintigraphische Anreicherung metastatisch bedingt ist.

Immunszintigraphie

Mit der Immunszintigraphie ist der sensitive und hochspezifische Nachweis von Tumorrezidiven und Metastasen möglich, wenn diese Gewebe tumorassoziierte Antigene in genügend hoher Konzentration auf ihrer Zelloberfläche exprimieren [4, 6J. Die großen Erwartungen, die ganz allgemein in die Immunszintigraphie gesetzt wurden, konnten bisher in der klinischen Routine nicht ganz erfüllt werden. Bei bestimmten Fragestellungen, z. B. im Staging und der Verlaufskontrolle des kolorektalen Karzinoms, konnten mit der Immunszintigraphie im Einzelfall sehr gute Ergebnisse erzielt werden. Ein Beispiel für den Einsatz der Immunszintigraphie zeigt Abb. 6.

Positronen-Emissions-Tomographie (PET)

Die PET-Technik erlaubt szintigraphische Untersuchungen mit außerordentlich hoher Sensitivität mit einer Ortsauflösung im Bereich von wenigen Millimetern. Sie erschließt der Nuklearmedizin Indikationsgebiete, die bisher CT oder Kernspintomographie vorbehalten waren. Waren vor einigen Jahren PET-Untersuchungen auf kardiologische und neurologisch-psychiatrische Fragestellungen be-

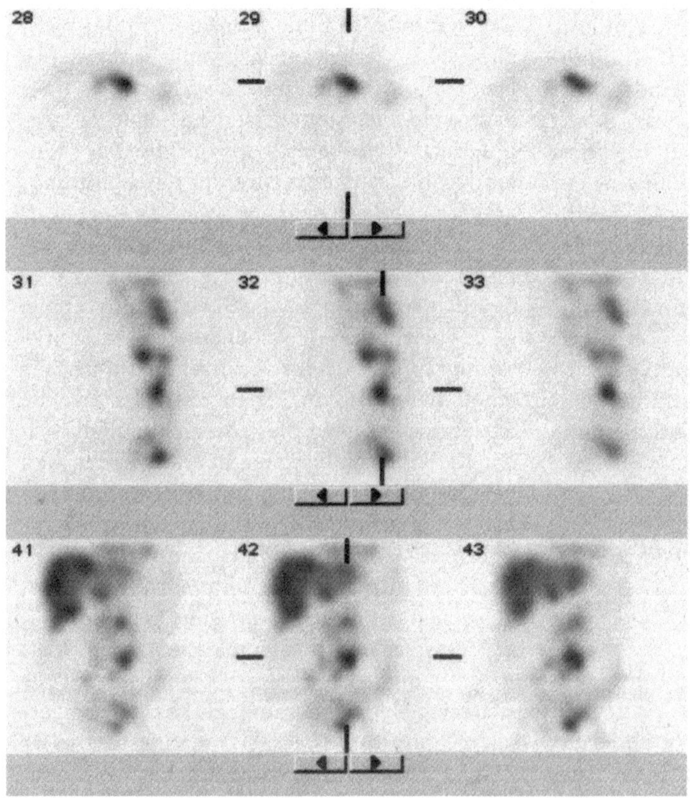

Abb. 6. Immunszintigramme eines Patienten mit paraaortalen Lymphknotenmetastasen eines Kolonkarzinoms, aufgenommen in SPECT-Technik 6 Stunden nach Applikation von 780 MBq Tc99m-Anti-CEA. Darstellung transversaler, sagittaler und frontaler Schnitte

schränkt, zeigen Publikationen der letzten Jahre, daß die PET-Technik in der Onkologie zunehmend an Bedeutung gewinnt [14, 15].

PET im Vergleich zur herkömmlichen Szintigraphie

Bei der herkömmlichen Szintigraphie werden Radioisotope eingesetzt, die beim Zerfall ein einzelnes Gammaquant aussenden. Der Nachweis eines Gammaquants erfolgt in einem geeigneten Detektor durch „Szintillation". Die Lokalisation einer Radioisotopenanreicherung im Körper erfolgt über die Abbildung mithilfe eines „Kollimators". Weil Gammaquanten nicht wie Lichtwellen durch Linsen gebeugt und fokussiert werden können, wird durch einen Kollimator von allen Quanten, die isotrop in alle Raumrichtungen emittiert werden, ein sehr kleiner Bruchteil ausgeblendet. Eine geometrische Verbesserung der Abbildung kann nur mit dem Nachteil erkauft werden, daß die Nachweiswahrscheinlichkeit und damit die Empfindlichkeit der Methode abnimmt.

Bei PET-Untersuchungen werden Radioisotope eingesetzt, die beim Zerfall ein Positron, das positiv geladene Antiteilchen des Elektrons, emittieren. Das Positron wird in der Umgebung nach einer Strecke von 1–4 Millimetern abgebremst und wandelt sich nach Vereinigung mit einem Elektron in ein Paar von Gammaquanten um. Diese Gammaquanten haben eine Energie von jeweils 511 keV, werden in exakt 180° Richtung antiparallel ausgesandt und durch geeignete Detektoren nachgewiesen. Bei einer PET-Kamera sind viele Detektoren ringförmig angeordnet und elektrisch miteinander verschaltet. Sobald zwei gegenüberliegende Detektoren gleichzeitig ein Signal liefern, muß auf der Verbindungslinie zwischen beiden Detektoren ein Zerfall stattgefunden haben. Mit mathematisch aufwendigen Rechenverfahren können aus solchen „Linieninformationen" Schnittbilder rekonstruiert werden, die die Aktivitätsverteilung des Radioisotops mit einer Auflösung von 4–5 Millimetern zeigen [3, 8, 25].

Anwendungsmöglichkeiten der PET-Technik

In Tabelle 1 sind drei verschiedene PET-Untersuchungen aufgeführt, die Skelettszintigraphie mit F18-Fluorid, eine „unspezifische" Stoffwechseluntersuchung mit F18-Fluor-Deoxyglukose (FDG) und Untersuchungen mit C11-markierten Aminosäuren.

Die Skelettszintigraphie in PET-Technik mit Fluor-18 zeigt wie die herkömmliche Skelettszintigraphie mit Tc99m-Diphosphonaten Foci gesteigerten oder verminderten Knochenstoffwechsels. Insoweit sind herkömmliche Skelettszintigraphie und F18-PET-Untersuchung vergleichbar. In ersten Publikationen wurde gezeigt, daß mit der PET-Technik mehr und kleinere Foci nachweisbar sind als in herkömmlicher Technik [10, 14]. Dieses Ergebnis ist aufgrund der oben geschilderten physikalischen Unterschiede in der Bildrekonstruktion und der wesentlich höheren Auflösung zu erwarten. Die F18-PET-Untersuchung des Skeletts ist sensitiver als die Untersuchung mit Tc99m-markierten Diphosphonaten. Werden zusätzlich morphologische Kriterien zur Beurteilung einer Stoffwechselsteigerung herangezogen, wie weiter oben diskutiert wurde, dann ist zu erwarten, daß mit F18-PET auch die Spezifität der Skelettszintigraphie weiter steigt. Die verbesserte Auflösung erlaubt eine bessere anatomische Zuordnung und damit eine Differenzierung zwischen z.B. degenerativen und metastatischen Veränderungen.

Die Darstellung eines gesteigerten Stoffwechsels von Tumorgewebe mit C11-markierten Aminosäuren hat eine hohe Sensitivität und ist in der Spezifität – je nach Tumor und verwendeter Aminosäure – mit der Immunszintigraphie vergleichbar. Wegen der verbesserten Abbildung ist somit auch für diese Untersuchung eine Überlegenheit der PET-Technik gegenüber der Immunszintigraphie und auch gegenüber CT- oder NMR-Untersuchungen zu erwarten. Nachteilig ist die kurze Halbwertszeit von C11 von nur 20 Minuten. Deswegen ist die Verwendung von C11-markierten Radiodiagnostika an den Standort eines Zyklotrons gebunden, in dem C11 produziert wird. Außerdem muß eine leistungsfähige Radiochemie mit spezialisierter apparativer Ausstattung und qualifiziertem Personal verfügbar sein. Diese Voraussetzungen sind bisher nur in wenigen PET-Zentren innerhalb Deutschlands gegeben.

Die dritte PET-Modalität betrifft F18-FDG. Obwohl Stoffwechseluntersuchungen mit diesem Tracer weniger tumorspezifisch sind, als der Einsatz geeigneter Aminosäuren, hat sich in den letzten 1–2 Jahren gezeigt, daß mit FDG sehr viele Primärtumoren und Metastasen mit hoher Sensitivität und Spezifität erkannt werden können [15]. Ein Beispiel für die Empfindlichkeit dieser Methode, die die herkömmliche Szintigraphie, CT und Kernspintomographie übertrifft, ist in Abb. 7 dargestellt. Mit dieser Technik können Lymphknotenmetastasen von wenigen Millimetern Durchmesser mit hohem Kontrast zur Umgebung erkannt werden. Um solche Läsionen operativ entfernen zu können, ist eine exakte anatomische Zuordnung mit anderen Verfahren wie CT oder Kernspintomographie erforderlich. Diese Technik, die „image fusion" genannt wird [7], wird wahrscheinlich in den kommenden Jahren an Bedeutung gewinnen und die onkologische Diagnostik entscheidend bereichern.

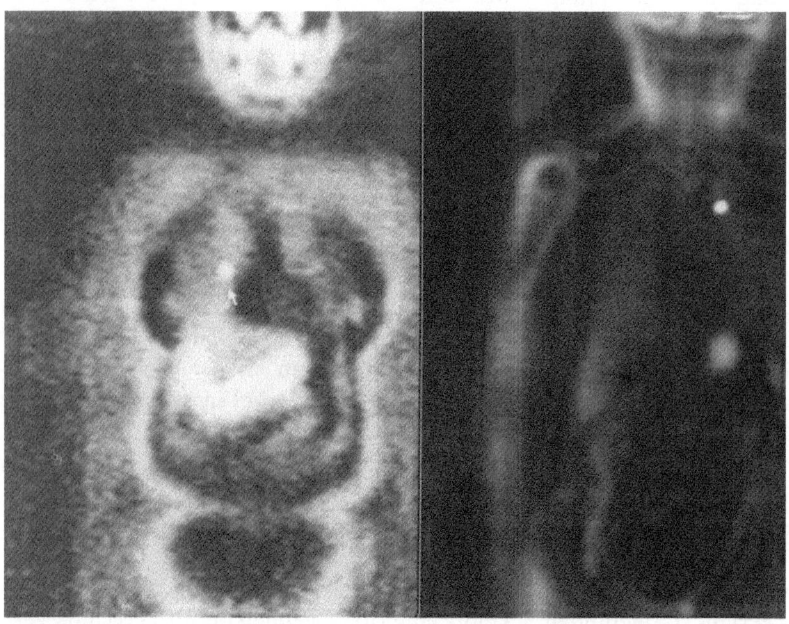

Abb. 7a, b. Nachweis von zwei Metastasen eines follikulären Schilddrüsenkarzinoms mit F18-FDG im mittleren Mediastinum rechts (**a**) und im oberen Mediastinum links (**b**). Die Patientin war durch erhöhte hTg-Werte aufgefallen, wiederholte Jod-131-Ganzkörperszintigraphien waren unauffällig gewesen. Nach Kenntnis der Metastasenlokalisation durch die PET-Untersuchung konnte eine Lungenmetastase im CT gesichert werden. Die zweite Metastase im oberen Mediastinum war im CT nicht nachweisbar, konnte aber operativ entfernt und histologisch gesichert werden (die PET-Untersuchung wurde von PD Dr. R.P. Baum, Abteilung für Nuklearmedizin, Universitätsklinikum Frankfurt, durchgeführt);

Indikationen für szintigraphische Untersuchungen

Mögliche Indikationen für die Durchführung szintigraphischer Untersuchungen, die im folgenden kurz diskutiert werden sollen, sind hier zusammengestellt:

- Präoperatives oder allgemein prätherapeutisches Staging zum Nachweis einer Metastasierung
- Regelmäßige Untersuchungen in der Tumornachsorge
- Gezielter Einsatz vor eingreifenden, lokalen Maßnahmen
- Beurteilung der Effektivität einer systemischen Therapie
- Validierung oder Ausschluß von Metastasen bei neu aufgetretenen Knochenschmerzen

Skelettszintigraphie zum Staging

Wenn aufgrund von Anamnese, Ultraschall, Mammographie oder vorausgegangener zytologischer Abklärung der hochgradige Verdacht auf ein Mammakarzinom besteht, hängt das weitere therapeutische Vorgehen vom Tumorstadium ab. In Ganzkörpertechnik ist durch die Skelettszintigraphie der frühzeitigste Nachweis einer Skelettmetastasierung möglich [16]. Sie ist empfindlicher als konventionelles Röntgen und ermöglicht im Gegensatz zur Knochenmarkszintigraphie, bei er die distalen Extremitäten ausgespart bleiben, und zur Kernspintomographie, die nur begrenzte Ausschnitte darstellt, eine Beurteilung des gesamten Skelettsystems [12, 28]. Deshalb sollte beim erstmaligen Nachweis eines Mammakarzinoms in jedem Fall eine Skelettszintigraphie vorgenommen werden [23].

Skelettszintigraphie in der Tumornachsorge

Das diagnostische Vorgehen in der Nachsorge des Mammakarzinoms wird kontrovers diskutiert. Vor 5–10 Jahren waren Nachsorgeschemata etabliert, bei denen betroffene Frauen einer engmaschigen Kontrolle unterzogen wurden. Zu den empfohlenen Maßnahmen bildgebender Diagnostik gehörten u. a. eine Thoraxübersichtsaufnahme, Sonographie der Leber sowie Untersuchungen des Skeletts durch Röntgen und Szintigraphie [9]. Falls eine Abklärung des Skeletts erfolgt, sollte die Skelettszintigraphie immer an erster Stelle stehen. In Abhängigkeit vom Ergebnis der Szintigraphie kann nachfolgend eine gezielte radiologische Abklärung erfolgen bzw. kann auch darauf verzichtet werden.

In den letzten Jahren wurde der Wert der Tumornachsorge durch Laboruntersuchungen und bildgebende Diagnostik in Frage gestellt. Diese veränderte Einstellung beruht darauf, daß der Nachweis einer systemischen Metastasierung derzeit keine unmittelbaren therapeutischen Konsequenzen nach sich zieht. Im Gegenteil wird mit dem Einsatz einer systemischen Therapie gewartet, bis die Patientin Beschwerden äußert. Solange diese Haltung mehrheitlich vertreten wird, daß der Nachweis eines Skelettbefalls keine Therapiekonsequenz zur Folge hat, ist der Einsatz der Skelettszintigraphie in der Tumornachsorge sicher fragwürdig. Sollten sich unsere therapeutischen Möglichkeiten verbessern in dem Sinn, daß die Lebensqualität verbessert und die Überlebenszeit der Patientinnen verlängert wird, wenn eine (neuartige) Therapie möglichst früh nach dem Nachweis eines systemischen Befalls zum Einsatz kommt, würde die Skelettszintigraphie wieder zum Standardrepertoire der Tumornachsorge zählen.

Eine große Zahl von Patientinnen ist an die früher üblichen Nachsorgeschemata gewöhnt und auf die Nachsorgetermine fixiert. Bei diesen Frauen sollte die Skelettszintigraphie weiter regelmäßig vorgenommen werden, während gezielte Röntgenuntersuchungen nur in Abhängigkeit von dem szintigraphischen Befund erfolgen sollten. Insbesondere kann diesen Patientinnen durch den Befund eines unauffälligen Szintigramms die Sicherheit gegeben werden, daß zumindest für einen begrenzten Zeitraum kein Rezidiv bzw. keine Progression der Erkrankung vorliegt.

Skelettszintigraphie zur Beurteilung einer systemischen Therapie

Wichtig ist der Einsatz der Skelettszintigraphie, um die Effektivität einer systemischen Therapie bei bekanntem Skelettbefall beurteilen zu können [19]. In Abb. 8 sind Befunde bei einem Patienten mit Prostatakarzinom gezeigt. 4 Wochen nach Therapiebeginn hat der Knochenstoffwechsel in den meisten Läsionen weiter zugenommen im Vergleich zum Ausgangsbefund, entsprechend dem „Flare-Phänomen“ [1]. 8 und 12 Wochen nach Therapiebeginn kommt es dagegen zu einer Abnahme des Stoffwechsels als Hinweis darauf, daß die Therapie anspricht.

Üblicherweise wird empfohlen, eine erste Kontrolle erst 3 Monate nach Therapiebeginn durchzuführen. In diesem Beispiel zeigt das nur 4 Wochen nach Therapiebeginn aufgenommene Szintigramm die therapeutisch bedingte Zunahme des Knochenstoffwechsels in sehr vielen Läsionen und das Auftreten bisher stummer Läsionen. Der Vergleich zwischen dem Szintigramm D, aufgenommen 3 Monate nach Therapiebeginn, mit dem initialen Befund A täuscht ein gemischtes Ansprechen vor: Bei diesem Vergleich speichert ein Teil der Metastasen vermindert, ein anderer Teil aber vermehrt. Die Beurteilung müßte also lauten „partieller Response, partieller Progreß“ mit dem Gesamturteil „Progression“. Werden dagegen die Szintigramme B und D miteinander verglichen, die 4 Wochen nach Therapiebeginn unter maximaler Stimulation des Knochenstoffwechsels und weiter 8 Wochen später, wenn die Therapie wirkt, aufgenommen wurden, dann zeigen alle Läsionen eine mehr oder weniger stark ausgeprägte Abnahme des Knochenstoffwechsels. Somit lautet die Therapiebeurteilung korrekt „Regression“.

Unsere Empfehlung ist also abweichend von der heutigen Meinung, die Skelettszintigraphie

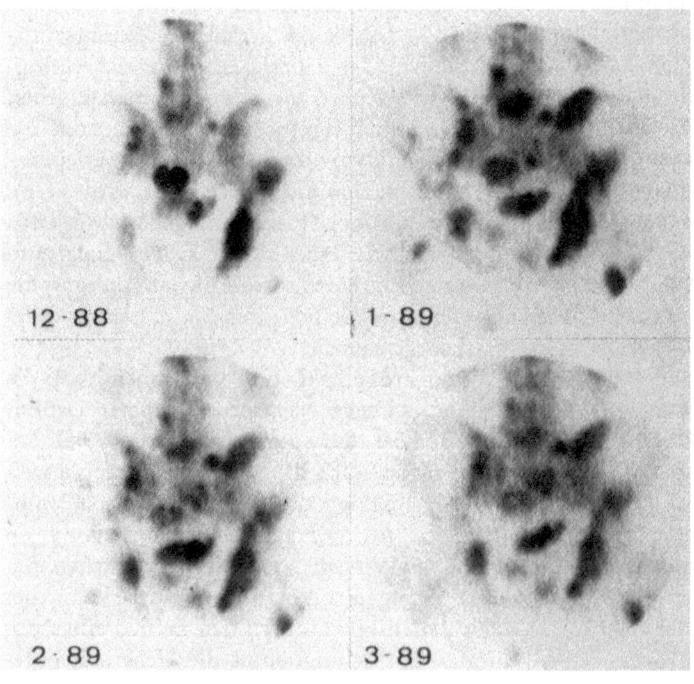

Abb. 8. Beurteilung der Effizienz einer systemischen Therapie bei ossären Metastasen eines Prostatakarzinoms. 1 Monat nach Therapiebeginn zeigt sich eine Zunahme der Zahl der Metastasen und der Intensität des gesteigerten Knochenstoffwechsels („flare“-Phänomen). Im weiteren Verlauf läßt sich 2 und 3 Monate nach Therapiebeginn ein Rückgang der Speicherung als Hinweis auf die Wirksamkeit der Therapie nachweisen

4 Wochen nach Therapiebeginn zu wiederholen. Dieser Befund erlaubt zwar keine zutreffende Aussage über die Effektivität der Therapie, dient aber als Ausgangswert für die weitere Beurteilung. Korrekt wird der Erfolg einer systemischen Therapie dann durch den Verlauf 8 Wochen später, 12 Wochen nach Therapiebeginn, im Vergleich zu dem 4-Wochen-Ergebnis kontrolliert.

Szintigraphie vor lokalen Maßnahmen

Fernmetastasen können je nach Lokalisation und Größe gezielte therapeutische Maßnahmen erfordern. Die Durchführung solcher Maßnahmen kann ein erhöhtes Risiko für die Patientin darstellen. Wenn eine solche Konstellation vorliegt, ist es wichtig zu wissen, ob nicht weitere Metastasen eine erhebliche Reduktion der Lebenserwartung darstellen. In diesem Fall müßte die Durchführung aggressiver, risikobehafteter Maßnahmen neu überdacht werden. Deshalb stellt sich wieder die Indikation zur Szintigraphie, um mit einer Ganzkörperuntersuchung einen korrekten Überblick über den gesamten ossären Befall zu erhalten.

Wenn Weichteil- oder Knochenmetastasen nachgewiesen werden. kann eine externe Bestrahlung indiziert sein. Probleme können auftreten, wenn im geplanten Bestrahlungsgebiet schon früher eine Bestrahlung erfolgt ist. Üblicherweise wird jede Strahlentherapie exakt geplant und dokumentiert, weshalb die Feldgrenzen sehr gut bekannt sind oder bekannt sein sollten. Zunehmend kommen aber Patientinnen aus osteuropäischen Ländern in Behandlung, bei denen keine Aufzeichnungen über vorausgegangene Bestrahlungen zu erhalten sind. In diesen Fällen erlaubt die Knochenmarkszintigraphie (KMS) eine sehr gute Beurteilung und Abgrenzung früherer Bestrahlungsfelder (Abb. 9). Der Nachweis der Feldgrenzen externer Bestrahlungen gelingt im Bereich der Wirbelsäule auch sehr gut mit der Kernspintomographie. Die exakte Beteiligung der Rippen und damit der Nachweis der lateralen Feldgrenzen ist dagegen mit der Knochenmarkszintigraphie zuverlässiger möglich.

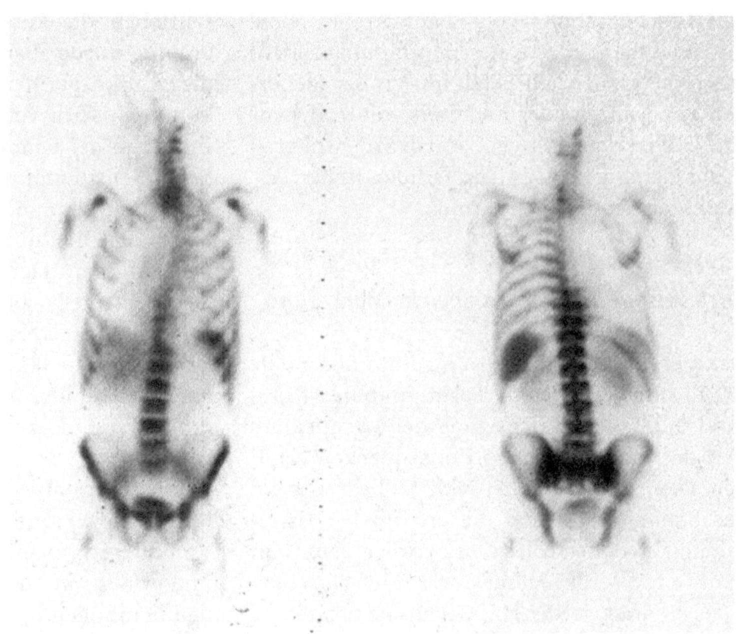

Abb. 9. Knochenmarkszintigramm in ventraler und dorsaler Sicht nach einer vorausgegangenen externen Bestrahlung. Die Auslöschung des Knochenmarks in der BWS und den angrenzenden Rippen zeigt exakt die Feldgrenzen auf

Im Vergleich ist mit der Kernspintomographie (KST) ebenfalls der Nachweis einer externen Bestrahlung zu führen. Mit beiden Methoden ist die Umwandlung von blutbildendem Mark in Fettmark zu erkennen, szintigraphisch an der fehlenden Speicherung, kernspintomographisch am veränderten Resonanzsignal. Mit der KST kann das Bestrahlungsgebiet im Bereich der Wirbelsäule auf den Millimeter genau abgegrenzt werden, etwas genauer als mit der KMS. Allerdings ist eine solche Genauigkeit selten von Relevanz. Andererseits ist nach lateral die Eingrenzung des Bestrahlungsfeldes nur anhand der Veränderungen in den Rippen zu führen. Diese Beurteilung gelingt ebenfalls problemlos mit der Szintigraphie (Abb. 9), während die KST keine zweifelsfreie Beurteilung der Rippen ermöglicht. Deshalb ist in der Mehrzahl der Fälle bei dieser Indikation die KMS der KST überlegen.

Validierung oder Ausschluß von Metastasen bei neu aufgetretenen Knochenschmerzen

Eine weitere Indikation zum Einsatz der Skelettszintigraphie ist die Angabe des Patienten, daß Knochenschmerzen neu aufgetreten seien. Ein unauffälliges Skelettszintigramm schließt einen metastatischen Befall mit großer Sicherheit aus, während der Nachweis von Knochenstoffwechselsteigerungen Anlaß zu weiteren Untersuchungen, vor allem radiologischen Zusatzuntersuchungen sein muß.

Nachweis spezifischer Läsionen im Markraum

Der Vergleich zwischen Kernspintomographie (KST) und Knochenmarkszintigraphie (KMS) muß unter Berücksichtigung der Lokalisation und der therapeutischen Konsequenzen erfolgen. Die Anwendung der KMS ist begrenzt auf das Stammskelett und die proximalen Extremitäten, in denen rotes Mark vorliegt. Nur hier kann eine Verdrängung durch Metastasengewebe erkannt werden. Im Gegensatz dazu kann die KST im gesamten Verlauf der Extremitäten angewandt werden. In Bereichen, in denen normalerweise Fettmark anzutreffen ist, ist sogar der Kontrast zu malignen Läsionen etwas höher als im Bereich des blutbildenden Marks.

Im Vergleich zwischen Skelettszintigraphie und KMS ist die KMS deutlich sensitiver. Bisher liegen keine Untersuchungen vor, aus denen hervorgeht, wieviel früher eine ossäre Metastase im Knochenmarkszintigramm als Aussparung erkannt werden kann, bevor sie sich im Skelettszintigramm als Fokus gesteigerten Knochenstoffwechsels manifestiert. Der Zeitgewinn dürfte mehrere Wochen bis Monate betragen, je nach Aktivität und Aggressivität der Metastase. Beide Methoden sind unspezifisch. Im Vergleich ist die Wahrscheinlichkeit, daß eine Knochenmarkaussparung einer Metastase entspricht, deutlich größer als die, daß eine skelettszintigraphische Anreicherung metastatisch bedingt ist.

Zu Beginn der Einführung der Immunszintigraphie wurden mögliche Komplikationen gefürchtet, die sich aufgrund einer HAMA-Bildung, der Induktion humaner Anti-Maus-Antikörper, ergeben könnten. Zwar wurden keine lebensbedrohlichen allergischen Reaktion beschrieben, die Aussagekraft der Immunszintigraphie wurde aber reduziert. Inzwischen sind die Antikörpermengen, die zur Anwendung kommen, stark vermindert, und eine HAMA-Induktion ist nahezu ausgeschlossen. Der höheren Sensitivität und Spezifität der Knochenmarkszintigraphie stehen die höheren Kosten und mögliche immunologische Begleitreaktionen entgegen. Der Preisvergleich für die Kits liegt derzeit etwa bei 1:50, nämlich DM 5,— bis 10,— für eine Skelettszintigraphie im Vergleich zu DM 300,— bis 500,— für eine Granulozytenszintigraphie. Unter Kostenaspekten sollte deshalb die Indikation zur KMS streng gestellt werden.

Die Alternative zur bildgebenden Darstellung des Markraums ist die KST. Damit können Veränderungen mit einer Größe von etwa 3–4 mm erfaßt werden. Die Auflösung der KST ist deutlich höher als die der KMS, bei der Herde erst ab einer Größe von 8–10 mm nachgewiesen werden können. Somit ist die KST der KMS im Bereich der Wirbelsäule, des Beckens und der großen Extremitätenknochen überlegen. Insbesondere im Fettmark der distalen Extremitätenknochen können Alterationen des Markraums nur mit der KST erkannt werden. Andere Verhältnisse liegen in den Rippen vor. Hier ist der Nachweis einer Markbeteiligung mit der KST durch Partialvolumeneffekte und bewegungsbedingte Unschärfen eingeschränkt, und die KMS ist gleichwertig wenn nicht sogar etwas überlegen.

Bei vergleichbar hohen Kosten ist die KST der KMS auf den ersten Blick überlegen, außerdem bietet sie den Vorteil, daß zusätzlich Veränderungen anderer parenchymatöser Organe erfaßt werden können. Allerdings ergibt sich im Methodenvergleich eine wichtige Einschränkung. Mit der KST kann nur eine umschriebene Körperregion gezielt untersucht werden, während die Szintigraphie eine Ganzkörperdarstellung liefert. Szintigraphisch werden deshalb Läsionen erkannt, die außerhalb der Untersuchungsregion (in der KST) liegen und noch klinisch stumm sind. Bei den derzeit unbefriedigenden Behandlungsmöglichkeiten und -ergebnissen ist der frühzeitige Nachweis weiterer, klinisch stummer Skelettmanifestationen ohne wesentliche Relevanz. Diese Bewertung könnte sich aber ändern, wenn durch andere Behandlungsverfahren Fortschritte in der Therapie erzielt werden könnten.

Knochenmarkszintigraphie zur Beurteilung der Knochenmarkreserve

Eine seltene Indikationen zur Knochenmarkszintigraphie (KMS) ist der Nachweis der Knochenmarkreserve bei Patientinnen nach aggressiver Polychemotherapie. Mit der KMS kann untersucht werden, ob die Funktion des roten Knochenmarks regional unterschiedlich beeinträchtigt ist.

Diese Analyse kann wichtig sein bei Patientinnen mit eingeschränkter Blutbildung, bei denen eine externe Bestrahlung wegen lokaler Komplikationen in Erwägung gezogen werden muß. Wenn durch die KMS nachgewiesen wird, daß das betroffene Gebiet noch einen wesentlichen Anteil an der Blutbildung hat, müßte die Indikation zur Bestrahlung sehr streng gestellt werden. Wenn dagegen dieser Bereich schon stark vorgeschädigt ist und somit zur Blutbildung nur mehr unwesentlich beiträgt, kann eine Bestrahlung ohne zusätzliches Risiko für die Patientin erfolgen.

Indikationen zur Immunszintigraphie

Beim Mammakarzinom konnte die Immunszintigraphie bisher nicht überzeugen. Denkbar ist die Anwendung von Antikörpern gegen CEA (ein anderes Epitop, als es bei der Granulozytenszintigraphie ausgenützt wird) und gegen CA15-3. Gegen CEA sind Technetium-markierbare Antikörper im Handel, gegen CA15-3 befinden sie sich in der Erprobung. Im Einzelfall ist bei Raumforderungen unbekannter Dignität mit der Immunszintigraphie ein spezifischer Tumornachweis möglich mit einer Sicherheit, die CT oder auch Kernspintomographie nicht bieten können. Die Indikation zur Immunszintigraphie beim Mammakarzinom ist aber derzeit auf ausgesuchte Einzelfälle beschränkt.

Indikationen zur PET-Untersuchung

Der Vorteil der PET-Technik liegt in der Möglichkeit, Radiopharmazeutika herzustellen, die eine höhere Organspezifität besitzen, und in der technisch bedingt besseren Auflösung der Tomogramme. Auch bei der Einzelphotonen-Szintigraphie können mit der SPECT-Technik Schnittbilder berechnet werden. Im Vergleich ist PET wesentlich sensitiver und zeigt eine erheblich bessere Auflösung. Nachteilig sind die Kosten der PET-Untersuchung, die etwa DM 3000,— betragen im Vergleich zu etwa DM 500,— einer herkömmlichen Szintigraphie, und die (noch) beschränkte Verfügbarkeit der PET-Kameras.

Die zur Zeit an vielen PET-Zentren laufenden Untersuchungen belegen schon heute den hohen und sicher zunehmenden Stellenwert der PET-Untersuchung in der Onkologie. Beim Mammakarzinom gelingt im Einzelfall eine exakte Beurteilung des Lymphknotenstatus besser als mit herkömmlichen Verfahren. Die klinische Bedeutung der PET-Technik beim metastasierten Mammakarzinom ist noch nicht evaluiert. Wahrscheinlich ist diese Indikation gekoppelt an die therapeutischen Möglichkeiten im fortgeschrittenen Tumorstadium. Sobald sich aber therapeutische Konsequenzen ergeben, würde die PET-Technik von hohem Nutzen sein.

Zusammenfassung

Die Nuklearmedizin bietet dem Onkologen bei der Behandlung und Betreuung von Patientinnen mit Mammakarzinom verschiedene Verfahren. Klinisch am wichtigsten ist die Skelettszintigraphie. Der behandelnde Arzt sollte aber auch die Möglichkeiten der anderen, in diesem Beitrag genannten Verfahren kennen, vor allem die Knochenmarkszintigraphie und die PET-Technik, um im Einzelfall mit empfindlichen und zuverlässigen Methoden schneller zur richtigen Diagnose und besten therapeutischen Entscheidung kommen zu können.

Literatur

1. Alexander JL, Gillespie PJ, Edelstyn GA (1976) Serial bone scanning using technetium^{99m} diphosphonate in patients undergoing cyclical combination chemotherapy for advanced breast cancer. Clin Nucl Med 1:13–17
2. Barry WF, Wells SA, Cox CE, Haagensen DE (1981) Clinical and radiographic correlations in breast cancer patients with osseous metastases. Skeletal Radiol 6:27–32
3. Bauer R (1994) Physikalisch-technische Grundlagen der Positronen-Emissions-Tomographie (PET). Nuklearmediziner 17:177–189
4. Baum RP, Lorenz M, Hottenrott C, Albrecht M, Senekowitsch R, Happ J, Hertel A, Spitz J, Hör G (1988) Radioimmunoscintigraphy using monoclonal antibodies to CEA, CA 19-9 and CA 125. Int J Biol Mark 3:177
5. Bretille J (1985) Skeletal scintigraphy for the diagnosis of malignant metastatic disease to the bones. In: Gors ML (ed) Sensitivity and specificity of common scintigraphic procedures. A review of clinical efficacy, p 49–67. Year Book Medical, Chicago
6. Chatal JF, Saccavini JC, Fumoleau P, Douillard JY, Curtet C, Kremer M, Le Mevel B, Koprowski H (1984) Immunoscintigraphy of colon carcinoma. J Nucl Med 25:307
7. Chen GT, Pelizzari CA, Levin DN (1990) Image correlation in oncology. Important Adv Oncol 131–141
8. Cho ZH, Chan JK, Eriksson L (1976) Circular ring transverse axial positron camera for 3D reconstruction of radionuclide distribution. IEEE trans NS 23:613
9. Citrin DL, Hougen C, Zweibel W, Schlise S, Pruitt B, Erschler W, Davis TE, Harberg J, Cohen AI (1981) The use of serial bone scans in assessing re sponse of bone metastases to systemic treatment. Cancer 47:680–685
10. Feine, Tübingen (private Mitteilung)
11. Francis MD, Fogelman I (1987) ^{99m}Tc-diphosphonate uptake mechanism of bone. In: Fogelman I (Hrsg) Bone scanning in clinical practice, p 7–17. Springer, Berlin Heidelberg New York Tokyo
12. Frank JA, Ling A, Patronas NJ, Carrasquillo JA, Horvath K, Hickey AM, Dwyer AJ (1990) Detection of malignant bone tumors: MR imaging vs scintigraphy. AJR – Amer J Roentgenol 155: 1043–1048
13. Galasko CSB (1981) The anatomy and pathways of skeletal metastases. In: Weiss L, Gilbert AH (eds) Bone metastases, Boston: GK Hall, p 49–63
14. Glatz S, Schönberger J, Reske SN (1995) 18-Fluorid PET zur Untersuchung ossärer Filiae eines bekannten malignen Primärtumors. Erste Ergebnisse. Nucl Med 34:A101 (P)
15. Hanke JP, Feine U, Müller-Schauenburg W (1995) Klinische Wertigkeit der Ganzkörper-PET-Untersuchung mit ^{18}FDG bei Patienten mit Schilddrüsenkarzinom. Nucl Med 34:A112 (P)
16. Haubold-Reuter BG, Düwell S, Schilcher BR, Marincek B, von Schulthess GK (1993) The value of bone scintigraphy, bone marrow scintigraphy and fast spin-echo magnetic resonance imaging in staging of patients with malignant solid tumours: a prospective study. Eur J Nucl Med 20: 1063–1069
17. Hotze A, Mahlstedt J, Wolf F (1984) Knochenmarkszintigraphie. Methode – Indikationen – Er-

gebnisse. In: Mahlstedt 2 (Hrsg) Methoden Methoden in der Nuklearmedizin. NucCompact, GIT, Darmstadt, p 1–7
18. Langhammer HR, Sondershaus S, Lauer O, Steuer G, Bauer R (1983) Die Bedeutung der Skelettszintigraphie in der Nachsorge des Mammakarzinoms. Fortschr Med 101: 429–434
19. Langhammer HR, Sondershaus G, Schurius S, Bauer R, Ulm K, Pabst HW (1988) Skelettszintigraphische Erfolgsbeurteilung der systemischen Behandlung beim metastasierenden Mammakarzinom. Eine retrospektive Analyse von 160 Patientinnen. Tumordiagnostik & Therapie 9:13–24
20. Maurer AH, Chen DCP, Camargo EE, Wong DF, Wagner HN, Alderson PO (1981) Utility of three-phase skeletal scintigraphy in suspected osteomyelitis: Concise communication. J Nucl Med 22: 941–949
21. Mc Killop JH (1987) Bone scanning in metastatic disease. In: Fogelman I (ed) Bone scanning in clinical practice, p 41–60. Springer, Berlin Heidelberg New York Tokyo
22. Mc Neil BJ (1984) Value of bone scanning and malignant disease. Semin Nucl Med 14: 277–286
23. Munz DL (1994) Ist die Skelettszintigraphie zum Metastasen-Screening noch erforderlich? Nucl Med 33: 5–10
24. Pabst HW, Langhammer HR, Bauer R (1983) Technical problems in assessing bone scans. In: Stoll BA, Parbhoo S (eds) Bone metastasis, monitoring and treatment, p 85–106. Raven, New York
25. Phelps ME, Huang SC, Hoffmann EJ, Plummr D, Carson R (1982) An analysis of signal amplification using small detectors in positron emission tomography. J Comput Assist Tomogr: 551–565
26. Seybold K (1990) Dreidimensionale Infektdiagnostik mit in vivo markierten Granulozyten – Immunszintigraphie mit monoklonalen Antikörpern. In: Brusattis F, Hahn K (Hrsg) Nuklearmedizin in der Orthopädie, p 31–40. Springer, Berlin Heidelberg New York, Tokyo
27. Subramanian G, Mc Afee JG (1971) A new complex of ^{99m}Tc for skeletal imaging. Radiology 99: 192–196
28. Theissen P, Smolarz K, Scharl A, Groth A, Scheidhauer K, Voth E, Schicha H (1994) Kernspintomographie zum Metastasen-Screening? Ein prospektiver Vergleich mit der Skelettszintigraphie. Nuklearmedizin 33: 132–137
29. Tumeh SS, Beadle G, Kaplan WD (1985) Clinical significance of solitary riblesions in patients with extraskeletal malignancy. J Nucl Med 26: 1140–1143
30. Wilner D (1982) Radiology of bone tumors and allied disorders. WB Saunders, Philadelphia, p 3646

Medikamentöse Behandlungsverfahren beim metastasierten Mammakarzinom

K.-D. Schulz, G. Emons, R. Hackenberg, P. Schmidt-Rhode, O. Ortmann

MERKE:
- Mammakarzinome mit klinisch manifester Fernmetastasierung sind nach dem derzeitigen Kenntnisstand unheilbar.
- Die medikamentöse Therapie hat zum Ziel, Tumorremissionen und Beschwerdenlinderung von unterschiedlichem Ausmaß und unterschiedlicher Dauer zu erzielen.
- Hierfür stehen relativ nebenwirkungsarme endokrine Maßnahmen und eher nebenwirkungsreiche Möglichkeiten der Chemotherapie zur Verfügung.
- Da diese Methoden meist nicht mit einer Lebensverlängerung verbunden sind, kommt der Berücksichtigung der verbleibenden Lebensqualität für die Therapieentscheidung ein besonderer Stellenwert zu.
- Heute bekannte Prognosefaktoren erlauben eine klinisch brauchbare Unterteilung in Low-Risk- und High-Risk-Tumoren.
- Bei der Behandlung ersterer sollte vorzugsweise die endokrine Therapie und beim zweiten Kollektiv die Chemotherapie im Vordergrund stehen.
- In den medikamentösen Behandlungskonzepten müssen jedoch auch die aktuellen Möglichkeiten der Metastasenchirurgie und der Metastasenbestrahlung Berücksichtigung finden.

Fast auf den Tag genau vor 10 Jahren hatte ich bereits einmal den Auftrag, vor diesem Forum zur gleichen Thematik zu referieren [14]. 10 Jahre sind auf dem Gebiet der medizinischen Forschung und Entwicklung ein sehr langer Zeitraum, in dem sich in zahlreichen Bereichen geradezu revolutionäre Veränderungen vollzogen haben. Obwohl das Mammakarzinom, nicht zuletzt wegen der ständig ansteigenden Morbidität, inzwischen zu einem besonderen gesundheitspolitischen Problem geworden ist, konnten nur geringe Fortschritte auf dem Gebiet der medikamentösen Behandlung metastasierter Formen erreicht werden. Damals und heute ist immer noch gültig, daß bei klinisch manifesten Fernmetastasen keine definitive Heilung der Mammatumorerkrankung erreichbar ist. Mit den verfügbaren Therapieverfahren ist es nicht einmal möglich, das Überleben der betroffenen Frauen mit hinreichender Sicherheit zu verlängern. Es ist unverkennbar, daß Fortschritte erzielt werden konnten, mit denen es gelingt, nicht nur eine zeitlich limitierte Tumorremissionen zu erreichen, sondern diese auch mit einer Verbesserung der Lebensqualität zu verbinden. Jedoch bedarf jede Therapieentscheidung einer sorgfältigen Abwägung zwischen Wirksamkeit und Nutzen für die betroffene Patientin. Trotz fehlender Heilungschance macht gerade die Unheilbarkeit der Erkrankung eine intensive ärztliche Zuwendung erforderlich, die nur durch eine besondere onkologische Sachkompetenz realisierbar ist. Zwischen der Erstdiagnose einer klinisch-manifesten Fernmetastasierung und dem letalen Ausgang des Tumorleidens liegen häufig mehrere Jahre, in denen sich die Patientinnen niemals allein überlassen werden dürfen.

Der Begriff des Mammakarzinoms ist nicht mit einer morphologisch einheitlich definierten Tumorentität verbunden. Vielmehr handelt es sich um eine *breit gefächerte Gruppe epithelialer Malignome, mit unterschiedlichem histologischen Substrat,* die ihren Ursprung im Drüsenparenchym der weiblichen Brust haben. Allein diese morphologischen Unterschiede erlauben nicht, von *dem* Mammakarzinom schlechthin zu sprechen. Die Komplexität des individuellen Tumorleidens wird zusätzlich betont durch das häufige Nebeneinander verschiedener morphologischer Areale innerhalb des gleichen Mammakarzinoms.

Die *Wachstumsregulation des Brustdrüsenkrebs* (Übersicht bei [7, 18]) wird durch ein hochkompliziertes Mosaik endokriner, autokriner und parakriner Einflüsse reguliert, die nicht nur im Vergleich einzelner Tumoren untereinander, sondern auch in verschiedenen Arealen der gleichen Geschwulst erhebliche Varianten aufweisen. Stimulatoren und Inhibitoren der Tumorzellproliferation menschlicher Mammakarzinome sind folgende:

I **Steroidhormone:** Östrogene, Gestagene, Androgene, Kortikosteroide
II **Peptidhormone:** Insulin, Prolaktin, Wachstumshormon, Kalzitonin, Somatostatin
III **Wachstumsfaktoren:** Insulin-like growth factor (IGF 1 und 2) Epidermal growth factor (EGF), Transforming growth factor (TGF α und β), Fibroblast growth factor (FGF)
IV **Zytokine:** Interleukine, Interferone, Tumornekrosefaktor (TNF)

So wird verständlich, wenn bisher kein einheitliches, bei allen Tumoren gleich wirksames Therapiekonzept entwickelt werden konnte. Aus den genannten Gründen ist auch die Hoffnung für die Zukunft nicht sehr groß, therapeutische Ansätze zu entdecken, die hinsichtlich ihrer Wirksamkeit einen Anspruch auf Allgemeingültigkeit haben werden. Es ist nur mit punktuellen Fortschritten zu rechnen, die sich auf bestimmte Subgruppen von Patientinnen erfolgreich übertragen lassen. Erschwert wird die Situation dadurch, daß wir bis heute nur bedingt in der Lage sind, die speziellen Krankheitsmerkmale dieser Subgruppen so exakt zu definieren, daß unter besonderer Berücksichtigung der Lebensqualität bestimmte medikamentöse Therapieverfahren hochselektiv eingesetzt werden können.

Realistische *Ziele einer medikamentösen Mammakarzinomtherapie* bei klinisch manifesten Fernmetastasen können derzeit nur sein:

Die Induktion von mehr oder weniger langdauernden Tumorrückbildungen,
möglichst mit einer Verlängerung der Überlebenszeit einhergehend,
zumindest aber Erreichen und längerfristiger Bestand einer guten Lebensqualität.

Bei hormonabhängigen Mammakarzinomen steht hierfür eine *nebenwirkungsarme endokrine Therapie* zur Verfügung. Hormonunabhängige Geschwülste dagegen benötigen eine sehr viel *nebenwirkungsreichere Chemotherapie.* Wie ist jedoch eine mögliche Hormonabhängigkeit des einzelnen Tumors in klinisch brauchbarer Form vorauszusagen? Seit Einführung der endokrinen Therapie in die Brustkrebsbehandlung wurden als Entscheidungskriterien vorzugsweise morphologischer Differenzierungsgrad, Länge des rezidivfreien Intervalls und Metastasenlokalisation herangezogen. Später wurden diese Entscheidungshilfen weitgehend durch die Bestimmung von Östrogen- und Progesteronrezeptoren im Tumorgewebe ersetzt (Übersicht bei [7, 15]). Zunehmende klinische Erfahrungen haben dann in den letzten Jahren dazu geführt, beide Informationskomplexe gemeinsam für die Unterscheidung von wahrscheinlich *hormonabhängigen „Low-risk"-Tumoren* und *hormonunabhängigen „High-risk"-Tumoren* heranzuziehen. In diesem Zusammenhang wurden die jeweiligen Risikofaktoren in einem Risiko-Score [9] zusammengefaßt, der bei <7 prognostisch und therapeutisch relativ günstig einzustufen ist. Liegt der Score bei ≥7, ist von einem ungünstigen Metastasierungstyp auszugehen (Tabelle 1).

In der *Prämenopause* steht bei *Low-risk-Mammakarzinomen* die *Ovarialausschaltung* an erster Stelle. Natürlich kann dies *operativ* geschehen. In einzelnen Fällen ist auch ein radiologisches Vorgehen möglich. Bevorzugt sollten jedoch *GnRH-Analoga* eingesetzt werden, um im Falle eines Therapieversagens jungen, unheilbar kranken Frauen die zusätzlichen Probleme einer irreversiblen Ovarialausschaltung zu ersparen (Übersicht bei [3]). Bei unselektiertem Einsatz von GnRH-Analoga finden sich in rund 40% aller Fälle Remissionen. Dieser Prozentsatz liegt etwas höher, als üblicherweise nach operativer Ovarialausschaltung zu erwarten ist. Dies hängt möglicherweise mit der zusätzlichen Bedeutung des GnRH als autokrinem Regulationsfaktor, d.h. einer direkt zellulären Wirkung von GnRH-Analoga bei verschiedenen Mammakarzinomen zusammen. Falls nach vorheriger Remission eine sekundäre Progression des Tumorwachstum eintritt, dann sollten unter Beibehaltung der GnRH-induzierten Ovarialsuppression *Antiöstrogene*, hier das Tamoxifen mit einer Tagesdosis von 30 mg, eingesetzt werden [6, 7, 9 ,16]. Als nächster Schritt sind dann in der therapeutischen Sequenz *Aromatasehemmer* und hier das Aminoglutetimid (Orimeten) mit 500 mg oral pro Tag zu empfehlen. Seit kurzem ist ein sehr viel nebenwirkungsärmerer Aromatasehemmer, das Formestan (Lentaron) verfügbar [10]. Es werden intramuskuläre Injektionen von 250 mg in 14tägigen Abständen empfohlen. Aber auch diese Medikation sollte unter Beibehaltung der GnRH-Therapie erfolgen. Schließlich bietet sich der Einsatz einer *Gestagenbehandlung* an, wobei hier der *Hochdosistherapie* ein besonderer Stellenwert zukommt.

In der *Postmenopause* beginnt die relativ nebenwirkungsarme endokrine Therapie mit dem Einsatz von Antiöstrogenen in der zuvor erwähnten Dosierung. Es folgt die Gabe von Aromatasehemmern und schließlich die Gestagentherapie.

Unter der *Gestagentherapie* sind zwei verschiedene Behandlungsprinzipien zu verstehen (Übersicht bei [13]). Auf der einen Seite eine relativ niedrigdosierte Therapie und auf der anderen Seite die Hochdosisbehandlung. Die niedrigdosierte Behandlung ist nur in Einzelfällen indiziert. Eine Effizienz ist vor allem bei sehr gut differenzierten Tumoren mit außergewöhnlich hohem Progesteronrezeptorbesatz zu erwarten. In anderen Low-risk-Situationen ist die Hochdosistherapie zu verwenden. Die umfangreichsten klinischen Erfahrungen, insbesondere Informationen über Pharmakokinetik und Pharmakodynamlik, liegen für Medroxyprogesteronazetat (MPA) vor. Hier ist ein kli-

Tabelle 1. Risiko- und Prognose-Score für die Therapieentscheidung beim metastasierten Mammakarzinom. (Nach Possinger et al. 1993)

Bewertungsscore	Punktzahl
1 *Metastasenlokalisation*	
Lunge (einzeln, knotig)	3
Lunge (diffus oder multiple Filiae)	5
Lunge (Lymphangiosis carcinomatosa)	6
Leber	6
Knochenmarkskarzinose	4
Knochen	1
Haut, Weichteile, Lymphknoten, Erguß	1
2 *Rezeptorstatus*	
positiv	1
negativ	3
unbekannt	2
3 *Krankheitsfreies Intervall*	
2 Jahre	3
>2 Jahre	1
Gesamturteil	Punktsumme
<7: Low-risk-Gruppe	Hormontherapie
>7: High-risk-Gruppe	Chemotherapie

nisch relevantes Drugmonitoring möglich, um im Individualfall optimale Plasmakonzentrationen für die Tumorinhibierung zu erreichen und die nicht unerheblichen Nebenwirkungen in einem erträglichen Rahmen zu halten. Während für die Low-dose-Therapie 100–200 mg MPA als tägliche orale Gabe ausreichen, sollten im Rahmen des Hochdosiskonzeptes 1000 mg MPA oral täglich verabreicht werden. Es müssen MPA-Plasmaspiegel von 100 ng/ml und mehr angestrebt werden. Diese sind notwendig, um nicht nur die progestogene und damit direkt antiöstrogene Wirkung im Tumorgewebe zu induzieren, sondern auch gleichzeitig eine Hemmung der Nebennierenrinde zu erreichen. Letzteres hat den Vorteil, daß hier auch die Produktion von Steroidmetaboliten reduziert wird, die im subkutanen Fettgewebe zu Östrogenen umgewandelt werden können. Daß natürlich die Gestagenbehandlung bei prämenopausalen Patientinnen auch eine Inhibierung der Hypophyse bewirkt und damit sekundär zum Erliegen der ovariellen Östrogensynthese führt, liegt auf der Hand und sei hier nur am Rande vermerkt. Im weiteren Therapieverlauf ist unter Berücksichtigung der MPA-Plasmakonzentrationen eine Dosisanpassung vorzunehmen.

Wenn *Low-risk-Tumoren* bei prä- oder postmenopausalen Patientinnen nicht mehr auf eine endokrine Therapie ansprechen, muß die Behandlung auf eine *Chemotherapie* umgesetzt werden. Als erster Schritt kann hier eine mit vertretbaren Nebenwirkungen belastete *Monochemotherapie* eingesetzt werden. Sofern keine Kontraindikationen bestehen, sollten Anthrazykline (Adriamycin, Epirubicin, Mitoxanthron) Verwendung finden. Erst bei deren Versagen ist auf eine *Polychemotherapie* überzugehen.

Bei *High-risk-Tumoren* steht die *Polychemotherapie* ganz im Vordergrund (Übersicht bei [9, 12]). Die größten Erfahrungen liegen für die relativ gut verträgliche Kombination von Cyclophosphamid, Metotrexat und 5-Fluorouracil (CMF) bzw. die nebenwirkungsreichere Kombination von Anthrazyklinen (z. B. Adriamycin, Epirubicin, Mitoxantron) mit anderen zytotoxisch wirksamen Komponenten vor. Hinsichtlich Wirksamkeit und Langzeitüberleben existieren keine gravierenden Unterschiede, so daß den nebenwirkungsärmeren CMF-Präparationen zunächst der Vorzug zu geben ist. Schließlich werden noch einige Kombinationen empfohlen, die als Third-line-Therapie angesehen werden können (Übersicht bei [12]). Naturgemäß ist ihre Wirksamkeit bei intensiv vorbehandelten Mammakarzinomen sehr begrenzt, ihre Nebenwirkungen nicht immer hinreichend abschätzbar. Eine Indikation zum Einsatz dieser Methoden ist hier besonders sorgfältig zu treffen. Ein neuer, aber noch nicht ausreichend geprüfter Hoffnungsträger auf dem Gebiet der Chemotherapie ist die Gruppe der „Taxane", deren derzeit gebräuchlichster Vertreter, das „Taxol", inzwischen in Deutschland im Handel ist [1].

So klar dieses Therapieschema für Low- und High-risk-Tumoren im ersten Moment scheint, ergeben sich dennoch eine Reihe offener Fragen:

1. Kann im Einzelfall auch bei High-risk-Tumoren initial eine nebenwirkungsärmere Monochemotherapie eingesetzt werden?
2. Wann ist eine eingeleitete Chemotherapie nach Tumorremission zu beenden? Erst nach Übergang in eine erneute Tumorprogression oder schon früher?
3. Stellt die individuelle Tumorrückbildung einen Vorteil für das Langzeitüberleben dar?
4. Welchen Anteil hat die Chemotherapie an einer Verbesserung der Lebensqualität?
5. Ist die inzwischen mehr und mehr praktizierte Hochdosischemotherapie mit Stammzell-Support oder autologer Knochenmarktransplantation tatsächlich ein völlig neuer, zukunftsträchtiger Ansatz, der sogar kurative Chancen im Stadium der Fernmetastasierung bietet? [1, 8, 17]

Weiterhin muß vor einem kritiklosen und schematischen Einsatz des Risiko-Scores im Rahmen der therapeutischen Entscheidungsfindung gewarnt werden. Bei niedrigem Score ist nicht immer von einer wirklichen Low-risk-Situation auszugehen. Es gibt immer wieder Fälle, deren Risiko nur scheinbar niedrig ist, und die von einem Ersteinsatz einer Chemotherapie mehr profitieren. Dies gilt insbesondere für rezeptor-negative Low-risk-Tumoren. Auch bei high-risk-Tumoren sind gelegentlich Therapieentscheidungen zu treffen, die nicht mit dem erwähnten Schema übereinstimmen.

Neben den zuvor erwähnten und weitgehend etablierten systemischen Behandlungsverfahren werden im Einzelfall noch andere Formen der Metastasenbehandlung eingesetzt. Hierzu gehören die regionale Chemotherapie, die lokale externe Chemotherapie sowie radiotherapeutische und operative Therapiemodalitäten. Eine detaillierte Darstellung dieser Verfahren überschreitet den vorgegebenen Rahmen.

Auf dem Gebiet der medikamentösen Therapie metastasierter Mammakarzinome zeichnen sich zur Zeit einige neue Entwicklungen ab. Hierzu gehört die Gruppe der Bisphosphonate, deren Anwendung sich insbesondere bei osteolytischen Metastasen anbietet (Übersicht bei [4, 11]). Sie sind Inhibitoren der Osteoklasten und bewirken in manchen Fällen sogar einen Stillstand der ossären Metastasierung. In besonders gelagerten Fällen sind sie bei Low-risk-Tumoren auch als alleinige Therapieform initial einsetzbar. Stellvertretend für eine ganze Gruppe von Substanzen sei hier das Pamidronat (Handelsname: Aredia) erwähnt.

Des weiteren werden neue Generationen von Antiöstrogenen und Aromatasehemmern diskutiert, die sich vor allem durch eine bessere Verträglichkeit auszeichnen. Eine bessere, tumorinhibierende Wirksamkeit ist bisher nicht gesichert. Somit ergibt sich gegenwärtig keine grundsätzliche Änderung der therapeutischen Ansätze (Übersicht bei [10, 20]).

Als weitere Neuerung sind die Antigestagene zu erwähnen, wobei deren Wirkungsmechanismus noch nicht hinreichend geklärt ist und der Stellenwert innerhalb der etablierten therapeutischen Sequenzen noch einer Definition bedarf (Übersicht bei [2]).

Weiterhin ist zu erwähnen, daß auch bei verschiedenen etablierten Pharmaka alle Einsatzmöglichkeiten noch nicht hinreichend ausgelotet sind. So ließ sich in geeigneten in-vitro-Modellen zeigen, daß das Medroxyprogesteronazetat (MPA) nicht nur über den Progesteronrezeptor wirkt, sondern auch durch Bindung an den Androgenrezeptor zur Wachstumshemmung mancher Mammakarzinome beitragen kann [5]. In einer ausschließlich androgenabhängigen menschlichen Mammakarzinomzellinie konnte nachgewiesen werden, daß MPA im hohen Dosisbereich zu einer derartigen Androgenrezeptorvermittelten Wirkung fähig ist. Die Effizienz dürfte sich allerdings nur auf eine relativ kleine Subgruppe von Patientinnen beschränken, deren Tumoren einen hohen, wenn nicht sogar alleinigen Androgenrezeptorbesatz aufweisen.

Auch die GnRH-Therapie weist einige Besonderheiten auf, die mit den bisherigen Vorstellungen zur hypophysären GnRH-Wirkung nicht zu erklären sind (Übersicht bei [3]). In verschiedenen klinischen Studien wurde beschrieben, daß die nahezu nebenwirkungsfreien Analoga bei prämenopausalen Frauen eine ca. 10% höhere Effizienz im Vergleich zu anderen Methoden der Ovarialausschaltung besitzen. Weiterhin lassen sich auch bei 10–15% aller postmenopausalen Mammakarzinompatientinnen Remissionen erzielen, obwohl sie nicht mehr über eine funktionierende ovarielle Steroidsynthese verfügen. Experimentelle Untersuchungen führten zu der Erkenntnis, daß GnRH bei einer großen Zahl von Mammakarzinomen über autokrine Regulationsmechanismen die Tumorzellproliferation zu beeinflussen vermag. Die Unterbrechung dieses Reglerkreises durch GnRH-Analoga führt in der Tumorzelle direkt zu einer Proliferationshemmung, wahrscheinlich über eine Rezeptor „Down-Regulation“. Hierin könnte eine Erklärung für die beschriebenen Besonderheiten liegen.

Abschließend seien noch Befunde erwähnt, in denen die Wirksamkeit von Interferonen in vitro geprüft wurde. Es fand sich eine Redifferenzierung unreifer Tumortypen. Rezeptor-negative, d.h. hormonunabhängige Tumorzellen konnten durch Interferone in rezeptor-positive Karzinome überführt werden, bei denen dann wieder der Einsatz einer nebenwirkungsarmen endokrinen Therapie möglich ist [19].

Wenngleich sich in den letzten 10 Jahren keine grundsätzlichen Therapieverbesserungen beim metastasierten Mammakarzinom ergeben haben, sind doch punktuelle Änderungen erkennbar. Diese erlauben eine mehr risikoadaptierte Therapie unter besonderer Berücksichtigung einer längerfristig guten Lebensqualität. Die individuell adaptierte Analyse und Behandlung eines jeden Falles erhöht die Wirksamkeit vorhandener Therapiemöglichkeiten und vermeidet unnötige, belastende Nebenwirkungen. Zusätzlich sind vereinzelt neue Entwicklungen erkennbar, die zu der Hoffnung Anlaß geben, daß in den kommenden 10 Jahren die therapeutischen Chancen eine grundlegende Verbesserung erfahren, vielleicht sogar im Sinne kurativer Therapieansätze [8, 17].

Literatur

1. Abrams JS, Moore TD, Friedman M (1994) New chemotherapeutic agents for breast cancer. Cancer 74:1164–1176
2. Beier HM, Spitz JM (1994) Progesterone antagonists in reproductive medicine and oncology. Oxford Univ Press, Oxford
3. Emons G, Schally AV (1994) The use of luteinizing hormone releasing hormone agonists and antagonists in gynecological cancers. Human Reprod Update 9:1364–1379
4. Fleisch H (1993) Bisphosphonates in bone disease. Stämpfli, Bern
5. Hackenberg R, Hawighorst T, Filmer I, Schulz K-D (1993) Medroxyprogesterone acetate inhibits the proliferation of estrogen- and progesterone-receptor negative MF-223 human mammary cancer cell via the androgen receptor. Breast cancer research and treatment report 25:217–224
6. Jordan VC (1994) Long-term tamoxifen treatment for breast cancer. Univ of Wisconsin Press
7. Kaiser R, Schulz K-D, Maass H (1991) Hormonale Behandlung von Genital- und Mammatumoren. Thieme, Stuttgart
8. Livingston RB (1994) Dose intensity and high dose therapy. Cancer 74:1177–1183
9. Possinger K, Mergenthaler H-G, Flath B, Wilmanns W (1993) Behandlungsmöglichkeiten und Therapieführung bei Patientinnen mit metastasierten Mammakarzinomen. Frauenarzt 34: 934–942
10. Possinger K, Mergenthaler H-G, Flath B (1994) Neue Medikamente zur Behandlung von Patientinnen mit metastasiertem Mammakarzinom. Chemotherapie J 3:80
11. Rubens RD (1990) The management of bone metastases and hypercalcaemia by osteoclast inhibition. Hogrefe & Huber, Bern
12. Schmidt-Matthiesen H, Bastert G (1994) Gynäkologische Onkologie. Schattauer, Stuttgart
13. Schulz K-D, Kaiser R (1991) Methodik einer medikamentösen Zusatzbehandlung von Genital- und Mammatumoren. In: R. Kaiser et al. (Hrsg) Hormonale Behandlung von Genital- und Mammatumoren bei der Frau. Georg Thieme, Stuttgart, S 21–45
14. Schulz K-D, Schmidt-Rhode P, Sturm G, Hackenberg R, Hölzel F, Klein PJ, Zippel HH (1985) Neue Gesichtspunkte in der Therapie des metastasierenden Mammakarzinoms. In: Künzel W (Hrsg) Gießener Gynäkologische Fortbildung, S 177–200, Springer, Berlin Heidelberg New York
15. Schulz K-D, Hackenberg R, Hoffmann J, Schmidt-Rhode P, Emons G (1993) Hormon und Zytokin-Rezeptoren im Tumorgewebe: therapeutische Entscheidungshilfe oder Fiktion? Arch Gynnecol Obstet 254:668–675
16. Schulz K-D, Sturm G, Schmidt-Rhode P, Hackenberg R, Künzig HJ (1983) Pharmakokinetik und Pharmakodynamik der Antiöstrogene. In: Kubli F et al (Hrsg) Neue Wege in der Brustkrebsbehandlung. Zuckschwerdt, München, S 62–78
17. Siegert W, Schultze W, Henze G, Huhn D (1994) High-Dose Chemotherapy and Stem Cell Transplantation in solid tumors. Bone-Marrow Transplant 14: Suppl. 1
18. Sutherland RL, Hamilton JA, Watts CKW, Musgrove EA (1994) Hormonal control of breast cancer cell cycle progression. In: Howell A (ed) Endocrine therapy of breast cancer VI. Springer, Berlin Heidelberg New York Tokyo, S 15–25
19. Van der Berg HW, Leahey WJ, Lynch M, Clark, R, Nelson J (1987) Recombinant human interferon alpha increases oestrogen receptor expression in human breast cancer cell (ZR-75-1) and sensitizes them to the anti-proliferative effcts to tamoxifen. Brit J Cancer 55: 255
20. Wakeling AE (1994) Pure antioestrogens – a new horizon in breast cancer therapy? In: Howell A (ed) Endocrine therapy of breast cancer. Springer Berlin Heidelberg New York Tokyo, S 55–60

Alternative Therapiekonzepte

I. GERHARD

MERKE:

1. Es sollte keine alternativen, sondern nur komplementäre Therapiekonzepte geben.
2. An erster Stelle steht die aktive Beteiligung der Patientin am Gesundungsprozeß
   a) Ernährungsumstellung
   b) Bewegung
   c) Vermeidung schädigender Faktoren
   d) Psychische Stabilisierung
3. An zweiter Stelle folgt die Supplementierung mit Spurenelementen und Vitaminen, an denen der Körper durch das Krebsgeschehen und die vorausgegangenen Therapien verarmt ist.
4. Schließlich kann der Versuch gemacht werden, das Immunsystem mit spezifischen oder unspezifischen Maßnahmen zu stimulieren.
5. Der Einsatz naturheilkundlicher Mittel (z. B. Phytopharmaka, Homöopathie) zur Reduktion der Nebenwirkungen von Chemo- und Strahlentherapie und Verbesserung der Lebensqualität erscheint in Zusammenarbeit mit dem betreuenden Hausarzt sinnvoll.
6. Randomisierte klinische Studien zur Wertigkeit „alternativer" Therapiekonzepte sind dringend erforderlich.

Zusammenfassung

Im Zentrum der ganzheitlichen Therapie der onkologischen Patientin steht deren Einbeziehung und aktive Mitbeteiligung. Ständige Motivation der Patientin ist erforderlich, wenn es darum geht, sich positiv psychisch mit der Erkrankung auseinanderzusetzen, die Ernährung umzustellen, auf Genußgifte zu verzichten und sich regelmäßig sportlich zu betätigen. Im Rahmen der vorliegenden Arbeit wird besonders auf die Ernährung und ihre antioxidativ wirkenden Bestandteile eingegangen sowie zu Fragen der Supplementierung Stellung genommen. Dem hohen Verbrauch an antioxidativen Reserven während Operation, Chemotherapie und Bestrahlung kann sinnvoll durch Gaben von Selen, Zink, Magnesium, Provitamin A, Vitamin A, Vitamin C und Vitamin E begegnet werden. Die nach wie vor umstrittene Misteltherapie hat zweifelsfrei endokrine und immunologische Wirkungen, durch die die Lebensqualität der Patientin und evtl. auch die Überlebenszeit günstig beeinflußt werden können.

Einleitung

Bei der Therapie des metastasierenden Mammakarzinoms zweifelt kaum jemand daran, daß es sinnvoll ist, die Masse der Tumorzellen mit Operation, Bestrahlung, Chemo- und Hormontherapie zu reduzieren. Genauso selbstverständlich sollte es jedoch sein, die Erkenntnisse der Psychoneuroimmunologie einzubeziehen und der Patientin Hilfestellung dabei zu geben, wie sie an der Verbesserung ihres Immunsystems und ihrer Lebensqualität mitarbeiten kann. Deshalb soll in der vorliegenden Arbeit nicht von alternativen, sondern von komplementären Therapiekonzepten die Rede sein.

An erster Stelle steht, wie eigentlich bei allen Erkrankungen, die aktive Beteiligung der Patientin:

1. Ernährung
2. Bewegung
3. Psychische Stabilisierung: Atemtherapie, Entspannungstechnik, Gestalt-, Kunst-, Musiktherapie, Familiengesprächstherapie
4. Bewegung und psychische Stabilisierung: Yoga, Shiatsu, Qigong, Tai-Chi
5. Vermeidung schädigender Faktoren
6. Ordnung des sozialen Umfeldes

Neben der psychischen Stabilisierung mit den verschiedenen Methoden, die dem Bedürfnis der Patientin angepaßt werden sollten, stehen die Beratung über Vermeidung schädigender Faktoren, Hilfestellung bei der Ordnung des sozialen Umfeldes und eine ausführliche Ernährungs- bzw. Bewegungsberatung.

Über den Zusammenhang zwischen Ernährungsfaktoren und Krebs liegen inzwischen zahlreiche Studien vor. In den meisten Untersuchungen wird jedoch nur überprüft, wie sich Ernährungsfaktoren auf den Ausbruch einer Krebserkrankung auswirken, wie z. B. die Vegetarierstudie des Deutschen Krebsforschungszentrums (Chang-Claude et al. 1991), oder die Kohortenstudien aus Kanada (Rohan et al. 1993) und den USA (Hunter et al. 1993). In bezug auf das Mammakarzinom ließ sich das Risiko am meisten durch Ballaststoffe in der Nahrung senken. Ob die jahrelange zusätzliche Gabe von Vitamin A, E und C zur Tumorprophylaxe sinnvoll ist, wird widersprüchlich beurteilt. Allerdings wurden bei verschiedenen Tumorerkrankungen im Vergleich zu nach Alter gepaarten Kontrollen besonders die Serumkonzentrationen von Vitamin A, E, β-Carotin und Selen erniedrigt gefunden, (z. B. Tominaga et al. 1992, Krsnjavi u. Beker 1992, Salonen et al. 1985). Epidemiologische Versuche und Tierversuche lassen keinen Zweifel daran, daß gewisse Grundlagen einer ausgewogenen Ernährung auch für die Tumorpatientin von günstiger Wirkung sind:

Günstig:	Frisches Obst und Gemüse (Ballaststoffe) Vollkornprodukte Wenig Fleisch, Fisch Fett ~20% der Kalorien (gesättigte Fettsäuren) Mäßig Milchprodukte
Ungünstig:	Zucker, raffinierte Mehle Gepökeltes, Geräuchertes, Gegrilltes Zu Salziges, zu Heißes Zu scharf Gewürztes Alkohol, Kaffee

Übergewicht und erhöhte Fettaufnahme wirken sich ungünstig auf den Tumorstoffwechsel aus. Während man ursprünglich davon ausgehen mußte, daß allein eine Reduktion des Gesamtnahrungsfettes auf unter 20% schon ein wesentlicher Faktor zur Gesunderhaltung wäre, deuten Arbeiten aus jüngster Zeit darauf hin, daß eine Kalorienreduktion mindestens genauso effektiv ist (Übersicht bei Good et al. 1990). Durch Kalorienreduktion werden die Alterungsvorgänge verlangsamt und sowohl Krebs als auch altersbedingte Krankheiten verhütet. Im Tierversuch konnte selbst bei karzinomerkrankten Tieren durch kontrolliertes Fasten das Tumorwachstum günstig beeinflußt werden: Frimberger et al. (1992) induzierten bei 133 Mäusen mit Benzpyren ein Plattenepithelkarzinom und behandelten sie sodann mit einer dreistufigen Diättherapie. Zunächst wurde durch strenge Kalorienrestriktion eine Gewichtsabnahme induziert bis zu einem Niedriggewicht, bei dem die Tiere gerade noch aktiv waren. Anschließend wurde die Nahrungszufuhr so eingestellt, daß das niedrige Gewicht gehalten wurde. Durch diese Behandlung konnte bei 36% der Tiere eine Vollremission und bei 55% eine Teilremission erzielt werden, eine Verzögerung des Tumorwachstums bei weiteren 9%. In der Kontrollgruppe der normal ernährten Tiere starben in der Zwischenzeit 94%. Als einem Teil der Tiere, die durch kontrolliertes Fasten behandelt worden waren, wieder soviel Kalorien verabreicht wurden, daß sie an Gewicht zunahmen, schritt der Tumor fort. Offenbar kann durch diätetische Faktoren eine bereits mutierte DNA im unterdrückten Zustand gehalten werden, so daß sich der Krebs nicht entwickelt. Inwieweit auch bei Frauen mit Mammakarzinom durch kontrolliertes Fasten, spezielle Diäten, wie z.B. die Gerson-Therapie u.ä., das Tumorgeschehen günstig beeinflußt werden kann, ist wegen fehlender Studien heute noch nicht zu sagen.

Neben der gesunden Ernährung bewirkt auch sportliche Betätigung erhebliche endokrine, immunologische und psychische Veränderungen. Während eine exzessive sportliche Belastung zu einer Suppression des Immunsytems führt, die u.a. die Infektanfälligkeit von Leistungssportlern erklärt, kann moderates Training zu einer Stimulation wichtiger Immunparameter führen (Uhlenbruck et al. 1993, Lötzerich et al. 1993). In den letzten Jahren zeigten amerikanische Untersuchungen an ehemaligen Hochschulabsolventen, daß diejenigen, die an der Universität sportlich aktiv gewesen waren, in späteren Jahren ein niedrigeres Tumoraufkommen hatten. Erst die Untersuchungen von Paffenbarger et al. (1987) und Lee et al. (1990, 1992) bezogen jedoch auch den Kalorienmehrverbrauch durch Sport ein, den ehemalige Hochschulabsolventen zum Zeitpunkt der Befragung hatten. Hierbei zeigte sich deutlich ein protektiver Effekt sportlicher Aktivität auf das Krebsgeschehen.

Vielerorts haben sich inzwischen auch bei onkologischen Patientinnen Sportgruppen gebildet, die sich auf die Lebensqualität der Patientin günstig auswirken. Neben der sozialen Komponente werden deutliche psychische Veränderungen beobachtet, die u.a. durch einen Anstieg der Endorphinkonzentrationen erklärt werden. Es können Beruhigungs-, Schlaf- und Schmerzmittel eingespart werden. Durch moderates Ausdauertraining kommt es zu einer Kreislaufstabilisierung und abnehmender Häufigkeit von Befindlichkeitsstörungen, zu Gewichtsreduktion bzw. Gewichtsstabilisierung.

Überall im Körper entstehen ständig aggressive freie Sauerstoffradikale, die durch körpereigene antioxidative Systeme unschädlich gemacht werden müssen. Hierfür gibt es extrazelluläre Schutzmechanismen, nichtenzymatische und enzymatische:

1. **Extrazelluläre Schutzmechanismen**
   Vitamin C
   β-Karotin
   Harnsäure
   Glutathion
   Cystein
   Metallothionein (Zn)
   Transferrin
   Coeruloplasmin (Cu)
   Albumin
2. **Nichtenzymatische Antioxidantien**
   α-Tocopherol
   Ascorbat
3. **Enzymatische Antioxidantien**
   Superoxiddismutase: Cn-Zn-Form im Cytoplasma, Mn-Form in d. Mitochondrien
   Katalase
   Glutathionperoxidase (Se)
   Cytochrom-Oxidase-System (Cu, Fe)

Besonders Vitamin A und seine Derivate, die Retinoide, spielen hierfür eine wichtige, schon gut aufgeklärte Rolle. Zahlreiche biochemische Systeme werden durch Retinoide beeinflußt:

1. Ornithindekarboxylase
2. Transglutaminase-System
3. Zyklisches Nukleotid-Regulationssystem
4. Plasminogen-Aktivator-System
5. Bindegewebsenzyme (Kollagenase, Gelatinase)
6. Prostaglandin E2- und Phospholipidstoffwechsel
7. Glykokonjugat- und Zuckerstoffwechsel
8. Eiweiß-, RNA- und DNA-Synthese
9. Wirkung auf Wachstumsfaktoren
10. Cytochrom-P-450-abhängige Enzyme
11. Lysosomale Enzyme
12. Genetische Regulationssysteme

Die Vitamin-A-Effekte sind besonders auf das spezifische und unspezifische Immunsystem sehr ausgeprägt:

1. Verstärkung der Reaktion der Recall-Antigene
2. Verstärkung der Graft-versus-Host-Reaktion
3. Verstärkung des Antitumor-Effekts von BCG
4. Stimulation der zytotoxischen T-Zellen-Aktivität durch niedrige, Hemmung durch hohe Dosierung
5. Verstärkung der NK-Zellaktivität
6. Induktion/Verstärkung der PHA-induzierten Suppressorzellaktivität
7. Steigerung der Arginase- und Makrophagen-vermittelten Zytostaseproduktion
8. Stimulation/Hemmung der Phagozytose von Makrophagen
9. Hemmung der Granulozytenmigration

Experimentelle Befunde zeigten, daß in Vitamin-A-haltiger Nährlösung gezüchtete, pluripotente embryonale Tumorzellen zu normalen Somazellen ausdifferenzierten. Mesenchymale Leukämiezellen aus dem Knochenmark reiften in vitro durch Vitamin A zu normalen Granulozyten aus. Die Proliferationshemmung von Vitamin A hängt von der Zellart ab und vom Zellzyklus (G1-, S- oder G2-Phase). Epidemiologische Untersuchungen erbrachten signifikante Korrelationen zwischen dem Schweregrad verschiedener Karzinome und den Vitamin-A-Spiegeln. Jedoch konnten Garland et al. (1993) in einem Review über die Studien der letzten Jahre nur einen marginalen protektiven Effekt von Vitamin A für die Entstehung eines Mammakarzinoms ausmachen.

Obwohl der Tagesbedarf an Vitamin A bei 1500 bis 6000 IE liegen soll, ist er z.B. bei Rauchern oder bei Patienten mit einem geringen Anteil an pflanzlicher Nahrung deutlich höher. Zur Prophylaxe werden 10000 Einheiten pro Tag empfohlen. Mit wesentlich höheren Dosen wurden Erfolge in der Krebstherapie gesehen. So konnten durch die lokale Gabe von Vitamin A Präkanzerosen an Schleimhäuten und Haut günstig beeinflußt werden. Die systemische Therapie mit Vitamin A wurde erfolgreich bei Patienten mit Hautmetastasen von Mammakarzinomen eingesetzt sowie als Zusatztherapeutikum bei Bestrahlung und Chemotherapie (Hill u. Grubbs 1992). In solchen Fällen wurde bewußt eine Überdosis von 300000 bis 750000 IE pro Tag gegeben bis zu einer kumulativen Gesamtdosis von 30000000 IE, was zu den typischen Nebenwirkungen wie z.B. Hautabschilferungen führte. Besonders das Retinolpalmitat wird sehr gut resorbiert, die gleichzeitige Gabe von Vitamin E verhindert die oxidative Zerstörung im Magen (z.B. A-E-Mulsin forte®).

β-Karotin wird in Retinol umgewandelt und als Palmitat in der Leber gespeichert. Da es keine Nebenwirkungen hat, wird es prophylaktisch lieber als Vitamin A gegeben. Was nicht benötigt wird, wird als Retinolsäure im Urin ausgeschieden. Offenbar hat β-Karotin jedoch noch eine von Vitamin A unabhängige Wirkung. Während Retinol in der Promotionsphase der Tumorentstehung wirkt, indem es die Überproduktion von m-RNA als Reaktion auf spezifische Onkogene senkt, wirkt β-Karotin bereits in der Initiationsphase der Tumorentstehung, indem es freie Radikale inaktiviert, die karzinogen wirken. β-Karotin fördert die Lymphozytenproliferation und stimuliert die natürlichen Killerzellen. In den letzten Jahren konnten epidemiologische Untersuchungen zeigen, daß Patienten mit Brustkrebs, Zervixkarzinom, Epithelialtumoren und Lungenkarzinom signifikant niedrigere β-Karotin-Konzentrationen als die Kontrollgruppen hatten, Im Tiermodell (Maus) wurden Tumoren erzeugt. Während in der Gruppe, die gleichzeitig 120 mg β-Karotin erhielt, nach 9 Tagen der Tumor 10 mm maß, war der Tumor der Kontrollgruppe, die mit Plazebo behandelt worden war, in derselben Zeit auf 75 mm angewachsen (Übersicht bei Pastorino 1991). In einer Präventionsstudie bei Frauen mit Brustkrebs konnte kürzlich gezeigt werden, daß die Überlebensrate bei denjenigen Frauen am größten war, die β-Karotin in hohen Dosen konsumiert hatten (Ingram 1994).

Vitamin C ist ein essentielles Vitamin für den Menschen, den Affen und das Meerschweinchen. Seine zahlreichen Funktionen sind hier zusammengestellt:

- Hemmt Resorption von Schwermetallen (Pb, Cd)
- Schützt vor Nitrosaminbildung
- Schützt Plasmalipide vor peroxidativer Zerstörung
- Verbessert intestinale Absorption von Eisen
- Radikalfänger
- Steigert Phagozytoseaktivität der Leukozyten
- Fördert Kollagensynthese
- Kofaktor verschiedener Stoffwechselvorgänge: Hydroxylierung von Prolin (Hydroxyprolin), Lysin (Hydroxylysin), Dopamin (Adrenalin), Tryptophan-5-OH-Tryptrophan und Reduktion von Folsäure (Tetrahydrofolat)
- Aufbau zyklischer Aminosäuren
- Cholesterolstoffwechsel
- Bildung von Gallensäuren
- Abbau und Ausscheidung von Histamin

Eine ausreichende Vitamin-C-Zufuhr reduziert die Häufigkeit von Magen-, Kehlkopf-, Zervix- und von UV-Licht induziertem Hautkarzinom. Einige Fall-Kontroll- und eine prospektive Studie konnten bei Mammakarzinom keinen konsistenten protektiven Effekt durch Vitamin C nachweisen (Garland et al. 1993). Inwieweit hohe Dosen bei fortgeschrittenem Karzinom hilfreich sind, ist nicht gesichert. In einer doppelblind randomisierten Studie von Creagon et al. (1979) an Patienten mit fortgeschrittenen Karzinomen (60 Patienten erhielten 10 g Vitamin C per os, 63 Patienten Laktose als Plazebo) konnte kein Unterschied bezüglich des Allgemeinbefindens und der Lebensverlängerung gezeigt werden.

Vitamin E ist ein Gemisch aus verschiedenen Homologen von Tocopherol mit unterschiedlicher biologischer Wirksamkeit, wobei α-Tocopherol die größte biologische Bedeutung hat. Bei der Synthese von Vitamin E entstehen 8 Stereoisomere (all-rac-α-Tocopherol), von denen RRR-α-Tocopherol die höchste biologische Aktivität hat. Natürliches und synthetisches Vitamin E wirken gleich, jedoch ist die Bioverfügbarkeit von natürlichem Vitamin E größer und damit seine Schutzwirkung besser (Schmidt u. Nikoleit 1991). Vitamin E ist das einzige fettlösliche Antioxidans, außerdem schützt es vor Nitrosaminbildung, steigert die humorale zellvermittelte Immunreaktion, stimuliert T-Helfer- und hemmt die T-Suppressorzellenaktivität, es verhindert die Prostaglandin-E2-Synthese, wirkt synergistisch mit Vitamin C und Selen und steigert die Retinolspiegel. In einigen epidemiologischen Untersuchungen ließen sich Zusammenhänge zwischen der Inzidenz von Tumoren des Verdauungstraktes, der Brustdrüse und der Haut und erniedrigten Vitamin-E-Spiegeln zeigen. Aufgrund des Zusammenhangs von Vitamin E mit anderen Mikronährstoffen sowie weiteren bekannten Confoundern wird es sehr schwierig sein, die Beeinflussung des Karzinomwachstums einer einzigen Substanz zuzuschreiben.

Selen ist als Selencystein wichtiger Baustein verschiedener Enzyme, wobei beim Menschen bisher nur die Glutathion-Peroxidasen und die Typ-I-Jodthyronin-5-Dejodase bekannt sind. Es bildet mit Quecksilber ungiftiges Quecksilberselenid und hemmt die Mutagenität einiger Karzinogene. Es spielt eine wichtige Rolle für das Immunsystem:

1. Als Selencystein in Glutathionperoxidase und Jodthyronin-5-Dejodase (T4–T3)
2. Bindung von Schwermetallen
3. Hemmung der Mutagenität einiger Karzinogene
4. Stimulation der Antikörperproduktion (besonders IgG)
5. Hemmung der T-Supressorzell-Aktivität
6. Stimulation von zytotoxischen T-Zellen
7. Stimulation der Interleukinproduktion Phagozytoseleistung etc.
8. Synergismus mit Vitamin E

Die Supplementierung mit 200 μg Selen über 8 Wochen führte bei gesunden Probanden zu einem 188%igen Anstieg der Tumorzytotoxizität der Lymphozyten und 82% Anstieg der natürlichen Killerzellaktivität trotz unveränderter Plasmaselenkonzentrationen (Kiremidjian-Schumacher et al. 1994). Bei Selenmangel entstehen Kardiomyopathien und Lebertumoren. Eine Interventionsstudie in Selenmangelgebieten Chinas ergab eine signifikante Reduktion der Leberkarzinominzidenz durch Supplementierung mit 200 μg Selen/Tag (Yu et al. 1991). In Finnland, das mit die niedrigste Selenversorgung der Welt aufweist, war die Brustkrebsrate bei Frauen mit besonders niedriger Selenaufnahme erhöht (Knekt et al. 1990). Zwar hat Selen im Tierversuch einen hemmenden Effekt auf verschiedene karzinogen induzierte und spontane Tumoren, jedoch wird sehr kontrovers diskutiert, ob Krebspatienten tatsächlich niedrigere Selenspiegel im Blut haben. In Brusttumoren wurden sogar erhöhte Selenkonzentrationen gefunden (Mussalo-Rauhamaa et al. 1993), die positiv mit den Östrogenrezeptoren korrelierten (Mussalo-Rauhamaa und Pantzar 1993). Auch in anderen Tumoren konnte eine Anreicherung von Selen beobachtet werden (Kogata et al. 1988).

Einige epidemiologische Studien zeigten, daß bei verschiedenen Tumoren neben erniedrigten Vollblut- und Plasmaselenkonzentrationen auch die Glutathionperoxidase in den Erythrozyten und im Plasma erniedrigt ist (Pawlowicz et al. 1991). Besonders kritisch wird bei onkologischen Patientinnen die Situation, wenn während der Chemo- und Strahlentherapie die Lipidperoxidation ansteigt als Zeichen einer erschöpften antioxidativen Kapazität (Look u. Musch 1994). Es ergeben sich zunehmend Hinweise darauf, daß Selenit in hoher Dosierung (1000–2000 µg) die toxischen Wirkungen verschiedener Zytostatika auf gesunde Zellen und Organe (z. B. Nephrotoxizität von Cisplatin) aufheben kann (Vermeulen et al. 1993, Krämer 1994). Obwohl nach Meinung einiger Kritiker die Zytostatikaresistenz auf antioxidativen Substanzen beruhen könnte, ist auch denkbar, daß durch hochdosierte Natriumselenitgaben die Zytostatikaresistenz gebrochen werden kann, wenn sie von Glutathionabhängigen Enzymsystemen vermittelt wird (Look u. Musch 1994). In der Zellkultur konnte zudem die Invasionsfähigkeit verschiedener Tumorzellinien durch Selenit (nicht durch Selenat, Selenmethionin oder Sulfit) signifikant gehemmt werden, wobei wahrscheinlich der Fibronektinrezeptor eine Rolle spielte (Gong u. Frenkel 1994).

Als Selenit (oral oder i. v.) ist Selen am raschesten verfügbar, während metallisches Selen schwerer resorbierbar ist und Selenmethionin erst in der Leber verstoffwechselt werden muß. Cystein fördert die Natriumselenitabsorption. Um die Toxizität des Selens zu verringern und die Bioverfügbarkeit zu verbessern, wurde selenangereicherter Knoblauch entwickelt (Ip et al. 1992). Zusätzliche Schwefelverbindungen im Knoblauch binden Schwermetalle, stimulieren entgiftende Enzyme und hemmen metabolisch aktive Enzyme.

Zink ist Bestandteil zahlreicher Metallenzyme, von denen mindestens 24 beim Menschen und über 200 bei verschiedenen Spezies bekannt sind: Dehydrogenasen, Aldolasen, Peptidasen, Phosphatasen, DNA-, RNA-Polymerasen, Reduktasen. Zink ist erforderlich für die Proteinsynthese, die Aktivierung lysosaler Enzyme, die Transformation der B-Lymphozyten und die Bildung von Immunglobulinen. Es aktiviert die T-Lymphozyten und fördert die Bildung monoklonaler Antikörper. Zinkmangel ist besonders häufig bei rein vegetarischer Ernährung (s. unten), da besonders Fleisch sehr zinkhaltig ist. Außerdem hemmen die in vielen Pflanzen enthaltenen Phytate die Zinkresorption. Durch Alkohol kommt es zu einem vermehrten Zinkverlust über die Nieren. Häufig ist bei Karzinompatienten der Zinkmangel zusätzlich iatrogen bedingt (Antimetaboliten, parenterale Ernährung). Kupfer und Zink stehen in einem inversen Verhältnis zueinander. Eine hohe Kupfer-Zink-Ratio im Serum ist prognostisch ungünstig, was bei kolorektalen Tumoren, Mundhöhlenkarzinomen und Ovarialkarzinomen nachgewiesen werden konnte (Gupta et al. 1993, Randoll u. Baumann 1991, Lightman et al. 1986). Der Zinkmangel kann sich zunächst nur in Haarausfall, Stomatitis, Wundheilungsstörungen (Decubitus) oder Infektanfälligkeit äußern, in schweren chronischen Fällen kommt es zur Malabsorption, Gewichtsverlust, Dermatitis, gestörter Dunkeladaptation, Geschmacksstörungen und auffallenden neuropsychiatrischen Veränderungen.

Ursachen des Zinkmangels:

1. Ernährung, z. B. Vegetarier, Phytat, Alkohol
2. Lebererkrankung
3. Gastrointestinale Erkrankung, Fettmalabsorption, Entzündungen
4. *Neoplasien*

5. Nierenerkrankungen
6. Verbrennungen
7. Schwangerschaft
8. Iatrogen: Chelatbildner, *Antimetaboliten*, Antianabolika, Diuretika, *parent. Ernährung ohne Zink-Supplemente*
9. Genetische Störung, Akrodermatitis enteropathica, Sichelzellanämie

Neben den bisher beschriebenen Antioxidantien muß bei Tumorpatienten auch Magnesium berücksichtigt werden. Magnesiummangel führt zu den verschiedensten Symptomen auf zerebraler, viszeraler, neuromuskulärer und kardiovaskulärer Ebene (Wischnik et al. 1990, Holtmeier 1985):

1. Zerebral: Schwindel, Angst, Depression, Psychose
2. Viszeral: Übelkeit, Erbrechen, Diarrhoe
3. Neuromuskulär: Polyneuropathie, Krämpfe
4. Kardiovaskulär: Reizleitungsstörungen, vermehrter O_2- u. Energieverbrauch

Weitere Nährstoffe, die u. U. krebshemmend sind, über die jedoch noch nicht genügend Daten vorliegen, sind Vitamin B1, B6, D, Niacin, Mangan und Molybdän.

In einer Pilotstudie der UFK Heidelberg wurden im vergangenen Jahr bei 22 Frauen mit Brustkrebs und 22 gleichaltrigen Frauen ohne Tumorerkrankungen in Speichel, Blut und Urin zahlreiche Vitamine, Mineralstoffe und Spurenelemente bestimmt. In Tabelle 1 sind die signifikanten Unterschiede zusammengestellt, wobei wir z. Zt. mit multivariaten Analysen die Bedeutung dieser Veränderungen genauer abschätzen. Besonders auffallend im Zusammenhang mit dem bisher Ausgeführten sind die erniedrigten Konzentrationen von Kupfer, Vitamin A, C und B6 sowie Lithium.

Tabelle 1. Vitamine, Spuren- und Mengenelemente bei Frauen mit und ohne Mammakarzinom (22 Frauen mit, 22 Frauen ohne Mammakarzinom, nach Alter gepaart; bei Krebspatientinnen signifikant ($p < 0{,}05$)

Erhöhte Konzentration		Erniedrigte Konzentration	
Al	in Serum	Cu	in Erythrozyten
K	in Serum	Li	in Serum
Mg	in Serum	Vitamin A	in Serum
		Fe	in Serum
		Vitamin C	in Serum
Zn	in Urin		
		Sr	in Vollblut
		Vitamin B6	in Vollblut

Aus früheren Untersuchungen ist bekannt, daß bei Tumorpatienten der Elektrolythaushalt massiv gestört ist (Kalium, Zink, Eisen, Molybdän, Magnesium, Lithium, Jod, Selen sind erniedrigt, Natrium, Kupfer und Kalzium steigen an). Inwieweit man allein aufgrund dieser Konzentrationsveränderungen im Plasma substituieren sollte, ist fraglich. Zum Teil sind diese Veränderungen Zeichen einer Akute-Phase-Reaktion: Der Eisenabfall resultiert aus einer vermehrten Ferritinaufnahme und Speicherung in der Leber, der Zinkabfall u. a. durch eine Metallothioneininduktion in der Leber, der Kupferanstieg durch eine Coeruloplasminfreisetzung aus der Leber. Deshalb ist es sinnvoll, CRP im Serum mitzubestimmen. Außerdem ist zu berücksichtigen, daß es eine erhebliche Interaktion zwischen Mineralstoffen, Vitaminen und Spurenelementen gibt. So kann z. B. ein Überangebot an Folsäure und Biotin eine Resorptionsstörung der B-Vitamine verursachen. Bei Vitamin-B6-Mangel kommt es zur Fettsäurenverwertungsstörung, bei einem Natriumüberschuß wird die Kalium- und Magnesiumresorption gestört, was wiederum zu einer Störung der Zink-, Kupfer- und Eisenresorption führt. Bei Magnesiummangel werden intrazellulär Kalziumionen angereichert, was zu einer Magnesiumbremse führt. Diese Beispiele ließen sich beliebig fortführen.

Am sinnvollsten ist es deshalb, die Ernährung der Tumorpatientin so zu gestalten, daß eine Zufuhr von Nahrungsmittelergänzungen nur eingeschränkt erforderlich ist. Sicherheitshalber sollte eine mikrobiologische Therapie (Darmsanierung) erfolgen, um die optimale Resorption und Ausnutzung der Nahrungsmittelbestandteile zu gewährleisten. Kürzlich wurde in Amerika die 4. Internationale Konferenz über Antikarzinogene und Strahlenschutz von der Regierung und Wissenschaftlern abgehalten (Helzlsouer et al. 1994). Es bestand Konsens darüber, daß eine Ernährung, die reich an

Früchten und Gemüse ist, zahlreiche, im einzelnen noch nicht ausreichend definierte Schutzfaktoren gegen Krebs enthält. Da jedoch die Vorschläge des Nationalen Krebs Institutes, täglich 5 Portionen Früchte und Gemüse zu essen, nur von 9% der Bevölkerung eingehalten werden, die Krebserkrankungen weiter ansteigen, die antioxidative Wirkung verschiedenster Supplemente bewiesen und auch bei hohen Dosierungen keine schlimmen Nebenwirkungen beobachtet wurden, schlug man verstärkte Bemühungen vor, um Supplemente der gesamten Bevölkerung zugänglich zu machen (Block 1994).

Der erhöhte Bedarf der Tumorpatientin an Antioxidantien, besonders während und nach eingreifenden operativen, zytostatischen und radiologischen Maßnahmen, sollte durch Supplementierung unbedingt gedeckt werden. In Tabelle 2 sind die Dosen der wesentlichen Vitamine und Spurenelemente zusammengestellt, die auch prophylaktisch zur Supplementierung sinnvoll sind. Bei erhöhtem Bedarf, wie ihn besonders Patientinnen während und nach chirurgischen Maßnahmen, Chemo- und Strahlentherapie haben, können die Konzentrationen wesentlich höher sein, ohne daß Nebenwirkungen zu erwarten sind. In Abhängigkeit vom Zustand der Patientin, der Symptomatik und der Blutkonzentrationen sind auch weitere Supplemente angezeigt (z. B. B-Vitamine, Kupfer, Mangan, Lithium, Molybdän, Aminosäuren, Fettsäuren). Während einer zytostatischen Therapie sollte auf jeden Fall Magnesium, Zink und Selen zusätzlich verabreicht werden (Wischnik et al. 1990).

Tabelle 2. Möglichkeiten der Krebsprävention durch Supplementierung von Vitaminen und Spurenelementen

Antioxidans	Dosis	Erhöhter Bedarf
Vitamin A	10 000 IE	Rauchen
β-Karotin	25 mg	Rauchen
Vitamin C	3 g	Streß, orale Kontrazeptiva, Rauchen
Vitamin E	300 mg	Rauchen, Smog, mehrfach ungesättigte Fette
Selen	100 μg	Alter, Schwermetalle, Smog, mehrfach ungesättigte Fette
Zink	10 mg	Vegetarier

Neben der Behandlung der onkologischen Patientin mit diätetischen Maßnahmen müssen individuell weitere Möglichkeiten zur Hemmung des Tumorwachstums in Erwägung gezogen werden. Hierzu gibt es prinzipiell 3 verschiedene Möglichkeiten: Die Behandlung mit Substanzen, die direkt zytotoxisch wirken, Behandlung mit Substanzen, die über die Stimulation des Immunsystems eine Zytotoxizität bewirken, und schließlich Substanzen, die direkt in die Zelldifferenzierung eingreifen. In gewisser Weise treffen alle diese Möglichkeiten für die Mistel zu.

Folgende Mistelpräparationen liegen vor: Mistelgesamtextrakte, die aus der anthroposophischen Medizin kommen, z. B. Iscador, Helixor, Plenosol, Vysorel, Mistelgesamtextrakte mit definiertem Lektingehalt (z. B. Eurixor) und Monosubstanzen, z. B. das galaktosidspezifische Mistellektin ML-1. Je nach dem Wirt, auf dem die Mistel gewachsen ist, unterscheidet man Tannen-, Apfel-, Kiefer- und Eichenmistelextrakte. In-vitro- und In-vivo-Untersuchungen zeigten, daß mit der sehr niedrigen Dosis von 1 ng/kg Körpergewicht Mistellektin eine optimale Wirkung erreicht werden kann.

Für die Mistellektine konnten verschiedene Funktionen nachgewiesen werden: sie stimulieren die Resorptionsvorgänge an den Zellmembranen und schaffen somit die Voraussetzung für ein physiologisches Zellmilieu. Sie verändern Immunparameter. Sie binden zuckerspezifisch an Lymphozyten und Monozyten und induzieren IL-2 und HLA-DQ-Rezeptorexpression, stimulieren weitere Zytokine (IL 1,6), TNF-α, NK-Zellen, LGL-Leukozyten, neutrophile Granulozyten und T-Helferzellen und normalisieren den T4/T8-Quotienten. Offenbar können die Mistellektine verschiedene Wachstumsfaktoren, z. B. im Knochenmark, aktivieren. Über die Zytokine werden auch endokrine

Veränderungen ausgelöst, z. B. ein Endorphinanstieg, was zur Einsparung von Schmerzmitteln und zur Stimmungsaufhellung führt. Mistellektine beschleunigen DNS-Reparaturmechanismen. Es besteht die Vermutung, daß durch Hemmung anderer Wachstumsfaktoren die Mistellektine auch in die Zelldifferenzierung eingreifen können. Bei hohen Dosen hat die Mistel eine zytotoxische Wirkung.

Klinisch beobachtet man unter der Mistelbehandlung bei den Patienten einen Temperaturanstieg, im Blut steigt die Zahl der Neutrophilen, der T-Helferzellen und der natürlichen Killerzellen, ebenso Interleukin-1, Interleukin-6 und TNF-α. Auch die Akute-Phase-Proteine (Albumin, Haptoglobin, Coeruloplasmin, Cy, CRP, IgM) steigen an.

Obwohl es nun möglich ist, das Mistellektin 1 (95% der Mistellektine) als Immunmodulator zu isolieren und herzustellen, stellt sich die Frage, inwieweit die Therapie mit dieser Monosubstanz sinnvoll ist. Wie man aus Experimenten mit anderen Pflanzenextrakten weiß, kann es durchaus möglich sein, daß Bestandteile des Gesamtextraktes die toxische Wirkung der Einzelsubstanz verringern. Es gibt Hinweise dafür, daß auch bei der Mistel die Polysaccharide eine Rolle spielen, indem sie auf der einen Seite eine protektive Funktion haben und die Lektine vor der Phagozytose schützen, auf der anderen Seite aber selber auch immunmodulierende Funktionen haben. Auch das Viskotoxin, ein Polypeptid, könnte wichtig sein, da es Membranschädigungen an den Tumorzellen selbst setzt, so daß sie u. U. leichter durch die körpereigenen natürlichen Killerzellen zerstört werden können. Auch könnten die Viskotoxine die Suppressorzellaktivität hemmen, wodurch die NK-Zellaktivität gesteigert wird. Es gibt also gute Gründe dafür, zu vermuten, daß gerade der Synergismus zwischen Lektin, Polysacchariden und Viskotoxinen für eine optimale Wirkung der Mistel verantwortlich ist.

1990 überprüfte Kiene 35 Studien zur Mistel in bezug auf ihre Aussagekraft (Tabelle 3). Er fand immerhin 12 davon, bei denen die Aussagekraft gegeben war. Bei den sorgfältiger durchgeführten Studien gab es deutlichere Hinweise auf eine überlebensverlängernde Wirkung der Mistelbehandlung als in Kontrollen.

Heiny publizierte 1991 die erste randomisierte Studie zum standardisierten Mistelextrakt. Die Therapie wurde während einer palliativen Chemotherapie eingesetzt. Er stellte unter Verum (n = 21) nach dem 4. Chemotherapiezyklus höhere Leukozytenzahlen fest und unveränderte Thrombozytenzahlen im Vergleich zur Plazebogruppe (n = 19). Im Serum fielen Zink und Eisen ab, während Kupfer anstieg. Außerdem verbesserte sich in der Verumgruppe die Lebensqualität, die durch

Tabelle 3. Beurteilung der Aussagekraft der verschiedenen Studien zur Misteltherapie durch Kiene (1990)

	Aussagekraft gegeben	Aussagekraft unsicher	Aussagekraft nicht gegeben	Gesamtzahl
Kleine historische Studie	1	–	3	4
Große historische Studie	2	2	3	7
Retrospektive Studie	3	3	6**	12
Prospektive Studie	5	3*	2	10
Randomisierte Studie	1	1*	–	2
Gesamtzahl	12	9	14	= 35

* Bei jeweils einer Studie dieser Kategorie liegen nur Kurzberichte zu Zwischenauswertungen vor.

** Die o. g. Studie mit dem Ergebnis der Ineffektivität der Misteltherapie fällt in die Kategorie der retrospektiven Studien ohne gegebene Aussagekraft.

Befindlichkeitsbögen und einen Angstindex objektivierbar war. In einer weiteren Studie konnten Heiny und Beuth 1994 bei 25 von 36 Mammakarzinompatientinnen, die günstig auf die Mistellektintherapie ansprachen, signifikant erhöhte β-Endorphin-Plasmaspiegel nachweisen, sowie Wirkungen auf die Lymphozytensubpopulationen und die in vitro Zytokinfreisetzung von mononukleären Immunzellen. Weitere randomisierte Studien sind dringend erforderlich, um zu klären, bei welchem Patienten, in welchem Tumorstadium, zu welchem Zeitpunkt, in welcher Dosierung, welche Art von Mistel gegeben werden sollte. Es müßte auch überlegt werden, ob es nicht sinnvoll wäre, vor jeder Chemo- und Strahlentherapie bereits mit der Mistelbehandlung zu beginnen, um weniger Nebenwirkungen zu haben.

Aus der Fülle der sogenannten naturheilkundlichen Methoden, die bei Patientinnen mit Mammakarzinom eingesetzt werden, wurden nur wenige herausgegriffen. Auch andere Phytopharmaka, die Homoöpathie, diverse physikalische Methoden werden angewendet als Versuch, die Nebenwirkungen von Strahlen- und Chemotherapie zu reduzieren und die Lebensqualität zu verbessern. Neben einer engen interdisziplinären Zusammenarbeit unter Einbeziehung des betreuenden Hausarztes sind randomisierte klinische Studien dringend erforderlich, um die Wertigkeit „alternativer" Therapiekonzepte beurteilen zu können.

Literaturverzeichnis

Block G (1994) The case for food fortification. (Summary of the round table discussion on strategies for cancer prevention: diet, food, additives, supplements and drugs.) Cancer Research 54: 2050

Chang-Claude J, Frentzel-Beyme R, Eilber U (1991) Prospektive epidemiologische Studie bei Vegetariern. Ergebnisse nach 10 Jahren Follow-up. DKFZ, Heidelberg, Abt. Epidemiologie

Creagon ET, Moertel CG, O'Fallon JR, Schutt AJ, O'Connell MJ, Rubin J, Frytak S (1979) Failure of high-dose vitamin C (ascorbic acid) therapy to benefit patients with advanced cancer. N Engl J Med 301:687–690

Frimberger E, Dagnelie PC, Ries P (1992) Karzinomtherapie durch kontrolliertes Fasten. Erfolgreiche Behandlungsergebnisse am experimentellen Plattenepithelkarzinom der Haut der Maus. Dtsch Zschr Onkol 24:1–9

Garland M, Willett WC, Manson JA, Hunter DJ (1993) Antioxidant micronutrients and breast cancer. J Am Coll Nutr 12:400–411

Gong Y, Frenkel GD (1994) Effect of selenite on tumor cell invasiveness. Cancer Letters 195–199

Good RA, Lorenz E, Engelman R, Day NK (1990) Experimental approaches to nutrition and cancer: fats, calories, vitamins and minerals. Med Oncol & Tumor Pharmacother 7:183–192

Gupta SK, Shukla VK, Vaidya MP, Roy SK, Gupta S (1993) Serum and tissue trace elements in colorectal cancer. J Surgical Oncol 52:172–175

Heiny BM (1991) Additive Therapie mit standardisiertem Mistelextrakt reduziert die Leukopenie und verbessert die Lebensqualität von Patientinnen mit fortgeschrittenem Mammakarzinom unter palliativer Chemotherapie (VEC-Schema). Krebsmedizin 12:1–14

Heiny BM, Beuth J (1994) Das Lektin der Mistel als Immunmodulator: Effektorwirkung auf β-Endorphin- und Zytokinfreisetzung bei Mammakarzinompatientinnen. Onkologie 4:103–108

Helzlsouer KJ, Block G, Blumberg J, Diplock AT, Levine M, Marnett LJ, Schulplein RJ, Spence JT, Simic MG (1994) Summary of the round table discussion on strategies for cancer prevention: diet, food, additives, supplements and drugs. Cancer Research 54:2044–2053

Hill DL, Grubbs CJ (1992) Retinoids and cancer prevention. Annu Rev Nutr 12:161–181

Holtmeier HJ (1985) Das Magnesium-Mangel-Syndrom. In: Weidinger H (Hrsg) Magnesium in der Frauenheilkunde. Münchner Wissenschaftliche Publikationen. S 50

Hunter DJ, Manson JE, Colditz GA, Stampfer MJ, Rosner B, Hennekens CH, Speizer FE, Willett WC (1993) A prospective study of the intake of vitamins C, E, and A and the risk of breast cancer. N Engl J Med 329:234–240

Ingram D (1994) Diet and subsequent survival in women with breast cancer. Br J Cancer 69:592–595

Ip C, Lisk DJ, Stoewsand GS (1992) Mammary cancer prevention by regular garlic and selenium-enriched garlic. Nutr Cancer 17:279–286

Kiene H (1990) Klinische Studien zur Misteltherapie karzinomatöser Erkrankungen. Therapeutikon 3: 347–353

Kiremidjian-Schumacher L, Roy M, Wishe HI, Cohen MW, Stotzky G (1994) Supplementation with selenium and human immune cell functions. II.

Effect on cytotoxic lymphocytes and natural killer cells. Biol Trace Elem Res 41:115–127

Knekt P, Aromaa A, Maatela J, Alfthan G, Aaran R-K, Hakama M, Hakulinen T, Peto R, Teppo L (1990) Serum selenium and subsequent risk of cancer among Finnish men and women. J Nat Cancer Inst 82:864–868

Kogata M, Kobayashi M, Yamamura K, Hioki K, Yamamoto M (1988) Selenium levels in malignant and normal tissues of gastrointestinal cancer patients. J Clin Biochem Nutr 5:93–101

Krämer K (1994) Antioxidanzien in der Onkologie. Dtsch Zschr Onkologie 26:76–83

Krsnjavi H, Beker D (1992) Seleniumspiegel im Serum als diagnostischer Parameter bei Mammakarzinom. Helv Chir Acta 59:231–234

Lee IM, Paffenbarger jr RS, Hsieh CC (1990) Physical activity and risk of developing colorectal cancer among college alumni. J Nat Cancer Inst 83: 1324–1329

Lee IM, Paffenbarger jr RS, Hsieh CC (1992) Physical activity and risk of prostatic cancer among college alumni. Am J Epidemiol 135:169–179

Lightman A, Brandes JM, Binur N, Drugan A, Zinder O (1986) Use of serum copper/zinc ratio in the differential diagnosis of ovarian malignancy. Clin Chemistry 32:101–103

Lötzerich H, Peters C, Uhlenbruck G (1993) Immunkompetenz, Krebs und Sport. Spectrum d. Sportwissenschaft 5:5–33

Look MP, Musch E (1994) Lipid peroxides in the polychemotherapy of cancer patients. Chemotherapy 40:8–15

Mussalo-Rauhamaa H (1993) Selenium and DDE in breast fat of breast cancer patients: their relationship to hormone receptors in breast tissue. J Nat Cancer Inst 85:1964–1965

Mussalo-Rauhamaa H, Lehto J, Piepponen S, et al. (1993) Cu, Zn, Se and Mg concentrations in breast fat of Finnish breast cancer patients and healthy controls. Trace Elem Med 10:13–15

Paffenbarger jr RS, Hyde RT, Wing AL (1987) Physical activity and incidence of cancer in diverse populations: a preliminary report. Am J Clin Nutr 45:312–317

Pastorino U (1991) Lung cancer chemoprevention: facts and hopes. Lung Cancer 7:133–150

Pawlowicz Z, Zachara BA, Trafikowska U, Maciag A, Marchaluk E, Nowicki A (1991) Blood selenium concentractions and glutathione peroxidase activities in patients with breast cancer and with advanced gastrointestinal cancer. J Trace Elem Electrolytes Health Dis 5:275–277

Randoll UG, Baumann A (1991) Die Bedeutung des Zn/Cu-Serumspiegels bei Patienten mit Plattenepithelkarzinom der Mundhöhle im Rahmen der aktuellen Tumortherapie. Mengen- und Spurenelemente, 11. Arbeitstagung, Leipzig, Kongreßband, 291–299

Rohan TE, Howe GR, Friedenreich CM, Jain M, Miller AB (1993) Dietary fiber, vitamins A, C, and E, and risk of breast cancer: a cohort study. Cancer Causes Contr 4:29–37

Salonen JT, Salonen R, Lappeteläinen R, Mäenpää PH, Alfthan G, Puska P (1985) Risk of cancer in relation to serum concentrations of selenium and vitamins A and E: matched case-control analysis of prospective data. Br Med J 290:417–420

Schmidt K, Nikoleit DA (1991) Natürliches und synthetisches Vitamin E: Wo liegt der Unterschied?. Vitamine, Mineralstoffe, Spurenelemente 6: 98–111

Tominaga K, Saito Y, Mori K, Miyazawa N, Yokoi K, Yasuo K, Shimamura K, Imura J, Nagai M (1992) An evaluation of serum microelement concentrations in lung cancer and matched non-cancer patients to determine the risk of developing lung cancer: a preliminary study. Jpn J Clin Oncol 22: 96–101

Uhlenbruck G, Lötzerich H, Peters C, Schüle K, Ledvina I (1993) Bewegungstherapie: eine sinnvolle Ergänzung in der Krebsnachsorge. Onkologie 16: 204–208

Vermeulen NPE, Baldew GS, Los G, Mcvie JG, Goeij de JJM (1993) Reduction of cisplatin nephrotoxicity by sodium selenite lack of interaction at the pharmacokinetic level of both compounds. Drug Metabolism and Disposition 21: 30–36

Wischnik A, Schleich H-G, Wesch H, Zieger W, Melchert F (1990) Magnesium and other biominerals in breast and ovarian cancer patients receiving antitumoral chemotherapy. Magnesium-Bulletin 12:14 –18

Yu S-Y, Zhu Y-J, Li W-G, Huang Q-S, Zhi-Huang C, Zhang Q-N, Hou C (1991) A preliminary report on the intervention trials of primary liver cancer in high-risk populations with nutritional supplementation of selenium in China. Biol Trace Elem Res 29:289–294

Antiosteolytische Therapie mit Bisphosphonaten beim ossär metastasierten Mammakarzinom

I. J. Diel

MERKE:

1. Knochenmetastasen beim Mammakarzinom sind sehr häufig und führen zu typischen Komplikationen wie Knochenschmerzen, pathologischen Frakturen, Hyperkalzämiesyndromen, etc.
2. Die drei Säulen der *systemischen* Therapie ossärer Metastasen sind: Hormontherapie, Chemotherapie und die antiosteolytische Therapie mit Bisphosphonaten.
3. Bisphosphonate (Analoga des Pyrophosphats) hemmen die Aktivität der Osteoklasten und bekämpfen somit die tumorbedingte Zerstörung des Knochens.
4. Bisphosphonate verringern die Zahl ossärer Komplikationen, sind sehr gut verträglich und tragen zur Verbesserung der Lebensqualität bei.
5. Bei akuten Komplikationen (z. B. Knochenschmerz, Hyperkalzämie) sollten Bisphosphonate parenteral verabreicht werden (z. B. 900–1200 mg Clodronat oder 60–90 mg Pamidronat alle 3–4 Wochen).
6. Bei asymptomatischen Knochenmetastasen und in der Erhaltungstherapie sollte einer oralen Behandlung der Vorzug gegeben werden (2400 mg Clodronat).
7. Alle derzeitigen Erkenntnisse weisen darauf hin, daß Bisphosphonate in der adjuvanten Therapie zu einer Reduktion späterer Skelettmetastasen führen können.

Das ossär metastasierte Mammakarzinom

Knochenmetastasen beim Mammakarzinom sind häufig. Ca. 70–80% aller Frauen, die an dieser Krankheit versterben, sind von ossären Absiedlungen betroffen. Das Auftreten von Knochenmetastasen zeigt zwar an, daß das Leiden in ein inkurables Stadium übergegangen ist, trotzdem haben Frauen mit Skelettmetastasen vergleichsweise *lange Überlebenszeiten (ca. 5 J.)* gegenüber Patientinnen mit viszeralen Metastasen (ca. 2 J.). Die Lebensqualität während dieser Zeit wird allerdings durch die typischen Komplikationen ossärer Metastasen stark beeinträchtigt. Im Vordergrund stehen *Knochenschmerzen* (80–90%), gefolgt von *pathologischen Frakturen* (25–35%), *hyperkalzämischen Episoden* (10–20%), *spinalen Kompressionssyndromen* (10-20%) und Verdrängungsmyelopathien – im Sinne einer *Knochenmarkkarzinose* – (5–15%). Die Therapie dieser Komplikationen stellt hohe Anforderungen an den betreuenden Gynäkologen. Er muß nicht nur bestens über die unterschiedlichsten Therapieverfahren und deren Erfolgsaussichten informiert sein, sondern auch zu *interdisziplinärer*

Arbeit mit Onkologen, Strahlentherapeuten, Schmerztherapeuten, Orthopäden und Chirurgen bereit und fähig sein. Nur die Koordination und Integration aller Behandlungsmöglichkeiten erlaubt den betroffenen Frauen ein Leben in Schmerzfreiheit mit möglichst wenig eingeschränkter Mobilität.

Therapie ossärer Metastasen

Bei der *lokalen Therapie* von Knochenmetastasen stehen *Bestrahlung und Operation* ganz im Vordergrund. Insbesondere zur Bekämpfung von Knochenschmerzen und zur Vermeidung von pathologischen Frakturen und spinalen Kompressionssyndromen wird die Strahlentherapie seit Jahrzehnten erfolgreich eingesetzt. Verabreicht werden üblicherweise Dosen von *30–40 Gy* in einer täglichen Fraktionierung von 2–2,5 Gy.

Ziel der operativen Versorgung von Skelettmetastasen ist die *Wiederherstellung der Mobilität* und die Vermeidung pathologischer Frakturen der langen Röhrenknochen, des Beckens und der Wirbelsäule. Klare Kontraindikationen einer operativen Versorgung ergeben sich bei schwerstkranken Patientinnen mit einer zu erwartenden Überlebenszeit unter 4 Wochen und bei diffuser metastatischer Durchsetzung eines gesamten Skelettabschnittes.

Systemische Standardtherapie des ossär metastasierten Mammakarzinoms ist die Verabreichung von Hormonpräparaten. In erster Linie kommt die Behandlung mit *Antiöstrogenen* (z. B.Tamoxifen) zum Einsatz. In zweiter Linie die Therapie mit *Aromatasehemmern* (Aminogluthetimid, Formestan). Bei erneuter Progression können *Gestagene* (MPA, Megestrol) verabreicht werden oder in Zukunft *Antigestagene*. Hormontherapien sind nebenwirkungsarm und bei den meisten Patientinnen – abhängig vom Rezeptorstatus – wirksam. Die *cytotoxische Chemotherapie* hat ihre Hauptindikationen bei *foudroyanter Progression* oder bei besonderen Konstellationen, wie *Knochenmarkkarzinose, Lymphangiosis carcinomatosa pulmonis oder diffuser Lebermetastasierung*. Chemotherapien sind nebenwirkungsreicher und bedürfen gerade in der palliativen Situation einer klaren Indikation. Wurde noch kein CMF-Schema in der adjuvanten Therapie verwand, kann auch in der palliativen Phase mit CMF begonnen werden. Alternativ sollte ein epirubicinhaltiges Regime zum Einsatz kommen. In zweiter und dritter Linie stehen Mitoxantron/5FU und Taxol zur Verfügung.

Seit einigen Jahren hat sich neben Hormon- und Chemotherapie als *dritte* Säule der systemischen Therapie die *antiosteolytische Behandlung mit Bisphosphonaten* etabliert. Bisphosphonate hemmen spezifisch die Skelettzerstörung, sind aber – das muß immer wieder betont werden – nicht zytotoxisch wirksam. Das heißt, sie können nicht Hormon- und Chemotherapie ersetzen, sondern sie wirken unabhängig bzw. synergistisch mit anderen Therapieformen. *Die Störung, die behandelt wird, ist die Tumorosteopathie*, und somit auch die daraus resultierenden Komplikationen. Bedauerlicherweise sind Informationen über Wirkungsweise, Indikationen und empfohlene Dosierungen noch viel zu wenig bekannt, so daß auch noch heute einem großen Teil der Patientinnen eine antiosteolytische Behandlung vorenthalten wird.

Zur Pathophysiologie der Knochenmetastasierung

Knochenmetastasen entstehen nach gleichen Kriterien wie andere Metastasen auch, haben aber einige Besonderheiten in ihrer Entstehungsgeschichte. Zunächst müssen Tumorzellen vom Primärtumor abgeschilfert werden. Die Zellen durchwandern die extrazelluläre Matrix, durchbrechen die Kapillarwand und werden mit dem Kreislauf in distante Organe verschleppt. Dort läuft der Vorgang umgekehrt ab. Die Tumorzelle haftet an der Gefäßwand, durchwandert dieselbe und lagert sich im perivaskulären Milieu ab. Nach einer bestimmten Zeit beginnt die Zelle (oder die Zellen) sich zu teilen. Über das Stadium der *Mikrometastase* entwickelt sich die klinisch relevante Knochenmetastase, die jetzt auch mit bildgebenden Verfahren sichtbar gemacht werden kann.

Besonderheiten bei der Knochenmetastasierung existieren auf anatomisch-mechanischem und pathophysiologischem Niveau. So ist seit langem bekannt, daß nur 5 Organe bzw. deren Neoplasien etwa *85% aller Knochenmetastasen verursachen (Mamma, Prostata, Bronchus, Niere und Schilddrüse)*; ebenso bekannt ist die Tatsache, daß die allermeisten ossären Läsionen im *Achsenskelett (HWS, BWS, LWS, Becken und Rippenthorax)* zu finden sind und nur sehr selten in langen Röhrenknochen. Ursache dafür ist der *Plexus vertebralis* (auch Plexus Batsoni genannt) der von der Schädelbasis bis zum Beckengeflecht reicht. Dieser klappenlose venöse Plexus verbindet die 5 oben genannten Organe direkt mit dem Achsenskelett und erlaubt den retrograden Fluß von Tumorzellen zum Zielorgan Knochenmark, ohne daß diese den Umweg über den großen Kreislauf machen müssen. Diese anatomische Besonderheit erklärt auch das Phänomen, daß bei vielen Frauen mit Mammakarzinom *Skelettmetastasen ohne Lungenfiliae* nachweisbar sind.

Die zweite Besonderheit bei der Knochenmetastasierung hängt mit der Physiologie des Skeletts zusammen. Der *Knochen ist ein Wechselgewebe*, das heißt, es wird ständig mineralisierte Substanz auf- und abgebaut. Der Grund hierfür muß in der Aufrechterhaltung der *Kalziumhomöostase* gesehen werden (Skelett = Kalziumspeicher), weiterhin muß der Knochen veränderbar und anpassungsfähig sein (Beispiel: Zahnspange und Kieferknochen). Und drittens werden *Mikrofrakturen* in der Knochenmatrix „ausgefräst" und durch neuen intakten Knochen ersetzt (wie Schlaglöcher im Asphalt nach der Winterperiode).

Verantwortlich für den Auf- und Abbau sind hochspezialisierte Zellsysteme, die *Osteoklasten und Osteoblasten*. Diese „Knochenzellen" stehen nicht nur untereinander in engem Kontakt (Coupling), sondern werden von einer Vielzahl von Hormonen und Zytokinen beeinflußt, aktiviert und gehemmt. Typische Osteoklastenaktivatoren sind *Parathormon, Schilddrüsen- und Nebennierenhormone, Prostaglandine, Vitamin D* etc. Tumorzellen sind ebenfalls in der Lage, zahlreiche Substanzen zu produzieren, die entweder im Sinne einer *Paraneoplasie* (ektope Hormonproduktion im Primärtumor) oder *parakrin* (durch metastatische Zellverbande) Einfluß auf die Osteoklasten nehmen können. Das beste Beispiel hierfür ist die Produktion von *PTHrP (Parathyroid Hormone related Protein)* durch Tumorzellen. PTHrP kann Osteoklasten aktivieren und somit der wachsenden Metastase Raum schaffen, in den sie sekundär hineinwachsen kann. Dieser Vorgang der osteoklasterngesteuerten Zerstörung des Knochens durch Metastasen wird als *Tumorosteopathie* bezeichnet. Tumoren haben zwei Möglichkeiten, den Knochen zu zerstören: Erstens durch die *Tumorosteolyse* und zweitens durch *direkte Zerstörung* des Knochens (Nekrose, Kompression von Gefäßen etc.). Es gilt als sicher, daß die Tumorosteolyse bei der Zerstörung des Skeletts durch Metastasen die Schrittmacherfunktion besitzt und die direkte Destruktion durch den Tumor erst in einem späteren Stadium erfolgt.

Um es nochmals zu betonen: *Die Therapie mit Bisphosphonaten richtet sich ausschließlich gegen die tumorgesteuerte Osteolyse (Tumorosteopathie) und sollte daher so früh wie möglich beginnen!*

Chemie und Physiologie der Bisphosphonate

Bisphosphonate (früher auch fälschlicherweise als Diphosphonate bezeichnet) sind *Analoga des Pyrophosphats*. Anorganisches Pyrophosphat hemmt sowohl die Bildung als auch die Auflösung von Kalziumphosphat und hat sehr wahrscheinlich seine wichtigste physiologische Bedeutung in der *Regulation der Mineralisation des Skeletts*. Pyrophosphat wird heute in der Knochenszintigraphie und als Zusatz zu

Zahnpasten zur Verhinderung von Zahnstein genutzt. Pyrophosphat kann allerdings sehr leicht durch Hydrolyse (z.B. durch Osteoklasten oder bei oraler Gabe in der Darmmukosa) gespalten und inaktiviert werden.

Bisphosphonate ähneln in ihrer chemischen Struktur dem Pyrophosphat, haben aber statt des Sauerstoffatoms ein C-Atom zwischen den beiden Phosphoratomen. Diese *P-C-P-Bindung* ist sehr viel stabiler gegenüber chemischer und enzymatischer Hydrolyse, und erlaubt durch die unterschiedlichsten Seitenketten am Kohlenstoff eine Vielzahl von Derivaten, die die Unterschiede in Wirkung und Nebenwirkung der einzelnen Bisphosphonate ausmachen. Bisphosphonate entstammen der Waschmittelindustrie und wurden früher als *„Weichmacher"* zur Reduktion von Kalkablagerungen den Waschpulvern zugefügt.

Pharmakologischer Hintergrund

Bisphosphonate binden an Hydroxylapatitkristalle und verhindern deren Wachstum und Auflösung. In vitro und in vivo verhindern sie die Resorption des Knochens durch mehrere Mechanismen, unter anderem durch *Hemmung der osteklastären Aktivität* und durch Störung der Osteoklastenbildung aus Vorläuferzellen. Der genaue Wirkmechanismus ist allerdings noch nicht völlig aufgeklärt. Sicher ist aber, daß Skelettregionen mit erhöhter Umbaurate vermehrt Bisphosphonate einlagern.

Bei *oraler* Gabe werden Bisphosphonate nur sehr *schlecht resorbiert* (1–5%), außerdem wird die Aufnahme durch die Anwesenheit von Kalzium vermindert. Daher sollten bisphosphonathaltige Tabletten oder Kapseln *nicht während der Mahlzeiten* eingenommen werden und keinesfalls zusammen mit Milch oder Milchprodukten. Nach der Aufnahme in den Kreislauf werden Bisphosphonate in unterschiedlicher Größenordung *an den Knochen gebunden* (20–80%). Der im Knochen angelagerte Teil verbleibt teilweise über Monate und Jahre im Skelettsystem. Der nicht aufgenommene Anteil wird *über die Nieren ausgeschieden.* Da Bisphosphonate im Körper nicht metabolisiert werden, entstehen auch *keine toxischen Metaboliten.* Diese Tatsache trägt ebenfalls zur guten Verträglichkeit der Substanzen bei.

Nebenwirkungen

Als gravierendste Komplikation muß das *Nierenversagen* angesehen werden. In den ersten Jahren der Bisphosphonatanwendung sind mehrere Fälle beschrieben worden (vermutlich nach Ausfällung unlöslicher Aggregate). Alle diese Ereignisse traten im Zusammenhang mit zu schneller oder zu konzentrierter Infusion auf. Bei sachgerechter Anwendung, das heißt Verdünnung in 250–500 ml NaCl 0,9% und mindestens 2 h Infusionsdauer, ist eine Nierenschädigung mit größter Wahrscheinlichkeit ausgeschlossen. *Hypokalzämische Veränderungen* können insbesondere bei hohen Dosierungen auftreten. Obwohl tetanische Krampfanfälle beschrieben sind, verlaufen die meisten Hypokalzämien asymptomatisch. Typische Nebenwirkungen bei oraler Gabe sind: *Übelkeit, Erbrechen und Durchfälle.*

Beim Etidronat (Diphos) sind *Mineralisationsstörungen* (Osteomalazie) bekannt geworden. Beim Clodronat sind diese Störungen unbekannt. Clodronat (Ostac, Bonefos) ist sehr gut verträglich. Typisch sind die o.a. gastrointestinalen Nebenwirkungen.

Beim Pamidronat (Aredia) sind bei ca. 10% der Patienten *Akute-Phase-Reaktionen* zu erwarten (Fieber, Lymphopenie, Gelenkschmerzen, Abgeschlagenheit), die möglicherweise Interleukin-(1,6)-vermittelt sind, und nach 1–2 Tagen verschwinden. Diese Reaktion, die auch bei anderen Aminobisphosphonaten nachweisbar ist, tritt in aller Regel nur bei der ersten Applikation auf und hat keine nachhaltige klinische Bedeutung. Mineralisationsstörungen bei hoher Dosierung von Pamidronat sind ebenfalls mitgeteilt worden.

Absolute Kontraindikationen bestehen nicht. Relative Kontraindikationen können *chronisches Nierenversagen* bei parenteraler und *entzündliche oder ulzeröse Magenerkrankungen* bei oraler Applikation sein. Kontraindiziert sind Bisphosphonate allerdings in der *Schwangerschaft* (plazentagängig, Skelettstörungen beim Fetus).

Klinische Anwendung und Wirksamkeit

Seit vielen Jahren werden Bisphosphonate erfolgreich bei der Therapie des *Morbus Paget* eingesetzt. Der M. Paget ist gekennzeichnet durch einen erhöhten und gleichzeitig gestörten Knochenumbau, verursacht durch einen Defekt an den Osteoklasten (möglicherweise viraler Genese). Bisphosphonate sind (neben Calcitonin) hochwirksam und unterdrücken die typischen Symptome.

Die *Tumorhyperkalzämie* ist die zweite Indikation, für die eine Zulassung der Bisphosphonate besteht. Hyperkalzämische Zustände entstehen entweder durch ektope Produktion osteoklastenaktivierender Substanzen durch den Tumor (z.B. PTHrP s.o.) oder durch exzessive Kalziumfreisetzung bei der Skelettmetastasierung. Bisphosphonate sind aufgrund ihrer prompten, sicheren und dauerhaften Wirksamkeit *Medikament der Wahl bei der Therapie der Hyperkalzämie* und sollten andere Optionen ersetzen (Mithramycin, Calcitonin, Galliumnitrat, Prostaglandinsynthesehemmer, Kortikoide).

Die breiteste Anwendung haben die Bisphosphonate Clodronat und Pamidronat allerdings bei der *Behandlung der Tumorosteolyse* gefunden. Zahlreiche Studien, insbesondere bei Patientinnen mit Mammakarzinomen, haben die Wirksamkeit bei der Reduktion von Komplikationen nachgewiesen. Bisphosphonate vermindern die Zahl hyperkalzämischer Episoden, pathologischer Frakturen und verringern die Intensität von Knochenschmerzen. Erstaunlicherweise konnte dieser Effekt (ca. 40% Reduktion von Komplikationen) sogar bei oraler Gabe (1600 mg/d Clodronat) nachgewiesen werden. Bisphosphonate sollten aber *bei eingetretenen Komplikationen zunächst parenteral* appliziert werden.

Zahlreiche Tierversuche und vorläufige Studien bei Mammakarzinompatientinnen zeigen den *prophylaktischen Effekt* von Bisphosphonaten im Hinblick auf eine spätere Knochenmetastasierung. *Bisphosphonate in der adjuvanten Therapie* verabreicht können möglicherweise das Ausmaß und die Geschwindigkeit einer konsekutiven Skelettmetastasierung drosseln. Derzeit laufen zahlreiche Studien, um diese vorläufigen Ergebnisse zu bestätigen und zu stützen.

Ein großes Feld der Anwendung von Bisphosphonaten stellt die *Osteoporose* dar. Derzeit werden große Anstrengungen der pharmazeutischen Industrie unternommen, um die Zulassung für die Indikation Osteoporose zu erhalten. Insbesondere neuere Bisphosphonate wie das Alendronat und das Ibandronat werden weltweit in Studien eingesetzt. Die gute Wirksamkeit bei der Osteoporose und die geringe Nebenwirkungsrate lassen eine baldige Zulassung erwarten. Zwar werden *Bisphosphonate eine Hormonsubstitution nicht verdrängen*, aber als Zusatztherapie oder in Fällen in denen oestrogenhaltige Präparate nicht eingenommen werden dürfen bzw. abgelehnt werden, stellen sie eine gute Alternative dar.

Empfehlungen zur Dosierung von Bisphosphonaten

Tumorhyperkalzämie

Voraussetzungen vor einer Therapie mit Bisphosphonaten sind: Entfernung des Primärtumors, Hydrierung und Erhöhung der Kalziumausscheidung durch Kochsalzinfusionen mit Furosemid, Reduktion der Kalziumzufuhr (Diät).

Grundsätzlich sollte die Dosierung der Bisphosphonate *der Höhe des Serumkalziumspiegels angepaßt* sein. Eine Empfehlung zur Induktionstherapie mit *Clodronat (300 mg/d für*

5–10 Tage) führt zu einer Normalisierung in 70–95%. Eine gute Alternative stellt die Infusion mit *1200–1500 mg Clodronat als Eintagestherapie* dar. Eine Dosisempfehlung für Pamidronat: *60–90 mg/d als Eintagstherapie* führt in ca. 90% zum Erfolg. Unabhängig von der Wahl des Präparates muß in den meisten Fällen mit einem erneuten Auftreten der Hyperkalzämie gerechnet werden. Entsprechend der Höhe des Kalziumspiegels können die oben genannten Schemata wiederholt werden. Ein Präparatwechsel bei Nichtansprechen kann in seltenen Fällen sinnvoll sein.

Tumorosteolyse

Bei symptomatischen Metastasen (Schmerz, drohende Fraktur) nur parenteral beginnen! Dosierung beim *Clodronat: 900–1200 mg alle 3–4 Wochen.* Dosierung beim *Pamidronat 60–90 mg alle 3–4 Wochen.* Die Therapie sollte zur Prophylaxe neuer Komplikationen als Dauertherapie weitergeführt werden.

Als *Folgetherapie* nach Beseitigung der Symptome und als Initial- und Dauertherapie von asymptomatischen Metastasen kann auch *Clodronat oral (2400 mg/d)* verabreicht werden.

Empfehlung in der adjuvanten Situation zur *Prophylaxe* von Knochenmetastasen (nur in kontrollierten Studien): 2400 mg/d Clodronat p. o., bzw. 600 mg Clodronat oder 60 mg Pamidronat als Infusion alle 4 Wochen.

Osteoporose

Bisphosphonate *derzeit noch nicht zugelassen;* Wirksamkeit aber klar belegt.

Weiterführende Literatur

Brunner KW, Fleisch H, Senn H-J (eds) (1989) Bisphosphonates and Tumor Osteolysis (Recent Results in Cancer Research). Springer, Berlin Heidelberg New York Tokyo

Diel IJ, Kaufmann M, Bastert G (eds) (1994) Metastatic bone disease (Fundamental and Clinical Aspects). Springer, Berlin Heidelberg New York Tokyo

Fleisch H (1993) Bisphosphonates in bone disease (from the laboratory to the patient). Stämpfli, Bern

Friedberg KD, Rüfer R (Hrsg) (1993) Therapie von Knochenerkrankungen mit Bisphosphonaten, Mannheimer Therapiegespräche. Gustav Fischer, Stuttgart Jena New York

Raue W (ed) (1994) Hypercalcemia of malignancy (Recent Results in Cancer Research). Springer, Berlin Heidelberg NewYork Tokyo

Rubens RD, Fogelman I (eds) (1991) Bone metastases, diagnosis and treatment. Springer, London Berlin Heidelberg New York

Wüster Ch, Ziegler R (Hrsg) (1993) Knochenmetastasen: Pathophysiologie, Diagnostik und Therapie (Aktuelle Onkologie 75). Zuckschwerdt, München Bern Wien

Prognosekriterien des metastasierenden Mammakarzinoms

H. Caffier

MERKE:

1. Die Berücksichtigung prognostischer Faktoren ist die Basis für eine individualisierte, risikoadaptierte Therapie.
2. Voraussetzung ist eine genaue und umfassende Bestandsaufnahme der bestehenden Metastasierung mit kompletter anderweitiger Metastasensuche.
3. Die Differenzierung zwischen günstigen und ungünstigen Prognosefaktoren ist im allgemeinen akzeptiert und hat sich in der Praxis bewährt.
4. Die Bewertung der individuellen Risikosituation/Abschätzung der Prognose stützt sich auf folgende klinische und biologische (Verlaufs-) Parameter:
   - Charakteristika des Zustandsbildes der Patientin (AZ, Alter, Menopausestatus, Symptome und Labor).
   - Merkmale der Tumorausbreitung (Art, Lokalisation und Ausmaß der Metastasierung).
   - Dauer der Rezidivfreiheit ab Primärtherapie als Hinweis auf die Tumoraggressivität.
   - Hormonrezeptorstatus (Kein konstanter Parameter, Rezeptorwechsel möglich! Wiederholte Bestimmung?).
   - Bereits durchgeführte Therapien (auch Adjuvanstherapie) und deren Ansprechen.
5. Weitere therapierelevante Faktoren sind die Einstellung der Patientinnen zur Therapie, die Durchführbarkeit und das Nebenwirkungsspektrum der Therapie.

Jedes Jahr sind in Deutschland bei nahezu 20000 Mammakarzinompatientinnen therapeutische Entscheidungen wegen einer erstmalig aufgetretenen oder fortschreitenden Metastasierung zu treffen. Dabei ist vor allem zu berücksichtigen, daß nach dem derzeitigen Kenntnisstand Mammakarzinome im Stadium der Fernmetastasierung nicht heilbar sind, somit die Therapiemodalitäten nur palliativen Charakter haben. Hauptbehandlungsziele sind folglich eine möglichst langanhaltende Erhaltung der körperlichen Leistungsfähigkeit und bestmögliche Linderung der krankheitsbedingten Symptome, um die verbleibende und vielleicht verlängerbare Lebensspanne möglichst lebenswert zu gestalten. Diesbezüglich kann die palliative Therapie bei entsprechender Auswahl sicherlich eindrucksvolle Erfolge aufweisen, auf einen Behandlungsversuch sollte deshalb nicht verzichtet werden.

Für die Auswahl der vielfältigen therapeutischen Möglichkeiten, wobei grundsätzlich zwischen lokalen und systemischen, hier wiederum zwischen endokrinen und chemotherapeutischen Verfahren zu unterscheiden ist, sind neben der erwarteten Effizienz und den Nebenwirkungsprofilen prognostische Faktoren von entscheidender Bedeutung. Eine Abschätzung der Prognose ist anhand sehr unterschiedlicher Parameter möglich und bildet die Basis für eine individualisierte, risikoadaptierte Therapieführung. Diese steht im Mittelpunkt der heutigen Therapievorstellungen und ist aufgrund der großen individuellen Variationsbreite der Zustandsbilder und Krankheitsverläufe von Patientinnen mit fernmetastasierten Mammakarzinomen zu fordern. Im folgenden sollen die bewährten therapierelevanten Faktoren, die sich aus der bekannten Heterogenität des metastasierten Mammakarzinoms ableiten, näher erläutert werden.

Metastasierungssituation und Überlebenszeit

Die bisherigen Erfahrungen haben gezeigt, daß die mediane Überlebenszeit von Patientinnen mit metastasierenden Mammakarzinomen – alle Fälle inkludiert – ohne Berücksichtigung der durchgeführten Therapie und gerechnet ab klinischer Erstmanifestation der Metastasierung – nicht mehr als eineinhalb bis zwei Jahre beträgt. In definierten Teilkollektiven kann jedoch bereits vorab, unabhängig von der Therapie, von einer wesentlichen Über- aber auch Unterschreitung dieses Erfahrungswertes ausgegangen werden. So ergeben sich allein bei Berücksichtigung der Dauer der Metastasenfreiheit ab Primärtherapie, die als Hinweis auf die Tumoraggressivität anzusehen ist, deutlich differierende Überlebenswahrscheinlichkeiten.

Dies verdeutlichen die in Abb. 1 dargestellten Überlebenskurven, die von einem primär nodal positiven Kollektiv stammen, das trotz adjuvanter Systemtherapie eine Metastasierung entwickelte und einen hohen Anteil an viszeralen Absiedlungen aufwies. Die mediane Überlebenszeit des Gesamtkollektivs beläuft sich auf 13 Monate ab Erstmanifestation der Metastasierung, etwa 25% der Patientinnen leben mit Metastasen länger als 2 Jahre. Im Hinblick auf die Dauer des metastasenfreien Intervalls (MFI, hier Grenzwert 18 Monate) zeigt die Subgruppierung einen deutlichen Überlebensvorteil der Patientinnen mit einem langen MFI gegenüber denjenigen mit einem kurzen MFI (mediane Überlebenszeit nach Erstmanifesta-

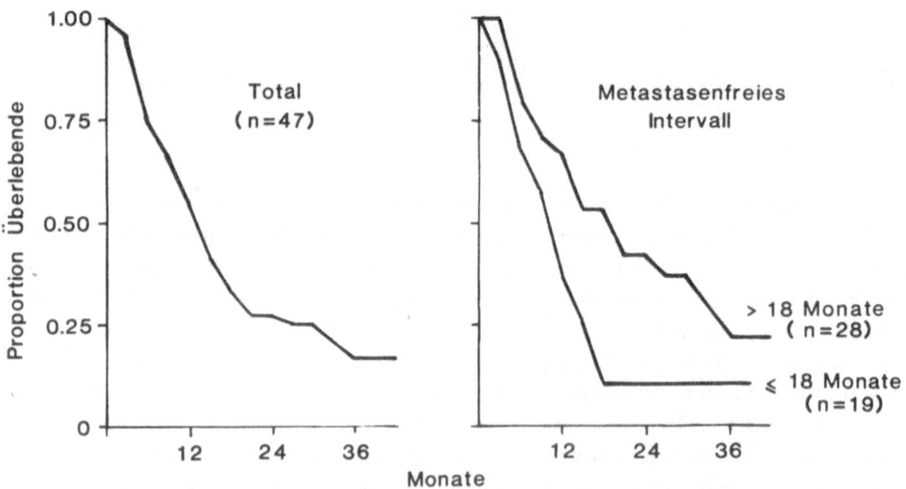

Abb. 1. Überleben nach Erstmanifestation von Fernmetastasen und Bedeutung des metastasenfreien Intervalls (GABG III – Würzburg)

tion der Fernmetastasen 19 versus 10 Monate, Anteil lebend mit Metastasen >2 Jahre 40% versus 10%).

Weitere Parameter, die für die Abschätzung der Überlebenswahrscheinlichkeit herangezogen werden können, ergeben sich aus der Charakterisierung der Metastasierung nach Art, Ort und Ausmaß. Die beim Mammakarzinom fernmetastatisch am häufigsten betroffenen Organe sind in Tabelle 1 aufgelistet, die Angabe der Frequenz bezieht sich auf Autopsieserien (Harris et al. 1993). Eine Gruppierung in den knöchernen, viszeralen und Haut/Weichteil-Metastasierungstyp hat sich bewährt, dies entspricht auch etwa der Rangfolge der Häufigkeitsfrequenz bei der Erstmanifestation. In ca. 50% aller Patientinnen mit Fernmetastasen dominieren zunächst knöcherne Metastasen, in je ca. 25% viszerale oder Weichteilabsiedlungen. Beim knöchernen Metastasierungstyp ist im allgemeinen von einer deutlichen günstigeren Prognose auszugehen im Vergleich mit dem viszeralen Typ. So beträgt beispielsweise die mediane Überlebenszeit von Patientinnen mit Lebermetastasen - eine der ungünstigsten Ausgangssituationen - nur wenige Monate, von Patientinnen mit Knochenmetastasen als Erstmanifestation dagegen etwa 2 Jahre. Des weiteren sind die Anzahl der metastatischen Herde und Anzahl der befallenen Organsysteme prognostisch bedeutsam. Je mehr metastatische Herde in einem Organ vorliegen oder je mehr Organsysteme betroffen sind, desto ungünstiger ist die Überlebenswahrscheinlichkeit, ein Herd in einem Organ stellt bekannterweise die günstigste Ausgangssituation dar.

Tabelle 1. Metastasierendes Mammakarzinom; Frequenz [%] Organmetastasen aus 5 Autopsieserien

Knochen	44–77
Lunge	59–69
Leber	56–68
Pleura	23–51
Haut	7–34
Ovarien/Abd.	16–22
Gehirn	9–22
Herz/Perikard	5–21
Lymphknoten	62–76

Bestandsaufnahme

Zur Abschätzung der Prognose und einer darauf basierenden sinnvollen individualisierten Therapieauswahl ist eine genaue und umfassende Evaluierung der bestehenden Metastasierung mit den gebräuchlichen klinischen und bildgebenden Verfahren unabdingbar. Die Frage, ob „nur“ eine solitäre Metastase - mögliche Konsequenz Lokaltherapie - oder ein ausgedehnter Befall eines oder mehrerer Organsysteme - Präferenz Systemtherapie - vorliegt, läßt sich nur durch eine komplette Metastasensuche beantworten. Ferner orientiert sich auch die weitere Behandlungsführung an den therapiebedingten Veränderungen der Ausgangssituation, am Verhalten der bekannten und am Auftreten neuer Metastasen.

Bezüglich der bildgebenden Verfahren ist jedoch anzumerken, daß es eine völlig irrtumsfreie Diagnostik nicht gibt. Zur Vermeidung falscher therapeutischer Konsequenzen sollte daher immer eine histologische oder zytologische Sicherung der Diagnose angestrebt werden, sofern die entsprechenden Eingriffe technisch leicht durchführbar und den Patientinnen zumutbar sind. Vor allem bei Solitärmetastasen sind dabei neben der Diagnosesicherung auch Gesichtspunkte der lokalen Therapie einzubeziehen. So lassen sich beispielsweise durch eine sinnvolle Metastasenchirurgie in ausgewählten Fällen bereits nachhaltige Erfolge erzielen. Ein weiterer Grund, bioptisch zugängliche Metastasen zu entfernen, ist die Bestimmung des Rezeptorstatus. Dieser ist kein konstanter Parameter, sowohl ein spontaner als auch therapiebedingter Wechsel ist möglich. Die erneute Bestimmung bei Therapiebeginn oder Therapiewechsel ist daher ratsam, mit immunhistochemischen Verfahren ist die Rezeptoranalytik auch an kleinsten Gewebsproben, selbst Punktaten durchführbar. Bei der Verlaufskontrolle steht die Überwachung von Leitmetastasen mit adäquaten Methoden im Vordergrund. Umfassendere Untersuchungen sind vor allem bei neu aufgetretenen Symptomen geboten, die nicht durch den bereits bekannten Organbefall erklärbar sind. Tumormarkerbestimmungen können einen orientierenden Beitrag zur Therapieüberwachung und Verlaufskontrolle leisten, wobei die Verwendung nur eines Markers (z.B. CA 15-3) für die Routineüberwachung im allgemeinen ausreicht, da Multimarkeranalysen keinen wesentlichen diagnostischen Vorteil aufweisen.

Individuelle Risikoabschätzung/ Prognosevariable

Die Bewertung der individuellen Risikosituation stützt sich auf eine Reihe unterschiedlicher klinischer, anamnestischer und tumorspezifischer Parameter:

1. Zustandsbild der Patientin
2. Merkmale der Tumorausbreitung
3. Dauer Rezidivfreiheit/Tumoraggressivität
4. Hormonrezeptorstatus (nicht konstant!)
5. Ansprechen bereits durchgeführter Therapien

Prognostisch bedeutsame Charakteristika des Zustandsbildes der Patientin sind der Allgemeinzustand, das Alter und der Menopausenstatus, das Ausmaß der metastasenbedingten Symptome sowie bestehende Laborpathologie, beispielsweise Tumormarker. Therapierelevante Merkmale der Tumorausbreitung sind vor allem Art, Ort und Ausmaß der Metastasierung, also welches Organsystem wie stark metastatisch betroffen ist. Hinweise auf die Tumoraggressivität ergeben sich aus der Dauer der Rezidivfreiheit ab Primärtherapie und aus dem Ansprechen bereits durchgeführter Therapien, auch adjuvanter Therapien. Diesbezüglich erscheint auch das therapiefreie Intervall nach Beendigung der adjuvanten Therapie prognostisch bedeutsam zu sein. Die prognostische Relevanz des Hormonrezeptorstatus bezieht sich vor allem auf die Vorhersage des Ansprechens endokriner Maßnahmen.

Die Differenzierung zwischen günstigen und ungünstigen Prognosefaktoren ist im allgemeinen akzeptiert und hat sich in der täglichen Praxis bewährt. Eine Auflistung der einzelnen Prognosevariablen mit entsprechender Bewertung günstig versus ungünstig zeigt Tabelle 2. Der Münchner Prognosescore (Tumorzentrum München 1994) stellt eine Möglichkeit dar, durch Wichtung einzelner Parameter mit einem Punktesystem die individuelle Risikosituation zu evaluieren. Die entsprechende Be-

Tabelle 2. Prognosefaktoren beim metastasierten Mammakarzinom

Prognosekriterien	Günstig	Ungünstig
Patient:		
Allgemeinzustand	gut	schlecht
Alter/MP-Status	>50/Post-MP	<50/Prä-MP
Symptome	keine/wenige	ausgeprägt
Labor (Tu-Marker)	normal	abnormal
Tumor/Metastasen:		
Hormonrezeptoren	positiv	negativ
Metastasenanzahl	singulär	multipel
Metastasierungstyp	Haut, LK, Knochen	Viszera (ZNS, Lunge, Leber)
Resistenz-Marker	fehlend	vorhanden
Verlauf/Vortherapie:		
Rezidivfreiheit	>2 Jahre	<2 Jahre
Sys. Vorbehandlung	nein	ja
Ansprechen Vorth.	ja	nein

Tabelle 3. Prognosebewertungsskala

Kriterien	Punkte
Krankheitsfreies Intervall	
>2 Jahre	1
≤2 Jahre	3
Metastasen	
Knochen, Haut, Weichteile, Erguß	je 1
Knochenmarkkarzinose (periphere Zytopenie)	4
Lunge (≤10 Knoten)	3
Lunge (>10 Knoten)	5
Lymphangiosis pulmonis (symptomatisch)	6
Leber	6
ZNS	6
Rezeptorstatus	
positiv	1
unbekannt	2
negativ	3
Prognoseeinstufung	
günstig	<7
ungünstig	≥7

wertung geht aus Tabelle 3 hervor, die Anwendung dieses Scoresystems ist im allgemeinen als brauchbare Orientierungshilfe anzusehen.

Bei etwa 70% aller Patientinnen mit Erstmanifestation einer Metastasierung kann aufgrund dieser Prognosekriterien von einer günstigen Situation ausgegangen werden. Hier sollten vorrangig zunächst lokaltherapeutische Maßnahmen und die Ausschöpfung endokriner Behandlungsmöglichkeiten in Erwägung gezogen werden. Qualifizierte Patientinnen für eine primäre Chemotherapie sind allenfalls nur solche mit ungünstigen Prognosekriterien. Dies trifft auf etwa 30% aller Patientinnen bei Erstmanifestation einer Metastasierung zu, und nur hier korreliert in einzelnen Subgruppen ein Erfolg der Chemotherapie mit einer verlängerten Überlebenszeit. Allerdings läßt sich das optimale chemotherapeutische Vorgehen im Individualfall nur schwer abschätzen, weshalb neben den Prognosevariablen auch therapiespezifische Faktoren – Zumutbarkeit der Therapie, Therapiebedürfnis der Patientinnen und deren Motivation und Einstellung zur Therapie, Nebenwirkungsspektrum der Therapie und Befindensbeeinflussung durch Therapie sowie Durchführbarkeit und Praktikabilität – vorrangig einzubeziehen sind.

Zusammenfassung

Die Berücksichtigung prognostischer Faktoren ist die Basis für eine individualisierte, risikoadaptierte Therapie des metastasierenden Mammakarzinoms. Aufgrund der Heterogenität der Zustandsbilder und Krankheitsverläufe ist eine derartige Therapieführung vorrangig zu fordern, zumal auch eine Vielzahl unterschiedlicher Therapiemöglichkeiten zur Verfügung steht. Die Bewertung der individuellen Risikosituation mit Abschätzung der Prognose stützt sich vor allem auf Charakteristika des Zustandsbildes der Patientinnen, Merkmale der Tumorausbreitung, Hinweise auf die Tumoraggressivität, bereits durchgeführte Therapien und deren Ansprechen sowie den Hormonrezeptorstatus. Die Differenzierung zwischen günstigen und ungünstigen Prognosefaktoren ist im allgemeinen akzeptiert, sie hat sich in der Praxis bewährt und bildet die Grundlage für risikoadaptierte Therapiestrategien.

Literatur

Harris JR, Morrow M, Bonadonna G (1993) Cancer of the breast. In: DeVita VT, Hellmann S, Rosenberg SA (eds) Cancer, principles and practice of oncology. Lipincott, Philadelphia, 4. edn 1993, p 1277

Tumorzentrum München (1994) Empfehlungen zur Diagnostik, Therapie und Nachsorge – Mammakarzinome. Eigenverlag, 5. Aufl

Psychische Betreuung von Patientinnen mit metastasierendem Mammakarzinom

A. Stegert-Oelke

MERKE:

1. Die Diagnose „metastasiertes Mammakarzinom" stürzt die Patientin in eine tiefe Krise. Die Erkrankung wird als Bedrohung erlebt und löst Gefühle der Hilflosigkeit und der Hoffnungslosigkeit aus.
2. Die Mammakarzinom-Erkrankung erfordert einen langen seelischen Verarbeitungsprozeß mit wiederkehrenden depressiven und aggressiven Stimmungen, da neben der körperlichen Bewältigung (z. B. der zytostatischen Therapie) zentrale Fragen der Identität und des Rollenverständnisses als Frau berührt werden.
3. Frauen mit Mammakarzinom ohne Metastasierung haben die Möglichkeit zur bewußten Verleugnung, die eine Form der Krankheitsbewältigung darstellt. Frauen mit aktivem Malignom ist diese Strategie meist nicht möglich.
4. Die Mammakarzinom-Erkrankung weckt viele Frauen aus dem „Dornröschenschlaf der Selbstlosigkeit", sie entwickeln Selbstbewußtsein und einen gesunden Egoismus.
5. Der Wunsch der Patientin nach Überwindung ihrer Hilflosigkeit macht sie offen für umstrittene Wege der Krebstherapie wie Vollwerternährung, alternative Medikation und Psychotherapie. Diese Methoden haben einen hohen Stellenwert für die psychische Stabilisierung der Patientin.
6. Weitere Stabilität gewinnt die Patientin durch eine Änderung ihrer Wertvorstellungen und eine neue Sinnfindung. Da dieses Gleichgewicht durch die latente Rezidivangst gefährdet ist, ist die soziale Unterstützung durch die Familie und/oder eine Selbsthilfegruppe unerläßlich.
7. Eine positive Bewältigung beinhaltet eine aktive Inangriffnahme der eigenen Lebenssituation, den „fighting spirit", und die Entwicklung von Lebenszufriedenheit trotz der Bedrohung. Das einfühlsame Verständnis der betreuenden Personen bei Ängsten und Wünschen unterstützt die positive Entwicklung der Patientin.

Der vorliegende Beitrag gründet sich auf Erfahrungen in der psychologischen Betreuung von Frauen, die nach einem Mammakarzinom eine Anschlußheilbehandlung oder eine Nachsorgekur in der onkologischen Abteilung einer Reha-Klinik durchgeführt haben. Die Autorin hat den Prozeß der Krankheitsbewältigung der Patientinnen sowohl in Einzelgesprächen als auch in einer offenen Gesprächsgruppe begleitet (Stegert-Oelke 1993).

Eine Trennung zwischen Patientinnen mit aktivem Tumorleiden und Frauen ohne Metastasierung erscheint bei der Betrachtung der psychischen Bewältigung der Erkrankung schwierig, da der Verarbeitungsprozeß sich in seiner Qualität nicht wesentlich unterscheidet. Jedoch ist die Intensität der erlebten Bedrohung bei metastasierendem Tumor meist höher, so daß der Weg zu einer seelischen Stabilisierung länger und schwerer ist.

Der Prozeß der Krankheitsbewältigung

Die psychische Bewältigung einer Krebserkrankung läßt sich in Anlehnung an Kast (1988) als eine Lebenskrise beschreiben, die in vier Phasen unterteilt ist.

Krisenphasen bei der Diagnose einer Mammakarzinomerkrankung (Nach Kast 1988)

1. Phase des Schocks
   Nicht-wahrhaben-Wollen
2. Phase der aufbrechenden Emotionen
   Wut, Protest: Warum-Frage
   Schuldgefühle
   Angst vor dem Leben, Angst vor dem Sterben
   Verzweiflung, Resignation
   Kränkung über den verstümmelten Körper
   Trauer um die verlorene Brust (bei Mastektomie)
3. Phase des Suchens, Finden und Sich-Trennens
   Besinnung auf das, was bis jetzt war –
   und in den Verlust einwilligen
   Suche nach neuem Lebensstil
   Reflexion der Identität als Frau
4. Neues Selbstbild und neue Beziehung zu anderen
   Bedeutung der Krankheit
   Integration der Veränderung

Nach der Mitteilung der Diagnose stehen die Frauen zunächst unter einem Schock. Danach erleben sie eine Phase mit sehr unterschiedlichen Gefühlen wie Hilflosigkeit, Ängsten, Selbstwertzweifeln, resignativen Gedanken und auch aggressiven Impulsen. Die Stimmungslage kann von Tag zu Tag schwanken und wird von vielen Betroffenen als chaotisch erlebt. Neben der Suche nach einer Begründung für die Erkrankung, die oft auch mit religiösen Reflexionen verbunden ist, beschäftigt viele Betroffene die Frage, ob sie selbst zu der Erkrankung beigetragen haben könnten, zum Beispiel durch psychischen Streß.

Frauen, die nicht brusterhaltend operiert werden konnten, leiden unter den körperlichen Veränderungen und erleben sich häufig als verstümmelt. Für viele Patientinnen ist die Erfahrung neu, emotional sehr instabil zu sein, da sie sich vor der Erkrankung oft als stark und seelisch belastbar wahrgenommen hatten. Die Erkrankung rüttelt daher am Selbstbild der Frauen, das nicht mehr aufrechterhalten werden kann.

Die Phase der emotionalen Krise kann in ihrer Intensität und Dauer stark variieren, sie ist abhängig von der vorherigen seelischen Befindlichkeit der Patientin und von der Qualität der psychischen Betreuung.

Frauen, bei denen keine Metastasierung festgestellt wurde, wählen häufiger die Möglichkeit, ihre Erkrankung bewußt zu verleugnen. Sie kehren in ihren Alltag zurück, nehmen ihre gewohnten Tätigkeiten wieder auf, und verdrängen ihre Furcht vor einer möglichen Wiedererkrankung. Die Patientinnen, die ein „Active denial" (Wirsching 1990) nicht wählen wollen oder aufgrund von Metastasen ihre Ängste nicht verdrängen können, durchleben dann eine weitere Phase. Sie verabschieden sich von ihrem vorherigen Selbstbild und von ihrer verlorenen körperlichen Vollständigkeit. Erst danach ist es ihnen möglich, die körperlichen und seelischen Veränderungen zu akzeptieren und ihnen eventuell sogar eine positive Bedeutung zu geben. Eine Reihe von Frauen setzen sich im Zusammenhang mit ihrer Mammakarzinomerkrankung mit ihrer Identität als Frau auseinander und mit den gesellschaftlichen Rollenerwartungen. Sie stellen die eigenen Ansprüche an sich selbst und die Erwartungen anderer Mitmenschen an sie in Frage und nehmen ihre früher oft verdrängte Unzufriedenheit wahr. Vielen Frauen gelingt es, eigene Bedürfnisse und Wünsche deutlicher zu artikulieren und in die Realität umzusetzen. Dies kann einhergehen mit dem Mut, eigene Schwächen und Leistungsgrenzen zu akzeptieren und auch gegenüber ihren Mitmenschen zu vertreten, „Nein sagen" zu lernen. Die aktive Inangriffnahme der Lebenssituation ist für einige Frauen verbunden mit einer Umstellung der Ernährung im Sinne einer Vollwertkost oder der Beschäftigung mit alternativen Behandlungskonzepten. Beide Wege unterstützen die Überwindung der eigenen Hilflosigkeit gegenüber der Erkrankung und tragen zur seelischen Stabilisierung der Patientinnen bei.

Formen der psychischen Betreuung

Das familiäre Umfeld

In den Gesprächen schildern viele Frauen, in ihrer Familie viel Unterstützung und Verständnis zu finden. Besonders wichtig erscheint hierbei die Reaktion des Ehepartners oder Lebensgefährten auf die körperlichen Veränderungen der Frau. Kann der Mann seine Partnerin unabhängig von ihrer körperlichen Veränderung akzeptieren und ihr das Gefühl geben, als Frau wertvoll zu sein, stützt dies das Selbstwertgefühl der Patientin deutlich. Abwertungen im Sinne eines „jetzt bist du keine richtige Frau mehr" oder gar Trennungen aufgrund der Erkrankung hinterlassen bei den Frauen tiefe seelische Wunden, die nur schwer heilen können.

Selbsthilfegruppen

Kontakte zu anderen Betroffenen, die die Erkrankung schon längere Zeit überwunden haben, tragen zur seelischen Stabilisierung der Patientin bei. Manche Frauen finden diese Kontakte zufällig in der Nachbarschaft oder im Kollegenkreis, andere suchen gezielt eine Selbsthilfegruppe auf. Die Selbsthilfegruppen geben die Möglichkeit zum konkreten Informationsaustausch über rechtliche Ansprüche und Nachsorgeangebote sowie über therapeutische Behandlungen, wie zum Beispiel Lymphdrainage, Krankengymnastik, Sport und ergänzende Behandlungsmethoden. Viele Gruppen bieten eine kreative Freizeitgestaltung an, die insbesondere für Frauen attraktiv ist, die nach ihrer Erkrankung dauerhaft erwerbsunfähig sind und ein neues soziales Umfeld suchen. Die Möglichkeit, im Falle einer akuten seelischen Krise ein Mitglied der Selbsthilfegruppe telefonisch erreichen zu können, um über eigene Ängste zu sprechen, trägt ebenfalls zur seelischen Stabilisierung bei.

Viele Patientinnen befürchten, in einer Selbsthilfegruppe intensiv mit negativen Krankheitsverläufen anderer Frauen konfrontiert zu werden. Die Rückmeldungen von Frauen, die über längere Zeit an einer Selbsthilfegruppe teilgenommen haben, widersprechen diesen Befürchtungen im wesentlichen.

Die ärztliche Betreuung

Die Qualität der ärztlichen Behandlung trägt wesentlich zur psychischen Stabilisierung der Patientinnen bei. Frauen, die sich gut betreut fühlen, berichten, daß ihr Arzt oder ihre Ärztin sich Zeit für Gespräche über die Behandlung nehmen, ihnen das Gefühl geben, in Entscheidungen miteinbezogen zu werden und offen zu sein für ihr psychisches Befinden. Distanzierte, wenig einfühlsame oder ständig wechselnde ärztliche Betreuung beschreiben die Frauen dagegen als sehr frustrierend. Zeitlich limitierende Prognosen, wie „Sie haben höchstens noch ein halbes Jahr zu leben", lösen Resignation oder Verärgerung aus, die nur im besten Falle als Trotzreaktion den Überlebenswillen der Patientin weckt.

Psychologische Begleitung

Die Betreuung durch Klinische Psychologen* bereits in der Klinik gibt den Patientinnen die

* vom Berufsverband Dt. Psychologen festgelegte Berufsbezeichnung aufgrund spezifischer Qualifikation

Möglichkeit, sich mit ihren Hilflosigkeitsgefühlen und Ängsten bewußt zu beschäftigen. Wenn die Frauen dieses Angebot annehmen können, d.h. ihre Furcht überwinden, sich vor anderen zu offenbaren, können sie mehr Verständnis und Wertschätzung für sich selbst erfahren. Dies erweitert ihre Kompetenz zur Bewältigung der durch die Krankheit ausgelösten Krise. In diese Gespräche können auch Familienmitglieder mit einbezogen werden. Bei einem Fortschreiten der Erkrankung ist durch die psychologische Begleitung eine Auseinandersetzung mit dem Tod möglich, so daß der Prozeß des Sterbens für die Betroffene und ihre Angehörigen besser durchlebt werden kann. (Tausch u. Tausch 1986).

Entspannungsmethoden

Ein ergänzendes Angebot zur psychologischen Betreuung sind Entspannungstechniken, die den Patientinnen helfen, ihr seelisches Gleichgewicht wiederzufinden. Hierdurch können Ängste und andere Streßfaktoren reduziert werden, und es kann ein neues Vertrauen in den eigenen Körper entstehen. Die Wahl der Methode richtet sich nach den Neigungen der Patientin und den örtlichen Angeboten. Im Rahmen der Entspannung wurden eine Reihe von Visualisierungstechniken entwickelt, die sich auf die Simonton-Methode beziehen (Simonton et al. 1982). Durch bildhafte oder symbolische Vorstellungen werden die Selbstheilungskräfte der Patientinnen unterstützt. Dieser ganzheitliche Ansatz bietet die Möglichkeit, selbst aktiv die Gesundung zu fördern.

Psychotherapie

Bei einigen Patientinnen werden durch die Krise der Erkrankung psychische Konflikte offenbar, die vorher verdrängt oder kompensiert werden konnten. Die Aufarbeitung tiefliegender seelischer Verletzungen, sei es durch frühere Erfahrungen oder aktuelle Konflikte, trägt zur Stabilisierung des Selbstwertgefühles der Frauen bei. Die Bewältigung von Eheproblemen oder Konflikten mit anderen nahen Bezugspersonen erweitert die psychische Kompetenz der Patientin, ihre aktuellen Belastungen zu verarbeiten.

Für alle professionellen Angebote und für die Selbsthilfegruppen ist wichtig, daß die Patientinnen sich freiwillig zur Teilnahme entscheiden. Die Wahl der Bewältigungsform sollten die erkrankten Frauen selbst wählen können, da auch die bewußte Verleugnung als legitime Strategie anzusehen ist, der Furcht vor einem negativen Krankheitsverlauf zu entfliehen. Es ist Aufgabe der betreuenden Personen, sensibel zu sein für verdeckte Ängste und Wünsche und Anregungen zu geben. Einem „Gut" ohne innere Überzeugung als Antwort auf die Frage „Wie geht es Ihnen denn?" sollte nicht allzu schnell Glauben geschenkt werden.

Die psychische Betreuung für den Betreuer

Eine psychische Begleitung von Patientinnen mit metastasierendem Mammakarzinom stellt eine Herausforderung für den Betreuer dar. Der Autorin ist aus eigener Erfahrung bewußt, daß das Einlassen auf die psychische Situation der Patientin den Begleiter nicht unberührt lassen kann. Die Begleitung erfordert eine Sensibilität, die auch sensibel macht für eigene Ängste vor einer Krebserkrankung. Ein Gleichgewicht zwischen Einfühlungsvermögen und innerer Distanz ist wichtige Voraussetzung dafür, über Jahre hinweg eine gute Begleitung der Patientinnen leisten zu können. Hypochondrische Selbstaufmerksamkeit, psychosomatische Beschwerden oder auch aggressive Abwehr und Zynismus können sich sonst einschleichen. Für den Betreuer ist es wichtig, sich insbesondere mit Allmachtsphantasien und Ohnmachtserfahrungen auseinanderzusetzen. Hierbei können Balint-Gruppen oder andere Supervisionskonzepte hilfreich sein. Die bewußte Reflexion der eigenen Arbeit und die

Entwicklung guter Kompensationsstrategien sollte ernst genommen werden. Ein offener Umgang mit sich selbst und eine realistische Einschätzung der eigenen Möglichkeiten sind eine wichtige Voraussetzung dafür, sensibel zu bleiben für die Bedürfnisse der Patientinnen. Und sie sind gleichzeitig wichtig, um einen Sinn und eine Erfüllung in der eigenen beruflichen Tätigkeit zu finden.

Literatur

Kast V (1988) Der schöpferische Sprung, 4. Aufl. Walter, Olten

Simonton OC, Matthews Simonton S, Creighton J (1990) Wieder gesund werden. Rowohlt, Reinbek

Stegert-Oelke A (1993) Psychologische Begleitung von Mammakarzinom-Patientinnen in der Gruppe. Teil I: Lymphol 17:15–17, Teil II: Lymphol 17:58–60

Tausch A-M, Tausch R (1986) Sanftes Sterben. Rowohlt, Reinbek

Wirsching M (1990) Krebs-Bewältigung und Verlauf. Springer, Berlin Heidelberg New York Tokyo

Die Prävention der Frühgeburt

Epidemiologie und Pathophysiologie der Frühgeburt

W. KÜNZEL

MERKE:

1. Nach Definition der WHO besteht eine Frühgeburt, wenn die Schwangerschaft weniger als 37 vollendete Wochen beträgt: 36 Wochen plus 7 Tage, 7. Tag der 37. Woche, <38 Wochen, <259 Tage.
2. In einem Kollektiv schwangerer Frauen (Perinatal-Statistiken der Bundesländer) werden die Kinder in 0,3–0,6% bis zur 28. SSW, 0,6–1,2% in der 29.–31. SSW und 5,9–12,7% in der 32.–36. SSW geboren. Die Ursache der Varianz ist nicht bekannt.
3. Die perinatale Mortalität ist zum Schwangerschaftsalter korreliert: 9–27% bis zur 28. SSW, 6–12% in der 29.–31. SSW und 1,0–2,5% in der 32.–36. SSW.
4. Es gibt nicht nur eine Ursache der Frühgeburt. Mögliche Ursachen sind: gesteigerte Prostaglandinsynthese, Infektionen, Prostaglandindehydrogenase-Defizienz, Kortikotropin-Releasinghormon, sozioökonomische Faktoren, Arbeitsbelastung.
5. Die Diagnose der Frühgeburt hat zum Ziel, sozioökonomische Faktoren, Infektionen und gestörtes fetales Wachstum frühzeitig zu erkennen und zu therapieren.

Die zu frühe Beendigung der Schwangerschaft und Fehlbildungen des Kindes sind die wesentlichsten Ursachen der perinatalen Mortalität und Morbidität (Schneider et al. 1994). Die Morbidität der frühgeborenen Kinder und auch die Behandlung von Frauen mit Symptomen der Frühgeburt stellen daher eine enorme volkswirtschaftliche Belastung dar. Alle Anstrengungen, die Frühgeburtenrate zu senken, sind bisher fehlgeschlagen. Es fehlt an multidisziplinärer Forschung und Forschungsförderung auf diesem so wichtigen Gebiet. Mit den folgenden Ausführungen soll eine Übersicht über die epidemiologischen Untersuchungen gegeben und über die derzeitigen Kenntnisse der Pathophysiologie der vorzeitigen Geburt berichtet und somit nochmals auf das Problem Frühgeburt hingewiesen werden.

Definition der Frühgeburt

Durch die Untersuchungen von Mc Burney (1947) in den 50iger Jahren wurde bekannt, daß das Geburtsgewicht kein Parameter ist, um die Frühgeburt exakt zu definieren, denn 30% der Kinder mit einem Geburtsgewicht von weniger als 2500 g werden nach der 37. Woche der Schwangerschaft geboren. Diese Kinder sind im Wachstum retardiert. Das Gewicht als Maß zur Definition der Frühgeburt zu nehmen ist daher verlassen worden. Es findet nur noch in den Entwicklungsländern Anwendung, weil eine exakte Ermittlung des Schwangerschaftsalters nach Wochen vielfach nicht möglich ist (Hornung 1992, Staub 1993). Der auf das Schwangerschaftsalter bezogene Sprachgebrauch ist jedoch ebenfalls kompliziert:

Definition der Frühgeburt:
Schwangerschaftsbeendigung *vor* der vollendeten 37. Schwangerschaftswoche post menstruationem und Geburtsgewicht von 500 g und mehr.

Schwangerschaftsdauer (Synonyma):

Obere Grenze:	36 plus 7 Tage,
	37. Woche 7. Tag,
	Weniger als 38/1 Wochen,
	259. Tag post menstruationem.
Untere Grenze:	keine Wochenangabe.

Die untere Grenze der normalen Schwangerschaftsdauer ist nach Definition der WHO die 38. Schwangerschaftswoche. Sie ist identisch mit der 37. vollendeten Schwangerschaftswoche plus 1 Tag der 38. Woche, abgekürzt mit 38/1 oder 37+1 Schwangerschaftswochen. Frühgeburt ist somit definiert als Schwangerschaftsalter mit 36 vollendeten Schwangerschaftswochen oder 37. Woche, 7. Tag (37/7) oder 36+7. Woche. Nach unten sind Schwangerschaftswochen zur Unterscheidung zwischen Frühgeburt und Abort nicht genannt, hier bildet das Gewicht die Grenze.

Mit der 13. Verordnung zur Änderung der Verordnung zur Ausführung des Personenstandsgesetzes vom 24. März 1994, BGB 1. I, Seite 621, ist in § 29, Abs. 1 und 2 der Verordnung, das für eine Tot- und Fehlgeburt maßgebende Gewicht der Leibesfrucht von 1000 g auf 500 g herabgesetzt worden. Der § 29 der Verordnung, gültig ab 01. April 1994, hat folgenden Wortlaut:

1. *Eine Lebendgeburt für die die allgemeinen Bestimmungen über die Anzeige und Eintragung von Geburten gelten liegt vor, wenn bei einem Kind nach der Scheidung vom Mutterleib entweder das Herz geschlagen oder die Nabelschnur pulsiert oder die natürliche Lungenatmung eingesetzt hat.*
2. *Hat sich keines der in Abs. 1 genannten Merkmale des Lebens gezeigt, beträgt das Gewicht der Leibesfrucht jedoch mindestens 500 g, so gilt sie im Sinne des § 24 des Gesetzes als ein tot geborenes oder in der Geburt verstorbenes Kind.*
3. *Hat sich keines der in Abs. 1 genannten Merkmale gezeigt und beträgt das Gewicht der Leibesfrucht weniger als 500 g, so ist die Frucht eine Fehlgeburt. Sie wird in den Personenstandsbüchern nicht beurkundet.*

Das Schwangerschaftsalter hat jedoch eine große Bedeutung für geburtshilfliche Entscheidungen. Die Entscheidung für die operative Intervention wird mehr vom vorliegenden Schwangerschaftsalter, denn vom Gewicht abhängig gemacht. Zur Zeit gilt in Gießen in Absprache mit den Kollegen der Pädiatrie als Interventionsgrenze die 26./1. Woche oder 25 vollendete Wochen plus 1 Tag.

Die Häufigkeit von Frühgeburten

Informationen über die Häufigkeit von Frühgeburten sind über die Perinatalstatistiken der Bundesländer zu erhalten.

Der Vergleich der Statistiken der einzelnen Bundesländer läßt beträchtliche Unterschiede in der Häufigkeit der Frühgeburten erkennen[1] (Tabelle 1). Im Saarland sind beispielsweise 14,5% und in Rheinlandpfalz 11,7% Frühgeburten registriert. Sie sind annähernd doppelt so hoch wie in den verbleibenden Bundesländern. Niedrig ist die Frühgeburtenrate in Schleswig-Holstein (6,8%). Die Hintergründe der unterschiedlichen Häufigkeit der Frühgeburten in den Bundesländern sind nicht geklärt. Dokumentationsmängel durch unterschiedliche Definition der Frühgeburt sind möglich. Die Prüfung des Geburtsgewichtes als objektives Maß von Frühgeburtlichkeit und Wachstumsretardierung zeigt eine von der Frühgeburtlichkeit der einzelnen Bundesländern gering abweichende Verteilung (Abb. 1). Auffällig ist, daß im Saarland die höchste Anzahl von Kindern mit

[1] Für die Überlassung der Jahrsstatistiken 1993 möchte ich den kassenärztlichen Vereinigungen und Landesärztekammern der Bundesländer sehr herzlich danken.

Tabelle 1. Frühgeburtshäufigkeit in 11 Bundesländern 1993

	Schwangere [N]	bis 28 SSW [%]	29–31 SSW [%]	32–36 SSW [%]
Baden-Württemberg	107145	0,3	0,9	6,2
Bayern	113267	0,4	0,8	6,5
Berlin	27883	0,6	0,8	7,3
Hessen	58430	0,4	0,6	6,4
Niedersachsen	75238	0,5	0,7	6,4
Rheinische PE (Nordrhein)	100302	0,4	0,9	6,7
Rheinland-Pfalz	36133	0,4	0,9	10,4
Saarland	10255	0,5	1,2	12,7
Sachsen	23266	0,4	0,6	7,1
Schleswig-Holstein	25245	0,4	0,5	5,9
Westfalen-Lippe	89860	0,4	0,6	6,3

einem Geburtsgewicht unter 2500 g registriert waren (7,2%), und dies auch mit einer erhöhten Inzidenz von Schwangerschaften in der 36. SSW und weniger (14,4%) korreliert. Schleswig-Holstein hat dagegen die geringste Zahl von Kindern mit niedrigem Geburtsgewicht (5,2%) und auch die geringste Zahl von Schwangeren unter der 36. SSW (6,8%). Die anderen Bundesländer verteilen sich um ein statistisches Mittel von 7,5% für das Schwangerschaftsalter und 6,5 % für das Geburtsgewicht.

Die perinatale Mortalität

Die perinatale Mortalität fiel im letzten Jahrzehnt in der Bundesrepublik kontinuierlich ab. Dazu haben die Intensivierung der Schwange-

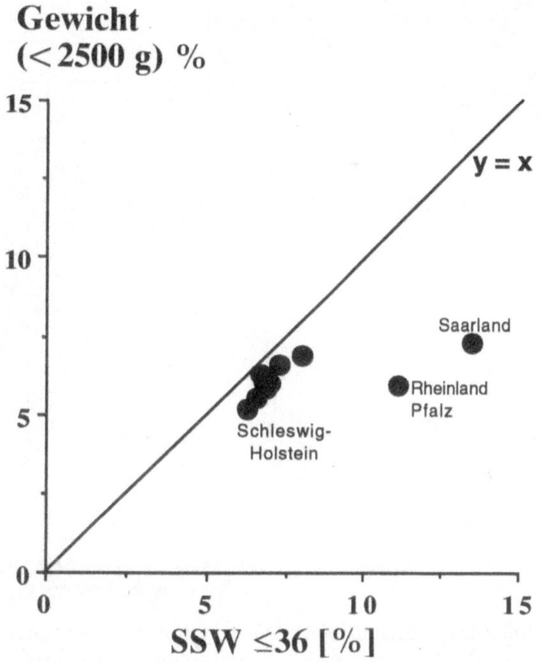

Abb. 1. Die Beziehung zwischen der Häufigkeit des Geburtsgewichtes unter 2500 g und der Häufigkeit der Frühgeburten unter 36 vollendeten Wochen. In 9 von 11 Bundesländern ist die Häufigkeit reduzierter Geburtsgewichte mit der SSW identisch. In 2 Bundesländern besteht jedoch eine stärkere Abweichung

renvorsorge mit den verbesserten Überwachungsverfahren, aber auch die enge Zusammenarbeit zwischen Geburtshelfern und Pädiatern/Neonatologen mit Einrichtung neonatologischer Intensiveinheiten beigetragen. Die perinatale Mortalität beträgt in der 32.–36. Schwangerschaftswoche in den Bundesländern im Mittel 1,9% (Bereich 0,9–3,0%). Davon entfallen ein Viertel auf die neonatale und drei Viertel auf die antepartuale Mortalität. Bei niedriger Schwangerschaftswoche steigt die perinatale Mortalität an, in der 29.–31. Schwangerschaftswoche auf 9,2% (Bereich 8,0–11,8%) und in der 28. Schwangerschaftswoche und weniger auf 25,7% (12,9–33,3%), mit einer Umkehr zu Lasten der neonatalen Mortalität (Neonatal 19,5% antepartual 6,6%) (Abb. 2).

Epidemiologie der Frühgeburt

Verschiedene Forschergruppen aus dem In- und Ausland haben sich wiederholt mit der Epidemiologie, mit den Ursachen der Frühgeburt auseinandergesetzt (Bryce 1991, Schneider et al. 1994, Papiernick 1984, Keirse 1994). Ein Internationales Consensus-Meeting „New Perspectives for the Effective Treatment of Preterm labor" 1994 in Nizza gab umfassende Informationen zur Frage der Epidemiologie der Frühgeburt. Hinsichtlich der Epidemiologie war jedoch von diesem Meeting kaum Neues zu erwarten, was nicht bereits aus den großen Datenbanken der Bayerischen Perinatalerhebung 1975 (Selbmann et al. 1980) bekannt war und auch aus den neueren Perinatalerhebungen ersichtlich ist. Die Inzidenz der Frühgeburt ist assoziiert zu oder wird verursacht durch soziale Faktoren, mütterliche Erkrankungen, uterine Ursachen und fetale Faktoren (Tabelle 2). Aus der Vielfalt der sozialen Faktoren seien nur einige herausgegriffen.

Familienstand und Berufstätigkeit

Stressoren und stärkere Belastungen sind offenbar die Ursache für eine höhere Inzidenz der

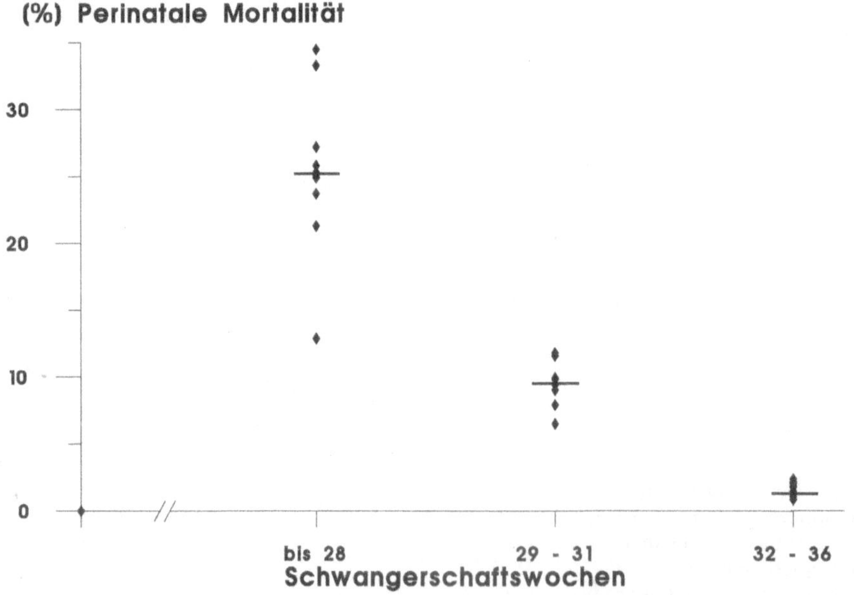

Abb. 2. Die perinatale Mortalität in 11 Bundesländern in Abhängigkeit vom Schwangerschaftsalter. Auffällig ist die große Streuung der Mortalität, insbesondere bei reduzierten Schwangerschaftswochen

Tabelle 2. Klassifikation der Frühgeburtsursachen

1. Soziodemographische Faktoren
   Sozialschichtverhalten
   Ökologische Gegebenheiten
   Berufstätigkeit
   Familienstand und Partnerbeziehung
   Nationale und rassische Zugehörigkeit
   Genußmittelkonsum
2. Maternale Ursachen
2.1 Schwangerschaftsanamnese
   Frühgeburt
   Fehlgeburt
2.2 Mütterliche Erkrankungen
   Hypotonie
   Diabetes mellitus
   Hypertonie
   Generalisierte Infektionen
   Herz-Kreislauf-Erkrankungen
   Anämie
2.3 Uterine Ursachen
   Fehlbildungen des Uterus
   Blutungen
   Infektionen
   Zervixinsuffizienz
   Vorzeitiger Blasensprung
   Vorzeitige Wehen
3. Fetale Ursachen
   Anämie/Hämolyse
   Mehrlinge
   Chromosomale Störungen
   Fehlbildungen
   Wachstumsretardierung

Frühgeburtlichkeit bei Ledigen und geschiedenen Frauen (Tabelle 3). Der Anteil der ledigen Schwangeren betrug bei Frauen, die aus Schädellage vaginal in der 32. Schwangerschaftswoche und davor entbunden wurden, 16,9%–15,7%. Bei geschiedenen Frauen betrug die Inzidenz 3,8%–2,1%. Damit lag die Häufigkeit der Frühgeburt in dieser sozial belasteten Gruppe gegenüber Frauen, die am Termin entbunden wurden: Ledige Frauen 6,5–6,7% und geschiedene Frauen 0,9% um den Faktor 2,5 und 4,2 höher.

Die Berufstätigkeit hat nach den Daten der Hessischen Perinatalerhebung auf die Frühgeburtlichkeit keinen Einfluß. Bei Frauen, die vor der 33. Schwangerschaftswoche entbunden wurden, betrug die Häufigkeit im Mittel 45%, bei Entbindung am Termin 50,8–53,4%. Diese Analyse betrachtet die Berufstätigkeit generell. Sie ist nicht einer gesonderten differenzierten Betrachtung unterzogen worden. Dies ist jedoch notwendig, um die einzelnen belastenden Faktoren der Berufstätigkeit herauszuarbeiten. Es wäre durchaus vorstellbar, daß bei Berufen mit orthostatischer Belastung oder mit unkontrollierter schwerer körperlicher Arbeit die Inzidenz der Frühgeburt erhöht ist. Es wäre aber auch denkbar, daß das Mutterschutzgesetz in der Bundesrepublik seine regulierende Wirkung offenbar bereits erfüllt hat.

Tabelle 3. Die Häufigkeit von Frühgeburten bei ledigen, geschiedenen und berufstätigen Frauen. In der Gruppe der Frauen, die vor der 28. SSW entbunden werden, ist der Anteil der ledigen und geschiedenen Frauen um den Faktor 2,5–3 erhöht. Bezug: Entbindungen am Termin (=1). Vaginale Entbindung aus Schädellage (N=150591), Hessische Perinaltalerhebung 1986–1989)

	Schwangerschaftswoche				
	<28 N=201 (%)	29–30 N=117 (%)	31–32 N=270 (%)	39–40 N=90456 (%)	>41 N=34273 (%)
Ledig	16,9	16,3	15,7	6,5	6,7
Geschieden	3,8	2,3	2,0	0,9	0,9
Berufstätig	46,2	41,9	51,8	50,8	53,4

Nationale und rassische Zugehörigkeit

Die Hessische Perinatalerhebung ermöglicht eine Information über die nationale Zugehörigkeit und die Frühgeburtlichkeit zu erhalten. Im Zeitraum von 1986–1989 wurden in Hessen ca. 18% Mitbürgerinnen entbunden, die nicht die deutsche Staatsangehörigkeit besaßen. Etwa 2,5% waren Angehörige Mitteleuropäischer, Nordeuropäischer und Nordamerikanischer Staaten. 3,9% stammten aus Mittelmeerländern und 10,9% kamen aus Staaten des Mittleren Ostens, Nordafrika und Asiens (Tabelle 4). Die Entbindungen am Termin spiegeln das Verhältnis der gesamten Population wider. In den frühen Schwangerschaftswochen ist dieser Anteil verändert. Der Anteil der nichtdeutschen Frauen steigt von etwa 18% auf 27–35% an.

Die Ursache der erhöhten Frühgeburtlichkeit bei Ausländern ist jedoch nicht bekannt. Sie bedarf einer näheren Analyse. Es gibt jedoch Hinweise, daß die Schwangerenvorsorge nicht in dem Umfang wahrgenommen wird, wie von deutschen Frauen (Wulf 1992). Die Analyse von Daten der Bayerischen Perinatalerhebung 1988 zeigt, daß die Vorsorge bei Ausländern in 39,7% unter Standard war, bei deutschen Frauen nur 23,2%. Eine Schwangerschaft galt als standardüberwacht, wenn die Erstuntersuchung spätestens in der 12. Woche erfolgte und mehr als 10 Untersuchungen vorgenommen wurden.

Mütterliche Erkrankungen und uterine Faktoren – Anamnestische und befundete Schwangerschaftsrisiken

Die Einzelanalyse mütterlicher Erkrankungen oder Symptome wie beispielsweise kardiale Erkrankungen, Uterusmißbildungen, Diabetes mellitus, Hypotonie und Hypertonie zeigen eine enge Assoziation zur Frühgeburt. Das ist bereits durch zahlreiche Untersuchungen nachgewiesen (Schneider et al. 1994). Besonders auffallend sind jedoch die anamnestischen Schwangerschaftsrisiken, die mit der Frühgeburtlichkeit verknüpft sind. Sie gilt es in Erinnerung zu rufen, denn sie stellen einen wichtigen kausalen Anknüpfungspunkt für eine intensivere Schwangerenvorsorge dar. In Fällen mit einem Abort in der Anamnese war das Risiko um das zweifache erhöht, bei zwei und mehr Aborten um das 6,2fache, und bei vorausgegangener Frühgeburt um das 15,6fache. Besondere Risiken stellen die während der Schwangerschaft auftretenden Symptome dar, die dann in einer erhöhten Zahl zur Frühgeburt führen (Tabelle 5).

So sind Blutungen vor der 28. SSW mit einem 5–8fachen Risiko, die Zervixinsuffizienz

Tabelle 4. Die Inzidenz der Frühgeburt (vaginale Entbindung aus Schädellage) bei Frauen unterschiedlicher geographischer Herkunft. Vaginale Entbindung aus Schädellage (N = 150 591)

	Schwangerschaftswoche				
	<28 N = 201 (%)	29–30 N = 117 (%)	31–32 N = 270 (%)	39–40 N = 90 456 (%)	>41 N = 3 412 (%)
Deutschland	64,7	73,5	73,0	82,1	84,5
Mittel- u. Nordeuropa, Nordamerika	7,5	7,7	8,1	2,6	2,4
Mittelmeerländer	6,5	3,4	7,0	4,1	3,5
Mittlerer Osten Nordafrika, Asien	20,4	14,5	11,1	10,8	9,1

Tabelle 5. Befundete Schwangerschaftsrisiken als uterine Ursachen für eine Frühgeburt. Diese Angaben lassen vermuten, daß die Infektionen einen hohen Anteil an der Ursache der Frühgeburt haben

	Schwangerschaftswoche				
	<28 N=201 (%)	29–30 N=117 (%)	31–32 N=270 (%)	39–40 N=90456 (%)	>41 N=3421 (%)
Blutungen vor der 28. SSW	16,4	11,1	4,8	2,6	2,0
Cervixinsuffizienz	37,3	35,9	20,0	3,5	2,0
Vorzeitiger Blasensprung	39,8	32,5	43,7	16,3	11,2
Amnioninfektionssyndrom	24,4	20,5	8,9	0,2	0,3
Fieber unter der Geburt	2,5	1,7	1,9	0.2	0.3

mit einem 16fachen Risiko, der vorzeitige Blasenspung mit einem 2–3fachen Risiko und das Amnioninfektionssyndrom mit einem 80fachen Risiko zur Frühgeburtlichkeit verknüpft. Diese Risiken führen in 20–40% unmittelbar zur Frühgeburt.

Die Mehrlingsschwangerschaft

Die Mehrlingsschwangerschaft nimmt unter den Frühgeburten eine Sonderstellung ein. Die mittlere Schwangerschaftsdauer beträgt nicht wie bei der Einlingsschwangerschaft 40 vollendete Schwangerschaftswochen, sondern sie endet bereits Wochen früher. Die Schwangerschaftsdauer ist von der Zahl der Mehrlinge abhängig. Zwillingsschwangerschaften enden im Mittel in der 36. Schwangerschaftswoche und Mehrlinge (Drillinge) in der 32. Schwangerschaftswoche, bei höhergradigen Mehrlingen früher (Abb. 3). Etwa 26% Zwillingskinder sind in der 30. Schwangerschaftswoche und darüber im Wachstum retardiert. Auch die Anzahl ma-

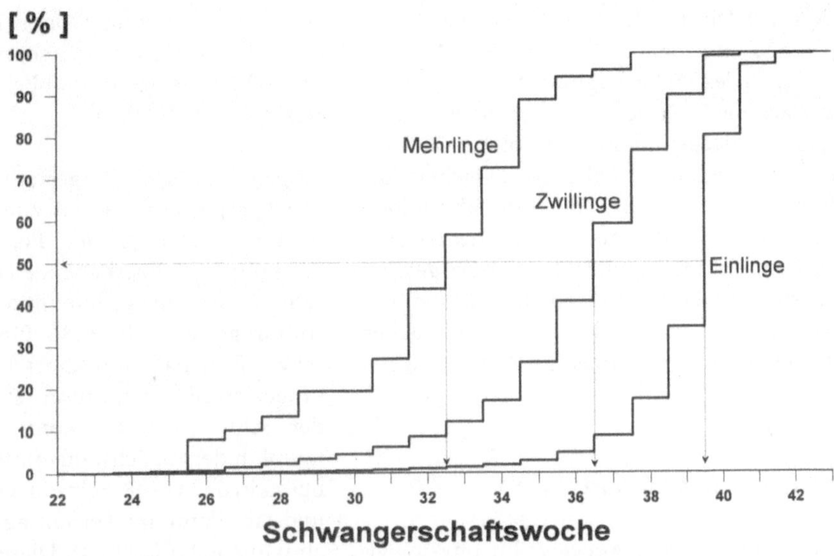

Abb. 3. Schwangerschaftsdauer bei Einlingsschwangerschaften (N=224982), Gemini (5512) und Mehrlingen (N=186). Zugrunde liegen die Daten der Hessischen Perinatalerhebung 1990–1993

ternaler Erkrankungen (Hypertonie, Oedeme, Proteinurie) ist gegenüber einem Kontrollkollektiv erhöht (Berger u. Künzel 1991). Die im Mittel verkürzte Schwangerschaftsdauer bei Mehrlingen wirft die Frage auf, warum in 50% der Schwangerschaften die Geburt vor der 36. Schwangerschaftswoche stattfindet oder in 10% der Fälle erst in der 40. Schwangerschaftswoche erfolgt, d. h. welche limitierenden Faktoren für die vorzeitige Beendigung sich während der Schwangerschaft ausbilden. Es wäre denkbar mit der Analyse von Zwillingsschwangerschaften im Vergleich zu den Einlingsgraviditäten auch Antworten auf den physiologischen Beginn der Geburt zu erhalten.

Pathophysiologie der Frühgeburt

Die Assoziation sozioökonomischer Faktoren zur Frühgeburt und das häufigere Auftreten von Frühgeburtszeichen bei maternalen Erkrankungen ist nach unseren derzeitigen Erkenntnissen schwer verständlich. Es existieren eine Anzahl von Vorstellungen zu den biochemischen Vorgängen der Wehentätigkeit (Husslein u. Egarter 1994, Zahradnik et al. 1994, Rath et al. 1994). Diese geben jedoch noch keine hinreichende Information über den initialen Mechanismus des Wehenbeginns. Es ist hier nicht der Platz alle Theorien des Wehenbeginns im Detail darzustellen, sondern es soll sich auf eine kurze Darstellung möglicher Ursachen beschränkt werden. Dabei sollen die physiologischen Hintergründe ebenfalls beleuchtet werden. Denn im Mittelpunkt des Geburtsgeschehens steht die Frage, ob fetale Signale den Geburtsbeginn triggern und welche Mechanismen ablaufen, wenn eine vorzeitige Wehentätigkeit einsetzt.

Die Physiologie der Geburt

Sauerstoffbedarf und Angebot: Im physiologischen Ablauf der Schwangerschaft steigt die uterine Durchblutung und die umbilikale Durchblutung kontinuierlich an, um den Bedarf an nutritiven Substanzen des Feten zu decken und den Gasaustausch über die Plazenta sicherzustellen (Künzel 1992, Künzel u. Braems 1993). Der Anstieg der Durchblutung reicht jedoch für die vollständige O_2-Versorgung nicht aus. Untersuchungen beim Menschen zeigen, daß die umbilikale Durchblutung, bezogen auf das Körpergewicht, sinkt (Abb. 4) (Link u. Künzel 1993). Diese relative Durchblutungseinschränkung wird durch Ausreifungsvorgänge in der Plazenta kompensiert. Die Diffusionsstrecken, der Abstand zwischen maternaler und fetaler Strombahn, werden kürzer und die Zottenoberfläche nimmt zu (Kaufmann 1981). Parallel dazu steigt die fetale Erythropoetinkonzentration und die Hämoglobinkonzentration an. Durch Kordozentese ist belegt, daß der Sauerstoffpartialdruck in den Nabelschnurgefäßen im Mittel sinkt (Soothill et al. 1987). Die zunehmend auftretenden Kontraktionen führen zu Oszillationen des fetalen arteriellen PO_2 mit Auswirkungen auf die hypophysäre adrenale Achse des Feten und möglicherweise dadurch zur Induktion der Prostaglandinsynthese durch Verschiebung des Oestrogen-Progesteron-Quotienten. Die vorzeitige Ausreifung oder Dekompensation dieser Regulationsvorgänge wird bei der Mehrlingsschwangerschaft und bei der Wachstumsretardierung deutlich.

Progesteronblock: Progesteron und 17α-Hydroxyprogesteron ist das zunächst im Corpus luteum, später in der Plazenta gebildetete schwangerschaftserhaltende Hormon. Die Entfernung des Corpus luteum oder die Gabe von Antiprogesteron RU 486 führt in der Frühschwangerschaft zum Abort. Die 17α-Hydroxyprogesteronkonzentration steigt im Verlauf der Schwangerschaft kontinuierlich von 2,5 ng/ml in der 10. Schwangerschaftswoche auf 10 ng/ml in der 37.–38. Schwangerschaftswoche an und fällt dann am Termin auf 8 ng/ml wieder ab (Gips 1983) (Abb. 5). Diese die Uterusmuskulatur ruhig stellende Wirkung des Progesteron läßt sich auch in der Spätschwanger-

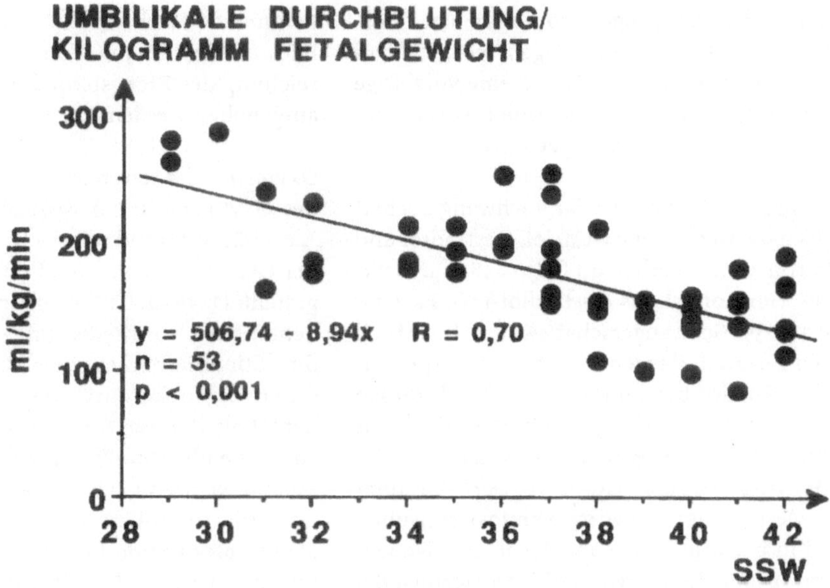

Abb. 4. Die Durchblutung der Nabelvene (ml/kg/ min) in Abhängigkeit vom Schwangerschaftsalter bei frühgeborenen und reifgeborenen Kindern. Die Strömungsgeschwindigkeit des Blutes in der Nabelvene wurde mit einem Dopplerflowmeter unter einem konstanten Winkel von 50° gemessen. Aus der Strömungsgeschwindigkeit und dem Gefäßquerschnitt wurde die Blutströmungsgeschwindigkeit (ml/min) berechnet und zum Gewicht des Kindes in Beziehung gesetzt

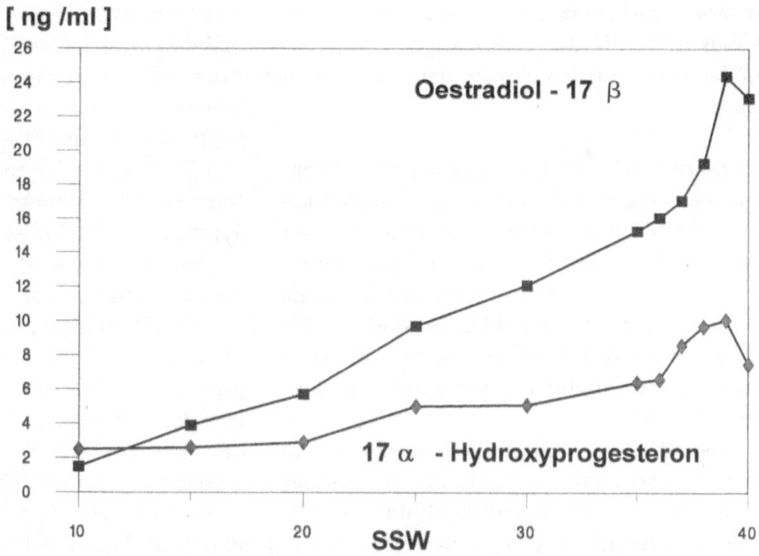

Abb. 5. Die mittlere Konzentration von Oestradiol-17β und von 17α-Hydroxyprogesteron während der Schwangerschaft. Es erfolgt ein kontinuierlicher Anstieg beider Parameter, wobei der Anstieg des Oestradiol-17β ab 35. SSW exponentiell erfolgt

schaft durch Antiprogesteron aufheben. Tierexperimentelle Untersuchungen belegen, daß unter der Therapie mit RU 486 eine vorzeitige Bildung der Gap junctions erfolgt. (Chwalisze u. Garfield 1994; Burghardt et al. 1993).

Oestrogene: Während der Schwangerschaft steigen die Oestrogene Oestriol, Oestradiol und Oestron kontinuierlich an (Gips 1983). Das aktivste Hormon ist das Oestradiol-17 β. Es zeigt bis zur 35. Schwangerschaftswoche im Mittel einen linearen, danach jedoch einen exponentiellen Anstieg bis zum Termin. Durch diesen exponentiellen Anstieg verändert sich das Verhältnis von Oestradiol 17 β zu 17 α-Hydroxyprogesteronon (Abb. 5). Der Vorläufer der Oestrogene, Dehydroepiandosteronsulfat, wird in der zentralen Zone der fetalen Nebenniere gebildet. Dehydroepiandrosteronsulfat (DHEAS) wird in der Plazenta zu Oestrogenen aromatisiert. Das Kortisol von der fetalen Nebennierenrinde stimuliert möglicherweise die Freisetzung von Kortikotropin-Releasinghormon (CRH) in der Plazenta in einem positiven feedback Mechanismus (Challis 1994). Es ist bekannt, daß unter leichter Hypoxämie diese Hormone stimuliert und freigesetzt werden, so daß auch dieses ein wichtiger Schlüsselmechanismus für den Beginn der Geburt sein kann.

Gap junctions in der Uterusmuskulatur: Burghardt et al. (1993) haben in einer umfassenden Übersicht die Entwicklung und Funktion der Gap junctions in der Uterusmuskulatur dargestellt. Gap junctions sind interzelluläre Kanäle zwischen myometralen Zellen. Sie sind für den Ablauf der muskulären Erregung bei der koordinierten Wehentätigkeit von großer Bedeutung.

Progesteron verhindert die Bildung von Gap junctions und verzögert damit den Beginn der Geburt während Oestrogene die Bildung stimulieren. Der Abfall des Progesteron vor der Geburt bei gleichzeitigem Anstieg der Oestrogene verschiebt die regulatorische Balance der wehenhemmenden Wirkung des Progesteron. Die hemmende Wirkung des Progesterons auf die Bildung der Gap junctions kann durch Verabreichung des Progesteronantagonisten RU 486 aufgehoben werden.

Oxytocin und Oxytocinrezeptoren: Die Rolle des Oxytocins in der Regulation der uterinen Aktivität während der Schwangerschaft und der Geburt wurden von Hirst et al. (1993) dargestellt. Oxytocin ist für die Induktion der Wehentätigkeit von Bedeutung. Dies wird durch die Stimulierbarkeit der Uterusmuskulatur durch Oxytocin, durch die Blockade der Wehentätigkeit durch Antagonisten und durch die zunehmende Stimulierbarkeit der Uterusmuskulatur während der Schwangerschaft belegt. Oxytocin stimuliert die intrauterine Prostaglandinproduktion besonders in der Dezidua, und es ist wahrscheinlich, daß diese Interaktion für die normale Geburt notwendig ist. Während Oxytocin für die Zunahme der Wehentätigkeit wichtig ist, ist der Anstieg der Prostaglandinproduktion für die Veränderungen an der Zervix notwendig. Der Anstieg der Uterusaktivität mit fortschreitender Schwangerschaft beruht aber auch auf dem Anstieg von Oxytocinrezeptoren. Bei Frauen läßt sich in der Spätschwangerschaft mit Östrogenen die Ansprechbarkeit auf Oxytocin erhöhen. Dies läßt vermuten, daß die Oxytocinrezeptorkonzentrationen durch Oestrogene gesteigert werden. Der Ort der Oxytocinbildung ist durch den Nachweis der Oxytocin-mRNA gelungen. Die Synthese findet im Amnion, im Chorion und in der Dezidua statt, wobei die Dezidua der Hauptsyntheseort ist.

Die Stimulation der Oxytocinreceptoren im Myometrium führt zur Hydrolyse von Phosphatidylinositol (PPI) und zur Freisetzung von Inositoltriphosphat, das für die Moblisierung des intrazellulären Kalziums und für die Kontraktion verantwortlich ist.

Diacylglycerol ist auch ein Produkt der Phosphatidylinositolhydrolyse. Die durch Oxytocin stimulierte Freisetzung von Diacylglycerol und die Bildung von Arachidonsäure sind wahrscheinlich die Synthesewege, die für den stimulierenden Effekt des Oxytocin auf die Prostglandinproduktion in der Dezidua von Bedeutung sind. Danach ergibt sich für die Induktion der Wehentätigkeit das von Hirst et al. (1993) vorgestellte decidual-myometrale-parakrine System der Weheninduktion (Abb. 6).

Verschiedene Zytokine, einschließlich TNF und IL-1 und 6 stimulieren die Prostaglandinsynthese in der Dezidua. Die Fruchtwasserkonzentrationen sind für diese Substanzen bei Frühgeburt und bei Geburten am Termin signifikant erhöht. Die Ergebnisse lassen vermuten, daß eine Interaktion zwischen diesen Zytokinen und dem Oxytocin in der Regulation der Prostaglandinsynthese und Sekretion in der Dezidua für die Wehentätigkeit von zentraler Bedeutung sind.

Prostaglandin-Dehydrogenase: Während der normalen Schwangerschaft besteht eine hohe Aktivität von 15-OH-Prostaglandindehydrogenase (15-HO-PGDH) im Chorion (Challis u. Mitchell 1994). Diese hohe Aktivität verhindert, daß Prostaglandine, die im Amnion oder Chorion gebildet werden, die Dezidua und das Myometrium erreichen (Abb. 7). Das Chorion agiert somit als eine Schranke. Die Dezidua enthält vorwiegend Prostaglandin-Synthase Aktivität, die zur Bildung von PGE_2 und PGF-2α führt. Es wird angenommen, daß am Termin eine verstärkte Bildung dieser Prostaglandine erfolgt, und damit ein wesentlicher parakriner Stimulus für die Kontraktionen der Uterusmukulatur erfolgt und damit die Bildung von PGI_2, einem inhibitorischen Eikosanoid, überdeckt wird.

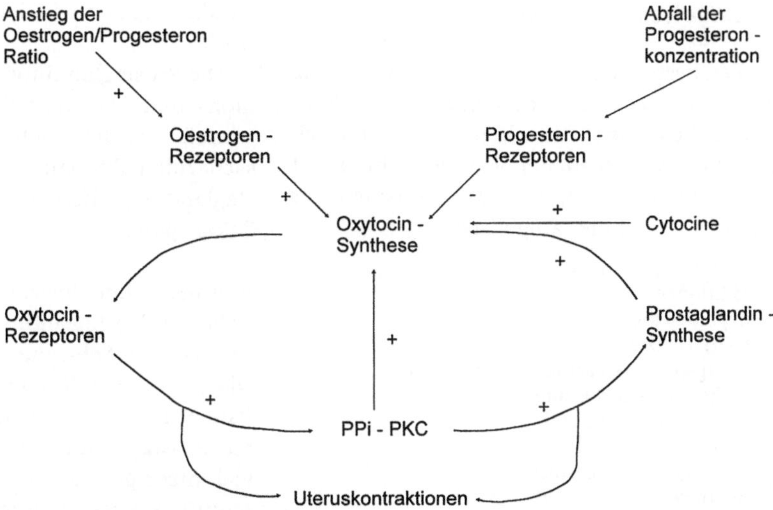

Abb. 6. Hypothetisches dezidual-myometrales-parakrines System der Weheninduktion. Schematische Darstellung des parakrinen Netzwerkes der Interaktion zwischen Oxytocin, Steroidhormonen und Prostaglandinen in der Dezidua und den Eihäuten. Die lokale Oxytocinsynthese steht im Zentrum des parakrinen Netzwerkes. Die Oxytocinproduktion wird durch den Anstieg der Oestrogene innerhalb der Dezidua und des Chorion stimuliert. Der Anstieg der Oestrogene steigert die Synthese von Oestrogen- und Oxytocinrezeptoren. Diese Effekte können durch die lokale Progesteronsynthese moduliert werden. Die Bindung von Oxytocin an seinem Rezeptor verursacht die Aktivierung von Phosphatidylinositol-Proteinkinase C(PPI-PK/C), das im Myometrium Kontraktionen verursacht und in der Dezidua die Produktion von Prostaglandinen induziert. Zusätzlich stimulieren die deziduale PPI-PK/C und Prostaglandine die deziduale Produktion von Oxytocin. Dies vervollständigt den positiven „feedback loop“ innerhalb des parakrinen Netzwerkes. Cytokine, die von aus dem Knochenmark abgeleiteten Zellen in der Dezidua produziert werden, können das System durch eine gesteigerte Synthese von Oxytocin und Prostaglandin verstärken. (Nach Hirst et al. 1993)

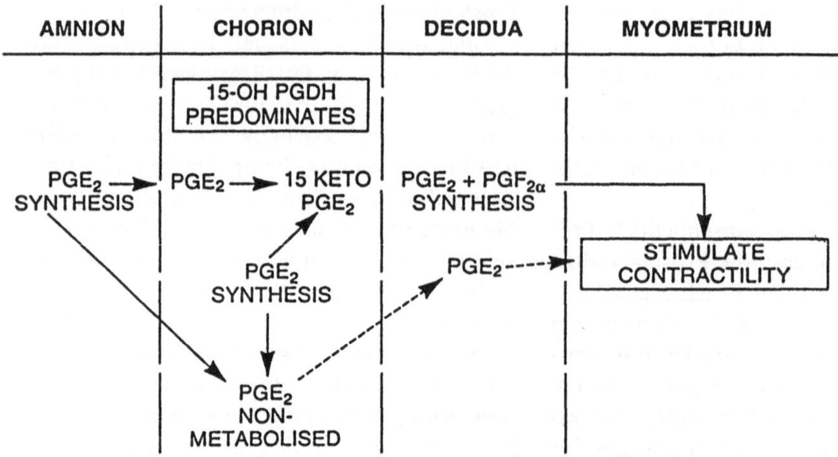

Abb. 7. Die Kompartimente der Prostglandinsynthese und PG-Metabolismus im Amnion, Chorion und der Dezidua während der Schwangerschaft. (15-OH-PGDH = 15-Hydroxyprostaglandindehydrogynase) (Challis und Mitchell 1994)

Vorzeitige Wehentätigkeit

Zur Zeit besteht eine uneinheitliche Auffassung über die Ursachen der vorzeitigen Wehentätigkeit, da die frühen Uteruskontraktionen durch eine Zahl verschiedener Faktoren induziert werden können. Mögliche Mechanismen der Frühgeburt sind hier aufgelistet:

Erhöhte Prostglandinsynthese
- Infektionen
- Enzymdefekte
- PGDH-Defizienz

Kortikotrophin-Releasinghormon (CRH)
- Wachstumsretardierung
- Mehrlingsschwangerschaft

Endothelin, Nitricoxid
- Schwangerschaftsgestose

Streßfaktoren
- Arbeitsbelastung
- Lebensweise

Infektionen: Vorzeitige Wehentätigkeit ist sehr häufig mit einer Infektion, mit einer Chrioamnionitis, assoziiert. Die Konzentration verschiedener Zyclooxygenase- und Lipoxygenaseprodukte sind im Fruchtwasser bei Frauen mit Infektionen erhöht (Olsen u. Zakar 1993; Husslein u. Egarter 1994) (Abb. 8). Die hohen Konzentrationen der Zytokine IL-1α, IL-6, IL-8 und TNF im Fruchtwasser belegen, daß parallel auch die Zytokinkaskade aktiviert wird.

Die Prostaglandinproduktion ist in den Amnion- und Deziduazellen durch Zytokine zu stimulieren. Bakterielle Endotoxine, Lipopolysacharide (LPS) stimulieren ebenfalls die Prostaglandinsynthese in Zellkulturen (Olson u. Zakar 1993).

Prostaglandindehydrogenasedefizienz: Auf die Rolle der Prostaglandindehydrogenase (PGDH) während der Schwangerschaft ist bereits hingewiesen worden (Challis u. Mitchell 1994). Bei Patientinnen mit spontaner Wehentätigkeit ist die Prostaglandindehydrogenaseaktivität sehr viel niedriger als bei Patienten mit Kaiserschnitt. Weitere Studien zeigten, daß bei Patienten mit Frühgeburt ohne Infektionen die Genexpression für PGDH reduziert ist.

Kortiokotropin-Releasinghormon (CRH): Die Konzentration von CRH steigt im maternalen peripheren Blut am Ende der Schwangerschaft an (Challis u. Mitchell 1994). Der Anstieg korreliert mit dem Anstieg von CRH in der Plazenta. Die Plazenta ist einer der wesentlichsten Bildungsorte für CRH während der Schwan-

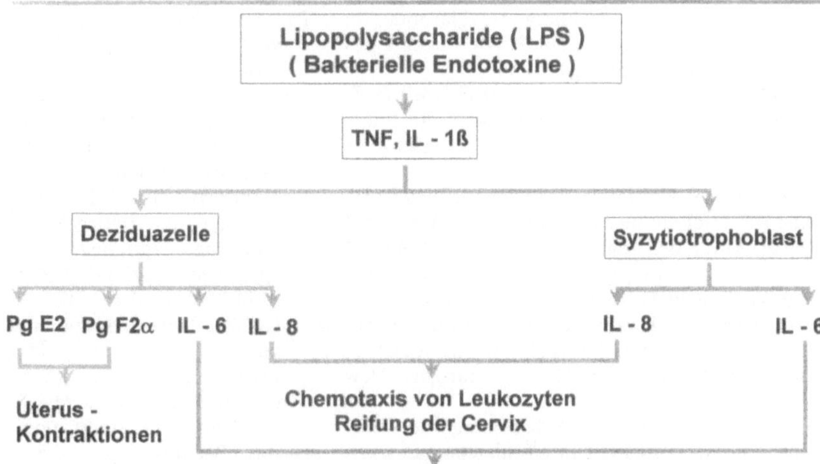

Abb. 8. Pathophysiologie der Prostaglandinsynthese bei Infektionen. Die Lipopolysaccharide (LPS) sind bakterielle Endotoxine, die TNF (Tumornekrosefaktor) und Interleukin-Iβ (IL-Iβ) freisetzen und in den Zellen der Dezidua und des Synzytiotrophoblasten PGE_2, PGF2α und IL-6 und IL-8 liberalisieren. IL-8 bewirkt offenbar die Chemotaxis der Leukozyten an der Zervix und bedingt deren Auflockerung

gerschaft. Der Anstieg von CRH ist assoziiert mit dem Anstieg des CRH-Bindungsproteins (CRHBP), welches den biologischen Effekt antagonisieren kann. Bei vorzeitiger Wehentätigkeit ohne Infektionen ist die maternale CRH-Konzentration erhöht. Es ist bekannt, daß die Hypoxie einen Einfluß auf zahlreiche endokrine Systeme einschließlich der Aktivierungen der hypothalamisch-hypophysär-adrenalen Achse hat. Die Rolle des CRHBP wird in diesem Zusammenhang nicht ausreichend verstanden. Weitere Untersuchungen sind notwendig, um den Einfluß der latenten Hypoxämie auf das encephalo-hypophysär-adrenale System zu klären.

Literatur

Berger R, Künzel W (1991) Risiken und Betreuung der Zwillingsschwangerschaft. In: Künzel W (Hrsg) Geburtshilfe in Hessen, 10 Jahre Hessische Perinatalerhebung. Demeter, Gräfelfing

Bryce R (1991) The epidemiology of preterm birth. In: Kiely M (ed) Reproduktive and Perinatal Epidemiology. CRC Press, Boston, p 437–444

Burghardt RC, Barhoumi R, Dookwah H (1993) Endocrine regulation of myometrial gap junctions and their role in parturition. In: Speroff L (ed) Seminars in Reproductive Endocrinology. Thieme, New York Stuttgart, 11:250

Challis JRG, Mitchell MD (1994) Basic mechanisms of pre-term labour. New perspectives for the effective treatment of pre-term labour - an international consensus. Proceedings of a meeting in Nice, France, 14th–6th, p 41–52

Chwalize K, Garfield RE (1994) Rolle des Progesterons in the Schwangerschaft, Geburts- und Präeklamsiemodelle. Z Geburtsh Perinatol 198:170

Gips H (1983) Die Funktion der mütterlichen Nebennierenrinde in der Schwangerschaft und im Wochenbett. Habilitationsschrift, Universität Gießen

Hirst J, Chibbar R, Mitchell BF (1993) Role of oxytocin in the regulation of uterine activity during pregnancy and in the initiation of labor. In: Speroff L (ed) Seminars in reproduction endocrinology. Thieme, New York Stuttgart, 11:219

Hornung C (1992) Geburtshilfe in Lome/Togo: Eine vergleichende Analyse der geburtshilflichen Situation der Frauenklinik der Universität Gießen und der Frauenklinik der Universität Lome und der Maternite Be. Inaugural. Dissertation, Universität Gießen

Husslein P, Egarter CH (1994) Über die Ursachen des Wehenbeginns beim Menschen. Z Geburtsh Perinatol 198:161

Kaufmann P (1981) Entwicklung der Plazenta. In: Becker V, Schiebler TH, Kubli F. Die Plazenta des Menschen. Thieme, Stuttgart, S 13

Keirse MJNC (ed) (1994) New perspectives for the effective treatment of pre-term labour – an international consensus. Proceedings of a meeting in Nice, France, 14th–6th

Künzel W (1992) Physiologische Regulation der uterinen Durchblutung. In: Künzel W, Wulf KH (Hrsg) Klinik der Frauenheilkunde und Geburtshilfe Band 4. 3. Aufl, Schwangerschaft I. S 59–69

Künzel W, Braems G (1993) Gasaustausch zwischen Mutter und Kind während der Schwangerschaft. In: Beck L, Dick W (eds) Analgesie und Anästhesie in der Geburtshilfe. Thieme, Stuttgart, New York, S 18–32

Link G, Künzel W (1987) Die Behandlung und Überwachung von Patienten mit Frühgeburtszeichen bis zur 32. Woche der Schwangerschaft. Gynäkologe 20:20–31

Link G, Künzel W (1993) Unveröffentliche Ergebnisse

Mc Burney RD (1947) The undernourished fullterm infant. West J Surg 55:363–370

Olson DM, Zakar T (1993) Intrauterine tissue prostaglandin synthesis: regulatory mechanisms. In: Speroff L (ed) Seminars in reproductive endocrinology. Thieme, New York Stuttgart 11:234

Papiernick E (1984) Proposals for a progammed prevention policy of preterm birth. Clin Obstet Gynecol 27:614

Rath W, Osmers R, Stuhlsatz HW, Adelmann-Grill BC (1994) Biochemische Grundlagen der Zervixreifung und Muttermundseröffnung. Z Geburtsh Perinatol 198:186

Selbmann HK, Brach M, Elser H, Holzmann K, Johannigmann JH, Riegel K (1980) Münchener Perinatalstudie 1975–1977. Daten, Ergebnisse, Perspektiven. Deutscher Ärzteverlag, Stuttgart

Soothill PW, Nicolaides KH, Rodeck DH, Campell S (1986) Effect of gestational age on fetal and intervillous blood gas and acid base values in human pregnancy. Fetal Therapie 1:168

Schneider H, Naiem A, Malek A, Hänggi W (1994) Ätiologische Klassifikation der Frühgeburt und ihre Bedeutung für die Prävention. Geburtsh Frauenheilkd 54:12–19

Staub T (1993) Die geburtshilfliche Versorgung in Mali/Westafrika: Vergleichende Analyse mit dem Datenerhebungsbogen der Hessischen Perinatalerhebung. Inaugural-Dissertation, Bühl, Gießen

Wulf KH (1992) Schwangerenvorsorge, Effektivität und Inanspruchnahme. TW Gynäkol 5:279–292

Zahradnik HP, Schäfer W, Wetzka B, Breckwoldt M (1994) Prostaglandine und Geburtsbeginn. Z Geburtsh Perinatol 198:181

Gibt es eine wirksame Prophylaxe der Frühgeburt?

J. W. DUDENHAUSEN und C. KOREBRITS

MERKE:

1. Primäre Prävention der Frühgeburt durch Steigerung des Gesundheitsbewußtseins und der Vermeidung vermeidbarer Risiken (soziale Risikofaktoren, Alkohol, Nikotin, Umweltnoxen).
2. Vermeidung iatrogener Mehrlingsschwangerschaften.
3. Früherkennung frühgeburtsgefährdeter Frauen und intensive ärztliche Beratung dieser Frauen sowie Überwachung der Schwangerschaft.
4. Maßnahmen zur sekundären Prävention der Frühgeburt (Infektionsscreening und -behandlung, Tokometrie, Wehenkalender, Zervixmessung, Tokolyse).

Aus der täglichen Praxis ist die erfolgreiche Behandlung einer Frau mit vorzeitiger Wehentätigkeit in Form der Tokolyse und damit die erfolgreiche Vermeidung der Frühgeburt sowie die Verlängerung des Schwangerschaftsalters sehr wohl bekannt. Auch die Tokolyse bei interkurrenten Störungen während der Geburt hat sich klinisch als eine höchst erfolgreiche Maßnahme erwiesen. Für den klinisch tätigen Geburtshelfer ist daher die gestellte Frage nach der wirksamen Prophylaxe der Frühgeburt klar mit „ja" zu beantworten.

Tokolyse

Leider kann diese klinische Erfahrung nicht mit den Ergebnissen prospektiver randomisierter Studien belegt werden. So konnten Falck-Larsen et al. in einer plazebokontrollierten Therapiestudie in der Therapiegruppe die Verlängerung der Schwangerschaft für nur einige Tage zeigen (Falck-Larsen et al. 1986). In einer sehr sorgfältigen Studie zeigten sie, daß in der Plazebogruppe 62% der nicht tokolysierten Schwangeren nach 2 Wochen noch unentbunden waren, daß 60% ein Schwangerschaftsalter von 36+0 Wochen und 66% ein Geburtsgewicht über 2500 g erreichten. Keirse et al. haben eine Metaanalyse randomisierter Studien mit oraler Betamimetika-Gabe (Tabelle 1)

Tabelle 1. Metaanalyse randomisierter Studien mit oraler Betamimetika-Gabe. (Nach Keirse et al. 1989)

	Frühgeburten total		
	Behandelt	Kontrollen	Odds ratio
5 Einlings-studien	76/717	73/703	1,02 (0,73–1,43)
6 Zwillings-studien	77/236	79/231	0,93 (0,64–1,37)

durchgeführt und haben in 5 Einling- und 6 Zwillingsstudien keinen Unterschied der Frühgeborenenrate in der behandelten und in der Kontrollgruppe gefunden (Keirse et al, 1989). Immerhin scheint es doch ausreichende Ergebnisse von prospektiven Studien zu geben, die eine Verlängerung der Schwangerschaft für mehr als 72 Stunden mit der intravenösen Therapie belegen lassen, um in dieser Zeit eine Lungenreifetherapie durchführen zu können.

Die Ergebnisse der Betamimetika-Wehenhemmung sind damit enttäuschend. Dies ist um so bedauerlicher, als viele andere therapeutische Schemata und Substanzen zur Wehenhemmung versucht und bisher nicht überzeugend bestätigt werden konnten. Heute werden große Hoffnungen auf Oxytozinantagonisten und Interleuzin-Produktionshemmer gehegt – hoffen wir auf eine Erfüllung dieser Wünsche.

Antibiotikatherapie

Eine Substanzgruppe scheint eine berechtigte Hoffnung darzustellen, ohne daß bis jetzt ein eindeutiger Wirksamkeitsbeweis erbracht wurde. Es ist heute anerkannt, daß ein Teil der Frühgeburten im Rahmen einer aszendierenden oder intrauterinen Infektion entsteht. Gibbs et al. haben in einer Literaturzusammenstellung von 10 Publikationen bei 672 Fruchtwasserkulturen das Ergebnis einer bakteriellen Besiedlung zwischen 0 und 24% gefunden (Gibbs et al. 1992). In der Gruppe der aszendierenden oder intrauterinen Infektionen ist eine antibiotische Behandlung sicherlich eine kausale Therapie, und mit ihr müßte es möglich sein, eine Verlängerung der Schwangerschaft zu erreichen. Prospektive Studien zu der Frage der antibiotischen Behandlung bei vorzeitiger Wehentätigkeit (und stehender Blase!) liegen vor und sind nicht vollständig konsistent. Jedoch scheint die antibiotische Behandlung bei infektionsbedingter vorzeitiger Wehentätigkeit ein Punkt, der einer weiteren intensiven Untersuchung bedarf. Erste Ergebnisse einer prospektiven Studie mit sehr engen Einschlußkriterien in unserer Klinik lassen da doch einiges hoffen.

Epidemiologie

Die enttäuschenden Ergebnisse der prospektiven Untersuchungen der tokolytischen Therapie bei drohender Frühgeburt finden auch ihre Zustimmung unter dem Aspekt der Geburtenrate untergewichtiger Neugeborener in der Bundesrepublik Deutschland. Laut statistischem Jahrbuch hat die Rate der Lebendgeborenen unter 2500 g zwischen 1983 und 1992 zwischen 5,6 und 5,9% geschwankt. Eine Tendenz zur Senkung der Frühgeburtlichkeit ist trotz reichlicher betamimetischer Therapie von vielen Schwangeren nicht erkennbar. In Berlin war 1989 die Rate der zwischen 32,0 und 36,6 Wochen Geborenen 5,8% sowie die unter 32,0 Wochen Geborenen 1,1%.

Screening

Wenn die Therapie der Frühgeburt schwierig ist, so ist ein besonderes Augenmerk auf die Erkennung der im Hinblick auf eine Frühgeburt risikoreichen Schwangeren zu richten. Verschiedene Screeningprogramme sind in der Literatur publiziert worden (Creasy et al. 1980, Papiernik et al. 1985, Katz et al. 1986, Morrison et al. 1987, Bryce et al. 1991, Dyson et al. 1991, Saling et al. 1994). Die Sensitivität und der Erkennungswert dieser Screeningprogramme sind jedoch durchaus begrenzt. Ein in der Literatur sehr häufig angegebener Score ist der Score von Creasy et al. (Tabelle 2), der die verschiedenen Risikofaktoren im sozioökonomischen Status, in der Anamnese, in den täglichen Gewohnheiten und in der laufenden Schwangerschaft aufweist (Creasy et al. 1980). Es ist bemerkenswert, daß beispielsweise Mehrlinge oder vorangegangene Frühgeburten einen hohen Voraussagewert haben, während

Tabelle 2. Frühgeburtsrisiko-Scoring-System. (Nach Creasy et al. 1980)

Punkte	Sozioökonomischer Status	Anamnese	Tägliche Gewohnheiten	Jetzige Schwangerschaft
1	2 Kinder zu Hause, niedriger Status	1 Abort, weniger als 1 Jahr seit vor Geburt	Arbeit außerhalb des Hauses	Ungewöhnliche Ermüdung
2	Alter <20 Jahre >40 Jahre alleinstehend	2 Aborte	>10 Zigaretten/Tag	<13 kg Gewichtszunahme Proteinurie, Hypertension, Bakteriurie,
3	Sehr niedriger Status Körperlänge <150 cm Körpergewicht <45 kg	3 Aborte	Schwere Arbeit, lange ermüdende Reisen	BEL 32. SSW, Gewichtsverlust von 2 kg, Kopf tiefertretend, fieberhafte Erkrankung
4	Alter <18 Jahre	Pyelonephritis		Blutung jenseits 12. SSW, Zervixverkürzung, Muttermunderweiterung, Uteruserregbarkeit
5		Uterusfehlbildung, Abort im 2. Trimenon		Placenta praevia, Hydramnion
10		Frühgeburt, wiederholt Aborte im 2. Trimenon		Mehrlinge, abdominal-chirurgische Eingriffe

Punktsumme 0–5: Risiko gering; 6–9: mittel; ab 10: hohes Risiko

der anamnestisch angegebene Abort oder der kurze Abstand zur vorangegangenen Geburt nur eine geringe Voraussagevalidität hat. Sicherlich wird man in einzelnen Punkten möglicherweise eine differierende Meinung mit Literaturstellen belegen können. Jedoch kann man für die tägliche Arbeit sagen, daß das Rauchen, die schwere körperliche Arbeit, lange ermüdende Reisen oder eine Bakteriurie Risikofaktoren sind, die unter anderem zu einem Frühgeburtsrisiko beitragen und die vor allem abstellbar sind. Immerhin hat Creasy in der Studie 1980 zeigen können, daß mit Hilfe der Einteilung in niedrig, mittel oder hohes Risiko nach der Punktezahl eine Erkennung der Frauen erfolgt, die später auch eine Frühgeburt erleiden (Tabelle 3). Bei 10 Punkten im Score nach Creasy zeigte sich, daß 10% der Schwangeren eine höhere Scorezahl hatten, davon erlitten ein Drittel eine Frühgeburt, das waren immerhin zwei Drittel aller Frühgeburten. Insofern sind die Sensitivität und die Voraussagewahrscheinlichkeit dieser Studie nicht so schlecht.

Es ist wichtig, darauf hinzuweisen, daß wir bei der Prävention der Frühgeburt nur von etwa einem Drittel aller zu früh geborenen Kinder reden. Schneider hat für 1992 angegeben,

Tabelle 3. Frühgeburtenrate entsprechend der Risikogruppe. (Aus Creasy et al. 1980)

	Niedrig	Mittel	Hoch	Total
I. Grav.	4%	6%	21%	6%
Mehrgebärende	1%	4%	33%	6%
Total	2%	5%	30%	6%

daß 32% der Frühgeborenen an seiner Klinik infolge der Schwangerschaftsbeendigung aus mütterlicher oder fetaler Indikation geboren wurden, 36% wurden wegen eines Blasensprungs vor 37 + 0 untergewichtig geboren, nur 32% der Frauen mit einer Frühgeburt hatten einen spontanen vorzeitigen Wehenbeginn (Schneider et al. 1994).

Intervention

Die Erkennung eines Risikos für eine Schwangere im Hinblick auf eine vorzeitige Geburt ist die erste Stufe von verschiedenen Programmen zur Prävention der Frühgeburt. Nach der Erkennung erhöht gefährdeter Frauen müssen Informationen und Erziehung dieser Frauen erfolgen, sowie eine spezielle häufigere Beratung, eventuell ein „Home monitoring" und eine Änderung des ärztlichen Managements. Bemerkenswerterweise sind verschiedene solcher Programme zur Senkung der Frühgeburtlichkeit entwickelt worden und zeigen sehr differierende Ergebnisse. Dies erklärt sich aus dem unterschiedlichen Management bei der Risikoerkennung und den Folgerungen aus dem festgestellten Risikofaktor. Auch die objektive Diagnose der Kontraktionstätigkeit des Uterus ist keineswegs befriedigend und allgemeingültig gelöst. Außerdem spielt die unterschiedliche Einstellung der Schwangeren und der Mitglieder der Gesundheitsberufe auf die Risikoselektion und auf die Diagnose des Risikofaktors eine ganz wesentliche Rolle. Wenn der Nihilismus der Mitglieder der Gesundheitsberufe dazu führt, daß nichts Erfolgreiches getan werden kann, dann wird auch nichts getan, und dann wird sich auch nichts ändern.

Ein hoffnungsvoller Ansatz war die Forderung nach der Selbstbeobachtung und dem Home monitoring zur frühzeitigen Erkennung einer Wehentätigkeit. Es wurden verschiedene randomisierte kontrollierte Studien zum Home monitoring mit verschiedenen Geräten unter dem Aspekt der Senkung der Frühgeborenenrate in der überwachten Gruppe gemacht. Leider hat sich in keiner der 5 Studien eine signifikante Senkung der Frühgeborenenrate durch Home monitoring zeigen können (Katz et al. 1986, Morrison et al. 1987, Iams et al. 1994, Hill et al. 1992, Dyson et al. 1991). Auch die Selbstbeobachtung und die Führung eines Wehenkalenders scheint vom Ansatz her nicht erfolgreich zu sein. Iams et al. fanden heraus, daß am Tag der Diagnose die Frauen häufiger Kontraktionen angaben, während sie in den bis zu 7 Tagen vor der Diagnose der vorzeitigen Wehentätigkeit keine häufigeren Kontraktionen angegeben hatten (Iams et al. 1994).

Interventionsprogramme zur Senkung der Frühgeborenenhäufigkeit gehen heute gerne von der üblichen Holfunktion der Schwangerenberatung ab und weisen auf die Bedeutung der Bringfunktion durch die Mitglieder der Gesundheitsberufe hin. Daher hat gerade in der Früherkennung der Frühgeburtlichkeit die Forderung nach Hausbesuchen von Hebammen oder Gesundheitsarbeitern in der Risikogruppe Bedeutung erlangt. Allerdings haben Bryce et al. in einer sehr sorgfältigen Studie keine unterschiedliche Frühgeborenenrate in der besuchten Gruppe im Gegensatz zu der Kontrollgruppe gefunden (Bryce et al. 1991), siehe dazu auch Tabelle 4.

Ein Lichtblick in der vielfältigen Literatursammlung zu Interventionsstudien ist die Hagenaustudie (Papiernik et al. 1985). Papiernik und Mitarbeiter haben in einer zwölfjährigen Studie im Osten von Frankreich durch Risikofrüherkennung, Informationen an die Schwangeren, eine Reduktion der körperlichen

Tabelle 4. Frühgeburtenrate in Studien- und Kontrollgruppe bei Hausbesuchen in der Studiengruppe zwischen 20. und 36. Schwangerschaftswoche. (Nach Bryce et al. 1991)

Teilnahme am Programm	Kontrollgruppe	Odds ratio
126/981	147/986	0,84
12,8%	14,9%	0,65–1,09

Arbeit bei Schwangeren und durch eine großzügige Praxis der Arbeitsunfähigkeitserklärung eine deutliche und signifikante Senkung der Frühgeburtenrate erreichen können (Frühgeburtenrate 1971–1974: 5,4%; 1975–1978: 5,1%; 1979–1982: 3,7%). Diese Studie ist einer der wesentlichen Belege für die Forderung nach Ausbau des Mutterschutzes, nach strikter Befolgung des Mutterschutzgesetzes, nach Erweiterung der Schwangerenberatung und nach sozialen Interventionsmaßnahmen.

Zusammenfassung

Die Bedeutung der medikamentösen Wehenhemmung ist bis auf den Zeitgewinn zur Lungenreifeförderung kritisch zu sehen. Bei der Zusatztherapie scheint die antibiotische Behandlung in dem Kollektiv der infektionsbedingten vorzeitigen Wehentätigkeit Sinn zu machen. Neben der sekundären Prävention scheint aber der primären Prävention der Frühgeburtlichkeit wesentlich mehr Raum zugewiesen werden zu müssen. Hier sind die Risikoselektion und die Aufklärung sowie die Beeinflussung des Gesundheitsbewußtseins von höchster Bedeutung.

Literatur

Bryce RL, Stanley FJ, Garner JB (1991) Randomized controlled trial of antenatal social support to prevent preterm birth. Br J Obstet Gynaecol 98 (10): 1001

Creasy RK, Gummer BA, Liggins GC (1980) System for predicting spontaneous preterm birth. Obstet Gynecol 55:692

Dyson DC, Crites YM, Ray DA, Armstrong MA (1991) Prevention of preterm birth in high-risk patients: The role of education and provider contact versus home uterine monitoring. Am J Obstet Gynecol 164:756

Falck-Larsen J, Eldon K, Lange AP, Leegaard M, Osler M, Olsen JS, Permin M (1986) Ritodrine in the treatment of Preterm Labor: Second Danish Multicenter Study. Obstet Gynecol 67:607

Gibbs RS, Romero R, Hillier SL, Eschenbach DA, Sweet RL (1992) A review of premature birth and subclinical infection. Am J Obstet Gynecol 166: 1515

Hill WC, Gookin KS (1992) Home uterine activity monitoring. Clin Perinatol 19:275

Iams JD, Johnson FF, Parker M (1994) A prospective evaluation of the signs and symptons of preterm labor. Obstet Gynecol 84:227

Katz M, Gill PJ, Newman RB (1986) Detection of preterm labor by ambulatory monitoring of uterine activity: a preliminary report. Obstet Gynecol 68: 773

Keirse M, Grant A, King J (1989) Preterm labor. In: Chalmers I, Enkin M, Keirse M (eds) Effective care in pregnancy and childbirth. Oxford Univ Press, Oxford

Lettieri L, Vintzileos AM, Rodis JF, Albini SM, Salafia CM (1993) Does idiopathic preterm labor resulting in preterm birth exist? Am J Obstet Gynecol 168: 1480

Mc Gregor JA, French Jl, Reller LB, Todd JK, Makowski EL (1986) Adjunctive erythromycin treatment for idiopathic preterm labor: results of a randomized double blind, placebo-controlled trial. Am J Obstet Gynecol 154:98

Morales WJ, Angel JL, O'Brien WF, Knuppel RA, Finazzo M (1988) A randomized study of antibiotic therapy in idiopathic preterm labor. Obstet Gynecol 72:829

Morrison JC, Martin JN, Martin RW, Gookin KS, Winfred L, Wiser MD (1987) Prevention of preterm birth by ambulatory assessment of uterine activity: A randomized study. Am J Obstet Gynecol 156:536

Newton ER, Dinsmor MJ, Gibbs RS (1989) A randomized, blinded, placebo-controlled trial of antibiotics in idiopathic preterm labor. Obstet Gynecol 74:562

Papiernik E, Bouyer J, Dreyfus J et al. (1985) Prevention of preterm birth: A perinatal study in Haguenau, France. Pediatrics 7:154

Saling E, Raitsch S, Placht N, Fuhr N, Schuhmacher G (1994) Frühgeburten-Vermeidungs-Programm und Selbstvorsorge-Aktion für Schwangere. Frauenarzt 1:84

Schneider H, Naiem A, Malek A, Hanggi W (1994) Ätiologische Klassifikation de Frühgeburt und ihre Bedeutung für die Prävention. Geburtshilfe Frauenheilkd 54:9

Winkler M, Baumann L, Ruckhäberle KE, Schiller EM (1988) Erythromycin therapy for subclinical intrauterine infections in threatend preterm delivery – a preliminary report. J Perinat Med 1988:16

Häufigkeit und Art von aszendierenden Infektionen bei Frühgeburten

J. Martius

MERKE:

1. Etwa 6% aller Neugeborenen wiegen unter 2500 g, sind aber mit 70–80% an der perinatalen Mortalität beteiligt.
2. Bei sog. idiopathischer Frühgeburtlichkeit sind aszendierende urogenitale Infektionen insbesondere bei sehr niedrigem Gestationsalter die häufigste Ursache für den vorzeitigen Blasensprung und die vorzeitige Wehentätigkeit.
3. Mikroorganismen und Infektionen wie die bakterielle Vaginose, die Chlamydien, die Streptokokken der Gruppe B, die Gonokokken, Mycoplasma hominis, Trichomonas vaginalis und Harnwegsinfektionen können das Risiko einer Frühgeburt und/oder die infektiöse Morbidität von Mutter und Neugeborenem erhöhen.
4. Es ist sinnvoll während der Schwangerschaft gezielt nach diesen Infektionen zu suchen, um frühzeitig prophylaktische und therapeutische Maßnahmen ergreifen zu können.

Einleitung

Die perinatale und neonatale Morbidität und Mortalität wird vor allem durch Frühgeburten belastet. In Deutschland wiegen nur etwa 6% aller Neugeborenen unter 2500 g, sind aber mit 70-80% an der perinatalen und neonatalen Mortalität beteiligt (Martius 1994). Damit wird deutlich, daß vor allem die Reduzierung der Frühgeburtenrate zu einer Verbesserung der perinatalen Mortalität beizutragen vermag. Bei uns und auch in anderen westlichen Ländern ist es in den letzten Jahren nicht gelungen, die Frühgeburtenrate zu senken (Rettwitz-Volk 1992).

Ätiologie der Frühgeburt

Die verschiedenen Ursachen der Frühgeburt lassen sich in 5 Hauptgruppen mit unterschiedlicher zugrundeliegender Pathologie unterteilen (Abb. 1) (Schneider et al. 1994):

- Mehrlingsschwangerschaften;
- Aszendierende, seltener systemische Infektionen;
- Plazentationsstörungen (Gestose, Placenta praevia, Abruptio placentae);
- Fetale Pathologie (Fehlbildungen);
- Uteruspathologie (Fehlbildungen, Zervixinsuffizienz).

In etwa 50% aller Frühgeburten bei Einlingen läßt sich ein vorzeitiger Blasensprung oder eine vorzeitige Wehentätigkeit ohne erkennbare Ursache diagnostizieren (Schneider et al. 1994). In dieser Gruppe sind nach heutigem Kenntnisstand aszendierende urogenitale Infektionen,

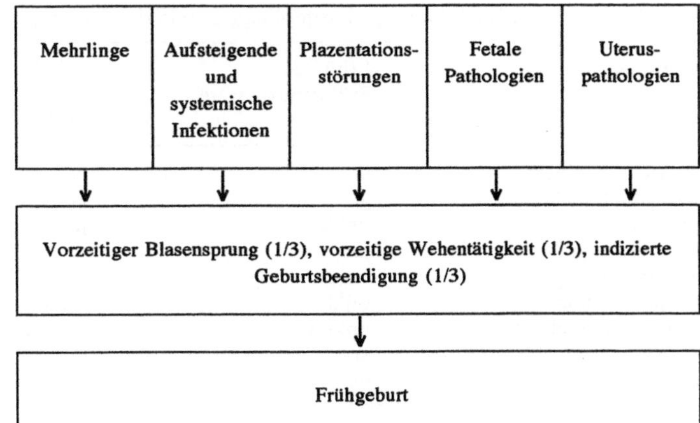

Abb. 1. Ätiologie der Frühgeburt (Nach Schneider et al. 1994)

insbesondere bei niedrigem Schwangerschaftsalter, der häufigste Grund für den vorzeitigen Blasensprung und die vorzeitige Wehentätigkeit. Die Tabelle 1 zeigt, daß die Frühgeburt auch mit einer erhöhten infektiösen Morbidität von Mutter und Neugeborenem einhergeht (Gibbs et al. 1992, Seo et al. 1992). Diese infektiöse Morbidität nach vorzeitigem Blasensprung nimmt mit sinkendem Schwangerschaftsalter weiter zu (Nelson et al. 1994).

Tabelle 1. Häufigkeit des Fiebers unter und nach der Geburt in Abhängigkeit vom Gestationsalter und vom vorzeitigen Blasensprung

	Fieber unter der Geburt [%]	Fieber nach der Geburt [%]
BPE* insgesamt	0,6	0,8
BPE** nach vorzeitigem Blasensprung	1,8	1,1
BPE** unter 32 Wochen	9,8	4,0
BPE** unter 32 Wochen und nach vorzeitigem Blasensprung	19,9	5,0

* Bayerische Perinatalerhebung 1992
** Bayerische Perinatalerhebung 1987

Urogenitale Infektionen und Frühgeburt

Einige Mikroorganismen und Infektionen im Bereich des Urogenitaltraktes bei Schwangeren gehen mit einer erhöhten Rate der vorzeitigen Wehentätigkeit, des vorzeitigen Blasensprungs und der Frühgeburt einher. Von einigen dieser Mikroorganismen ist bekannt, daß sie die Ursache einer erhöhten infektiösen Morbidität bei der Mutter und beim Neugeborenen sind (Tabelle 2) (Gibbs et al. 1992, Martius et al. 1990).

Bakterielle Vaginose

Die bakterielle Vaginose ist eine der häufigsten vaginalen Infektionen bei Frauen in der Geschlechtsreife. Charakteristisch für die Mikrobiologie dieser Infektion ist eine etwa 1000-fache Zunahme der Konzentration anaerober Bakterien (Bacteroides spp., Mobiluncus spp.), eine 100fache Zunahme der Konzentration von Gardnerella vaginalis und eine deutliche Abnahme der Konzentration von Lactobacillus spp. (Martius 1993). Die bakterielle Vaginose ist bei Patientinnen mit einer Frühgeburt häufiger zu finden, als bei Frauen mit einer Termingeburt. Außerdem ist der Nachweis einer bakteriellen Vaginose mit einem erhöhten Risiko einer Frühgeburt verbunden (Gravett et al.

Tabelle 2. Urogenitale Infektionen und Komplikationen in der Schwangerschaft

Infektionen	Erhöhte Frühgeburtenrate	Erhöhte Infektionsmorbidität	
		Mutter	Neugeborenes
Bakterielle Vaginose	ja	ja	unklar
Chlamydia trachomatis	ja	ja	ja
Streptokokken B	unklar	ja	ja
Neisseria gonorrhoeae	ja	ja	ja
Trichomonas vaginalis	unklar	unklar	selten
Mycoplasma hominis	unklar	unklar	unklar
Ureaplasma urealyticum	unklar	unklar	unklar
Harnwege	ja	ja	nein
Candida spp.	nein	ja	ja

1986, Martius et al. 1988, McGregor et al. 1994). In einer eigenen Studie fanden wir zudem ein erhöhtes Risiko einer positiven Plazentakultur und einer histologischen Chorioamnionitis bei Frauen mit einer bakteriellen Vaginose (Hillier et al. 1988). Die Behandlung einer bakteriellen Vaginose in der Schwangerschaft bei Patientinnen mit einer durch Frühgeburt belasteten Anamnese führt zu einer Reduzierung der Frühgeburtenrate (Morales et al. 1994).

Die bakterielle Vaginose und die mit ihr verbundenen hohen Konzentrationen von potentiell pathogenen Bakterien erhöhen in der Schwangerschaft die infektiöse Morbidität der Mutter unter der Geburt (klinische Chorioamnionitis) und nach der Geburt (Endometritis post partum und Wundinfektionen) (s. Tabelle 2) (Newton et al. 1990, Silver et al. 1989, Watts et al. 1989, 1990). Besonders nach Sectio caesarea und bei Abortcurettagen muß mit einer vermehrten infektiösen Morbidität gerechnet werden.

Chlamydia trachomatis

Die Prävalenz von Chlamydia trachomatis in der Schwangerschaft in Nichtrisikogruppen liegt in Deutschland zwischen 3% und 8%, kann aber auf über 20% in Risikogruppen ansteigen (Mendling 1994). Die Chlamydien können während der Geburt auf das Neugeborene übertragen werden und beim Neugeborenen zu einer Konjunktivitis oder einer Pneumonie führen (McGregor u. French 1991). Die Studienergebnisse bezüglich eines möglichen Zusammenhanges zwischen einer genitalen Chlamydieninfektion in der Schwangerschaft und einer erhöhten Frühgeburtenrate bzw. einer erhöhten infektiösen Morbidität der Mutter intra und post partum sind widersprüchlich (Gravett et al. 1986, Sweet et al. 1987). In einigen Untersuchungen konnten Chlamydien bei Patientinnen mit einer Frühgeburt häufiger nachgewiesen werden, verglichen mit Patientinnen mit Termingeburten. Außerdem war beim Nachweis von Chlamydien das Risiko eines vorzeitigen Blasensprunges erhöht. Dagegen fand sich in anderen Studien kein Zusammenhang zwischen einer Chlamydieninfektion und der Frühgeburt. Eine mögliche Erklärung für die widersprüchlichen Ergebnisse findet sich in Studien, die zeigten, daß die Häufigkeit des vorzeitigen Blasensprunges oder die Frühgeburtenrate nur bei den Patientinnen mit einer Chlamydieninfektion korreliert, bei denen IgM-Antikörper gegen Chlamydien gefunden wurden (Harrison et al. 1983, Sweet et al. 1987). Der Nachweis der IgM-Antikörper spricht entweder für eine Erstinfektion oder eine besonders ausgeprägt verlaufende genitale Infektion mit Chlamydien. Zusätzliche Hinweise auf die Bedeutung von Chlamydieninfektionen während der Schwangerschaft ergeben sich aus

Behandlungsstudien, in denen gezielte Antibiotikagaben zu einer erniedrigten Frühgeburtenrate verglichen mit den Nichtbehandelten führten (Cohen et al. 1990, Ryan et al. 1990). Chlamydienpositive Patientinnen mit Abortcurettagen haben ein erhöhtes Risiko einer aszendierenden Infektion nach dem Eingriff im Vergleich zu Frauen ohne Chlamydieninfektion (Barbacci et al. 1986, Blackwell et al. 1993). Widersprüchliche Angaben in der Literatur finden sich zu dem Zusammenhang zwischen einer Chlamydieninfektion zum Zeitpunkt der Geburt und einer erhöhten Rate der Endometritis post partum (Berenson et al. 1990, Hoyme et al. 1986, Wager et al. 1980). Typisch für diese chlamydienbedingten Endometritiden soll der oft symptomarme Verlauf und das späte Auftreten bis zu 6 Wochen nach der Entbindung sein (s. Tabelle 2).

Streptokokken der Gruppe B

Die β-hämolysierenden Streptokokken der serologischen Gruppe B nach Lancefield finden sich bei 5–30% im Urogenitaltrakt von meist symptomlosen Schwangeren und werden mit verschiedenen mütterlichen und kindlichen Komplikationen in Verbindung gebracht (s. Tabelle 2) (Martius 1994). So können diese Erreger bei der Schwangeren zu Harnwegsinfektionen führen. Widersprüchlich sind die Angaben zu einem Zusammenhang zwischen dem Nachweis von Streptokokken der Gruppe B und dem vorzeitigen Blasensprung und der Frühgeburt (McKenzie et al. 1994, Moller et al. 1984, Thomsen et al. 1987). Ein ursächlicher Zusammenhang zwischen der urogenitalen Besiedlung mit Streptokokken der Gruppe B während der Schwangerschaft und der Frühgeburt kann nicht sicher bestätigt werden. Dagegen gilt als gesichert, daß Streptokokken der Gruppe B das Risiko eines Fiebers der Mutter unter der Geburt und nach der Geburt erhöhen. Bei Bakteriämien oder Endometritiden im Wochenbett gehören die Streptokokken der Gruppe B zu den am häufigsten isolierten Keimen.

In vielen neonatologischen Abteilungen sind die Streptokokken der Gruppe B neben Escherichia coli die häufigste Ursache für die Neugeborenensepsis (Martius 1994).

Neisseria gonorrhoeae

Abgesehen von Risikogruppen spielen die Gonokokkeninfektionen während der Schwangerschaft in Deutschland zahlenmäßig nur eine sehr geringe Rolle (Mendling 1994). Bei Befunden im Sinne einer Zervizitis oder Urethritis muß nach Ausschluß einer Chlamydieninfektion auch an eine Gonorrhö gedacht werden. Die unbehandelte Gonorrhö in der Schwangerschaft erhöht das Risiko eines vorzeitigen Blasensprunges, einer Frühgeburt, eines Fiebers der Mutter unter und nach der Geburt und einer Übertragung des Erregers während der Geburt auf das Neugeborene mit der Gefahr der Konjunktivitis und septischer Verlaufsformen. Mit einer aszendierenden Infektion nach einer Schwangerschaftsunterbrechung muß häufiger bei Frauen mit einer Gonorrhö gerechnet werden (s. Tabelle 2).

Genitale Mykoplasmen

Mycoplasma hominis und Ureaplasma urealyticum sind die wichtigsten Vertreter der Gruppe der genitalen Mykoplasmen. Die Ergebnisse von Studien zur Bedeutung der genitalen Mykoplasmen für den Verlauf der Schwangerschaft und die infektiöse Morbidität von Mutter und Neugeborenem sind widersprüchlich und lassen deshalb keine definitiven Aussagen zu (Carey et al. 1991, Eschenbach et al. 1991, Naessens et al. 1989, Williams et al. 1987). Einige Studien sprechen dafür, daß Mycoplasma hominis zu einem erhöhten Risiko eines Fiebers unter der Geburt und einer Endometritis post partum führt. Keine überzeugenden Beweise gibt es bisher dafür, daß die genitalen Mykoplasmen das Risiko eines vorzeitigen Blasensprunges oder einer Frühgeburt erhöhen

(Romero et al. 1989). Insgesamt wird die Aussagekraft der erwähnten Studien und damit die Bedeutung der genitalen Mykoplasmen während der Schwangerschaft dadurch relativiert, daß diese Mikroorganismen im Durchschnitt bei 50% aller symptomlosen Frauen in der Geschlechtsreife im Urogenitaltrakt nachweisbar sind.

Trichomonas vaginalis

Die Trichomonaden gelten weltweit als eine der häufigsten sexuell übertragenen Erreger (Wolner-Hanssen 1993). Nur etwa 50% der Frauen mit einer Trichomonadeninfektion klagen über Beschwerden. Die sehr wenigen Studien zur Bedeutung von Trichomonas vaginalis während der Schwangerschaft lassen keine definitiven Rückschlüsse zu. Nur in einer Studie über schwangere heranwachsende Mädchen war der Nachweis von Trichomonas vaginalis mit einer erhöhten Frühgeburtenrate verbunden (Hardy et al. 1984).

Harnwegsinfektionen

Asymptomatische Bakteriurien lassen sich bei bis zu 10% aller Schwangeren nachweisen. Dies ist von erheblicher klinischer Bedeutung, da etwa ein Drittel dieser Patientinnen während der Schwangerschaft eine Pyelonephritis entwickeln. Eine Pyelonephritis gravidarum ist nicht nur eine unmittelbare Gefahr für die Gesundheit der Schwangeren, sondern führt über eine erhöhte Frühgeburtenrate auch zu einer Gefährdung des Neugeborenen (s. Tabelle 2) (Miller et al. 1994). Mit Hilfe einer Metaanalyse konnte kürzlich gezeigt werden, daß Schwangere mit einer unbehandelten asymptomatischen Bakteriurie signifikant häufiger eine Frühgeburt haben, verglichen mit Patientinnen, die antibiotisch behandelt wurden (Romero et al. 1989).

Diagnostik in der Schwangerschaft

Bei einer geplanten Schwangerschaft sollte vor der Konzeption und sonst möglichst früh in der Schwangerschaft eine Diagnostik durchgeführt werden, um die häufig asymptomatischen urogenitalen Infektionen rechtzeitig zu erkennen und zu behandeln (Tabelle 3). Nach der Anamnese folgt die Inspektion des Genitale, wobei auf pathologischen Fluor, Entzündungen und Veränderungen im Sinne einer Zervizitis zu achten ist. Immer sollte ein Nativpräparat vom Scheidensekret beurteilt werden. Ohne großen zeitlichen Aufwand kann dabei bereits eine bakterielle Vaginose, eine Trichomoniasis, eine Zervizitis (Leukozyten) oder eine Kandidose ausgeschlossen bzw. erkannt werden. Das Nativpräparat kann durch die pH-Wert-Bestimmung des Vaginalsekretes ergänzt werden. Während bei einer physiologischen Laktobazillenflora ein pH-Wert von unter 4,5 zu erwarten

Tabelle 3. Infektionsdiagnostik in der Schwangerschaft

Untersuchungen	Hinweise für bzw. Ausschluß von
Inspektion	Entzündliche Veränderungen, pathologischer Fluor, auffälliger Geruch, Zervizitis
Nativpräparat	Bakterielle Vaginose, Trichomoniasis, Kandidose, Zervizitis
pH-Wert	Bakterielle Vaginose, Trichomoniasis, stark entzündliche Veränderungen
Chlamydien-Screening früh in der Schwangerschaft und bei Zervizitis	Chlamydia trachomatis
Gonokokkenkultur bei Zervizitis nach Ausschluß von Chlamydien	Neisseria gonorrhoeae
Kandida-Screening ab der 34. Woche	Candida-Arten
Urinstatus	Asymptomatische Bakteriurie

ist, steigt der Wert bei einer bakteriellen Vaginose, einer Trichomoniasis oder stark entzündlichen Veränderungen der Scheide deutlich an.

Eine gezielte Chlamydiendiagnostik ist immer indiziert, wenn Veränderungen im Sinne einer Zervizitis erkennbar sind. Können Chlamydien als Ursache für die Zervizitis ausgeschlossen werden, dann sollte auch eine Diagnostik auf Gonokokken erfolgen. Wegen der häufig asymptomatischen Verläufe und der möglichen gravierenden Folgen einer Chlamydieninfektion in der Schwangerschaft wird in Deutschland inzwischen zu einem generellen Chlamydienscreening bei der ersten Vorsorgeuntersuchung in der Schwangerschaft geraten (Hoyme 1992).

Mikrobiologische Untersuchungen im Scheidensekret sind nur in den seltenen Fällen indiziert, wenn bei Hinweisen für eine Infektion mit den vorher beschriebenen Maßnahmen keine sichere Diagnose zu stellen ist. Eine Urinuntersuchung vor einer geplanten Schwangerschaft oder während jeder Vorsorgeuntersuchung in der Schwangerschaft ist obligat und dient der Erkennung von asymptomatischen Bakteriurien.

Infektionsprophylaxe und Therapie

Einige urogenitale Infektionen erfordern in der Schwangerschaft oder unter der Geburt eine gezielte antibiotische Prophylaxe und Therapie (Tabelle 4). Eine bakterielle Vaginose in der Schwangerschaft sollte antibiotisch behandelt werden. Nach dem 1. Trimenon kann Metronidazol einmalig 2 g oral oder lokal 500–1000 mg pro Tag für 5 Tage verabreicht werden. Die intravaginale Anwendung einer 2%igen Clindamycin-Creme 5 g pro Tag für 7 Tage stellt in der Schwangerschaft eine gute Alternative zu Metronidazol dar, da die Heilungsraten identisch sind und keine Bedenken gegen eine Anwendung in der Schwangerschaft bestehen (Fischbach et al. 1993).

Bei Patientinnen mit einer Chlamydieninfektion, einer bakteriellen Vaginose oder einer symptomatischen Trichomoniasis, sollte von einer perioperativen Antibiotikaprophylaxe bei Abortcurettagen und Sectio caesarea großzügig Gebrauch gemacht werden.

Tabelle 4. Infektionsprophylaxe und Therapie in der Schwangerschaft und unter der Geburt

Infektionen und Erreger	Antibiotikatherapie und Prophylaxe
Bakterielle Vaginose	Metronidazol* 2 g oral einmalig oder Metronidazol* 500 mg intravaginal pro Tag für 5 Tage oder Clindamycin-Creme 2%ig 5 g intravaginal pro Tag für 7 Tage Prophylaxe bei Sectio und Curettagen
Chlamydia trachomatis	Erythromycin-Äthylsuccinat 4×500 mg oral pro Tag für 7 Tage oder Amoxycillin 3×500 mg oral pro Tag für 7 Tage Prophylaxe bei Sectio und Curettagen
Streptokokken der Gruppe B	Prophylaxe mit Ampicillin 3–4×2 g intravenös bis zur Geburt
Neisseria gonorrhoeae	z. B. Cefotaxim 1 g einmalig intramuskulär
Trichomonas vaginalis	Metronidazol* 2 g oral einmalig
Kandidose	Lokale Einmalbehandlung
Harnwegsinfektionen	Penizillinderivate oder Zephalosporine evtl. nach Antibiogramm

* nach dem 1. Trimenon

Der Nachweis von Chlamydien in der Schwangerschaft erfordert nach dem 1. Trimenon eine Behandlung mit Erythromycin-Äthylsuccinat 4×500 mg oral für mindestens 7 Tage, einschließlich einer Partnerbehandlung. Eine ebenso wirksame Alternative und meist besser verträglich ist die orale Behandlung mit 3×500 mg Amoxicillin für mindestens 7 Tage (Hoyme 1992, Silverman et al. 1994). Kürzlich wurde berichtet, daß Azithromycin, ein neues Makrolidantibiotikum, erfolgreich bei der Behandlung der Chlamydieninfektion in der Schwangerschaft einzusetzen ist. Die einmalige orale Gabe von 1 g hatte dem Erythromycin entsprechende Heilungsraten, bei deutlich besserer Verträglichkeit (Bush et al. 1994).

Bei allen Schwangeren mit vorzeitiger Wehentätigkeit oder vorzeitigem Blasensprung vor der 37. Woche wird eine antibiotische Prophylaxe bis zur Geburt empfohlen, wenn die Kultur der Streptokokken der Gruppe B von der Zervix oder Vagina ein positives Ergebnis zeigt (Martius 1994, Rouse et al. 1994). Bewährt hat sich hierfür die intravenöse Gabe von Ampicillin 3–4×2 g pro Tag oder alternativ Erythromycin. Diese Antibiotikaprophylaxe dient der Reduzierung der Häufigkeit der frühen Form der Neugeborenensepsis durch Streptokokken der Gruppe B.

Der Nachweis von Gonokokken im Urogenitalbereich von Schwangeren erfordert eine antibiotische Behandlung z. B. mit Zephalosporinen, einschließlich einer Partnerbehandlung (Mendling 1994).

Eine Trichomoniasis wird nach dem 1. Trimenon mit Metronidazol einmalig 2 g oral oder lokal 500 mg pro Tag für einige Tage behandelt.

Die genitalen Mykoplasmen Ureaplasma urealyticum und Mycoplasma hominis erfordern bei symptomlosen Schwangeren keine antibiotische Behandlung. Eine asymptomatische Bakteriurie muß immer ausreichend antibiotisch behandelt werden.

Literatur

Alger LS, Lovchik JC, Hebel JR, Blackmon LR, Crenshaw MC (1988) The association of Chlamydia trachomatis, Neisseria gonorrhoeae, and group B streptococci with preterm rupture of the membranes and pregnancy outcome. Am J Obstet Gynecol 159:397

Barbacci MB, Spence MR, Kappus EW, Burkman RC, Rao L, Quinn TC (1986) Postabortal endometritis and isolation of Chlamydia trachomatis. Obstet Gynecol 68:686

Berenson AB, Hammill HA, Martens MG, Faro S (1990) Bacteriologic findings of post-cesarean endometritis in adolescents. Obstet Gynecol 75:627

Berman SM, Harrison HR, Boyce WT, Haffner WJJ, Lewis M, Arthur J (1987) Low birth weight, prematurity, and postpartum endometritis. JAMA 257:1189

Blackwell AL, Thomas PD, Wareham K, Emery SJ (1993) Health gains from screening for infection of the lower genital tract in women attending for termination of pregnancy. Lancet 342:206

Bush MR, Rosa C (1994) Azithromycin and Erythromycin in the treatment of cervical chlamydial infection during pregnancy. Obstet Gynecol 84:61

Carey JC, Blackwelder WC, Nugent RP, Matteson MA, Rao AV, Eschenbach DA (1991) Antepartum cultures for Ureaplasma urealyticum are not useful in predicting pregnancy outcome. Am J Obstet Gynecol 164:728

Cohen l, Veille J-C, Calkins BM (1990) Improved pregnancy outcome following successful treatment of chlamydial infection. JAMA 263:3160

Emmons SL, Krohn M, Jackson M, Eschenbach DA (1988) Development of wound infections among women undergoing cesarean section. Obstet Gynecol 72:559

Eschenbach DA, Gravett MG, Chen KCS, Hoyme UB, Holmes KK (1984) Bacterial vaginosis during pregnancy. An association with prematurity and postpartum complications. In: Mardh PA, Taylor-Robinson D (eds) Bacterial vaginosis. Almquist and Wiksell, Stockholm

Eschenbach DA, Nugent RP, Rao AV, Cotch MF, Gibbs RS, Lipscomb KA (1991) A randomized placebo-controlled trial of erythromycin for the treatment of Ureaplasma urealyticum to prevent premature delivery. Am J Obstet Gynecol 164:734

Fischbach F, Petersen EE, Weissenbacher ER, Martius J, Hosmann J, Mayer HO (1993) Efficacy of clindamycin vaginal cream versus oral metronidazole in the treatment of bacterial vaginosis. Obstet Gynecol 82:405

Gibbs RS, Romero R, Hillier SL, Eschenbach DA, Sweet RL (1992) A review of premature birth and subclinical infection. Am J Obstet Gynecol 166:1515

Gravett MG, Hummel D, Eschenbach DA, Holmes KK (1986) Preterm labor associated with subclinical amniotic fluid infection and with bacterial vaginosis. Obstet Gynecol 67:229

Gravett MG, Nelson HP, DeRouen T, Critchlow C, Eschenbach DA, Holmes KK (1986) Independent associations of bacterial vaginosis and Chlamydia trachomatis infection with adverse pregnancy outcome. JAMA 256:1899

Hardy PH, Nell EE, Spence MR, Hardy JB, Graham DA, Rosenbaum RC (1984) Prevalence of six sexually transmitted diseases agents among pregnant inner-city adolescents and pregnancy outcome. Lancet 333:37

Harrison HR, Alexander ER, Weinstein L, Lewis M, Nash M, Sim DA (1983) Cervical Chlamydia trachomatis and mycoplasmal infections in pregnancy. JAMA 250:1721

Hillier SL, Martius J, Krohn M, Kiviat N, Holmes KK, Eschenbach DA (1988) A case-control study of chorioamnionic infection and histologic chorioamnionitis in prematurity. N Engl J Med 319:972

Hoyme UB (1992) Chlamydia trachomatis-Infektionen in der Schwangerschaft. Gynäkol Geburtsh 42:45

Hoyme UB, Kiviat N, Eschenbach DA (1986) Microbiology and treatment of late postpartum endometritis. Obstet Gynecol 68:226

Martius G (1994) Pathologie der Geburt und der Nachgeburtsperiode. In: Martius G, Breckwoldt M, Pfleiderer A (Hrsg) Lehrbuch der Gynäkologie und Geburtshilfe. Thieme, Stuttgart, S 225

Martius J (1993) Bacterial vaginosis. In: Elsner P, Martius J (eds) Vulvovaginitis. Marcel Dekker, New York, P 345

Martius J (1994) Hämolysierende Streptokokken der Gruppe B in der Geburtshilfe. Frauenarzt 35:268

Martius J (1994) Zur Prophylaxe der Neugeborenensepsis durch Streptokokken der Gruppe B. In: Friese K, Kachel W (Hrsg) Infektionserkrankungen der Schwangeren und des Neugeborenen. Springer, Berlin Heidelberg New York Tokyo, S 200

Martius J, Eschenbach DA (1990) The role of bacterial vaginosis as a cause of amniotic fluid infection, chorioamnionitis and prematurity – review. Arch Gynecol Obstet 247:1

Martius J, Krohn M, Hillier SL, Stamm WE, Holmes KK, Eschenbach DA (1988) Relationships of vaginal Lactobacillus species, cervical Chlamydia trachomatis, and bacterial vaginosis to preterm birth. Obstet Gynecol 71:89

McGregor JA, French JI (1991) Chlamydia trachomatis infection during pregnancy. Am J Obstet Gynecol 164:1782

McGregor JA, French JI, Jones W, Milligan K, McKinney PJ, Patterson E, Parker R (1994) Bacterial vaginosis is associated with prematurity and vaginal fluid mucinase and sialidase: Results of a controlled trial of topical clindamycin cream. Am J Obstet Gynecol 170:1048

McKenzie H, Donnet ML, Howie PW, Patel NB, Benvie DT (1994) Risk of preterm delivery in pregnant women with group B streptococcal urinary infections or urinary antibodies to group B streptococcal and E. coli antigens. Br J Obstet Gynecol 101:107

Mendling W (1994) Gonorrhö und Syphilis in der Schwangerschaft. In: Friese K, Kachel W (Hrsg) Infektionserkrankungen der Schwangeren und des Neugeborenen. Springer, Berlin Heidelberg New York Tokyo, S 163

Mendling W (1994) Trichomonaden-, Chlamydien- und Pilzinfektionen in der Schwangerschaft. In: Friese K, Kachel W (Hrsg) Infektionserkrankungen der Schwangeren und des Neugeborenen. Springer, Berlin Heidelberg New York Tokyo, S 135

Miller JM, Raimer KA (1994) Urinary tract infection and pyelonephritis in pregnancy. In: Pastorek JG (ed) Obstetric and gynecologic infectious disease. Raven, New York, S 283

Moller M, Thomsen AC, Borch K, Dinesen K, Zdravkovic M (1984) Rupture of fetal membranes and premature delivery associated with group B streptococci in urine of pregnant women. Lancet 69:70

Morales WJ, Schorr S, Albritton J (1994) Effect of metronidazole in patients with preterm birth in preceding pregnancy and bacterial vaginosis: A placebo-controlled, double-blind study. Am J Obstet Gynecol 171:345

Naessens A, Foulon W, Breynaert J, Lauwers S (1989) Postpartum bacteremia and placental colonization with genital mycoplasmas and pregnancy outcome. Am J Obstet Gynecol 160:647

Nelson LH, Anderson RL, O'Shea TM, Swain M (1994) Expectant management of preterm premature rupture of the membranes. Am J Obstet Gynecol 171:350

Newton ER, Prihoda TJ, Gibbs RS (1990) A clinical and microbiologic analysis of risk factors for puerperal endometritis. Obstet Gynecol 75:402

Rettwitz-Volk W (1992) Epidemiologische Aspekte der Frühgeburtlichkeit. In: Wischnik A, Kachel W, Melchert F, Niessen K-H (Hrsg) Problemsituationen in der Perinatalmedizin. Enke, Stuttgart, S 1

Romero R, Mazor M, Oyarzun E, Sirtori M, Wu YK, Hobbins JC (1989) Is genital colonization with mycoplasma hominis or ureaplasma urealyticum associated with prematurity/low birth weight? Obstet Gynecol 73:532

Romero R, Oyarzun E, Mazor M, Sirtori M, Hobbins JC, Bracken M (1989) Meta-Analysis of the relationship between asymptomatic bacteriuria and preterm delivery/low birth weight. Obstet Gynecol 73:576

Rouse JD, Goldenberg RL, Cliver SP, Cutter GR, Mennemeyer ST, Fargason CA (1994) Strategies for the prevention of early-onset neonatal group B streptococcal sepsis: A decision analysis. Obstet Gynecol 83:483

Ryan GM, Abdella TN, McNeeley SG, Baselski VS, Drummond DE (1990) Chlamydia trachomatis infection in pregnancy and effect of treatment on outcome. Am J Obstet Gynecol 162:34

Schneider H, Naiem A, Malek A, Hänggi W (1994) Ätiologische Klassifikation der Frühgeburt und ihre Bedeutung für die Prävention. Geburtsh Frauenheilk 54:12

Seo K, McGregor JA, French JI (1992) Preterm birth is associated with increased risk of maternal and neonatal infection. Obstet Gynecol 79:75

Silver HM, Sperling RS, St. Clair PJ, Gibbs RS (1989) Evidence relating bacterial vaginosis to intraamniotic infection. Am J Obstet Gynecol 161:808

Silverman NS, Sullivan M, Hochmann M, Womack M, Jungkind DL (1994) A randomized, prospective trial comparing amoxicillin and erythromycin for the treatment of Chlamydia trachomatis in pregnancy. Am J Obstet Gynecol 170:829

Sweet RL, Landers DV, Walker C, Schachter J (1987) Chlamydia trachomatis infection and pregnancy outcome. Am J Obstet Gynecol 156:824

Thomsen AC, Morup L, Hansen KB (1987) Antibiotic elimination of group B streptococci in urine in prevention of preterm labour. Lancet 591

Wager GP, Martin DH, Koutsky L, Eschenbach DA, Daling JR, Chiang WT, Alexander ER, Holmes KK (1980) Puerperal infectious morbidity: Relationship to route of delivery and to antepartum Chlamydia trachomatis infection. Am J Obstet Gynecol 138:1028

Watts DH, Eschenbach DA, Kenn GE (1989) Early postpartum endometritis: The role of bacteria, genital mycoplasmas, and Chlamydia trachomatis. Obstet Gynecol 73:52

Watts DH, Krohn M, Hillier SL, Eschenbach DA (1990) Bactrial valginosis as a risk factor for post-cesarean endometritis. Obstet Gynecol 75:52

Williams CM, Okada DM, Marshall JR, Chow AW (1987) Clinical and microbiologic risk evaluation for post-cesarean section endometritis by multivariate discriminant analysis: role of intraoperative mycoplasma, aerobes, and anaerobes. Am J Obstet Gynecol 156:967

Wolner-Hanssen P (1993) Trichomonas vaginitis. In: Elsner P, Martius J (eds) Vulvovaginitis. Marcel Dekker, New York, S 365

Wie wirksam und gefährlich ist die Tokolyse?

L. Spätling

MERKE:

1. Der direkt wehenhemmende Effekt der Betamimetika verführt den Geburtshelfer, das Symptom Wehen zu therapieren und nicht die ursächliche Störung vorzeitiger Wehentätigkeit.
2. Unter Kenntnis des Wirkungsmechanismus betaadrenerger Substanzen und Beachtung von Indikationen und Kontraindikationen ist die herkömmliche kontinuierliche Tokolyse nebenwirkungsreich aber ungefährlich.
3. Die orale Therapie vorzeitiger Wehen mit Betamimetika ist nicht sinnvoll. Die i.v. Gabe kann die Geburt hinauszögern, aber die Statistiken zeigen keine Senkung der kindlichen Morbidität.
4. Die Magnesiumsubstitution ist eine Basismaßnahme zur Verhütung und Behandlung vorzeitiger Wehen.
5. Bei Notwendigkeit einer i.v. Tokolyse ist die pulsatile Applikation von Fenoterol in Form der Bolustokolyse die ungefährlichste und bei geringstem Medikamentenbedarf auch die nebenwirkungsärmste Form einer wehenhemmenden Therapie.

Vorzeitige Wehen: ein Symptom

Angesichts zunehmender Erfolge der Neonatologie einerseits, erheblicher mütterlicher Nebenwirkungen der Betamimetikatherapie mit fraglichem Nutzen andererseits, ist die Diskussion über den Sinn der Tokolyse aktuell.

Es ist nicht das Thema der vorliegenden Betrachtung, die multifaktoriellen Ursachen der vorzeitigen Wehen abzuhandeln, aber es sollte darauf hingewiesen werden, daß fast alle Ursachen der vorzeitigen Wehentätigkeit mit einer Störung der Homöostase der werdenden Mutter verbunden sind. Für diese Störung sind vorzeitige Wehen nur ein Symptom. Mit einer Tokolyse wird nur dieses Symptom, nicht aber die zugrundeliegende Krankheit behandelt.

Was ist gesichert?

Orale Betasympathikomimetika zeigen die dieser Substanzgruppe entsprechenden Wirkungen an Herz und Kreislauf. Der Wunsch, eine vergleichbar deutliche Wirkung auch am Uterus zu erreichen, hat dazu geführt, daß Betamimetika in großem Umfang – 10% der Schwangerschaften – verordnet werden (Grospietsch 1991). Aber es fehlen Studien, die ihre Wirksamkeit bei der Hemmung der Frühgeburtlichkeit zeigen (Kierse et al. 1989). Deshalb wird eine orale Tokolyse auch von der Standardkommission der Deutschen Gesellschaft für Perinatale Medizin abgelehnt.

Zur intravenösen Tokolyse: Es steht außer Zweifel, daß die intravenöse Tokolyse zur intrauterinen Reanimation ihren Stellenwert bei der Geburtsleitung besitzt, was sich in Mikroblutgasanalyse unter der Geburt und „fetal outcome„ nachvollziehen läßt. Der positive Effekt im Sinne einer Verringerung der Frühgeburtlichkeit läßt sich nur schwer nachweisen. Zu Fenoterol (Partusisten), das in Deutschland am meisten verordnete Tokolytikum, existieren keine kontrollierten Studien (Kierse et al. 1989). So muß bei der Beschreibung von Wirkung und Nebenwirkung auf Studien mit Ritodrine zurückgegriffen werden, dessen Verwendung wegen seiner durch die lange Halbwertszeit bedingten schlechten Steuerbarkeit problematisch ist.

Beispielhaft sei die Problematik an einer Studie der „Canadian preterm labour investigators group" (1992) dargelegt, die den Nutzen einer Tokolyse generell in Frage stellt. In dieser Multicenterstudie konnte trotz eines Gewinnes von 48 Stunden zur Lungenreifeinduktion die perinatale Mortalität nicht gesenkt werden. Dieses Ergebnis wird der hohen mütterlichen Morbidität, die für das Lungenödem mit 3–9% angegeben wird, gegenübergestellt. Studien zum Nachweis der Wirksamkeit sind problematisch in bezug auf das Studiendesign. Die Aufnahmekriterien, ein mindestens 2 cm eröffneter Muttermund und eine deutliche Verkürzung der Zervix, weisen auf einen zu späten Behandlungsbeginn hin, an dem die Kaskade der zur Frühgeburt führenden Reaktionen nicht mehr aufzuhalten ist.

Eine Metaanalyse von Kierse und Mitarbeitern (1989) zeigt eine signifikante Verzögerung der Geburt durch Betamimetika um 48 Stunden. In dieser Zeit wird wohl ein wesentlicher ärztlicher Beitrag zur Senkung der perinatalen Mortalität durch Stabilisierung der mütterlichen und kindlichen Situation in Form von Hospitalisation, Lungenreifeinduktion und Verlegung in ein Zentrum geleistet. Diese Analyse zeigt auch eine geringere Inzidenz von Frühgeburten durch Gabe von Betamimetika ohne den Nachweis eines positiven Effektes auf das Geburtsgewicht, die Dauer der Gesamtschwangerschaft, Morbidität, Mortalität und Inzidenz eines Atemnotsyndroms (RDS). Diese Verringerung der Frühgeburthäufigkeit wird zum größten Teil dadurch bewirkt, daß durch die Tokolyse die Grenze von 36+6 nach 37+0 Schwangerschaftswochen, an der Frühgeburt und Termingeburt definiert werden, mit Hilfe der Tokolyse überschritten wird. Ein Unterschied zwischen dem behandelten und unbehandelten Kollektiv besteht nicht, da in diesem späten Gestationsalters per se eine geringere Mortalität, Morbidität und RDS-Inzidenz besteht, wodurch ein möglicher Effekt zu einem früheren Zeitpunkt verwischt wird.

Wirkungen und Nebenwirkungen

Allgemeine Nebenwirkungen

Die zunehmende Kenntnis der Wirkungen und Nebenwirkungen hat dazu geführt, daß die fatalste der Komplikationen einer Betamimetikatherapie, das Lungenödem, heute der Vergangenheit angehört. Kurz seien noch einmal die allgemeinen Beschwerden wie Schwäche, Beklemmungsgefühle, Hitzegefühl, Unruhe, Tremor, Übelkeit und Obstipation, aber auch Wassereinlagerung in Erinnerung gerufen.

Wirkung auf die Niere

Zu Beginn einer Therapie kann durch Weitstellung der Gefäße und der dadurch resultierenden relativen Hypovolämie als Gegenregulation die Nierendurchblutung so stark reduziert sein, daß es für Stunden zu einer Anurie kommen kann, und die Ausscheidung in den ersten 2 Tagen stark vermindert ist. Trotz der intravenösen und oralen Flüssigkeitszufuhr ist das Durstgefühl gesteigert, was zu einer Verstärkung der Hyperhydratation führen kann (Grospietsch 1993).

Wirkung auf die Lunge

Das Absinken des kolloidosmotischen Druckes ist eine Vorbedingung für den Austritt von Flüssigkeit in den extravasalen Raum. Zudem steigt das Herzminutenvolumen, und der Gefäßwiderstand in der Lunge sinkt. Als Folge der Volumenbelastung kommt es zum Anstieg des Druckes in den Pulmonalarterien, was zusammen mit dem abgesunkenen kolloidosmotischen Druck zum Lungenödem führen kann. In der Literatur wird eine erhöhte Inzidenz bei der Gabe von Glukokortikoiden, Prostaglandinsynthesehemmern und hochdosierter i.v.-Magnesiumgabe allein oder als Additiv beschrieben (Grospietsch 1993). An dieser Stelle sei auf die mögliche Ursache für die hohe Zahl der Lungenödeme bei der Verwendung von Ritodrine verwiesen. Nach den ersten Zeichen eines beginnenden Lungenödems benötigt der Körper zur Elimination bei Ritodrine im Vergleich zu Fenoterol mehr als 7mal länger (19 min vs. 156 min) (Rominger 1978, Caritis et al. 1990). So ist die Chance, ein beginnendes Lungenödem zu koupieren, unter Fenoterol wesentlich größer.

Wirkung auf den Kohlenhydrat- und Fettstoffwechsel

Betamimetika bewirken eine Glykogenolyse und damit einen Anstieg des Blutzuckers, des Insulins, des Laktats und des Pyruvats im Serum. Die sauren Stoffwechselprodukte wie Laktat und Pyruvat erhöhen die Gefahr einer Ketozidose bei latenten und manifesten Diabetikern. Bei gleichzeitiger Gabe von Glukokortikoiden wird diese Problematik noch verstärkt. Die durch betaadrenerge Substanzen stimulierte Lipolyse zeigt sich in einer Erhöhung der freien Fettsäure Glycerin, Neutralfett, β-Hydroxybuttersäure und Acetessigsäure im Plasma. Hierdurch kann eine Entgleisung in Richtung auf eine Ketoazidose verstärkt werden (Grospietsch 1993). Aus dem Ebengesagten und dem Wissen um die Verstärkung der schwangerschaftsbedingten Kreislaufbelastung ist die Gefährdung der Mutter unter der Tokolyse und die Kontraindikationen für diese Therapie abzuleiten. Dieses Wissen scheint dazu geführt zu haben, daß zumindest im deutschsprachigen Raum nicht mehr über Komplikationen berichtet wird.

Therapeutischer Zwiespalt

Mit der Behandlung vorzeitiger Wehen befindet sich der Arzt vor einem therapeutischen Dilemma. Einerseits führt nicht jede vorzeitige Wehentätigkeit zur Frühgeburt, andererseits ist durch eine hochdosierte nebenwirkungsreiche Therapie eine Frühgeburt nicht sicher zu verhindern. Somit werden Frauen mit relativ hohen Dosen möglicherweise gefährdender Tokolytika über Wochen unnötig behandelt.

Sollte unter diesen Aspekten eine Wehenhemmung erfolgen, dann ist es sinnvoll, so wenig betaadrenerge Substanzen so kurz wie möglich zur Anwendung kommen zu lassen.

Magnesiumsubstitution

Die Magnesiumsubstitution ist die erste und wesentliche medikamentöse Maßnahme bei vorzeitiger Wehentätigkeit. Sie ist kein Tokolytikum im eigentlichen Sinne. Mit einer Magnesiumsubstitution werden nur die Wehen gehemmt, die durch den in der Schwangerschaft häufig anzutreffenden Magnesiummangel verursacht werden. In einer Doppelblindstudie konnte mit dieser Maßnahme eine Reduktion der mütterlichen und kindlichen Morbidität sowie der Frühgeburtlichkeit gezeigt werden (Spätling u. Spätling 1988).

Bolustokolyse

Im Hinblick auf die Dosisreduzierung von Betamimetika ist die Bolustokolyse als pulsatile Applikation von Fenoterol zu erwähnen. Dieses

Verfahren wurde unter der Vorstellung entwickelt, daß die Beeinflussung des Organismus durch Adrenalin pulsatil erfolgt. Im Vergleich zur kontinuierlichen Tokolyse ist mit diesem Verfahren eine Tokolyse mit weniger Substanz und damit weniger Nebenwirkungen möglich. Bei vorzeitiger Wehentätigkeit wird eine Bolustokolyse mit einer pulsatil arbeitenden Spritzenpumpe unter CTG-Kontrolle im Kreißsaal zunächst mit Intervallen von 3 Minuten bei einer mittleren Dosis von 4 μg begonnen. Sobald die Wehentätigkeit nachläßt, wird das Intervall auf 6, am nächsten Tag auf 12, wenn möglich, am übernächsten Tag auf 24 Minuten verlängert und nach Möglichkeit am darauf folgenden Tag abgestellt. Mit dieser Methode konnte der gleiche Effekt wie bei einer kontinuierlichen Tokolyse festgestellt werden, die benötigte Dosis aber betrug nur 1/5 (Spätling et al. 1989). Entsprechend wurden weniger Nebenwirkungen beobachtet. Bisher wurde unter Bolustokolyse kein Lungenödem gesehen.

Perspektiven

Wehengesteuerte Tokolyse

Obwohl Frequenz und Intensität vorzeitiger Wehen nicht gleichmäßig über den ganzen Tag verteilt sind, wird normalerweise die Betamimetikadosis nur aufgrund eines ein- bis zweimal pro Tag aufgezeichneten aktuellen Tokogramms, das einen unsicheren Ausschnitt aus der Gesamtwehentätigkeit wiedergibt, eingestellt. Mit dem Wunsch, diese Dosis der aktuellen Wehentätigkeit anzupassen, wird an der Universitäts-Frauenklinik der Ruhr-Universität Bochum an einer zusätzlichen Betamimetikareduktion durch Weiterentwicklung der Bolustokolyse gearbeitet, bei der unter permanenter Wehenaufzeichnung die Betamimetikadosis der aktuellen Wehentätigkeit angepaßt wird.

Vierkanaltokographie

Der oben beschriebene Zwiespalt verweist auf die Notwendigkeit, mehr Wissen über die uterine Aktivität zu erhalten. Mit Blick auf das wehenkontrollierte Therapiesystem ist ein Schwerpunkt der eigenen Forschung die Entwicklung neuer Methoden der Wehenaufzeichnung, um im Idealfall Kontraktionen, die zu einer Frühgeburt führen, von den Kontraktionen, die nicht zu einer Frühgeburt führen, unterscheiden zu können. Einer der Ansätze ist, die uterine Aktivität über allen 4 Quadranten des Uterus aufzuzeichnen. Die Vierkanaltokographie erhöht nicht nur die Anzahl der aufgezeichneten Kontraktionen, sondern läßt auch die Erkennung von Wehenmustern in Korrelation zur Frühgeburt zu (Behrens et al. 1993).

Zusammenfassung

Eine gezielt eingesetzte intravenöse Tokolyse mit Betamimetika ist besonders bis zum Abschluß der 34. Woche eine sinnvolle therapeutische Maßnahme. Eine Tokolyse sollte nicht nur das „Fetal outcome" verbessern, sondern auch die werdende Mutter beruhigen und Zeit gewinnen für eine Klassifizierung der vorzeitigen Wehentätigkeit und den Beginn einer eventuell möglichen spezifischen Therapie. Je schwerer ein Effekt der Tokolyse aufzuzeigen ist, desto mehr muß auf eine möglichst geringe mütterliche Gefährdung geachtet werden. Sowohl ein kritikloser Gebrauch von Betamimetika, als auch ein therapeutischer Nihilismus könnten zum Verlust eines wichtigen geburtshilflichen Instrumentes führen.

Literatur

Behrens C, Hasenburg A, Steffens J, Fallenstein F, Spätling L (1993) Vierkanaltokographie bei vorzeitiger Wehentätigkeit. In: Spätling L, Fallenstein F (Hrsg) Bolustokolyse in Theorie und Praxis. Steinkopff, Darmstadt, S 85–90

Caritis SN, Venkataramanan R, Darby MJ, Chiao PJ, Krew M (1990) Pharmacokinetics of ritodrine administered intravenously: recommendations for changes in the current regimen. Am J Obstet Gynecol 162:429–437

Grospietsch G (1991) Medikamentöse Tokolyse bei der drohenden Frühgeburt: Was ist gesichert in der Therapie? Gynäkologe 24:188–197

Grospietsch G (1988) Standardkomission der Deutschen Gesellschaft für Perinatale Medizin: Tokolyse. Frauenarzt 783–792

Grospietsch G (1993) Wirkungen bzw. Nebenwirkungen der betamimentischen tokolytischen Therapie bei Mutter und Kind. In: Spätling L, Fallenstein F (Hrsg) Bolustokolyse in Therapie und Praxis. Steinkopff, Darmstadt, S 143–162

Kierse MJNC, Grant A, King JF (1989) Preterm Labour. In: Chalmers J, Enkin J, Keirse MJNC (eds) Effective care in pregnancy and childbirth. Oxford Univ Press, Oxford, pp 694–745

Rominger KL (1978) Zur Pharmokokinetik von Partusisten. In: Jung H, Friedrich E (Hrsg) Fenoterol bei der Behandlung in der Geburtshilfe und Perinatologie. Georg Thieme Stuttgart, S 15–20

Spätling L, Spätling G (1988) Magnesium supplementation during pregnancy: a double blind study. Br J Obstest Gynaecol 95:120–125

Spätling L, Fallenstein F, Schneider H, Dancis J (1989) Bolus tocolysis: treatment of preterm labor with pulsatile administration of betaadrenergic agonists. Am J Obstet Gynecok 160:713–717

Der totale Muttermundverschluß (TMV) – ein operatives Verfahren zur Prophylaxe von Infektionen bei Risikoschwangerschaften

K. Hormel und W. Künzel

MERKE:

1. Die aszendierende Infektion der Vagina mit daraus resultiernder Zervixinsuffizienz und vorzeitiger Wehentätigkeit ist häufig die Ursache von Spätaborten und Frühgeburten.
2. Um eine Aszension der Keime zu verhindern, wird an der Universitätsfrauenklinik Gießen seit 1982 bei Patientinnen mit belasteter Anamnese oder akuten Ereignissen in der Schwangerschaft, wie vorzeitigem Blasensprung oder Fruchtblasenprolaps, der totale Muttermundverschluß (TMV) durchgeführt.
3. Nach dem relativ einfachen operativen Verfahren können die Patientinnen in der Regel ambulant weiterbetreut werden.
4. 73,1% der vorausgegangenen Schwangerschaften ohne TMV aus dem Gießener Kollektiv endeten vor der 38. Schwangerschaftswoche, nach dem totalen Muttermundverschluß gelangten 50,7% der Patientinnen zum Termin.
5. Der TMV ist somit ein wirksames Verfahren, um in vielen Fällen eine Frühgeburt zu verhindern und eine Verlängerung der Schwangerschaft zu bewirken.

Das vorzeitige Ende einer Schwangerschaft, als Abort oder Frühgeburt ist ein Geschehen, dessen Ursache nicht immer eindeutig zu klären ist. In den meisten Fällen handelt es sich um ein einmaliges Ereignis. Kommt es jedoch zu einem gehäuften Auftreten von Spätaborten oder Frühgeburten, so sollte die Ursache geklärt und ein zuverlässiges therapeutisches Konzept erstellt werden. Der totale Muttermundverschluß (TMV), der an der Unifrauenklinik Gießen seit 1982 durchgeführt wird, stellt ein wirksames operatives Verfahren dar, um in vielen Fällen mit vorbelasteter Anamnese eine Verlängerung der Schwangerschaft zu erreichen.

Gründe für den totalen Muttermundverschluß

Eine der häufigsten Ursachen von Abortneigung und Frühgeburtlichkeit ist, wie wir heute wissen, die aszendierende Infektion der Vagina oder Zervix [2]. Die von den Infektionserregern freigesetzte Phospholipase A2 bewirkt, über Stimulation des Arachidonsäuremetabolismus, die Freisetzung der Prostaglandine E2 und F2α, die ihrerseits an der Zervix Wehen auslösen können [3]. Außerdem gibt es Hinweise, daß die Phospholipase A2 durch eine Abspaltung von Phospholipiden zur Strukturänderung β-adrenerger Rezeptoren führt [4]. Diese Strukturveränderung geht mit einer Verminderung der Bindungskapazität der Katecholamine einher, so daß der relaxierende Effekt von Adrenalin bzw. seinen Derivaten auf das Myometrium abgeschwächt wird. Die daraus resultiernde Zervixinsuffizienz und Öffnung des Muttermundes dient als Pforte für aufsteigende Infektionen mit der Gefahr eines Amnioninfektionssyndroms und eines vorzeitigen Blasensprungs [5].

Jedoch auch chromosomale Störungen und immunologische Faktoren können vor allem in der Frühschwangerschaft Aborte bedingen. Soziale Faktoren, wie familiäre Belastung, Streß oder Berufstätigkeit kommen ebenfalls als Ursache für das vorzeitige Ende einer Schwangerschaft in Frage. Bei Patientinnen mit Blutungen in der Frühschwangerschaft tritt häufiger im weiteren Schwangerschaftsverlauf eine Frühgeburt auf.

Der totale Muttermundverschluß ist in Fällen mit durch Infektionen belasteter Anamnese das derzeit einzig mögliche Verfahren, der Infektion der Amnionhöhle mit pathogenen Keimen und damit einem vorzeitigen Ende der Schwangerschaft vorzubeugen. Der TMV soll die Aszension von Keimen aus der Vagina und Zervix in den Uterus verhindern und einer vorzeitigen Wehentätigkeit vorbeugen.

Um eine Zervixinsuffizienz, die durch eine Infektion verursacht wird, rechtzeitig zu erkennen, sind regelmäßge Kontrollen des Portiobefundes im Rahmen der Schwangerenvorsorge notwendig.

Dabei sollte vor allem die Länge und Konsistenz der Zervix beurteilt werden [1]. Ein wichtiges Hilfsmittel zur objektiven Beurteilung der Zervixlänge ist der vaginale Ultraschall. Zwischen der 12–38. SSW sollte die Zervixlänge 4,8–1 cm betragen.

Geschichte des TMV

Schon sehr früh wurde der totale Muttermundverschluß von Szendi zur Verhinderung von fortgeschrittenen Fehl- oder Frühgeburten durchgeführt und empfohlen [8]. Saling griff dieses Vorgehen 1981 wieder auf und beschrieb erstmals den frühen totalen Muttermundverschluß [6, 7]. Dabei stand vor allem die Verhinderung einer aszendierenden Infektion im Vordergrund.

Der totale Muttermundverschluß sollte frühzeitig, jedoch nicht vor der 12. SSW durchgeführt werden, um eine wirksame Infektionsprophylaxe zu erreichen. Es sollte sichergestellt sein, daß die Schwangerschaft intakt ist und fetale Entwicklungsstörungen nicht zu erwarten sind [2]. Bei belasteter Anamnese sollte das Ergebnis der pränatalen Diagnostik mit Chromosomenanalyse abgewartet werden.

Indikationen zum TMV

An der Uniklinik Gießen ist der TMV im Zeitraum von 1982–1993 bei 150 Patientinnen durchgeführt worden. Lediglich von 4 Patientinnen ist der Ausgang der Schwangerschaft nicht bekannt.

Die Indikation zum TMV ergibt sich aus den anamnestischen Risiken bei Patientinnen, die in den vorausgegangenen Schwangerschaften vor allem infektionsbedingte Spätaborte oder Frühgeburten erlitten haben, und bei denen in der jetzigen Schwangerschaft ein ähnlicher Verlauf befürchtet werden muß. Des weiteren ergibt sich die Indikation auch aus akuten Ereignissen in einer Schwangerschaft, wie z.B. das Auftreten eines Fruchtblasenprolapses oder eines Blasensprunges ohne Infektionszeichen vor der 28. SSW.

Der Muttermundverschluß wird nicht mehr vorgenommen bei zu weit fortgeschrittener Dilatation des Muttermundes oder Zeichen der Infektion mit nicht zu unterdrückender Wehentätigkeit [2]. Eine Übersicht der Indikationen zum TMV bei den 150 Patientinnen aus dem Gießener Kollektiv gibt Tabelle 1.

Bei den Patientinnen aus dem Gießener Kollektiv bestehen ferner erhebliche anamnestische Risiken im Vergleich zur Hessischen Perinatalerhebung von 1993 und den Schwangeren aus demselben Zeitraum an der Frauenklinik Gießen (Tabelle 2).

Tabelle 1. Indikationen zum totalen Muttermundverschluß bei 150 Patientinnen von 1982–1993 im Gießener Kollektiv (Mehrfachnennungen möglich)

Indikation	Häufigkeit	
	[N]	[%]
Aborte u. Frühgeb. in Anamnese	118	78,7
Mehrlingsgrav.	18	12
Fruchtblasenprolaps	15	10
Blasensprung	21	14

Tabelle 2. Anamnestische Schwangerschaftsrisiken bei Patientinnen der Gießener Frauenklinik (UFK), Patientinnen mit totalem Muttermundverschluß (TMV) und im Kollektiv der Hessischen Perinatalerhebung von 1993 (HEPE)

	TMV [n = 150]	HEPE 1993 [n = 58430]	UFK 1993 [n = 1174]
Sterilitäts-behandlung	8,0%	2,0%	3,0%
Uterus-operationen	13,3%	0,8%	1,1%
Schwangere > 35 J.	23,3%	8,6%	13,9%
2 oder mehr Aborte	36,0%	5,2%	7,9%
Frühgeburten	33,3%	1,3%	1,5%

Es besteht im Kollektiv der TMV-Patientinnen eine deutlich höhere Abortrate in der Anamnese (36% vs. 5,2%), eine erhöhte Anzahl von vorausgegangenen Frühgeburten (33,3% vs. 1,3%) und häufigeren Uterusoperationen (13,3% vs. 0,8%).

Des weiteren ist bei 28 Patientinnen (18,7%) in der vorausgegangenen Schwangerschaft eine Cerclage durchgeführt worden, bei 14 Patientinnen aus dem Gießener Kollektiv handelt es sich um einen Status nach Konisation.

Perioperative Prophylaxe

Da Infektionen eine wesentliche Ursache für vorzeitige Wehen und Frühgeburtlichkeit darstellen, muß vor der Durchführung des TMV sichergestellt sein, daß keine akute Infektion vorliegt. Die Ergebnisse der präoperativ durchgeführten Keimanalysen der Zervikalabstriche zeigt Tabelle 3.

Tabelle 3. Nachweis von Keimen und Häufigkeit von Infektionszeichen im Zervixabstrich bei 150 Patientinnen aus dem Gießener Kollektiv

Keimnachweis/Keimart		44,6%
Enterokokken	21,3%	
Mykoplasmen	12,7%	
E. coli	10,7%	
Streptokokken	6,0%	
Staphylokokken	6,0%	
Enterobacter	3,3%	
Chlamydien	2,0%	
Kein Keimnachweis		30,7%
Klinischer Hinweis		24,7%

In 46,6% der Fälle aus dem Gießener Kollektiv konnten präoperativ Keime aus dem Zervikalabstrich nachgewiesen werden. Am häufigsten fanden wir Enterokokken (21,3%), gefolgt von Mykoplasmen (12,7%) und E. coli (10,7%). Bei 30,7% der Patientinnen konnte kein Keimnachweis erbracht werden, bei 24,7% bestand der klinische Verdacht auf eine Infektion.

Bei nachgewiesenen Keimen erfolgt die gezielte Antibiose nach Antibiogramm, bevor der Muttermundverschluß vorgenommen wird. In jedem Fall erfolgt jedoch präoperativ eine Antibiose mit einem Zephalosporin und Metronidazol, da davon ausgegangen werden muß, daß vorhandene Keime bei der präoperativen Analyse häufig nicht nachgewiesen werden. Die Verabreichung von einem Betasympathomimetikum perioperativ ist ebenfalls sinnvoll, da uterine Kontraktionen häufig in der Frühgravidität nicht registriert werden können [9].

Des weiteren werden zum rechtzeitigen Erkennen einer Infektion, neben regelmäßigen Zervixabstrichen und Beurteilungen des Nativpräparates, die Leukozytenzahlen und das C-reaktive Protein (CRP) kontrolliert.

Operatives Vorgehen beim TMV

Das operative Verfahren ist relativ einfach und schematisch in Abb. 1 dargestellt. Nach Lagerung der Patientin in Lithotomieposition und Desinfektion der Genitale wird die Portio lateral mit zwei Haltefäden gezügelt. Der Zervikalkanal wird zunächst mit 2–3 Nähten verschlossen (3×0 Vicryl). Anschließend erfolgt die Deepithelialisierung der Portio (8–10 mm) ohne Blutstillung.

In zweiter Nahtreihe wird die subepitheliale Schicht mit 2×0 Vicryl adaptiert, wobei diese Nahtreihe gleichzeitig der Blutstillung dient. Zum Schluß erfolgt die Intrakutannaht mit einem Prolenefaden, der ca. 10–14 Tage später entfernt wird.

Postoperative Nachsorge

Die Patientinnen können in der Regel nach dem operativen Eingriff und stationären Aufenthalt ambulant unter engmaschiger Kontrolle der Infektionsparameter, wie Leukozyten- und CRP-Werte, sowie Kontrolle der Zervixabstriche betreut werden. Die prophylaktische Gabe eines Antibiotikums ist nicht erforderlich, wenn die Zervixabstriche Keimfreiheit aufweisen und das Nativpräparat und der Por-

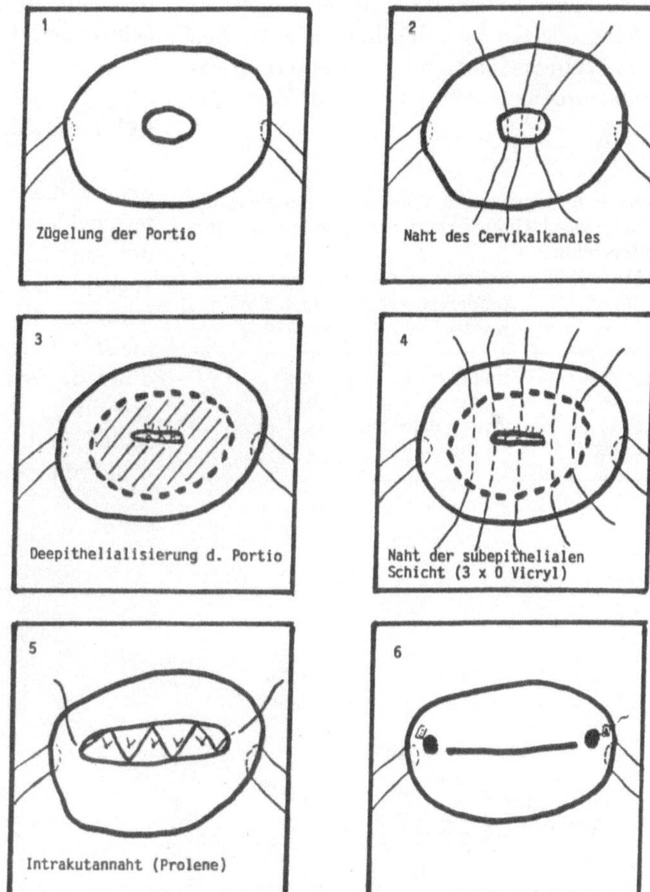

Abb. 1. Operative Schritte beim totalen Muttermundverschluß

tiobefund nicht suspekt sind. Eine gezielte Antibiose sollte beim Nachweis von Keimen in den Abstrichen erfolgen. Besteht gleichzeitig Wehentätigkeit mit der Gefahr der Öffnung des Muttermundverschlusses, so sollte die Patientin unter stationären Bedingungen weiterbetreut werden.

Schwangerschaftsverlauf nach TMV

Um die Effektivität der Therapie des totalen Muttermundverschlusses zu überprüfen, steht uns lediglich der Vergleich mit den vorausgegangenen Schwangerschaften der Patientinnen zur Verfügung (Tabelle 4).

In der Anamnese der 150 Patientinnen aus dem Gießener Kollektiv bestanden insgesamt 286 Schwangerschaften, die älter als 12 Wochen waren. Frühere Aborte oder Extrauteringraviditäten wurden nicht berücksichtigt. Von 4 Patientinnen ist der Ausgang der Schwangerschaft nicht bekannt.

Tabelle 4. Ananmestische Schwangerschaftsverläufe und Schwangerschaftsverlauf nach totalem Muttermundverschluß

	Anamnese [n = 286]	Nach TMV [n = 146]
13–16. SSW	36 (12,6%)	2 (1,3%)
17–28. SSW	123 (43,0%)	29 (19,9%)
29–37. SSW	50 (17,5%)	41 (28,1%)
>38. SSW	77 (26,9%)	74 (50,7%)

209 der vorausgegangenen Schwangerschaften (73,1%) endeten vor der 38. SSW, mit einem hohen Anteil von Aborten zwischen der 17. und 28. Schwangerschaftswoche (43%).

Nach Durchführen des Muttermundverschlusses gelangten 74 Patientinnen (50,7%) zum Termin.

Abb. 2 zeigt die Summenkurve der Schwangerschaftsverläufe vor und nach Durchführung des totalen Muttermundverschlusses bei den Patientinnen aus dem Gießener Kollektiv.

Während die Hälfte aller Schwangerschaften in der Anamnese als Abort vor der 26. Schwangerschaftswoche endete, wurde nach Durchführen des Muttermundverschlusses die Hälfte der Patientinnen nach der vollendeten 36. Schwangerschaftswoche entbunden.

Geburtsleitung nach TMV

Bei unauffälligem Schwangerschaftsverlauf unterscheidet sich die Geburtsleitung nicht von der einer „normalen" Geburt. Kommt es unter Wehentätigkeit nicht zu einer selbstständigen Öffnung des Zervixverschlusses, kann eine meist schmerzlose Inzision im Bereich der dünnen, membranösen Adhäsionen des Portioepithels vorgenommen werden. Im Anschluß an die Geburt wird die Zervix zur Kontrolle von möglichen Läsionen mit großen Spe-

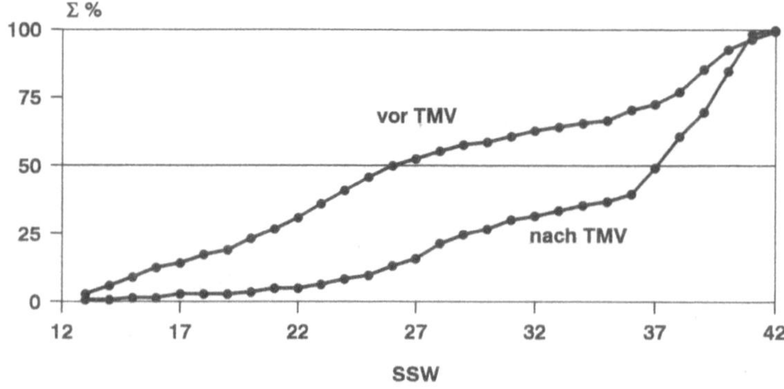

Abb. 2. Summenkurve der anamnestischen Schwangerschaftsverläufe (n = 286) und der Verläufe nach TMV (n = 146) aus dem Gießener Kollektiv

Tabelle 5. Entbindungsmodus nach TMV der 146 Patientinnen aus dem Gießener Kollektiv

Entbindungsmodus	Häufigkeit [n = 146]
Spontanpartus	82 (56,2%)
Spekulumentbindung	14 (9,6%)
Vakuumextraktion	4 (2,7%)
Vag. BEL-Entwicklung	3 (2,1%)
Sectio caesarea	32 (21,9%)
Aborte	11 (7,5%)

kula eingestellt. Sind Defekte im Zervixbereich sichtbar, so werden diese, wenn nötig, operativ versorgt. Postpartal formiert sich die Portio ohne sichtbare Defekte.

Tabelle 5 zeigt den Entbindungsmodus der 146 Patientinnen aus dem Gießener Kollektiv von 1982–1993. 56,2% der Patientinnen konnten spontan entbunden werden, in 21,9% wurde die Sectio caesarea durchgeführt, ein relativ niedriger Anteil, wenn man die Risikoanamnese dieser Patientinnen und die Tatsache, daß in 13 Fällen eine Gemini- und in fünf Fällen eine Drillingsschwangerschaft vorlag, berücksichtigt.

Schlußfolgerung

Der totale Muttermundverschluß ist bei besonders belasteter Anamnese ein effektives operatives Verfahren um die Schwangerschaftsdauer zu verlängern und Spätaborte und Frühgeburten zu verhindern.

Im Einzelfall sollte die Indikation, vor allem bei akut aufgetretenen Ereignissen in der Schwangerschaft unter Berücksichtigung persönlicher und ethischer Gesichtspunkte sehr sorgfältig gestellt werden.

Literatur

1. Kubli F, Arabin B (1984) Frühgeburt. In: Dudenhausen JW (Hrsg) Praxis der Perinatalmedizin, Thieme, Stuttgart New York, S 148
2. Künzel W et al (1987) Der totale Muttermundverschluß – Prophylaxe von intrauterinen Infektionen während der Schwangerschaft. Gießener Gynäkologische Fortbildung, S224
3. Künzel W, Flick K (1990) Operationen in der Schwangerschaft. Kongreß der Deutschen Gesellschaft für Gynäkologie und Geburtshilfe Hamburg 1990. Springer, Berlin Heidelberg New York Tokyo
4. Limbisch LE, Lefkowitz RJ (1976) Adenylate cyclase-coupled beta-adrenergic receptors: Effect of membrane lipid-pertubing agents on receptor binding and enzyme stimulationby catecholamines. Mol Pharmacol 12:559
5. Rücker K, Schuhmann R, Halberstadt E (1988) Sicherung des unteren Eipols durch Kollagenvlieseinlage, Fibrinklebung und Notcerclage. In: Dudenhausen W, Saling E (Hrsg) Perinatale Medizin, 13. Deutscher Kongreß für perinatale Medizin Berlin 197 Bd XII. Thieme, Stuttgart New York, S 231
6. Saling E (1984) Prevention of habitual abortion and prematury by early occlusion of the external os uteri. Eur J Obstet Gynecol Reprod Biol 17:165
7. Saling E (1984) Der frühe totale operative Muttermundverschluß bei anamnestischem Abort-und Frühgeburtsrisiko. Gynäkologe 17:225
8. Szendi B (1961) Vollständiges Zusammennähen des äußeren Muttermundes auf blutigem Wege zur Verhinderung von fortgeschrittenem Abortus und Frühgeburten. Z Gynäkol 27:1083
9. Ulbrich R (1983) Geburtshilfliche Indikationen zur Therapie mit Beta-Sympathomimetika. In: Grospietsch G, Kühnen W (Hrsg) Tokolyse mit Beta-Stimulatoren. Thieme, Stuttgart New York, S 549

Die Vaginalsonographie als „tastende Hand" des Gynäkologen

Die Vaginalsonographie in der Postmenopause zur Endometriumdiagnostik

R. G. W. OSMERS

MERKE:

1. Die Endometriumdicke wird grundsätzlich über beide Endometrienhälften gemessen.
2. Eine evtl. Serometra sollte von der Gesamtdicke subtrahiert werden.
3. Man muß zwischen nicht hormonell substituierten Patientinnen und hormonell substituierten Patientinnen unterscheiden.
4. Pat. mit Tamoxifen-Therapie bilden eine besonders zu beurteilende Gruppe.
5. Die derzeitig empfohlenen Cut-off-level variieren zwischen 8 und 12 mm Endometriumdicke.
6. In sonographischen Zweifelsfällen erweist sich die Cavumauffüllung mit einer NaCl als hilfreich.
7. Mit zunehmender Dicke des Endometriums steigt die Wahrscheinlichkeit eines Endometriumkarzinoms.

Einleitung

Im Gegensatz zum Kollumkarzinom verzeichnen die meisten Industrienationen ein stetiges Ansteigen der Inzidenz des Endometriumkarzinoms. Wenn auch dieses Malignom des weiblichen Genitales sich überwiegend zum Zeitpunkt der klinischen Erstmanifestation zu annähernd 90% in den vermeintlich günstigen Stadien FIGO I und II befinden, wobei die 5-Jahres-Überlebensquote im Stadium FIGO I 75–90% beträgt. Analysiert man dieses scheinbar prognostisch günstige Stadium, so zeigt sich, daß bei Infiltration des Tumors in das äußere Drittel des Myometriums die 5-Jahres-Überlebensquote auf 33% von 90% bei Infiltration des inneren Drittels sinkt [1]. Es muß daher konstatiert werden, daß die myometrane Infiltration zu den bedeutenden Risikofaktoren des Endometriumkarzinoms gezählt werden muß [2]. Ein weiterer Risikofaktor ist das Alter; dies reflektiert die Tatsache, daß zwei Drittel der Patientinnen mit Endometriumkarzinom zum Zeitpunkt der klinischen Erstmanifestation sich in der Postmenopause befinden und ein Drittel prämenopausal, wobei der überwiegende Teil zu diesem Zeitpunkt bereits endokrinologisch als perimenopausal einzustufen ist [2, 3]. Weniger als 2% aller Endometriumkarzinome treten vor dem Alter von 40 Jahren auf. Weitere akzeptierte Risikofaktoren des Endometriumkarzinoms sind das Übergewicht, hier scheint die extraovarielle Östrogensynthese im Fettgewebe die Ausbildung des Endometriumkarzinoms zu begünstigen. Weitere Risikofaktoren bilden der Bluthochdruck und der

Diabetes mellitus, beides jedoch häufig Kofaktoren der Adipositas. In der Diagnostik des Endometriumkarzinoms wird neben der Palpation auch die Exfoliativzytologie eingesetzt, die jedoch keinesfalls eine klinische Bedeutung wie in der Diagnostik des Zervixkarzinoms und dessen Vorstufe erlangen konnte. Dies reflektieren eigene Untersuchungen an der Universitäts-Frauenklinik Göttingen, wobei gezeigt werden konnte, daß in einem 11jährigen Zeitraum von 1980–1990 bei insgesamt 17293 untersuchten Exfoliativzytologien der Zervix bei postmenopausalen Frauen nur in einem einzigen Fall ein asymptomatisches Endometriumkarzinom erkannt werden konnte. Zytologien und Histologien mit Jet-Waschtechniken, Schwämmchen, Bürstchen aus dem Cavum uteri haben sich ebenfalls aufgrund einer geringen Akzeptanz bei Patientinnen und bei Untersuchern nicht durchsetzen können [4, 5], da einerseits die Untersuchungsmethoden zeitaufwendig waren, z. T. aufgrund bis zu 14% stenosierter Zervikalkanäle in der Postmenopause technisch nicht einfach waren oder sich in der Interpretation als schwierig erwiesen [6]. Da 80–90% aller Endometriumkarzinome klinisch durch das Auftreten einer Postmenopausenblutung apparent werden, ist bis heute die fraktionierte Abrasio bei Postmenopausenblutung die bisherige Untersuchungsmethode der Wahl. Seit der Einführung der Vaginalsonographie gewinnt die Beurteilung des postmenopausalen Endometriums an zunehmender Bedeutung. Hierbei geht es nicht nur um die Früherkennung des Endometriumkarzinoms sondern auch dessen Vorstufen. Nur 1% der glandulär zystischen Hyperplasien weisen eine Progression zum Endometriumkarzinom auf, dagegen ist in 80% eine spontane Regression zu erwarten [7]. Bei gleichhoher Rate von Spontanregression bei der adenomatösen Hyperplasie Grad I entwickeln sich etwa 3% zum Endometriumkarzinom. Bei der adenomatösen Hyperplasie Grad II ist bei 69% mit einer Regression und bei 8% einer Progression zum Endometriumkarzinom zu rechnen. Die ungünstigsten Resultate finden sich erwartungsgemäß bei der adenomatösen Hyperplasie Grad III nach Hertig. Bei zwar 23% Progression zum Karzinom finden sich aber immerhin noch 57% Spontanregressionen [7]. Trotz alledem sollte es auch Ziel einer Screeningmethode sein, diese Vorstufen ebenso wie das Endometriumkarzinom zu erkennen. Die Bedeutung wird zusätzlich dadurch unterstrichen, daß bei 17–25% aller Hyperplasien mit Atypien bei der fraktionierten Abrasio dem endgültigen Hysterektomiepräparat in 17–25% ein gut differenziertes Endometriumkarzinom gefunden wird [8, 9]. Insgesamt kann erwartet werden, daß 11–23% aller Hyperplasien mit Atypien eine Progression zum gut differenzierten Endometriumkarzinom aufweisen [7, 10]. Bei adenomatösen Hyperplasien ohne Atypien ist dieser Progressionszeitraum mit 10 Jahren anzusetzen, bei Atypien beträgt er ungefähr 4 Jahre [7].

Vaginalsonographische Beurteilung des Endometriums in der Postmenopause

Typischerweise stellt sich das Endometrium in der Postmenopause als lineares echogenes Band dar [11]. Unter der Hypothese, daß Endometriumkarzinome durch eine Proliferation gekennzeichnet sind und damit assoziiert eine Endometriumdickenveränderung auftritt, haben wir 1986 mit einer prospektiven Studie begonnen, wobei zunächst ausschließlich Patientinnen, die mindestens mehr als 2 Jahre postmenopausal waren und in den letzten Monaten keine hormonelle Behandlung erhalten haben, in die Untersuchung aufgenommen wurden. Insgesamt untersuchten wir 233 Patientinnen mit Postmenopausenblutung und 539 asymptomatische Frauen. Alle Frauen mit Postmenopausenblutung erhielten eine fraktionierte Abrasio; asymptomatische Patientinnen wurden mit einer Endometriumdicke ≥ 8 mm über eine fraktionierte Abrasio abgeklärt. Hierbei zeigte sich, daß unterhalb 8 mm Endometriumdicke weder in der Gruppe *mit* Postmenopausenblutung noch *ohne* Postmenopausenblutung Endometriumkarzinome oder adenomatöse Hyperplasien vorkamen. Dagegen fanden wir 21% Endometriumkarzinome bei Patientinnen mit Postmenopausenblutung und Endometriumdicke ≥8 mm. Mit 20% Endometriumkarzinomen bei asymptomatischen Patientinnen und Endometriumdicke ≥8 mm konnten wir vergleichbare Ergebnisse erzielen. In beiden Gruppen war die Anzahl adenomatöser Hyperplasien mit je 6% identisch. Vergleicht man Ergebnisse aus der Literatur (n = 1084) finden sich in einer Metaanalyse dieser Daten mit Cut- off-Leveln zwischen 6 und 12 mm bei asymptomatischen Frauen in 14,9% Endometriumkarzinome und in 5,2% adenomatöse Hyperplasien. Bei Patientinnen mit Postmenopausenblutung (n = 2175) finden sich in einer vergleichbaren Metaanalyse ähnliche Ergebnisse: 13% Endometriumkarzinome und 3,7% adenomatöse Hyperplasien [11-23]. Faßt man unter diesem Aspekt unsere Ergebnisse zusammen, muß man konstatieren, daß wir bei einer fraktionierten Abrasio aufgrund einer Postmenopausenblutung zwar 3% adenomatöse Hyperplasien und 12% Endometriumkarzinome in unserem Gesamtkollektiv gefunden haben, jedoch bei 32% der Patientinnen histologisch lediglich ein atrophisches Endometrium nachweisen konnten. Dies stimmt sehr gut mit den Ergebnissen von Dallenbach-Hellweg et al. überein, die beschreiben, daß sklerosierende Gefäßveränderungen mit konsekutiven Einblutungen auf dem Boden eines atrophischen Endometriums mit ca. einem Drittel der Fälle die häufigste Ursache einer Postmenopausenblutung darstellen [24]. Demgegenüber weist die Endometriumdickenveränderung als sonographisches Kriterium bei asymptomatischen Patientinnen den Nachteil auf, daß zwar im Gesamtkollektiv nur 3,2% Endometriumkarzinome und 0,9% adenomatöse Hyperplasien gefunden werden, dieses wird jedoch durch nur 0,4% atrophischer Endometrien in der abschließenden Histologie ausgeglichen. Faßt man die Endometriumdickenmessung in der bereits genannten Metaanalyse von 2175 durchgeführten fraktionierten Abrasiones bei Patientinnen mit Postmenopausenblutung zusammen, so ergibt sich in Abhängigkeit eines gewählten Cut-off-Levels zwischen 5 und 10 mm zur Erkennung des Endometriumkarzinoms eine Sensitivität von 93%, eine Spezifität von 67%, ein positiv-prädiktiver Wert von 48% und ein negativ-prädiktiver Wert von 98%. Hierbei muß man sich jedoch jederzeit bewußt machen, daß Spezifität und Sensitivität ein Kompromiß in bezug auf den gewählten Cut-off-Wert darstellen. Anders gesagt, mit zunehmender Spezifität muß man eine abnehmende Sensitivität in Kauf nehmen. Dies wird durch die Tatsache reflektiert, daß bei einem gewählten Cut-off-Level von 8 mm 9,5% der asymptomatischen postmenopausalen Frauen kürettiert werden müßten, wobei 2,2% der Endometriumkarzinome übersehen würden. Wenn man die zugegebenermaßen hohe Rate von fast 10% fraktionierten Abrasiones reduzieren will auf 5,8%, so muß man einen Cut-off-Level von 12 mm wählen, wobei die Reduktion der Eingriffe durch einen Anstieg der übersehenen Karzinome auf 4,8% in Kauf genommen werden muß. In der skandinavischen Endometriumstudie wird aufgrund der dort gefundenen Resultate bereits gefordert, daß bei Patientinnen mit Postmenopausenblutung erst ab einem Endometrium von 5 mm und mehr eine histologische Abklärung durchgeführt werden muß [14]. Hierbei muß jedoch warnend erwähnt werden, daß gestagenabhängige Endometriumkarzinome wie das Klarzellkarzinom oder das papilläre Adenokarzinom durchaus nicht immer mit hohen Proliferationsraten einhergehen muß, sondern im Gegenteil auch das klinische Bild einer Postmenopausenblutung mit schmalem Endometrium aufweisen können. Unter diesem Aspekt ist bis zum Erhalt validerer Daten aus größeren Multicenterstudien Zurückhaltung geboten, diese skandinavische Empfehlung zu übernehmen.

Prognose asymptomatischer Endometriumkarzinome

Die entscheidende Frage beim Screening eines Malignoms ist nicht nur, ob der Tumor in einer ausreichenden Spezifität und Sensitivität erkannt werden kann, sondern ob hier auch eine Senkung der 5-Jahres-Überlebensquote zu erwarten ist. Das von uns überschaute kleine Kollektiv asymptomatischer Karzinome (n = 22) haben wir daraufhin mit den symptomatischen Karzinomen (Postmenopausenblutung) des gleichen Beobachtungszeitraumes verglichen. Hierbei zeigt sich, daß bezogen auf Stadium FIGO I und II die asymptomatischen Endometriumkarzinome mit 4 mm eine hochsignifikant niedrigere myometrane Infiltrationstiefe als solche mit Postmenopausenblutung aufweisen (10 mm). Alle Karzinome bei asymptomatischen Patientinnen befanden sich im Stadium FIGO I, während ein nicht unerheblicher Teil bei den symptomatischen Karzinomen den ungünstigeren Stadien FIGO II–IV zuzuordnen waren. Vergleicht man jedoch isoliert nur das Stadium FIGO I, so zeigt sich, daß der überwiegende Teil (19 von 22 im Stadium Ia und Ib) anzusiedeln waren, während bei den symptomatischen Karzinomen 22 von 40 im Stadium Ic klassifiziert wurden. Ebenso zeigten sich im Durchschnitt günstigere Tumorgradings bei den asymptomatischen Patientinnen als bei den symptomatischen. Bei vorsichtiger Interpretation könnte man hieraus den Schluß ziehen, daß unsere ersten Daten darauf hinweisen, daß ein früh erkanntes Endometriumkarzinom unter Einbeziehung des bedeutenden Risikofaktors der myometranen Infiltrationstiefe eine günstigere Prognose zu haben scheint als solche, bei denen die Postmenopausenblutung die histologische Abklärung initiiert. Dennoch muß man hier einschränkend abwägen, daß u. U. über das Screening auch Karzinome selektioniert werden könnten, die vielleicht nie klinisch manifest geworden wären. Die Beantwortung dieser Frage wird weiteren Studien vorbehalten sein müssen. Unabhängig davon sollte unterstrichen werden, daß der Vorteil einer Früherkennungsuntersuchung des Endometriumkarzinoms nicht nur seinen Vorteil bei der Früherkennung des Endometriumkarzinoms, sondern auch bei der gleichzeitigen Möglichkeit der Beurteilung der Ovarien zu suchen hat.

Auch wenn es bisher zahlreiche Ansätze der sonomorphologischen Beurteilung von Endometrien gibt, so müssen doch die zur Zeit vorliegenden Literaturdaten dahingehend analysiert werden, daß derzeit keine sicheren Kriterien der myometranen Infiltration gegeben sind und bisher noch keine reproduzierbaren sonomorphologischen Kriterien erarbeitet werden können, die eine Differenzierung zwischen gutartigen und malignen Neoplasien des Endometriums erlauben.

Welches klinisches Vorgehen sollte bei verdicktem Endometrium in der Postmenopause gewählt werden? Wir unterscheiden 3 Gruppen:

Gruppe 1 mit einer Endometriumdicke von ≤5 mm wird als normal klassifiziert, und hier reicht unserer Meinung nach ein 12monatiges Kontrollintervall aus. 81% aller postmenopausalen Frauen gehören dieser Gruppe an.

Gruppe 2 mit einer Endometriumdicke von 6–9 mm betrachten wir als suspekt und empfehlen zur Abschätzung einer möglichen Wachstumsdynamik ein sonographisches Kontrollintervall von 3–6 Monaten. Etwa 11% aller postmenopausalen Frauen sind dieser Gruppe zuzuordnen.

Gruppe 3 mit einem Endometrium von ≥10 mm wird von uns als eindeutig pathologisch angesehen; hier empfehlen wir die Durchführung einer fraktionierten Abrasio mit oder ohne Hysteroskopie. 8% der postmenopausalen Frauen gehören dieser Gruppe an. Hierbei muß unterstrichen werden, daß dieses Vorgehen ausschließlich für Patientinnen ohne hormonelle Substitution gilt.

Bei Patientinnen mit hormoneller Substitution muß sicherlich ein vollständig anderes Regime gewählt werden.

Beurteilung des Endometriums in der Postmenopause unter hormoneller Substitution

Prinzipiell haben sonographische Untersuchungen zeigen können, daß die systemische Applikation von Östradiol meßbare Endometriumdickenveränderungen hervorruft, wobei eine Östrogenmonotherapie den stärksten Effekt auf die Endometriumdicke aufweist. Aber auch bei Kombinationspräparaten differenzieren wir zwischen Slow- und Fast-Respondern [25]. Es werden im allgemeinen Endometriumdickenveränderungen bis maximal 18 mm beschrieben. Wir schlagen daher bei Patientinnen mit hormoneller Substitution ein anderes klinisches Vorgehen als bei nichtsubstituierten Patientinnen vor. Wir unterscheiden ebenfalls 3 Risikogruppen:

Gruppe 1 mit einer Endometriumdicke <10 mm wird von uns als normal interpretiert. Sie zieht keine weitere Therapie nach sich, und entsprechend der üblichen Krebsvorsorge sollte eine Kontrollsonographie alle 6–12 Monate durchgeführt werden.

In der **Gruppe 2** mit einer Endometriumdicke von 10–20 mm betrachten wir diesen Befund als suspekt und applizieren über 10 Tage 10 mg Progesteron (z.B. Medrogeston), um eine Entzugsblutung zu induzieren. Ist danach das Endometrium ≤5 mm halten wir eine sonographische Kontrolle bei Fortsetzung der Substitutionstherapie nach 3–6 Monaten für indiziert, um frühe erneute Proliferationen erfassen zu können. Bei persistierenden Endometriumdicken über 5 mm sollte eine histologische Abklärung mittels fraktionierter Abrasio erwogen werden.

In der **Gruppe 3** mit einem Endometrium von mehr als 20 mm Dicke sollte aufgrund dieses pathologischen Befundes ohne Abwarten einer Entzugsblutung eine histologische Klärung mittels fraktionierter Abrasio erfolgen. Sowohl für nichtsubstituierte als auch substituierte Patientinnen gilt gleichermaßen, daß sich bei schwierig zu beurteilenden endometrialen Befunden das Auffüllen des Cavum uteri mit isotoner Kochsalzlösung äußerst hilfreich zur besseren Beurteilung unklarer endometrialer Befunde erwiesen hat.

Farbdopplersonographische Untersuchungen zur Beurteilung des postmenopausalen Endometriums

Inwieweit farbdopplersonographische Untersuchungen normaler und pathologischer Veränderungen des Endometriums zur Differenzierung zwischen benignen und malignen Konditionen herangezogen werden können, befindet sich derzeit noch auf dem experimentellen Niveau. Wir selbst haben in einer prospektiven Studie 32 benigne und 32 maligne endometriale Tumoren untersucht. Hierbei zeigte sich, daß nur 9% der benignen Tumoren eine kombinierte venöse arterielle Vaskularisation im Farbdoppler aufwies, wobei 24% nur venöse Vaskularisation hatten und sogar 67% keine sonographisch nachweisbare Vaskularisation aufwies. Demgegenüber waren alle malignen Tumoren vaskularisiert, wobei nur 17% ausschließlich venöse Vaskularisation aufwiesen und 83% kombiniert venöse arterielle Vaskularisation. Hieraus scheint sich zu ergeben, daß der Nachweis einer arteriellen Vaskularisation mit einer Erhöhung des Risikos für ein Endometriumkarzinom bei pathologisch verdickten Endometrium einhergeht. Wenn auch maligne Tumoren niedrigere Resistance- und Pulsatilitätsindizes aufwiesen (RI 0,46, PI 0,66 (Median)), so unterschieden sie sich jedoch nicht signifikant von den Befunden bei benignen endometrialen Veränderungen (RI 0,65, PI 0,85 (Median)). Dagegen war die Endometriumdicke mit durchschnittlich 26 mm signifikant dicker als bei benignen Tumoren mit durchschnittlich 11 mm endometrialer Dicke. Erste Studien lassen darauf schließen, daß beim Endometriumkarzinom – wie auch in unserer eigenen Studie – eine Zunahme des arteriellen und venösen Blutflusses zu erwarten ist. Desgleichen weisen erste Ergebnisse einen erniedrigten Pulsatilitäts- und Resistance-Index in Endometriumkarzinomen auf, und der einfache Nachweis einer arteriellen Versorgung des verdickten Endometriums erhöht das Risiko für ein mögliches Endometriumkarzinom [26–30].

Patientinnen mit Tamoxifentherapie

Es ist bekannt, daß die Tamoxifentherapie das Risiko für ein Endometriumkarzinom erhöht. In einer rezenten Studie von Kedar et al. konnte gezeigt werden, daß die Tamoxifentherapie zu einer durchschnittlichen Endometriumverdickung auf 12 mm führt [31]. Im Gegensatz zu hormonell substituierten Patientinnen scheint jedoch dieses verdickte Endometrium nicht auf eine progesteroninduzierte Entzugsblutung anzusprechen, so daß eine andere Ursache als eine östrogene Wirkung auf das Endometrium diskutiert werden muß. Da die Tamoxifentherapie inhibierende Effekte auf die Angiogenese haben soll, korrespondiert dies mit den klinischen Befunden, daß sich hinter den tamoxifeninduzierten Veränderungen häufig fibrosierte, wenig vaskularisierte endometriale Polypen verbergen. Publizierte Fälle tamoxifeninduzierter subendometrialer Echogenitäten, die fälschlicherweise für endometriale Veränderungen gehalten wurden [32, 33], können relativ einfach durch Instillation von isotoner Kochsalzlösung ins Cavum uteri von echten endometrialen Neoplasien abgegrenzt werden [17]. Bei diesen Befunden handelt es sich um Endometrioseherde in der Submukosa bzw. im Myometrium im Sinne einer Adenomyosis uteri. Wir empfehlen daher, bei Endometriumdicken von mehr als 10 mm bei Patientinnen unter Tamoxifentherapie eine histologische Abklärung durchführen zu lassen.

Zusammenfassung

Die Vaginalsonographie bietet sich inzwischen als leicht zu erlernende und von den Patientinnen akzeptierte Methode zur Beurteilung des inneren Genitales in der Postmenopause an. Neben der Beurteilung der Ovarien ist sie zur Früherkennung endometrialer Pathologien geeignet. Sie ist jedoch nicht in der Lage, mit Cut-off-Werten oder sonomorphologischen Kriterien zwischen benignen und malignen Tumoren zu differenzieren. Sie bietet aber die Möglichkeit, Risikogruppen zu definieren und kann somit dem klinisch tätigen Kollegen als Entscheidungshilfe für das klinische Vorgehen dienen. Ebenso unerläßlich erscheint die begleitende vaginalsonographische Beurteilung des Endometriums bei hormonell substituierten bzw. antihormonell behandelten Patientinnen in der Postmenopause.

Literatur

1 Baltzer J, Lohe K (1986) Präneoplasien und Karzinome des Endometriums. In: Schmidt-Matthiesen H (Hrsg) Spezielle gynäkologische Onkologie I, 2. Aufl, S 231–263

2 Creasman WT, Weed JC (1981) Carcinoma of endometrium (Figo stages I & II): clinical features and management. In: Copplesond M (ed) Gynecologic Oncology. Churchill Livingston, Edinburg, pp 562–577

3. Kurman RJ, Norris HJ (1987) Endometrial carcinoma. In: Kurman RG (ed) Blaustein's pathology of the female genital tract, 3. ed. Springer, New York

4. Bachet W, Brunner P, Dodenhöfer JDJ, Strobel E (1983) Diagnostische Treffsicherheit der Endometriumzytologie mit Prevical. Geburtsh Frauenheilkd 43:11–14

5. Iversen OE, Sagadal E (1985) The value of endometrial cytology. A comparative study of the Gravlee Jet-Washer, Isaccs Cell Sampcher and Endoscan versus curettage in 600 patients. Obstet Gynecol Surv 40:14–20

6. Mestwerdt W, Kranzfelder D (1983) Neue diagnostische Möglichkeiten beim Endometriumkarzinom und seinen Vorstufen. Gynäkologe 16:87–92

7. Kurman RJ, Kaminski PF, Norris HJ (1985) The behaviour of endometrial hyperplasia, a long-term study of "untreated" hyperplasia in 170 patients. Cancer 56:403–412

8. King R, Townsend PT, Siddle N, Whitehead MI, Taylor RW (1982) Regulation of estrogen and progesterone receptor levels in epithelian and stroma from pre- and postmenopausal endometria. J Steroid Biochem 16:21–29

9. Tavassoli F, Kraus FT (1978) Endometrial lesions in uteri resected for atypical endometrial hyperplasia. Am J Clin Pathol 70:770–779

10. Gusberg SB (1962) Therapeutic implications of endometrial hyperplasia. Acad Med New Jersey Bull 8:207–279

11. Osmers E, Voelksen M, Schauer A (1990) Vaginosonography for early detection of endometrial carcinoma? Lancet 335:1569–1571

12. Abu Hmeidan F, Baier D, Bilck K (1991) Sonographic studies of patients with postmenopausal hemorrhage (endometrium/myometrium index). Zbl Gynäkol 113:707–712
13. Granberg S, Norstrom A, Wikland M (1990) Tumor in the lower pelvis as imaged by vaginal sonography. Gynecol Oncol 37:224–229
14. Karlsson B, Granberg S, Wikland M, Ryd W, Norstrom A (1993) Endovaginal scanning of the endometrium compared to cytology and histology in women with postmenopausal bleeding. Gynecol Oncol 50:173–178
15. Brandner P, Gnirs J, Neis KJ, Hettenbach A, Schmidt W (1991) Value of vaginal ultrasonography in noninvasive assessment of the endometrium of the postmenopausal uterus. Geburtsh Frauenheilkd 51:734–740
16. Seelbach-Göbel B, Rempen A, Kristen P (1991) Vaginal sonography of the endometrium in postmenopause. Initial results of a prospective study. Gynäkol Rdsch 31 (Suppl 2):253–255
17. Osmers R, Völksen M, Kuhn W (1992) Evaluation of the endometrium in postmenopausal women by means of vaginal ultrasound. Rev Fr Gynecol Obstet 87:309–315
18. Granberg S, Wikland M, Karlsson B, Norstrom A, Friberg LG (1991) Endometrial thickness as measured by endovaginal ultrasonography for identifying endometrial abnormality. Am J Obstet Gynecol 164:47–52
19. Dorum A, Kristensen GB, Langebrekke A, Sornes T, Skaar O (1993) Evaluation of endometrial thickness measured by endovaginal ultrasound in women with postmenopausal bleeding. Acta Obstet Gynecol Scand 72:116–119
20. Ghirardini G, Montanari M, Gualerzi C (1990) Carcinoma and endometrial thickness (letter comment). Lancet 335:1569–1571
21. Varner RE, Sparks JM, Cameron CD, Roberts LL, Soong SJ (1991) Transvaginal sonography of the endometrium in postmenopausal women. Obstet Gynecol 199:195–199
22. Weigel M, Schmitt W, Melchert W (1992) Die Eignung metrisch-struktureller Kriterien zur vaginosonographischen Beurteilung des postmenopausalen Endometriums. Zbl Gyäcol 114:420–424
23. Maly Z, Dorr A, Pilka L (1992) Results of transvaginal ultrasound screening for endometrial carcinoma in women at risk after menopause. Cesk Gynecol 57:108–112
24. Dallenbach-Hellweg G (1987) Histopathology of the endometrium, 4. edn. Springer, Berlin Heidelberg New York Tokyo
25. Meuwissen JH, van Langen H, Moret E, Navarro-Morquecho I (1992) Monitoring of oestrogen replacement therapy by vaginosonography of the endometrium. Maturitas 15:33–37
26. Kurjak A, Kupesic-Urek S, Miric D (1992) The assessment of benign uterine tumor vascularization by transvaginal color Doppler. Ultrasound Med Biol 18:645–648
27. Kurjak A, Zalud I (1991) The characterization of uterine tumors by transvaginal color Doppler. Ultrasound Obstet Gynecol 1:50–52
28. Bourne TH, Campbell S, Steer CV, Royston P, Whitehead M, Collins WP (1991) Detection of endometrial cancer by transvaginal ultrasonography with color flow imaging and blood flow analysis: a preliminary report. Gynecol Oncol 40:253–259
29. Bourne TH, Campbell S, Whitehead MI, Royston P, Steer CV, Collins WP (1990) Detection of endometrial cancer in postmenopausal women by transvaginal ultrasonography and color flow imaging. Br Med J 301:369–374
30. Hata K, Hata T, Manabe A, Makihara K, Kitao M (1992) New pelvic sonography for detection of endometrial carcinoma: a preliminary report. Gynecol Oncol 45: 179–184
31. Kedar RP, Bourne TH, Powles TJ, Collins W, Ashley SE, Cosgrove DO, Campbell S (1994) Effects of tamoxifen on uterus and ovaries of postmenopausal women in a randomised breast cancer prevention trial. Lancet 343:1318–1321
32. Hulka CA, Hall DA (1993) Endometrial abnormalities associated with tamoxifen therapy for breast cancer: sonographic and pathologic correlation. Am J Radiol 160:809–812
33. Anteby E, Yagel S, Zacut D, Palti Z, Hochner-Celnikier D (1992) False sonographic appearance of endometrial neoplasia in postmenopausal women treated with tamoxifen. Lancet 340:433–434

Der Ovarialtumor – diagnostische Besonderheiten und therapeutische Konsequenzen

A. Rempen

MERKE:

1. Die Sonographie ist heute ein unverzichtbarer Bestandteil zur Abklärung des Ovarialtumors, da sie der gynäkologischen Tastuntersuchung überlegen ist.
2. Da die Ultraschalluntersuchung zwar häufig eine korrekte Verdachtsdiagnose (z. B. Endometriose, Dermoid), jedoch vielfach keine eindeutige Aussage über die zugrundeliegende Pathologie liefern kann, sollte sie stets im Zusammenhang mit klinischen Befunden, eventuell ergänzt durch laborchemische Ergebnisse, eingesetzt, und das Sonogramm unter diesem klinischen Hintergrund interpretiert werden.
3. Die Strukturanalyse des Ultraschallbildes von Ovarialtumoren und die Verwendung von „Scores“ ist nur bedingt zur Unterscheidung zwischen benignen und malignen Tumoren geeignet.
4. Die in die Farbdopplersonographie gesetzten Erwartungen, mit Hilfe von Indexgrenzwerten eine sichere Dignitätsprognose bei Ovarialtumoren abgeben zu können, haben sich nicht bestätigt. Hier bedarf es weiterer wissenschaftlicher Studien mit anderen Parametern, bevor der Farbdoppler eventuell Eingang in die Praxis finden kann.
5. Befunde bei prämenopausalen beschwerdefreien Patientinnen, die mit Funktionszysten zu vereinbaren sind, sollten in der Regel vor einer operativen Therapie zunächst über 6-8 Wochen beobachtet werden, um unnötige Eingriffe bei passageren Funktionsgebilden zu vermeiden.
6. Bei persistierenden, unklaren oder suspekten Ovarialtumoren besteht die Behandlung in der kompletten Entfernung mit vollständiger histologischer Untersuchung.
7. Unter der Voraussetzung eines sonographisch und endoskopisch für Malignität unverdächtigen Bildes liegt das Risiko der unerwünschten Eröffnung eines bösartigen Ovarialtumors im Promillebereich. Von der intraoperativen histologischen Schnellschnittuntersuchung sollte großzügig Gebrauch gemacht werden, um im Falle eines Malignoms die definitive Therapie unverzüglich einleiten zu können.

Die Sonographie ist heute ein unverzichtbarer Bestandteil der Abklärung eines Ovarialtumors. Sie ist der gynäkologischen Tastuntersuchung überlegen (Andolf u. Jörgensen 1988, Granberg u. Wikland 1988, Popp et al. 1993). Insgesamt gilt dies auch beim Vergleich der Sonographie mit der teureren Magnetresonanztomographie (Jain et al. 1993). Die Sonographie ist wegen ihrer besseren und schnelleren Verfügbarkeit und geringeren Kosten gegenüber der Magnetresonanz- und Computertomographie sowie aufgrund der fehlenden Strahlenexposition die Methode der ersten Wahl, um einen Unterbauchtumor abzuklären. Die Ansprüche an die bildgebende Diagnostik sind dabei in den letzten Jahren nicht zuletzt durch die Verbreitung der operativen Laparoskopie gestiegen, die eine möglichst zutreffende Aussage über die Dignität des Ovarialprozesses erfordert.

Bei Tumoren im kleinen Becken bietet die transvaginale Ultraschalluntersuchung gegenüber dem transabdominalen Untersuchungsgang den Vorteil einer besseren Detaildarstellung, dadurch daß die Schallsonde in der Nähe des Tumors plaziert werden kann und die Bauchdecken und lufthaltigen schallreflektierenden Darmschlingen umgangen werden, womit auch die Notwendigkeit der Harnblasenfüllung entfällt. Sie hat sich daher zur bevorzugten Methode entwickelt. Jedoch sollte die vaginale Sonographie zumindest dann durch die abdominale Untersuchung ergänzt werden, wenn die Raumforderung das kleine Becken überschreitet, da große Prozesse von der Scheide aus nur unvollständig erfaßt und beurteilt werden können.

Grundsätzlich gilt, daß die Ultraschalluntersuchung stets im Zusammenhang mit der Klinik, d.h. der Anamnese und dem Tastbefund, eventuell ergänzt durch laborchemische Ergebnisse (z.B. CA 12-5), eingesetzt werden sollte und daß das Sonogramm vor diesem klinischen Hintergund interpretiert werden sollte. Denn das Ultraschallbild kann vielfach keine eindeutige Aussage über die zugrundeliegende Pathologie liefern. Schwierigkeiten können sich bereits bei der „Organ"-Zuordnung ergeben. So müssen zystische Prozesse im kleinen Becken keineswegs immer vom Ovar ausgehen, sondern können auch tubaren, parovarialen, peritonealen, intestinalen oder retroperitonealen Ursprungs sein (Abb. 1).

Gleichwohl kann mit Hilfe der Sonographie häufig eine korrekte Verdachtsdiagnose geäußert werden.

Dermoidzyste und Endometriose

So imponiert die Dermoidzyste durch ihre verschiedenen histologischen Gewebskomponen-

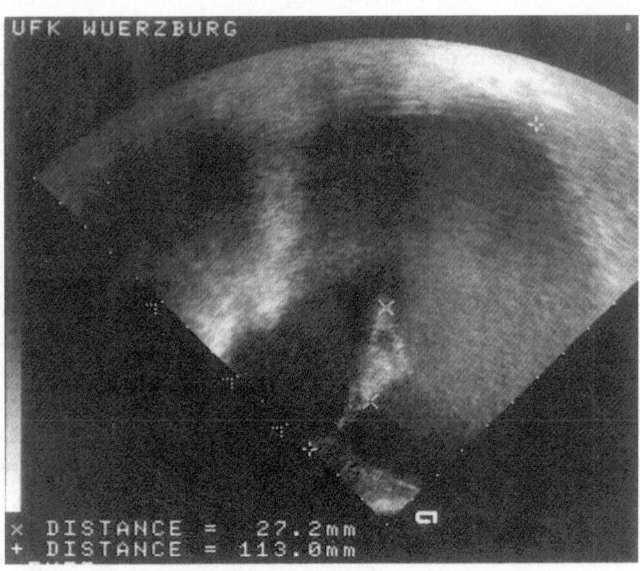

Abb. 1. Zystische Raumforderung mit einem zentralen soliden Areal. Dieses stellt das atrophische Ovar dar, welches von peritonealen Pseudozysten umgeben wird

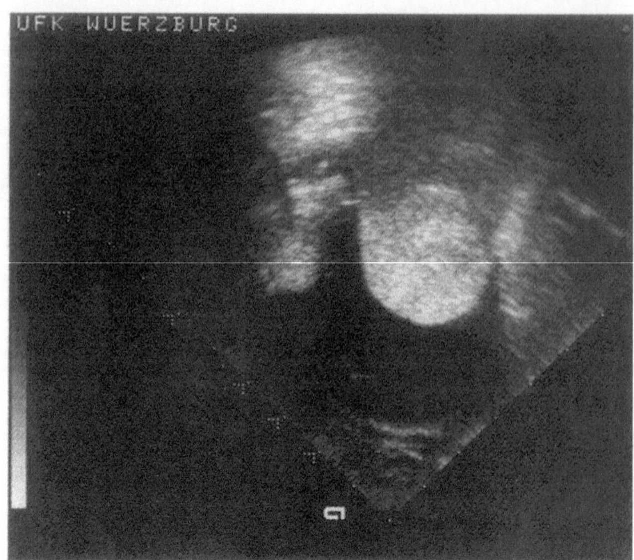

Abb. 2. Typisches Bild einer Dermoidzyste mit einer runden echogenen und schattengebenden Struktur sowie echoleeren und echoarmen Anteilen

ten als komplexer Tumor, der sich aus sehr unterschiedlichen Echomustern zusammensetzt. Er enthält meist ein rundes, sehr echoreiches Areal (Abb. 2), das durch ein Gemisch von Talg und Haaren hervorgerufen wird (Bronshtein et al. 1991). Dieses kann einen Schallschatten hervorrufen, wobei das Schallauslöschphänomen auch von den in Dermoiden häufig anzutreffenden Knochenstrukturen ausgelöst wird. Schwimmen die Haare in einem serösen oder muzinösen Medium finden sich echoärmere Regionen, die durch diffus und inhomogen verteilte punkt- und strichförmige Echomuster charakterisiert sind. Dermoidzysten, bei denen mittelgradig echogene Anteile, eventuell verbunden mit Schattenbildungen, vorherrschen, können bei der sonographischen Untersuchung leicht übersehen werden, da sie sich nur schwierig vom umgebenden Darm abgrenzen lassen. In diesen Fällen weist meist erst der Tastbefund auf den Tumor hin. Darüberhinaus gibt es auch sonographisch weniger typische Formen der Dermoidzysten, die als unregelmäßig begrenzte unilokuläre Zysten imponieren. Differentialdiagnostisch können hier Kystome, Karzinome, eingeblutete Funktionszysten oder Endometriosezysten in Frage kommen. Bei kleinen Dermoidzysten finden sich zusätzlich normale Ovarstrukten, was die Zuordnung des Tumors zum Ovar erleichtert.

Das typische Ultraschallbild der Endometriosezyste des Ovars ist durch die sich deutlich von der Umgebung abhebende runde Raumforderung gegeben, die häufig eine breitere, nach innen glatte Wandkontur aufweist und deren Inhalt sich durch ein homogenes, echoarmes Muster auszeichnet (Abb. 3) (Kupfer et al. 1992, Mais et al. 1993). Die Echogenität der Binnenstruktur ist allerdings entsprechend dem Zustand der blutigen Flüssigkeit variabel, so daß die Endometriosezyste sowohl echoleer und als auch echoreich erscheinen kann. Liegen mehrere Zysten vor, ergibt sich ein multilokuläres Bild. Bei kleineren Zysten kann das normale Restovar von der Endometriose abgrenzt werden, wobei dieses Ovargewebe als „solider“ Tumoranteil fehlgedeutet werden kann. Differentialdiagnostisch ist bei der echoarmen Zyste vor allem an die eingeblutete Funktionszyste (z. B. hämorrhagisches Corpus luteum) oder das muzinöse Kystom zu denken.

Auf einen Nenner gebracht, folgt aus dem bisher gesagten **Sonographie ≠ Histologie!**

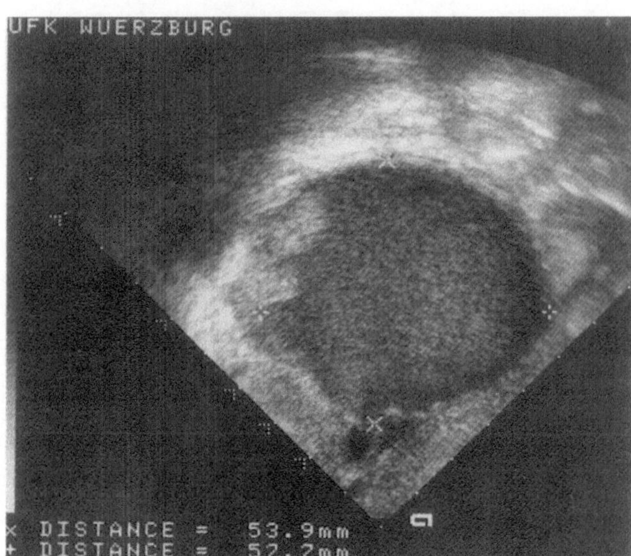

Abb. 3. Endometriosezyste mit homogenem, echoarmen Inhalt. Randständige "solide" Strukturen entsprechen hier normalem Restovargewebe

Gleichen Mustern auf den Ultraschallbildern können somit ganz unterschiedliche pathologische Diagnosen entsprechen, die aufgrund der klinischen Gesamtsituation ein unterschiedliches Vorgehen erforderlich machen. Schließlich erschweren die variablen sonographischen Erscheinungsformen auch gleicher Tumorarten die Diagnosefindung.

Beurteilung der Dignität aufgrund der Tumorstruktur

Anhand von Charakteristika der Ultraschallstrukturen lassen sich Hinweise auf die Dignität des Tumors gewinnen (Häusler et al. 1991, Obwegeser et al. 1993). Neben der Tumorgröße werden dabei die Begrenzung (scharf - unscharf), die Echogenität (echoleer - echoreich) und die Verteilungsmuster der Echos (homogen - inhomogen), das Vorhandensein oder Fehlen von Septierungen bei zystischen Prozessen (ein- - mehrkammrig), eventuelle Auflagerungen an den Zystenwänden oder Septen, der Anteil solider und zystischer Areale am Tumor in die Beurteilung einbezogen (Abb. 4), und die Zuordnung gegebenenfalls auch vom Vorhandensein von Aszites und weiteren intraabdominalen Tumormanifestationen abhängig gemacht. Als ungünstige Dignitätskriterien gelten beispielsweise ein inhomogenes Echomuster, größere solide Anteile, papilläre Formationen, große Tumoren und Aszites, wobei die Kombination der Befunde wesentlich zur korrekten Einstufung beiträgt. In Abhängigkeit von den vorliegenden Echomustern lassen sich die Tumoren in Gruppen mit unterschiedlichem Malignitätsrisiko zusammenfassen. So wird beispielsweise zwischen einkammrigen und mehrkammrigen Tumoren mit oder ohne Binnenstrukturen unterschieden, und werden hiervon überwiegend solide Tumoren abgegrenzt, so daß sich 5 Gruppen ergeben, wobei letztere die höchste Malignitätsrate aufweist (Granberg et al. 1990, Häusler et al. 1991). Die einzelnen Klassifizierungsschemata verschiedener Autoren sind allerdings nicht einheitlich. Für die vaginalsonographische Strukturanalyse zur Erkennung von malignen Adnextumoren ergibt sich eine Sensitivität von 80–100% und eine Spezifität von 41–92% (Granberg et al. 1990, Häusler et al. 1991, Klug 1991, Schneider et al. 1993, eigene Daten), wenn man die Gruppen in je ein Kollektiv mit niedrigem und ein Kollek-

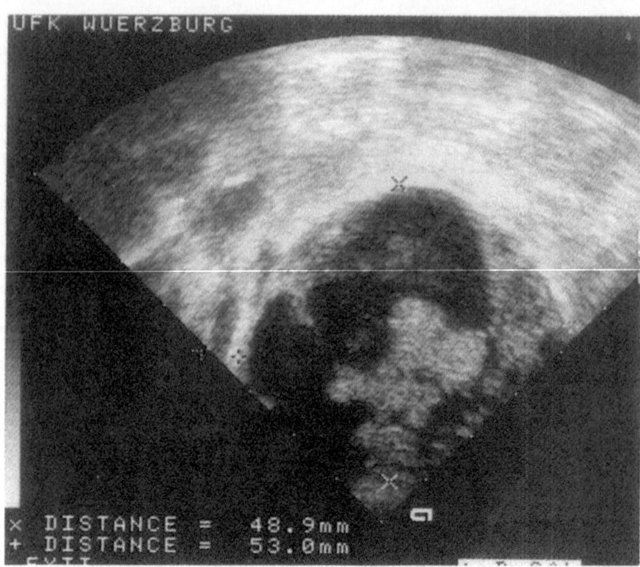

Abb. 4. Maligner Tumor mit irregulär strukturierten soliden Anteilen und Septierungen, der einem Adenokarzinom des Ovars entspricht

tiv mit hohem Malignitätsrisiko zusammenfaßt.

Von anderen Autoren wurden einzelne strukturelle Kriterien, wie die Beschaffenheit der Zysteninnenwand und der Septen, der Wanddicke und der Tumorbinnenstruktur entsprechend ihrem Vorhandensein oder Fehlen bzw. entsprechend ihrer Ausprägung anhand einer Punkteskala bewertet (Sassone et al. 1991). Die Summe der Punkte, die nach diesem Schema von minimal 4 bis maximal 15 reichte, wurde zur Einschätzung der Dignität verwendet, wobei eine Punktezahl über 8 als malignitätsverdächtig angesehen wurde. Hinsichtlich der Erfassung von malignen Tumoren wurde hiermit eine Sensitivität von 76–100% und eine Spezifität von 74–83% erreicht (Sassone et al. 1991, Schneider et al. 1993, eigene Daten).

Wenn auch eine korrekte Beurteilung der Dignität durch die Strukturanalyse des Grauwertbildes in 61–90% oder durch die Verwendung von „Scores" in 78–92% der Tumoren ermöglicht wird, so wird andererseits aus den Zahlen deutlich, daß eine sichere Unterscheidung zwischen benignen und malignen Tumoren vielfach nicht gegeben ist.

Farbdoppler und Dignität

Das Wachstum von malignen Tumoren ist mit einer Neovaskularistion verbunden (Folkman et al. 1989), die durch eine Verminderung der Gefäßmuskulatur und arteriovenöse Shunts gekennzeichnet ist. Diese Besonderheiten und die Gefäßvermehrung bedingen eine Verminderung des Gefäßwiderstands und damit eine Erhöhung des diastolischen Flusses. Mit der modernen Farbdopplersonographie lassen sich heute niedrige Blutflüsse in Tumoren erfassen. So können nach eigenen Erfahrungen in malignen Tumoren Gefäße in der Regel lokalisiert werden. In benignen Raumforderungen gelingt dies in etwa 87%. Die Besonderheiten von Tumorgefäßen weckten die Erwartung, benigne Tumoren, denen die geschilderten Gefäßcharakteristika fehlen, von malignen Prozessen unterscheiden zu können, indem mittels Quotienten, wie dem Resistance-Index (RI) oder dem Pulsatilitäts-Index (PI), der diastolische zum systolischen Blutfluß in Beziehung gesetzt wird (Fleischer et al. 1991, Kurjak et al. 1991) (Abb. 5). Als Grenze für den RI wurde ein Wert von 0,4 (Kurjak et al. 1991) und für den PI ein Wert von 1,0 (Fleischer et al. 1991) angegeben,

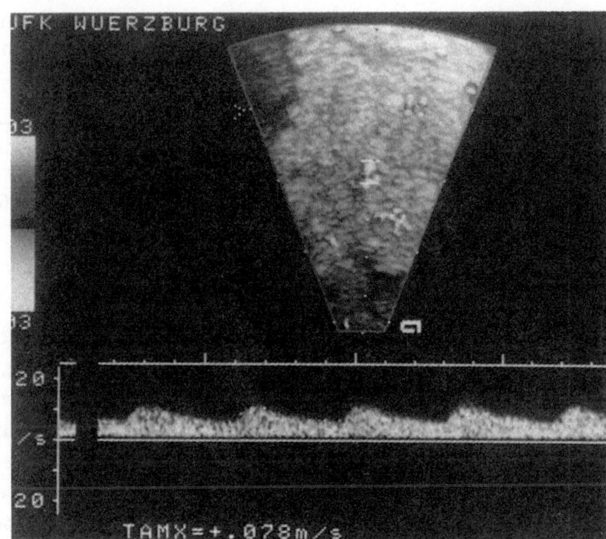

Abb. 5. Dopplersonographie eines Tumorgefäßes des Adenokarzinoms in Abb. 4 mit erhöhtem diastolischen Blutfluß (PI = 0,64)

bei deren Unterschreitung sich maligne Tumoren mit einer Sensitivität von 96% bzw. 100% und einer Spezifität von 99,8% bzw. 83% erkennen lassen sollen. Jüngste Untersuchungen können diese guten Ergebnisse jedoch nicht vollständig bestätigen und kommen bei Verwendung der gleichen Grenzwerte auf eine Sensitivität von 16–68% für den RI (Wu 1994, eigene Daten) bzw. von 66%–97% für den PI (Zanetta et al. 1994, eigene Daten) bei einer Spezifität von 95–97% für den RI bzw. von 52–87% für den PI, wenn ein nicht nachweisbarer Blutfluß als Zeichen für Gutartigkeit gewertet wird. Auch andere Grenzwerte, wie ein RI ≤ 0,5 oder ein PI ≤ 0,7, verbesserten die Resultate insgesamt nicht wesentlich (Prömpeler et al. 1994, eigene Daten), da Sensitivität und Spezifitat sich gegensinnig verhalten (Abb. 6). So wird ein höherer Anteil an erkannten Malignomen mit einer größeren Anzahl falsch positiver Befunde

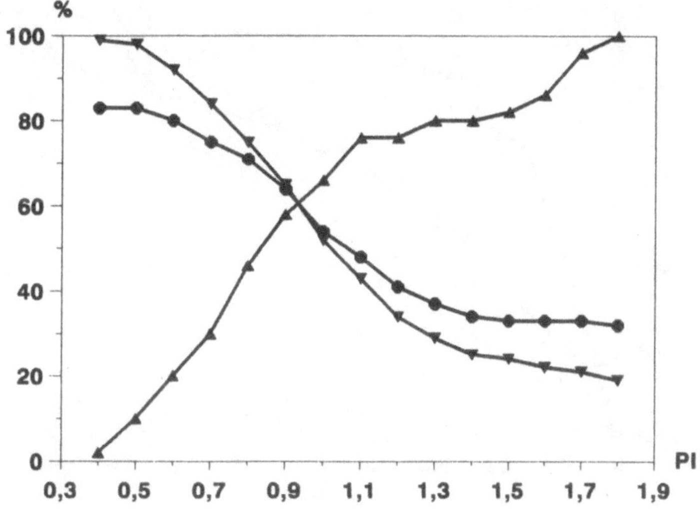

Abb. 6. Verhalten von Sensitivität (△) und Spezifität (▽) sowie der diagnostischen Treffsicherheit (○) in Abhängigkeit vom PI-Grenzwert zur Erkennung von malignen Tumoren (UFK Würzburg, n = 306, 16% maligne)

Tabelle 1. Vergleich der Mittelwerte (± einfache Standardabweichung) des B-Bild-Scores (nach Sassone et al. 1991) und der Dopplerindizes RI und PI bei benignen und maligen Tumoren (UFK Würzburg, n = 306)

Histologie	B-Bild-Score	RI	PI
Benigne (n = 256)*	7,1 ± 3,0	0,60 ± 0,12	1,05 ± 0,43
Maligne (n = 50)	11,1 ± 2,7	0,57 ± 0,15	0,94 ± 0,40
	p < 0,001	p > 0,05	p < 0,05

* Bei 34 benignen Tumoren (13%) war kein Blutfluß nachweisbar.

erkauft. Hält man umgekehrt die Rate der irrtümlich als maligne eingestuften, jedoch gutartigen Prozesse niedriger, so werden dafür weniger Malignome erfaßt. Die diagnostische Sicherheit der Dopplersonographie wird beispielsweise dadurch eingeschränkt, daß auch Gelbkörperzysten oder entzündliche Adnexprozesse niedrige Indexwerte aufweisen. Zudem können die ermittelten Indexwerte in unterschiedlichen Regionen innerhalb desselben Tumors stark variieren, so daß stets der gesamte Tumor durchgemustert werden muß, um den jeweils niedrigsten RI bzw. PI zu erfassen.

Nach eigenen Erfahrungen überlappen sich die Bereiche der Dopplerindizes bei gut- und bösartigen Tumoren erheblich (Tabelle 1). Vergleicht man anhand von ROC-Kurven die vier Ultraschallmethoden „Strukturanalyse", „B-Bildscore" und die dopplersonographischen Indizes „RI" und „PI" hinsichtlich ihrer Fähigkeit, benigne und maligne Tumoren zu differenzieren, so zeigt sich am eigenen Patientengut eine Überlegenheit der Grauwerttechnik gegenüber der Dopplersonographie (Abb. 7). Somit bedarf es zunächst weiterer wissenschaftlicher Studien, möglicherweise mit anderen Blutflußparametern, bevor die Farbdopplersonographie Eingang in die Praxis finden kann.

Zur Therapie von zystischen Tumoren

Durch den zunehmenden Einsatz der Vaginalsonographie gewinnen die sogenannten „einfachen Zysten", d. h. unilokuläre Zysten mit glat-

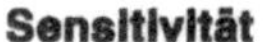

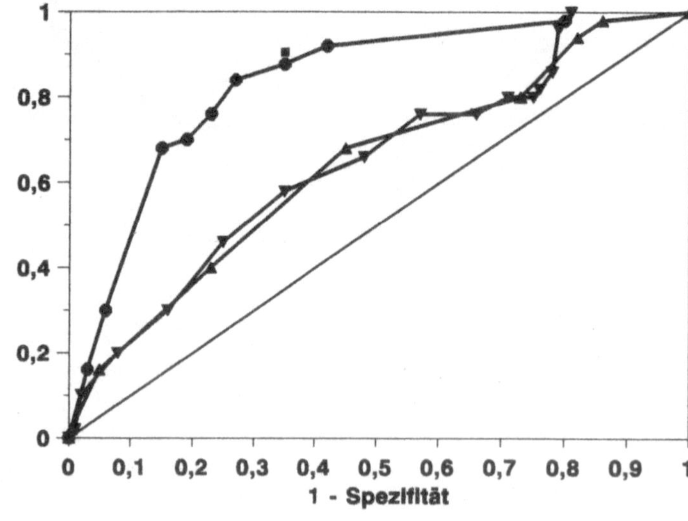

Abb. 7. Vergleich der ROC-Kurven für die Grauwert-Strukturanalyse (□), den B-Bild-Score (nach Sassone et al. 1991) (○), den PI (▽) und den RI (△) zur Differenzierung von malignen und benignen Tumoren (UFK Würzburg, n = 306, 16% maligne)

ter Wandkontur und echoleerem Inhalt, in der Adnexregion bei postmenopausalen Patientinnen an Bedeutung. In einer Studie an 184 asymptomatischen Patientinnen wurden bei 52, also in 28% (!), einfache Zysten mittels Vaginalsonographie entdeckt (Levine et al. 1992). Dabei zeigte ihre Häufigkeit keine Abhängigkeit von der Menopausendauer oder der Form einer eventuellen Hormonsubstitution. In etwa einem Viertel bildeten sie sich spontan zurück. Bemerkenswert ist in diesem Zusammmenhang, daß unter insgesamt 109 vaginalsonographisch untersuchten einfachen Zysten (Levine et al. 1992, Shalev et al. 1994, eigene Daten) keine maligne entartet war. Sicherlich sind die Zahlen derzeit noch zu gering, um hieraus definitve therapeutische Schlußfolgerungen ziehen zu können.

Wie große Kollektive mit jeweils mehr als 500 laparoskopisch operierten Tumoren (ohne Karzinome der FIGO-Stadien ≥II) zeigen, kann unter der Voraussetzung eines sonographisch und endoskopisch unverdächtigen Bildes das Risiko der unerwünschten Eröffnung eines bösartigen Ovarialtumors unter 1% gehalten werden (Lehmann-Willenbrock et al. 1991, Nezhat et al. 1991, Lübke 1993, Mettler et al. 1993). Von der intraoperativen histologischen Schnellschnittuntersuchung sollte dabei großzügig Gebrauch gemacht werden, um im Falle eines Malignoms die definitive Therapie unverzüglich einleiten zu können. Andererseits sollten Ultraschallbefunde bei prämenopausalen beschwerdefreien Patientinnen, die mit Funktionszysten zu vereinbaren sind, vor einer operativen Therapie in der Regel zunächst über 6–8 Wochen beobachtet werden, um unnötige Eingriffe bei passageren Funktionsgebilden zu vermeiden.

Literatur

Andolf E, Jörgensen C (1988) A prospective comparison of clinical ultrasound and operative examination of female pelvis. J Ultrasound Med 7:617–620

Bronshtein M, Yoffe N, Brandes JM, Blumenfeld Z (1991) Hair as a sonographic marker of ovarian teratomas: Improved identification using transvaginal sonography and simulation model. J Clin Ultrasound 19:351–355

Fleischer AC, Rodgers WH, Rao BK, Kepple DM, Worrell JA, Williams L, Jones HW (1991) Assessment of ovarian tumor vascularity with transvaginal color doppler sonography. J Ultrasound Med 10:563–568

Folkman J, Watson K, Ingber D, Hanahan D (1989) Induction of angiogenesis during the transition from hyperplasia to neoplasia. Nature 339:58–61

Granberg S, Norström A, Wikland M (1990) Tumors in the lower pelvis as imaged by vaginal sonography. Gynecol Oncol 37:224–229

Granberg S, Wikland M (1988) A comparison between ultrasound and gynecologic examination for detection of enlarged ovaries in a group of women at risk for ovarian carcinoma. J Ultrasound Med 7:59–64

Häusler M, Petru E, Ruppitsch U, Winter R (1991) Die Vaginalsonographie zur präoperativen Dignitätsbeurteilung von Ovarialtumoren. Ultraschall Klin Prax 6:80 84

Jain KA, Friedman DL, Pettinger TW, Alagappan R, Jeffrey RB, Sommer FG (1993) Adnexal masses: Comparison of specificity of endovaginal US and pelvic MR imaging. Radiology 186:697–704

Klug PW (1991) Zur Rolle der Vaginalsonografie bei der Beurteilung von Adnextumoren. Zbl Gynäkol 113: 75–83

Kupfer MC, Schwimer SR, Lebovic J (1992) Transvaginal sonographic apppearance of endometriomata: Spectrum of findings. J Ultrasound Med: 129–133

Kurjak A, Zalud I, Alfirevic (1991) Evaluation of adnexal masses with transvaginal color ultrasound. J Ultrasound Med 10:295–297

Lehmann-Willenbrock E, Mecke H, Semm K (1991) Pelviskopische Ovarialchirurgie – eine retrospektive Untersuchung von 1016 operierten Zysten. Geburtsh Frauenheilkd 51:280– 287

Levine D, Gosink B, Wolf SI, Feldesman MR, Pretorius DH (1992) Simple adnexal cysts: The natural history in postmenopausal women. Radiology 184:653–659

Lübke F (1993) Endoskopische Diagnostik und Therapie der Ovarial-Tumore. Arch Gynecol Obstet 254:363–367

Mais V, Guerriero S, Ajossa S, Angiolucci M, Paoletti AM, Melis GB (1993) The efficiency of transvaginal ultrasonography in the diagnosis of endometrioma. Fertil Steril 60:776–780

Mettler L, Caesar G, Neunzling S, Semm K (1993) Stellenwert der endoskopischen Ovarchirurgie – kritische Analyse von 626 pelviskopisch operierten Ovarialzysten an der Universitäts-Frauenklinik Kiel 1990–1991. Geburtsh Frauenheilkd 53:253–257

Nezhat F, Nezhat C, Welander C, Benigno B (1992) Four ovarian cancers diagnosed during laparoscopic management of 1011 women with adnexal masses. Am J Obstet Gynecol 167:790–796

Obwegeser R, Stümpflen I, Deutinger J, Bernaschek G (1993) Zur echographischen Dignitätsbeurteilung von Adnextumoren. Geburtsh u. Frauenheilk 53:108–114

Popp LW, Gaetje R, Stoyanov M (1993) Accuracy of bimanual palpation versus vaginosonography in determination of the measurements of pelvic tumors. Arch Gynecol Obstet 252:197–202

Prömpeler HJ, Madjar H, Sauerbrei W, Lattermann U, du Bois A, Breckwoldt M, Pfleiderer A (1994) Transvaginale Farbdopplersonographie bei Ovarialtumoren. Geburtsh Frauenheilkd 54:216–221

Sassone AM, Timor-Tritsch IE, Artner A, Westhoff C, Warren WB (1991) Transvaginal sonographic characterization of ovarian disease: Evaluation of a new scoring system to predict ovarian malignancy. Obstet Gynecol 78:70–76

Schneider VL, Schneider A, Reed KL, Match KD (1993) Comparison of Doppler with two-dimensional sonography and CA125 for prediction of malignancy of pelvic masses. Obstet Gynecol 81:983–988

Shalev E, Eliyahu S, Peleg D, Tsabari A (1994) Laparoscopic management of adnexal cystic masses in postmenopausal women. Obstet Gynecol 83: 594–596

Wu CC, Lee CN, Chen TM, Lai JI, Hsieh CY, Hsieh J (1994) Factors contributing to the accuracy in diagnosing ovarian malignancy by color doppler ultrasound. Obstet Gynecol 84:605–608

Zanetta G, Vergani P, Lisson A (1994) Color doppler ultrasound in the preoperative assessment of adnexal masses. Acta Obstet Gynecol Scand 73: 637–641

Die Wertigkeit der sonographischen Endometriumbeurteilung in der Sterilitätssprechstunde

P. HORMEL, H. GIPS

MERKE:

1. Die vaginalsonographische Beurteilung des Endometriums bietet einen weiteren Parameter in der Sterilitätsdiagnostik.
2. In Clomiphen-stimulierten Zyklen korreliert die Endometriumhöhe signifikant mit der Schwangerschaftsrate.
3. In FSH/HMG stimulierten Zyklen zeigt die Schwangerschaftsrate keinen signifikanten Zusammenhang mit der Endometriumhöhe.
4. Die ultrasonographische Struktur des Endometriums hat keinen Einfluß auf die Schwangerschaftsrate.
5. Die Endometriumhöhe ist unabhängig von der Serumöstradiolkonzentration.

Die Vaginalsonographie in der Sterilitätssprechstunde hat ihre Hauptbedeutung im Zyklusmonitoring, der Überwachung von Follikelreifung, Ovulation und Corpus-luteum-Bildung. Ebenso können Störungen der Follikelentwicklung, wie anovulatorische Zyklen oder polyzystische Ovarien diagnostiziert werden.

Die sonographische Beurteilung des Endometriums im stimulierten Zyklus sollte ebenfalls erfolgen, weil die Qualität des Endometriums den Ausgang einer Sterilitätstherapie entscheidend beeinflussen kann (Bergh et al. 1992, Check et al. 1993).

Die sonographische Beurteilung des Endometriums

Grundsätzlich werden zwei Kriterien des Endometriums beurteilt, nämlich die Endometriumhöhe und das erzeugte Ultraschallmuster. Zur Beurteilung der Endometriumqualität erfolgt immer eine vaginalsonographische Darstellung des Uterus in der Längsachse. Die Endometriumhöhe wird als Gesamthöhe zwischen beiden endomyometrialen Übergängen ermittelt (Merz 1993).

Die ultrasonographischen Muster lassen sich, basierend auf ihren typischen Echogenitätsverhalten in drei sonographische Typen einteilen (Abb. 1). Typ A wird durch ein homogenes, im Vergleich zum Myometrium echodichtes Endometrium charakterisiert, während Typ B ebenfalls ein homogenes Endometrium zeigt, welches aber durch eine zentrale echogene Linie unterbrochen wird. Der Typ C zeigt einen typischen dreischichtigen Aufbau mit echodichten Rand- und Mittelbezirken, die echoarme Areale umschließen (Check et al. 1991). Die Abb. 2 zeigt die schematische Darstellung der verschiedenen ultrasonographischen Muster des Endometriums.

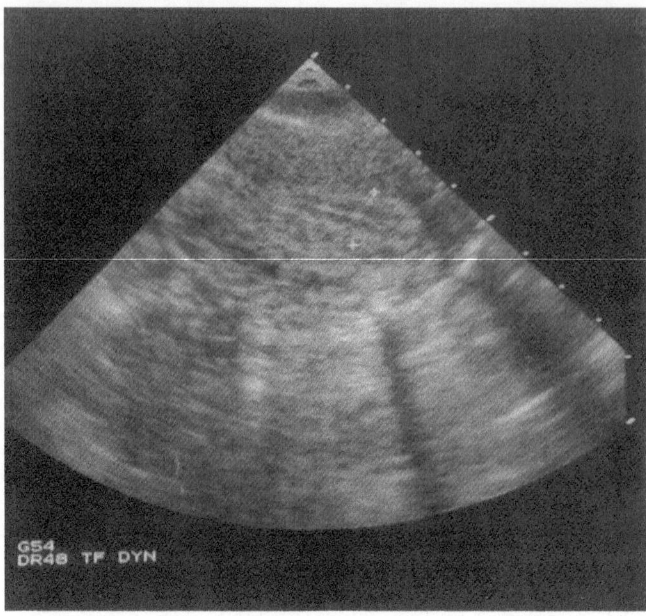

Abb. 1. Uteruslängsschnitt. Endometrium Typ C; Endometriumhöhe 12 mm; Cursor markieren die endo-myometrialen Übergänge

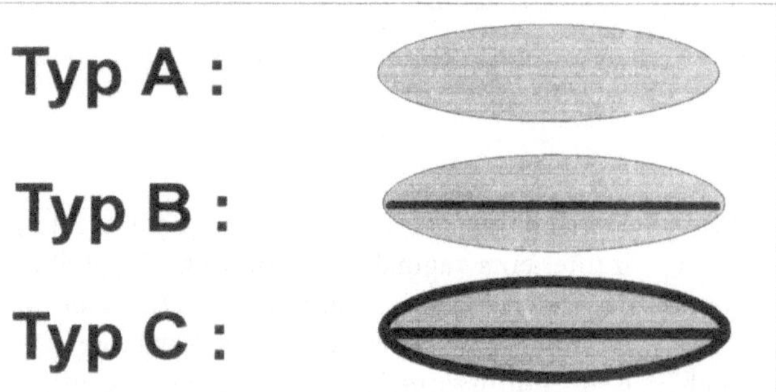

Abb. 2. Schematische Darstellung sonographischer Muster des Endometriums (dunkel = echodicht)

Besteht eine Korrelation zwischen Endometriumqualität und Schwangerschaftsrate?

Um diese Frage zu beantworten wurden retrospektiv zwischen Februar 1992 und Januar 1993 130 Transferzyklen bei 119 Patientinnen im Rahmen eines IVF-Programmes analysiert. Es kamen nur solche Zyklen zur Auswertung, die folgende Aufnahmekriterien erfüllten: Intrauteriner Embryotransfer von genau drei Embryonen im Zwei-, Vier- oder Achtzellstadium; Ausschluß aller Zyklen, deren Embryonen Zytoplasmadefekte wie Pigmentierungen oder Granulierungen aufwiesen oder deren Oozyten sich nicht primär (nach 24 h) fertilisieren ließen. Bei allen Patientinnen lag eine tubare Sterilität vor.

Zwei Tage vor dem Embryotransfer wurde in allen Zyklen vaginalsonographisch die Endometriumhöhe und das entsprechende Ultraschallmuster ermittelt.

Die Endometriumhöhe zeigte Werte zwischen min. 6 mm und max. 16 mm. Die durchschnittliche Endometriumhöhe lag bei 10,7 mm. Ein Endometrium von 10 oder 11 mm wurde am häufigsten beobachtet (37%). Die Abb. 3 zeigt die Verteilung der Zyklen auf die jeweilige

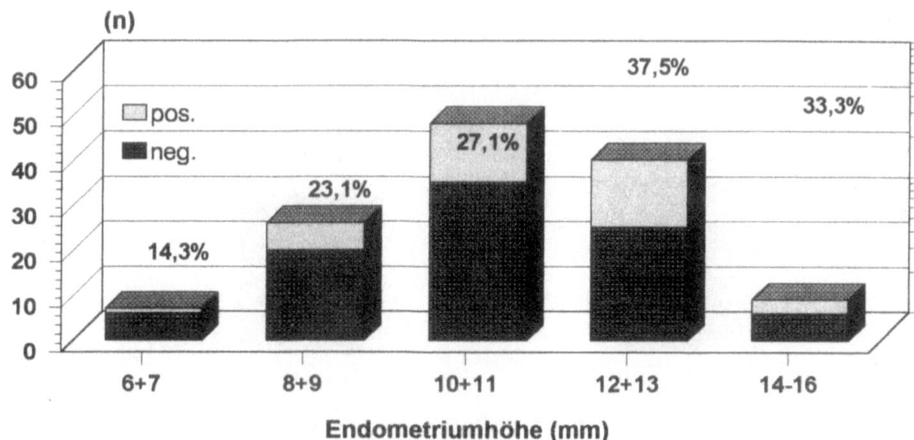

Abb. 3. Verteilung der Transferzyklen auf gruppierte Endometriumhöhen. Helle Säulen positiver, dunkle Säulen negativer Schwangerschaftsnachweis. Die Schwangerschaftsraten der einzelnen Gruppen sind über den Säulen eingetragen

(gruppierte) Endometriumhöhe. Die dunklen Säulen zeigen die Anzahl der Zyklen deren Schwangerschaftstest negativ blieb, die hellen Säulen charakterisieren die Anzahl der Zyklen mit positivem Ausgang der Sterilitätstherapie.

Um einen Zusammenhang zwischen der Endometriumqualität und der Schwangerschaftsrate zu untersuchen, wurden die Schwangerschaftsraten für die einzelnen Endometriumhöhen ermittelt und in das Diagramm eingetragen. Es zeigt sich mit zunehmender Endometriumhöhe ein Anstieg der Schwangerschaftsrate.

Für die statistische Auswertung wurden die Transferzyklen in zwei Gruppen, hoch aufgebautes ($\geqq$11 mm) und niedrig aufgebautes ($\leqq$10 mm) Endometrium unterteilt. Den Schnittpunkt bildete die durchschnittliche Endometriumhöhe aller Zyklen (10,7 mm).

In der Gruppe mit niedrigem Endometrium zeigte sich eine Schwangerschaftsrate von 17,2% (n = 58) vs. 38,9% (n = 72) mit hochaufgebautem Endometrium. Die Unterschiede sind statistisch signifikant ($p < 0{,}01$ Chi^2-Test). Die durchschnittliche Schwangerschaftsrate lag bei 29,2%.

Die sonographischen Muster des Typ C waren mit 72% vertreten, hier zeigten 32% der Zyklen einen positiven Therapieverlauf, während die Schwangerschaftsrate des wenig differenzierten Endometriums (A und B) nur 22% betrug. Im Vergleich zum dreischichtigen Aufbau des Typ C waren die Unterschiede statistisch nicht signifikant. Die Endometriumhöhe zeigte eine Korrelation mit den ultrasonographischen Mustern. Der Endometriumtyp C war in 2/3 der Fälle mit hohem Endometrium assoziiert, während die Typen A und B zu 75% bei niedrigem Endometrium zu finden waren.

Hat die Art der Stimulationstherapie einen Einfluß auf die Endometriumqualität und/oder die Schwangerschaftsrate?

Die n = 130 Transferzyklen wurden nochmals abhängig ihrer Stimulationstherapie in zwei Gruppen zusammengefaßt:

Gruppe 1: mit Clomiphen und HMG stimulierte Zyklen (cc/hmg; n = 56).
Gruppe 2: Gonadotropin-stimulierte Zyklen (fsh/hmg; n = 74).

In den fsh/hmg-stimulierten Zyklen zeigte sich eine mittlere Schwangerschaftsrate von 31,1%. Im Vergleich der Schwangerschaftsraten zwi-

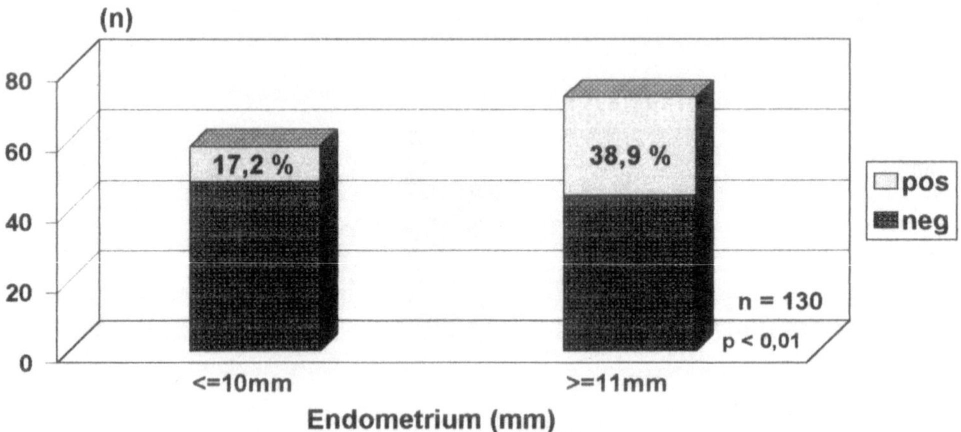

Abb. 4. Vergleich der Schwangerschaftsraten nach Aufteilung der Transferzyklen in niedrig- (≦10 mm) und hochaufgebautes (≧11 mm) Endometrium (Chi²-Test)

schen hohem und niedrigem Endometrium (20,7% vs. 37,8%) zeigten sich statistisch nicht signifikante Unterschiede ($p > 0{,}05$, Chi²-Test) (Abb. 4). Alle wichtigen Parameter, die Einfluß auf den Ausgang einer IVF-Behandlung haben können, wie das Alter der Patientin, der Zyklustag der Ovulationsinduktion, die Dosierung von HMG, die Anzahl der Follikel über 15 mm Durchmesser, das Follikelvolumen, die Serumöstradiolkonzentration, die Anzahl der punktierten Oozyten, waren in beiden Gruppen gleichverteilt (Tabelle 1).

Im Gegensatz dazu zeigten sich in den cc/hmg-stimulierten Zyklen signifikante Unterschiede in der Schwangerschaftsrate zwischen beiden Gruppen (13,8% vs. 40,7% $p < 0{,}05$, Chi²-Test). Die Gesamtschwangerschaftsrate betrug 26,8%. Auch hier waren alle weiteren Parameter gleichverteilt (Tabelle 2).

Hinsichtlich der sonographischen Muster zeigten sich abhängig der Stimulationstherapie keine signifikanten Unterschiede.

Die Stimulationstherapie scheint also ebenfalls einen Einfluß auf die Schwangerschaftsrate zu zeigen, besonders wenn das Endometrium unter einer Clomiphentherapie nur unbefriedigend aufgebaut ist.

Sollte eine Intrauterineinsemination verschoben oder Embryonen kryokonserviert werden, wenn das Endometrium nur unbefriedigend auf die Stimulationstherapie anspricht, um in einem nächsten Zyklus bessere Implantationsbedingungen seitens des Endometriums zu schaffen?

Tabelle 1. Vergleich der fsh/hmg-stimulierten Zyklen (1 = t-Test, 2 = Chi²-Test)

fsh/hmg (n = 74)	≦10 mm	≧11 mm	p
Alter	33,7 ± 3,9	34,8 ± 4,1	n.s. (1)
Ampullen HMG	18,3 ± 6,4	22,0 ± 7,7	n.s. (1)
Follikel > 15 mm	6,0 ± 2,1	5,7 ± 2,3	n.s. (1)
Follikelvolumen	23,0 ± 5,2	23,2 ± 7,4	n.s. (1)
E2	1723 ± 883	1710 ± 1314	n.s. (1)
Zyklustag-HCG	9,7 ± 1,4	9,9 ± 1,2	n.s. (1)
Oozyten	7,5 ± 4,0	6,0 ± 1,8	n.s. (1)
Schwangerschaftsrate	20,7%	37,8%	n.s. (2)

Tabelle 2. Vergleich der cc/hmg-stimulierten Zyklen (1 = t-Test; 2 = Chi²-Test)

cc/hmg (n = 56)	≦ 10 mm	≧ 11 mm	p
Alter	30,2 ± 3,7	31,5 ± 3,1	n.s. (1)
Ampullen HMG	14,9 ± 3,6	17,3 ± 5,9	n.s. (1)
Follikel > 15 mm	5,7 ± 2,3	5,3 ± 1,8	n.s. (1)
Follikelvolumen	24,0 ± 7,8	23,1 ± 6,3	n.s. (1)
E2	1952 ± 886	1995 ± 891	n.s. (1)
Zyklustag-HCG	9,8 ± 1,1	10,3 ± 1,2	n.s. (1)
Oozyten	5,6 ± 1,5	5,3 ± 1,7	n.s. (1)
Schwangerschaftsrate	13,8%	40,7%	< 0,05 (2)

Welche endometriale Qualität ist in einem späteren Zyklus zu erwarten?

Ist die Endometriumqualität reproduzierbar?

Zwischen Januar 1992 und Mai 1994 wurden retrospektiv Stimulationsprotokolle von Patientinnen untersucht, die wiederholt (mindestens dreimalig) an Stimulations- und Transferzyklen im Rahmen unseres IVF-Programmes teilnahmen. Zur Auswertung kamen erneut das erzeugte Schallmuster und die Endometriumhöhe. Die sonographischen Parameter der vorausgegangenen Zyklen waren zum Zeitpunkt der erneuten sonographischen Beurteilung nicht bekannt. Zwischen erfolgloser Therapie und erneuter Stimulation vergingen wenigstens 3 Monate.

Insgesamt kamen n = 243 Stimulationszyklen bei n = 78 Patientinnen zur Auswertung.

Bei 87,2% der Stimulationszyklen änderte sich (unabhängig der Stimulationstherapie) die Endometriumhöhe nur innerhalb einer Variationsbreite von 3 mm (intraindividuelle Differenz zwischen min. und max. gemessener Endometriumhöhe = 2 mm). Das bedeutet: Eine Besserung von schlechter Endometriumqualität ist in einem späteren Zyklus nicht zu erwarten. Für die sonographischen Muster ließ sich eine Reproduzierbarkeit nicht nachweisen.

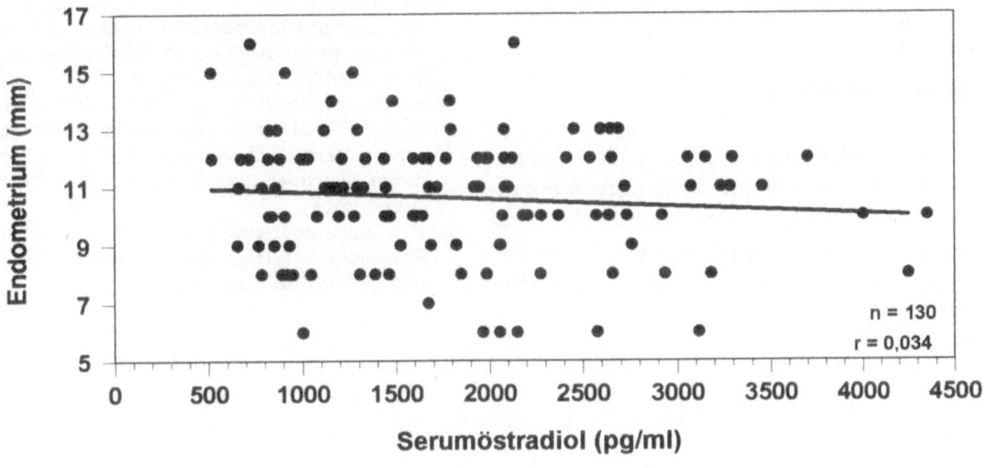

Abb. 5. Korrelation zwischen Endometriumhöhe und Serumöstradiolkonzentration

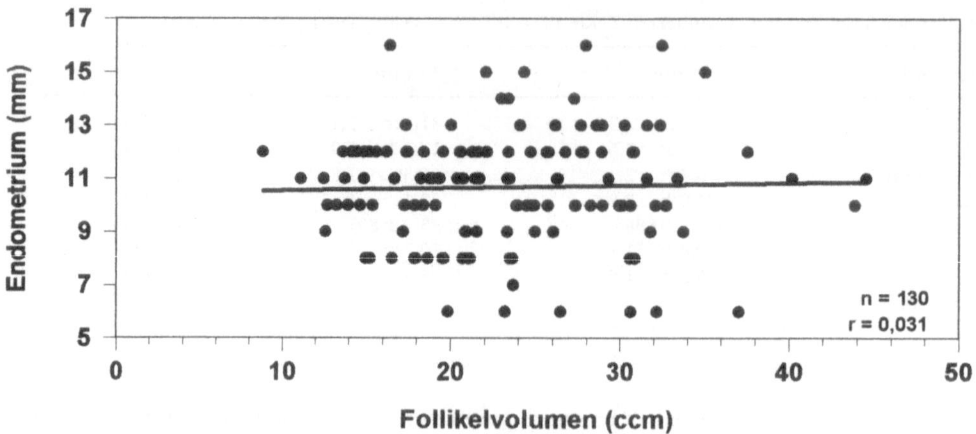

Abb. 6. Korrelation zwischen Endometriumhöhe und Follikelvolumen

Von welchen Faktoren ist der Endometriumaufbau abhängig?

Betrachtet man wieder das Kollektiv der n = 130 Transferzyklen, zeigt sich zwischen Endometriumhöhe und Serumöstradiolwerten keine Korrelation; Ähnliches gilt für den Zusammenhang zwischen Endometriumhöhe und Follikelvolumen (Abb. 5 und 6).

Die klassischen Parameter zur Zyklusüberwachung wie Serumöstradiolbestimmung und Follikelgröße sind zur Beurteilung des Endometriums im stimulierten Zyklus nicht brauchbar.

Schlußfolgerungen

Die Antwort des Endometriums auf eine ovarielle Stimulationstherapie kann ultrasonographisch kontrolliert werden. Nachweisbar sind quantitative und qualitative Veränderungen. Die Schwangerschaftsrate ist von der Endometriumhöhe abhängig. Die Schwangerschaftsrate scheint ebenfalls von der Art der Stimulationstherapie abhängig zu sein. Der Endometriumaufbau ist unabhängig von Follikelgröße und Serumöstradiolkonzentration.

Literatur

Bergh C, Hillensjo T, Nilsson L (1992) Sonographic evaluation of the endometrium in in vitro fertilization IVF cycles. A way to predict pregnancy? Acta Obstet Gynecol Scand 71 (8): 624–628

Check JH, Nowroozi K, Choe J, Dietterich C (1991) Influence of endometrial thickness and echo patterns on pregnancy rates during in vitro fertilization. Fertil Steril 56 (6): 1173–1175

Check JH, Nowroozi K, Choe J, Lurie D, Dietterich C (1993) The effect of endometrial thickness and echo pattern on in vitro fertilization outcome in donor oocyte-embryo transfer cycle. Fertil Steril 59 (1): 72–75

Merz E (1993) Beurteilung des Uterus. In: Martius G, Knapstein P (Hrsg) Vaginosonographie. Ferdinand Enke, Stuttgart, S 25–28

Rezidivierende Genitalinfektionen – eine therapeutische Crux

Diagnose und Therapie von Genitalinfektionen an Beispielen

E. E. PETERSEN

MERKE:

1. Das Spektrum der Genitalinfektionen reicht von harmlosen, aber belästigenden Hautinfektionen bis hin zur tödlichen Puerperalsepsis.
2. Es gibt nur wenige Erreger, die außerhalb der Schwangerschaft und ohne chirurgische Manipulation zu einer aszendierenden Infektion ins innere Genitale fähig sind.
3. Die gestörte Vaginalflora mit einer Vielzahl von fakultativ pathogenen Bakterien in hoher Konzentration ist die Quelle von aszendierenden Infektionen in Schwangerschaft und Wochenbett oder nach operativen Eingriffen.
4. Nachweis bzw. Ausschluß hochpathogener Keime (Streptokokken der Gruppe A) und der Einsatz empfindlicher Methoden zum Nachweis beginnender Infektionsgeschehen (CRP) bewahren die Patientin vor Schaden und den Arzt vor forensischen Problemen.
5. Die Antibiotikatherapie bei schweren Genitalinfektionen richtet sich nur zum Teil nach den mikrobiologisch nachgewiesenen Keimen, sondern in erster Linie nach dem klinischen Bild und dem für gynäkologische Infektionen wichtigsten Keimspektrum.

Einleitung

Das Spektrum von Genitalinfektionen ist breit und reicht von der ästhetischen Belästigung bis hin zum tödlichen septischen Schock. Daran beteiligt sind eine Vielzahl verschiedener Erreger mit unterschiedlicher pathogener Potenz. Im Vulva-, Vaginal- und Zervixbereich wird man immer Bakterien nachweisen können, da es sich um ein von Natur aus besiedeltes Gebiet handelt. Es ist grundsätzlich zu unterscheiden zwischen pathogenen Keimen, bei deren Nachweis eine Therapie immer erforderlich ist, und fakultativ pathogenen Keimen, bei denen die Keimkonzentration und das klinische Bild entscheiden, ob behandelt werden muß.

Zu den eindeutig pathogenen Bakterien auch im äußeren Genitalbereich gehören Gonokokken, Chlamydia trachomatis, Streptokokken der Gruppe A und, mit leichter Einschränkung, Staphylococcus aureus (Tabelle 1).

Bei entsprechender klinischer Symptomatik, d.h. Fieber, Rötung, Schmerzen, schlechtem Allgemeinzustand, Frühgeburtsbestrebungen, vorzeitigem Blasensprung, sind bei Nachweis fakultativ pathogener Bakterien therapeutische Maßnahmen zu ergreifen.

Neben der Klinik sind auch die Keimkonzentrationen von Bedeutung, da fakultativ pathogene Keime nur in sehr großen Keimkonzentrationen zu einer Gefahr werden können.

Tabelle 1. Keimnachweise im Genitalbereich

Pathogen (Therapie immer)	Fakultativ pathogen (Therapie bei Symptomen)	Apathogen (Therapie keine)
Streptokokken A	Gardnerella vaginalis	Lactobazillen
Gonokokken	E. coli	Candida glabrata
Staph. aureus	Anaerobier (Bacteroides, Peptokokken, Fusobakterien, Mobiluncus, Clostridien)	Saccharomyces
Chlamydia trachomatis	Enterokokken	
	Streptokokken B	
	Proteus ssp.	
	Mykoplasmen	
	Actinomyceten	
	Candida albicans	
	u. a.	

Das Verhältnis Normalflora, d.h. Laktobazillen, zu fakultativ pathogenen Bakterien kann am besten aus dem Nativpräparat bzw. noch besser aus dem Grampräparat abgelesen werden. Außerdem gibt das Direktpräparat Aufschluß über die Entzündungsreaktion im Vaginalbereich.

Gestörte Vaginalflora und Frühgeburtlichkeit

Schwere Infektionen durch aszendierende Keime bei unauffälliger Vaginalflora gibt es nach meiner Erfahrung nicht. Jede massiv gestörte Vaginalflora und auch jede Mischflora ist bei klinischer Symptomatik oder bei Zusatzrisiken, wie sie in der Schwangerschaft oft bestehen, immer als Warnzeichen zu nehmen, und diagnostische und therapeutische Maßnahmen sind zu ergreifen [6].

Diese zunehmende Erkenntnis und Forderung nach regelmäßiger Beachtung und Bewertung der Vaginalflora darf nicht dazu führen, daß Kollegen wegen Infektionskomplikationen oder gar Frühgeburtlichkeiten in der Vergangenheit heutzutage verurteilt werden, weil sie damals, Wochen zuvor, keine Diagnostik der Vaginalflora durchgeführt bzw. dokumentiert haben.

Ein Beispiel soll dies veranschaulichen: Ein Kollege wurde Ende 1994 verurteilt, weil er im Jahre 1988 vor dem Legen einer Cerclage in der 14. SSW die Vaginalflora nicht untersucht bzw. nicht dokumentiert hatte. In der 28. Woche war es zum vorzeitigen Blasensprung und zum Amnioninfekt gekommen, so daß die Schwangerschaft per Sectio beendet werden mußte. Das Kind ist als Folge der Frühgeburtlichkeit und des nachfolgenden wochenlangen stationären Aufenthaltes schwerst geschädigt. Da das Ereignis der Cerclage aber 14 Wochen zurücklag und es allgemein bekannt ist, daß die Vaginalflora sich innerhalb von Tagen massiv zur Störung hin ändern kann, ist es nicht zulässig, diese beiden Ereignisse im Nachhinein so zu verknüpfen.

Inzwischen haben wir zunehmend Belege dafür, daß die Beachtung und die frühzeitige Normalisierung der Vaginalflora während der Schwangerschaft durch Antibiotika, Laktobazillenpräparate oder nur durch die Ansäuerung allein zu einer Senkung der Frühgeburtlichkeit führen [2, 4, 10]. Auch die postoperative Infektionshäufigkeit läßt sich durch eine Antibiotikaprophylaxe senken, wobei besonders diejenigen Frauen profitieren, die eine gestörte Vaginalflora besitzen [5].

Streptokokken der Gruppe A (Puerperalsepsis)

Die gefürchtetste Infektionskomplikation ist die Puerperalsepsis [6, 12]. Diese wird durch Streptokken der Gruppe A verursacht. Das Tückische an dieser Erkrankung ist die enorme Geschwindigkeit, mit der sie abläuft. Aufgrund der enzymatischen Ausstattung der Streptokokken der Gruppe A sind sie in der Lage, sich sehr schnell im Gewebe auszubreiten. Das Immunsystem kommt dann nicht mehr dazu, entsprechende Entzündungsreaktionen auszulösen. So findet man oft nur zu Beginn eine kurze Fieberzacke und in Einzelfällen nicht einmal diese. Auch die Leukozyten im Blut können im Normbereich bleiben, da der Verbrauch genauso schnell geschieht wie die Neubildung.

Da wir aber gewohnt sind, Infektionen am Fieber zu erkennen, kommt es gerade bei der Puerperalsepsis durch Streptokokken der Gruppe A oft zu spät zu einer Therapie, so daß immer wieder Frauen hieran versterben.

Die Zahl schwerer und tödlicher Streptokokken-A-Fälle in unserem Bereich hat in den letzten Jahren deutlich zugenommen. Ein Trend, der auch weltweit beobachtet wird [1, 13, 14]. Wird mit der Antibiotikatherapie mehr als 24 Stunden gezögert, so ist der tödliche Verlauf kaum noch aufzuhalten.

Durch Nachforschungen haben wir in den letzten Jahren mehr als 20 Fälle von Kindbettfieber im Wochenbett aufspüren können, von denen 5 tödlich verlaufen sind.

Zwei Beispiele sollen demonstrieren, wie tückisch der Ablauf sein kann und welche Folgen bei zu später Diagnostik und Therapie eintreten. Während der Fall 1 (s. unten) als vermeidbar eingestuft wird, da durchaus Warnsignale bestanden, ist der zweite Fall (s. unten) eher als schicksalhaft anzusehen.

1. Fallbeispiel Puerperalsepsis

26jähr. V-Para, rasche Spontangeburt am ET
(Hb 13,4 g%, Leukos 3400/µl, Thrombos 152000/µl)

1. Tag post partum:		Pat. müde, will nicht stillen, kurz Fieber 38,2°; Therapie: 3 × Schmerzmittel (z. B. Spasmo Cib. Supp.)
2. Tag post partum:		Pat. klagt über Schmerzen, kein Fieber; Therapie: 4 × Schmerzmittel, Heizkissen
3. Tag post partum:		Pat. klagt über starke Schmerzen, Blähung, kein Fieber; Therapie: zunächst 2 × Schmerzmittel, Darmrohr
	10°°	Labor: Leukos 1600/µl, Thrombos 141000/µl
	12°°	Labor: Leukos 1100/µl, Thrombos 119000/µl
	14°°	RR 70/40, Pat. klagt über starke Schmerzen
	16°°	Septischer Schock, Verlegung Intensiv, Leukos 840, Linksverschiebung, CRP 38 mg/dl; bakt. Abstriche, Antibiotika, Hysterektomie

Exitus letalis in der Nacht

2. Fallbeispiel Puerperalsepsis

28jährige Patientin, Spontangeburt mit Epi am 285. SST

1. postpartaler Tag:		o. B., RR 100/70
2. postpartaler Tag:		o. B.
3. postpartaler Tag:		Rückenschmerzen, sonst o. B. Labor: 25000 Leukozyten
4. postpartaler Tag:		Rückenschmerzen, kaltschweißig, kein Fieber, kurzatmig, RR 80/60
	15°°	Zinacef + Clont, V. a. infizierte Epi Notarzt: V. a. LE, Dopamin etc.
	17°°	Verlegung Intensiv, Hämatom am Oberschenkel, später Blasen, 38,3 °C; Labor: 4000 Leukozyten, 123000 Thrombo.; Blutkulturen: kein Wachstum; Vag. Abstrich: Streptokokken A
5. postpartaler Tag	9°°	Exitus letalis im septischen Schock

Zur Vermeidung schwerer Infektionen im Wochenbett sind klinische Erfahrungen notwendig, da oftmals der kranke Eindruck, den die Patientin (Fall 1) macht, der erste Warnhinweis ist. Auch müssen Schmerzen sehr ernst genommen werden, vor allem, wenn sie über das übliche Maß hinausgehen und dürfen niemals mit der vermehrten Gabe von Schmerzmitteln alleine behandelt werden. Gerade das Fieber kann uns bei der Wochenbettsepsis als Symptom im Stich lassen bzw. nur so kurzfristig auftreten, daß es bei fehlender Erfahrung nicht ernst genug genommen wird.

Entscheidend ist auch die Diagnostik, wozu die körperliche Untersuchung und wiederholte Bestimmungen von Laborwerten wie Blutbild, vor allem aber CRP oder andere Entzündungsparameter, gehören.

Schwere Infektionen post partum

Klinisches Bild:

- Kranker Eindruck
- Schmerzen, Durchfall, Obstipation, Blähungen
- Fieber (nicht immer oder nur kurz)

Diagnostik:

- Körperliche Untersuchung, Ultraschall
- Temperatur
- Blutdruck
- Blutbild (Leuko., Thrombo., Diff. Blutbild)
- CRP (mehrfach notwendig, Verlauf!)
- Bakteriologische Abstriche, Blutkultur

Auch frühzeitige bakteriologische Abstriche müssen abgenommen werden. Kommt es trotz all dieser diagnostischen und therapeutischen Maßnahmen zu einer schweren Infektionskomplikation, so ist dies schicksalhaft und wird keine negativen forensischen Konsequenzen nach sich ziehen.

Streptokokken der Gruppe A, die gefährlichsten Erreger im Genitalbereich, sind in anderen Körperbereichen nicht so selten und können bei bis zu 5% der Kinder und der Erwachsenen im Nasen-Rachen-Raum kulturell nachgewiesen werden.

Die verschiedenen, durch Streptokokken der Gruppe A ausgelösten Erkrankungen sind hier wiedergegeben:

Streptokokken-A-Krankheitsbilder
(Kolonisation Nasen-Rachen-Raum: ca. 5%)

- Tonsillitis
- Scharlach
- Erysipel
- Phlegmone
- Vulvitis (häufigste Vulvitis bei Kindern)
- Kolpitis
- Zervizitis
- Peritonitis
- Puerperalsepsis
- Sepsis post op.

Das Erysipel und auch die Phlegmone im Mammabereich oder im Gesäß- und Beinbereich nach Vulvektomie sind Krankheitsbilder, die gelegentlich gesehen werden können. Da der Nachweis der Streptokokken A in der Haut mit der üblichen Methodik so gut wie nicht möglich ist, bleibt hier nur die klinische Erfahrung und der rasche Erfolg durch eine frühzeitige Penizillin- bzw. Amoxizillinbehandlung (Beispiele hierfür wurden demonstiert).

Die Verbreitung der Streptokokken der Gruppe A erfolgt durch Schmierinfektion. So ist die Vulvitis durch Streptokokken A die häufigste Vulvitis beim präpubertären Mädchen, die digital vom Nasopharynxbereich in den Genitalbereich gelangen.

Bei jeder unklaren Kolpitis und Vulvitis sind bakteriologische Abstriche zu entnehmen, da, wie demonstriert wird, auch Streptokokken der Gruppe A die Ursache sein können. Mikroskopisch können Streptokokken der Gruppe A bei der Fülle der verschiedenen möglichen Kokken als Streptokokken oder Haufenkokken im Genitalbereich nicht erkannt werden.

Bei den mir bisher bekannten Fällen von Streptokokken-A-Kolpitis fand sich immer das Bild einer mehr oder weniger stark ausgeprägten eitrigen Kolpitis mit wenig Mischflora.

Trichomoniasis und Aminkolpitis

Zu den typischen Lästigkeiten im Genitalbereich, die aber zunehmend übersehen werden, da sie immer seltener werden und nur durch geeignete Methodik erkannt werden können, zählt die Trichomoniasis [3]. Da es sehr unterschiedlich resistente Trichomonaden gibt, sollte man bei allen unklaren Fällen von Kolpitis etwas Fluor entnehmen, aus dem man sich nach der gynäkologischen Untersuchung ein frisches Naßpräparat anfertigen kann zum Direktnachweis der mobilen Trichomonaden, oder aus dem man auch noch eine Bakteriologie anfertigen kann, wenn andere Gesichtspunkte im Verlaufe der Untersuchung aufgetreten sind. Auch eine Trichomonadenkultur und Spezialfärbung für Trichomonaden hilft hier weiter.

Essigsäurebehandlung der Portio und Ultraschalluntersuchung mit dem Gel verändern die diagnostische Beurteilbarkeit und Nachweisbarkeit mancher Erreger.

Die Bakteriolgie läßt uns bei vielen Kolpitisformen im Stich. Der kulturelle Nachweis von Streptokken der Gruppe B oder Enterokokken, Proteus oder E. coli außerhalb der Schwangerschaft wird von vielen Kollegen überbewertet und führt daher zu Therapien, die auf diesen Keimnachweis abgestellt sind, die nur selten zu einer Besserung führen.

Der Hauptgrund für die Durchführung einer bakteriologischen Kultur ist der Ausschluß pathogener Keime. Die Gefahr besteht aber, daß Kolonisationskeime, die im Vaginalbereich häufig anzutreffen sind, und die um so öfter gefunden werden, je peripherer der Abstrich aus dem Vaginalbereich entnommen wurde, überbewertet werden und zu therapeutischen Konsequenzen führen, die die Patientin mehr belästigen und schädigen als ihr nutzen.

Die Aminkolpitis/bakterielle Vaginose gehört zu den häufigen Lästigkeiten im Genitalbereich [6]. Die häufigen Rezidive bei manchen Frauen erfordern andere, verträglichere Therapieformen. Handelt es sich nur um ein vaginales Problem, so kann durchaus mit ansäuernden Maßnahmen eine Normalisierung versucht werden. Auch in der Schwangerschaft führt die Ansäuerung der Vaginalflora zu einer Normalisierung der Vaginalflora mit einer Reduktion aller fakultativ pathogenen Keime.

Lediglich Hefen werden durch die Ansäuerung nicht gehemmt und können unter diesen Maßnahmen auftreten. Die gute Wirkung von z. B. Dequaliniumchlorid (Fluomycin) auch auf Hefen spricht für den Einsatz dieser Präparate bei unklaren Mischinfektionen. Sobald aber Hinweise für eine Mitbeteiligung des Endometriums oder höherer Genitalbereiche besteht, muß eine konsequente Therapie mit z. B. Metronidazol oral oder einem anderen Antibiotikum (Amoxizillin, Clindamycin) systemisch vorgenommen werden.

Chlamydien

Sexuell übertragene Infektionen spielen eine zunehmend wichtigere Rolle, wobei sich das Spektrum in den letzten 20 Jahren erheblich verschoben hat [8]. In dieser Zeit haben unsere Kenntnisse über den Verlauf der genitalen Chlamydieninfektion erheblich zugenommen [7]. Hierzu beigetragen haben die sehr viel sensitiveren Nachweisverfahren und die speziesspezifischen Antikörpernachweisteste. Die Chlamydien gehören zu den häufigsten sexuell übertragenen Erregern, die inzwischen auch bei der Geburt zu den häufigsten auf das Kind übertragenen Erregern gehören. Wegen des langsamen Vermehrungszyklus und der geringen Erregerzahl ist die Symptomatik bei einer Chlamydieninfektion in der Regel so schwach ausgeprägt, daß sie von den Betroffenen oft nicht bzw. anfänglich meist nicht wahrgenommen wird. Spätschäden wie Sterilität, chronische Unterbauchschmerzen, Gelenkschmerzen, treten erst nach Jahren auf und werden dann immer schwieriger nachweisbar und auch behandelbar.

Bei den symptomatischen Chlamydieninfektionen können durchaus auch die Teste auf vorgefertigten Trägern eingesetzt werden, wobei nur der Clearview und Testpack einigermaßen zuverlässig sind. Für das *Screening in der Schwangerschaft* sind sie aber ungeeignet, da sie nur ca. 50% der Infektionen erfassen. Der goldene Standard des Chlamydiennachweises sind seit einem Jahr die Amplifikationsteste (PCR/LCR) [9, 11].

Die beste Lösung zur Vermeidung der Chlamydienfolgeschäden ist die Vorsorgeuntersuchung der jungen, sexuell aktiven Mädchen und Frauen zwischen 15 und 25 Jahren mit hochsensitiven Testen wie der *PCR/LCR*. Nur sie erlauben die frühzeitige Identifizierung asymptomatisch Infizierter und deren rechtzeitige Therapie.

Chlamydien führen niemals zu hochakuten und dramatischen Infektionen. Eine Therapie der floriden Chlamydieninfektion sollte daher immer erst dann durchgeführt werden, wenn diese eindeutig diagnostiziert ist, was durchaus Tage oder auch Wochen dauern darf.

Kandidose

Chronische rezidivierende Kandidosen gehören ebenfalls zu den häufigen Problemen in einer gynäkologischen Praxis. Eine genaue Identifizierung der wiederholt nachgewiesenen Hefearten ist hier unverzichtbar. Nur der eindeutige Nachweis einer zur Entzündungsreaktion fähigen Hefeart wie Candida albicans oder Candida tropicals oder krusei rechtfertigen therapeutische Maßnahmen.

Hinter chronischem Sproßzellnachweis verbirgt sich häufig eine Kolonisation mit Candida glabrata oder Saccharomyces cerevisiae, denen dann der von der Patientin geklagte chronische Juckreiz zugeschrieben wird.

Ausführliche Exploration der Patientin und die Suche nach anderen Ursachen ist hier dringend geboten. Häufig liegen die Probleme auf einer ganz anderen Ebene und wir behandeln Keimnachweise und nicht die Ursache der Beschwerden.

Natürlich gibt es auch Frauen mit eindeutigen symptomatischen rezidivierenden Candida-albicans-Infektionen. Auch hier ist nicht nur die Therapie des Erregers anzustreben, sondern es ist sehr viel breiter nach dem Hygieneverhalten, sexuellen, pflegerischen und therapeutischen Aktivitäten der Patientin zu fahnden. Gerade die übertriebene und falsch verstandene Hygiene ist ein häufiger Grund für den chronischen Juckreiz im Genitalbereich.

Schlußbemerkung

Die Kenntnis der pathogenen Bedeutung verschiedener im Genitalbereich nachgewiesener Keime ist außerordentlich wichtig für die Beurteilung von Beschwerden und Veränderungen und auch von Frühsymptomen einer beginnenden Infektion.

In der Abb. 1 sind die Keime nach ihrer pathogenen Bedeutung aufgelistet. Bei pathogenen Keimen ist bei deren Nachweis auch im äußeren Bereich eine Therapie immer angezeigt. Bei fakultativ pathogenen Keimen entscheidet das klinische Bild, ob und welche Therapie durchgeführt wird.

Literatur

1. Demers B, Simor AE, Vellend H, Schlievert PM, Byrne S, Jamieson F, Walmsley S, Low DE (1993) Severe invasive group A steptococccal infections in Ontario, Canada: 1987–1991. Clin Infect Dis 16:792–800
2. McDonald HM, O'Loughlin JA, Jolley PT, Vigneswaran R, McDonald PJ (1994) Changes in vaginal flora during pregnancy and association with preterm birth. J Infect Dis 170:724–724
3. Harry TC, Rashid S, Saravanamuttu KM, Shrestha TL (1994) Trichomoniasis: Perspectives in declining prevalence in a GUM Clinic. Sex Transm Dis 21 (6):357–359
4. Petersen EE (1986) Disturbed vaginal flora as a risk factor in pregnancy. J Obstet Gynecol 6:16–18
5. Petersen EE (1994) Antibiotikaprophylaxe in der Gynäkologie und Geburtshilfe. Jhrb Gynäkol Geburtsh, Biermann
6. Petersen EE (1994) Infektionen in Gynäkologie und Geburtshilfe, 2. Aufl. Thieme, Stuttgart
7. Petersen EE, Clad A (1995) Genitale Chlamydien-Infektionen. Dtsch Ärztebl 5:205–210
8. Piot P, Islam MQ (1994) Sexually transmitted diseases in the 1990s. Global epidemiology and challenges for control. Sex Transm Dis 21 (2) Suppl:7–13
9. Quinn TC (1994) Recent Advances in diagnosis on sexually transmitted diseases. Sex Transm Dis 21 (2) Suppl:19–27
10. Saling E, Raitsch S, Placht A, Fuhr N, Schuhmacher E (1994) Frühgeburten-Vermeidungs-Programm und Selbstvorsorge-Aktion für Schwangere. Frauenarzt 35:84–92

11. Schachter J, Stamm WE, Quinn TC, Andrews WW, Burczak JD, Lee HH (1994) Ligase chain reaction to detect Chlamydia trachomatis infection of the cervix. J Clin Microbiol 32 (10): 2540–2543
12. Schander K (1974) Zur Problematik des septischen Schocks in der Gynäkologie und Geburtshilfe. Therapiewoche 29: 3162–3174
13. Silver RM, Heddleston LN, McGregor JA, Gibbs RS (1992) Life-thereatening puerperal infection due to group A Streptococci. Obst Gynecol 79 (5): 7894–896
14. Stamm WE, Feeley JC, Facklam RR (1978) Wound infections due to group A Streptococcus traced to a vaginal carrier. J Infect Dis 138 (3): 287–292

Ist eine Partnerbehandlung bei rezidivierenden Genitalinfektionen der Frau sinnvoll?

W. Weidner

MERKE:

Eine Partnerbehandlung ist immer dann sinnvoll, wenn eine sexuell übertragbare Erkrankung diskutiert wird. Leider existiert in Deutschland kein System, das die Erfassung sexuell übertragbarer Erkrankungen lückenlos macht. Wie in vielen Ländern werden nur die klassischen Geschlechtskrankheiten „Syphilis, Gonorrhoe, Ulcus molle und Lymphogranuloma venereum" gesetzlich und damit statistisch erfaßt. Diese Krankheitsbilder treten jedoch heute gegenüber „unspezifischen Genitalinfektionen", z. B. durch Chlamydia trachomatis und Mykoplasmen, in den Hintergrund, wobei deren Inzidenz in den letzten Jahren konstant hoch erscheint. Offenbar gelingt es bisher nicht, mit der im Einzelfall fraglosen wirksamen Therapie grundlegend die epidemiologische Situation zu ändern.

Unter der genannten Fragestellung muß eine Partnerbehandlung bei Infektionen durch folgende Erreger diskutiert werden:
Chlamydia trachomatis,
Neisseria gonorrhoeae,
Mykoplasmen,
Papilloma-Virus,
Trichomonas vaginalis,
Herpes simplex.

Infektionen mit Gardnerella vaginalis, Anaerobiern sowie Candida-Spezies sind in ihrer klinischen Relevanz beim Mann fraglich.

Einleitung

Sexuell übertragbare Erkrankungen machen heute die häufigste Gruppe infektiöser menschlicher Erkrankungen aus. Eine Partnerbehandlung ist immer dann zu diskutieren, wenn eine sexuell übertragbare Erkrankung nachgewiesen wird. Dabei treten in der Infektionssprechstunde der Urologie unspezifische Genitalinfektionen, z.B. durch Chlamydia trachomatis und Mykoplasmen, in den Vordergrund. Weiter wichtig erscheinen urogenitale Infektionen durch Candidaspezies, Papillomaviren und Trichomonas vaginalis. Infektionen mit Gardnerella vaginalis und Anaerobiern sind in ihrer klinischen Relevanz beim Mann fraglich.

Die Schwierigkeiten des Erregernachweises (Tabelle 1), der häufig einen erheblichen zeitlichen, personellen und technischen Aufwand erfordert, gestatten es meist nicht, routinemäßig nach allen ätiologisch möglichen Erregern urogenitaler Infektionen beim Mann zu

Tabelle 1. Sexuell übertragbare Erreger

Bakterien	Viren	Andere
• Chlamydia trachomatis	• Herpes simplex	• Trichomonas vaginalis
• Neisseria gonorrhoeae	• Zytomegalie	• Candida spp.
• Mykoplasmen	• Papillom	• Phthirius pubis
• Streptokokken	• Hepatitis	
• Treponema pallidum	• Human Immunodeficiency	
• Haemophilus ducreyi	• Molluscum contagiosum	
• Bakterielle Vaginose		
• Calymmatobacterium granulomatis		

fahnden. Die Diagnostik sollte in Spezialsprechstunden konzentriert werden, wo eine enge Kooperation zwischen klinischer Diagnostik und spezialisierten Mikrobiologen selbstverständlich ist. Genaue mikrobiologische und infektiologische Vorstellungen zur ätiologischen Klassifikation der urogenitalen Infektion sind notwendig (Schiefer et al. 1994).

Erkrankungen mit Befall der Eichel und des Präputiums

Condylomata acuminata

Condylomata acuminata werden durch das humane Papillomvirus (HPV) hervorgerufen. In Kondylomen werden am häufigsten die Typen 6 und 11 nachgewiesen. Die Typen 16 u.a. wurden in Karzinomen der Zervix gefunden. Üblicherweise werden vier Erscheinungsbilder der Kondylome differenziert, die normalerweise keine Schwierigkeiten der klinischen Diagnostik bieten. Im Zweifelsfall hilft die Touchierung mit 5%iger Essigsäure, hierbei kommt es durch Hyperkeratose zu einer Weißfärbung der Hornschicht. Wichtig erscheint, daß bei 25% aller Männer mit sichtbaren Läsionen am Genitale eine Virusbesiedlung der vorderen Harnröhre nachgewiesen werden kann, obwohl eine entsprechende Veränderung der Harnröhre endoskopisch nicht auszumachen ist (Weidner 1992). Bei Männern kann es auch nach Verkehr mit kondylomkranken Frauen zum Nachweis von Viruspartikeln des Papillomavirus in der genitalen Haut kommen, ohne daß sie klinische Erscheinungen aufweisen (Krause 1994).

Daraus resultiert, daß der Nachweis von Condylomata acuminata immer eine Mitdiagnostik beim Partner und entsprechende Therapie beinhaltet.

Herpes genitalis

Erreger ist das Herpesvirus hominis. Der Kontakt erfolgt überwiegend direkt von Mensch zu Mensch. Beim Mann finden sich im charakteristischen Fall Bläschen im Bereich der Glans penis und am inneren Vorhautblatt. Die Herpes-Urethritis ist die Ausnahme. Vielfach wird die Diagnose durch den Nachweis von wie ausgestanzten Exkoreationen mit gelblichen Belägen nach Zerreißen der Bläschen gestellt. Der Virusnachweis aus Bläscheninhalt oder frischen Erosionen ist anzustreben, die klinische Diagnostik jedoch entscheidend (Krause 1994).

Bei rezidivierender Erkrankung empfehlen wir eine klinische Diagnostik des Partners. Leider gibt es auch bei Nachweis einer Partnerinfektion bis heute keine sichere Methode zur Vermeidung des klinischen Rezidivs.

Balano-Posthitis

Eine Entzündung der oberflächlichen Epithelanteile der Glans wird als Balanitis, eine isolierte Entzündung des Präputiums als Posthitis bezeichnet. Meist treten beide simultan auf und werden unter dem Begriff der Balano-Posthitis subsumiert. Prädisponierend wirken eine Phimose, Stoffwechselerkrankung wie Diabetes mellitus oder ein Dauerkatheterismus. Ätiopathologisch müssen pyogene Mikroorganismen wie Staphylokokken und Gardnerella vaginalis sowie Candidaspezies in Abhängigkeit vom Grundleiden als häufigste Erreger angesehen werden. Dabei ist es unsere Erfahrung, daß die erstgenannten pyogenen Infektionen auch ohne Mitbehandlung der Partnerin unter erregerspezifischer Therapie abheilen. Dies gilt auch für Candidainfektionen. Wir haben den Eindruck, daß die Behandlung des Grundleidens, eventuell die radikale Zirkumzision effektiver ist als ein dauerndes Suchen nach einer neuen Infektion bei der Geschlechtspartnerin. Immungeschwächte Patienten mit Verdacht auf aszendierende Adnexinfektionen sollten auf humorale Antikörper gegen Candida untersucht werden (Schiefer et al 1994).

Chronische Urethritis

Ausfluß und Miktionsbeschwerden sind charakteristisch für eine Urethritis. Der Nachweis von ≥4 Granulozyten/Gesichtsfeld (1000fach) im Ausstrich des Urethralfluors oder von ≥15 Granulozyten/Gesichtfeld (400fach) im Ausstrich des Sediments des Ersturins sind pathognomonisch (Schiefer et al. 1994). Häufigster Erreger einer akuten Urethritis des Mannes sind Neisseria gonorrhoeae, Chlamydia trachomatis und Ureaplasma urealyticum. Andere Erreger wie Enterobakterien, Streptokokken, koagulase-positive und -negative Staphylokokken, Anaerobier, Mycoplasma hominis und Candidaspezies sowie Herpesvirus II sind selten (Schiefer et al. 1994). Gardnerella vaginalis spielt ätiopathogenetisch für den Mann keine Rolle. Nach neusten Untersuchungen scheint in den Vereinigten Staaten Trichomonas vaginalis wieder häufiger vorzukommen (Krieger 1994).

Wir sehen eine Indikation zur Diagnostik und Therapie der Sexualpartnerin bei Nachweis einer Urethritis und Erregernachweis von Neisseria gonorrhoeae, Chlamydia trachomatis, Mykoplasmen und Trichomonas vaginalis.

Prostatitis und Epididymitis

Die wichtigsten Erreger bei Patienten mit chronischer Prostatitis sind gramnegative Bakterien. Sie machen etwa 5–10% aller Fälle mit Prostatitis aus (Weidner und Ludwig 1994). Der Nachweis von Chlamydia trachomatis in der Harnröhre nach Prostatamassage und/oder Nachweis von Ureaplasma urealyticum im Prostatasekret bei chronisch abakterieller Prostatitis ist ätiopathogenetisch bisher nicht eindeutig einzuordnen, wobei eine aszendierende Infektion der Prostata naheliegt. Zusätzlich halten wir eine routinemäßige Diagnostik für diese beiden Erreger dann für angezeigt, wenn eine chronische Urethritis (Prostato-Urethritis) vermutet wird. Dies ist in etwa 10–20% aller Fälle mit Prostatitissymptomatik der Fall (Weidner und Ludwig 1994). Eine akute Epididymitits wird in Deutschland derzeit nur in wenigen Fällen durch C. trachomatis ausgelöst.

Sexuell übertragbare Erreger können grundsätzlich über die Harnröhre in die männlichen Adnexe wie Prostata, Bläschendrüsen und Nebenhoden aufsteigen und dort Entzündung mit deletaeren Auswirkungen (Asthenozoospermie, Verschlußazoospermie) auf die Fertilität des Mannes verursachen. Dabei sind die Ejakulatveränderungen bei Infektionen durch Neisseria gonorrhoeae, Chlamydia trachomatis und Ureaplasma urealyticum bekannt (Ludwig et al. 1994). In 10–15% aller Fälle soll die natürliche Abwehr versagen, d.h. das Auswaschen von Erregern aus der Harnröhre durch eine normale Miktion, das Ausschleudern von Bakterien durch häufige Ejakulation sowie eine Störung im Nachweis der antibakteriellen Aktivität des Prostatasekretes und Seminalplasmas erlaubt die Aszension der Infektion (Dahlberg 1985). Bis heute hat sich an dieser Sicht des aszendierenden Infektionsrisikos nichts geändert (Chambers 1985). Leider liegen neuere Kenntnisse zu dieser interessanten Problematik nicht vor.

Sexuell übertragbare Infektionen des Mannes und der Frau – rationale Partnerdiagnostik und Therapie

Die aufgeworfene Frage muß sehr differenziert beantwortet werden. Im Gegensatz zur Frau verlaufen sexuell übertragbare Infektionen beim Mann klinisch leicht diagnostizierbar (Balano-Posthitis, Urethritis) mit offenkundiger Symptomatik (Rötung, Tumoren, Ausfluß). Klinisch inapparente Infektionen sind selten und in ihrer epidemiologischen Auswirkung unklar. Im Einzelfall kann oft nicht zwischen Infektion und Besiedlung differenziert werden. Aszendierende Infektionen in Prostata und Nebenhoden sind aufgrund der Abwehrmechanismen selten; in den meisten Fällen handelt es sich hier um urogenitale Infektionen ohne Erregernachweis. Dies ist sicher auch ein Erfolg der prompten Therapie urogenitaler Infektionen durch effektive Fluorochinolone schon in der Allgemeinpraxis.

Zusammenfassend ist daher die Frage, ob eine Partnerbehandlung bei rezidivierenden Genitalinfektionen der Frau sinnvoll ist, nicht einfach mit ja zu beantworten. Dies gilt auch für eine Diagnostik beim männlichen Partner, die wir nur bei Synmptomatik bzw. Entzündungszeichen empfehlen.

Literaturverzeichnis

Chambers RM (1985) The mechanism of infection in the urethra, prostate and epididymis. In: Keith LG, Berger GS, Edelman DA (eds) Infections in Reproductive Health Common Infections. MTP, Lancaster Boston, pp 282–296

Dahlberg B (1985) Asymptomatic bacteriospermia. In: Keith LG, Berger GS, Edelman DA (eds) Infections in Reproductive Health Common Infections. MTP, Lancaster Boston, pp 297–311

Krause W (1994) Genitale Hautveränderungen bei sexuell übertragbaren Erkrankungen. Urologe A 33:211–216

Krieger JN (1994) Chronische urogenitale Infektionen des Mannes. Urologe A 33:196–202

Ludwig M, Kümmel C, Diemer T, Ringert RH (1994) Ejakulatinfektionen durch sexuell übertragbare Erreger. Urologe A 33:203–210

Schiefer HG, Jantos C, Weidner W (1994) Urethroadnexitis des Mannes und akutes Urethralsyndrom der Frau. Urologe A 33:188–195

Weidner W (1992) Condylomata acuminata der Harnröhre. In: Hautmann R (Hrsg) Therapie urologischer Erkrankungen. Enke, Stuttgart, S 150–151

Weidner W, Ludwig M (1994) Diagnostic managment in chronic prostatitis. In: Weidner W, Madsen PO, Schiefer HG (eds) Prostatitis – Etiopathology, Diagnosis and Therapy. Springer, Berlin Heidelberg New York Tokyo

Bakterielle Vaginose oder vaginale Bakteriosis

Ein Update

E. R. WEISSENBACHER

MERKE:

1. Seit den Arbeiten von Eschenbach und Hillier wurde gezeigt, daß das Krankheitsbild der bakteriellen Vaginose, in letzter Zeit aus noch zu erläuternden Gründen auch zunehmend vaginale Bakteriosis genannt, ursächlich verantwortlich ist in der Geburtshilfe für vorzeitige Wehentätigkeit bzw. vorzeitigen Blasensprung, postpartale Infektionen, in der Gynäkologie für postoperative Infektionen und als kommensale Besiedelung mit Myko- und Ureaplasmen auch für Sterilität und Infertilität. Als zweithäufigste mikrobielle Dysbiosis ist die vaginale Bakteriosis verantwortlich für pathologischen Fluor vaginalis – und außerdem wird der Bakteriosis eine mitentscheidende Rolle für die Entstehung der aszendierenden Infektionen bzw. der Pelvic Inflammatory Disease zugeschrieben.
2. Die vorzeitige Wehentätigkeit und damit der vorzeitige Blasensprung kann ätiologisch nur über eine Wiederherstellung einer Eubiose beeinflußt werden. Deshalb wird derzeit ein Screening auf bakterielle Vaginose in der Praxis empfohlen und die Therapie zur Wiederherstellung der Eubiose diskutiert.
3. Da es sich bei Pelvic Inflammatory Disease um eine polymikrobielle Infektion handelt, die normalerweise am häufigsten durch Chlamydien verursacht ist, muß man auf jeden Fall eine bakterielle Vaginose mit Anerobierinfektion in Betracht ziehen und entsprechend therapieren.
4. Nach Pilzinfektionen stellt die bakterielle Vaginose die häufigste Ursache für einen pathologischen Fluor vaginalis dar. Eine entsprechende anaerobizide Therapie mit Clindamycin oder Metronidazol sollte durchgeführt werden.
5. Die Partnertherapie wird unterschiedlich diskutiert, zumeist jedoch nicht empfohlen.

Viel zu wenig ist noch bekannt über den Zusammenhang der bakteriellen Vaginose mit anderen Infektionskrankheiten, wie Infektionen durch Chlamydien, Gonokokken sowie deren Rolle innerhalb der Sexual Transmitted Diseases.

Spätestens seit den wissenschaftlichen Untersuchungen von David Eschenbach und Sharon Hillier aus der Arbeitsgruppe Seattle, Washington D.C. in den Vereinigten Staaten wissen wir, daß die bakterielle Vaginose eine ganze Reihe von Erkrankungen auslösen kann, die in letzter Zeit – so in der Gynäkologie die Dysbiosis bei Fluor genitalis und in der Geburtshilfe vorzeitige Wehentätigkeit und vorzeitiger Blasensprung – zunehmend an Bedeutung gewonnen haben.

Für den Ausdruck „BV", der von Eschenbach eingeführt wurde und auch bis heute Gültigkeit hat, gibt es eine Menge Synonyme, wie z.B. Gardnerella-Infektion, Mobiluncus-Infektion, Bakteroides-Infektion, Prevotella-Infektion, Vibrioniasis oder Aminkolpitis. Sicher ist der Ausdruck „BV" der am besten gewählte, weil es sich nicht immer um eine „-itis", also eine Entzündung handelt. Beweis hierfür sind Patientinnen, die durchaus eine BV beherbergen, wobei aber keinerlei Beschwerden, also auch keine Reaktionen vom Makroorganismus, zu verzeichnen sind. Der wissenschaftliche Streit geht weiter dahin, inwiefern z.B. die von Gale Casale (USA) vertretene Meinung stimmt, daß Mykoplasmen und Ureaplasmen eigenständige Erkrankungen verursachen können, während David Eschenbach in Seattle eben die Mykoplasmen oder Ureaplasmen mehr oder minder in seine BV (zusammen mit den Anaerobiern) subsummiert.

Epidemiologisch ist es so, daß etwa 20–60% aller gynäkologischen und 10–40% aller geburtshilflichen Patientinnen eine sogenannte BV, oder Keime, die eine BV verursachen können, beherbergen.

Gynäkologie

In der Gynäkologie spielt die BV eine Rolle sowohl beim Fluor vaginalis als auch bei den sogenannten klassischen postoperativen Infektionen. Da es sich bei der BV um eine endogene Infektion handelt, d.h. die Keime über den Darm oder den Gastrointestinaltrakt in den Bereich der Sexualorgane gelangen, und hier bei der Frau im Bereich des äußeren Genitale die Dysbiose, wie wir es nennen, verursachen können, handelt es sich bei der BV nicht um eine klassische Sexual Transmitted Disease (STD, Geschlechtskrankheit), obwohl die BV selbstverständlich auch durch sexuellen Verkehr übertragen werden kann. Es besteht also eine Symbiose zwischen den Keimen der Darmflora und den Vaginalkeimen, die über Analverkehr oder körperhygienische Faktoren eine sogenannte Eubiose (Vorherrschen einer normalen Vaginalflora mit Laktobazillen) in eine Dysbiose (Vorherrschen z.B. einer gemischt anaerob-aeroben Flora) verwandeln können.

Die Diagnostik der BV geschieht im wesentlichen durch pH-Messungen (pH-Wert über 4,5), den Nachweis von sogenannten Schlüsselzellen (Clue cells), den typischen fischartigen Geruch und das mikroskopische Bild des sogenannten Scheidenreinheitsgrades, der eine Gruppe III mit reichlicher Bakterienflora zeigt.

In letzter Zeit wurden zunehmend Schnelltests entwickelt, z.B. die Fem-Exam-Card aus den Vereinigten Staaten, mit denen es gelingt, sowohl den Amintest als auch den pH-Test durchzuführen und so rasch eine BV in der Praxis zu diagnostizieren. Die Therapie der BV geschieht durch die klassischen Anaerobiermedikamente wie Clindamycin und Metronidazol bzw. auch durch unspezifische Medikamente, die zur Eubiosewiederherstellung dienen, also z.B. Acidum lacticum, Döderleinpräparate etc.).

Hierbei muß man bedenken, daß die Laktobazillenforschung, die 1898 durch Döderlein initiiert wurde, auch heute noch im wesentlichen bis auf die Systeme des Reuterins (Münchner Arbeitsgruppe) und des H_2O_2 (Seattle-Arbeitsgruppe USA) wenig Fortschritte erzielt hat. Die Frage der Partnerbehandlung ist noch umstritten. Manche Autoren befürworten eine Partnerbehandlung, andere Autoren sehen darin keinen Sinn.

Zur Prophylaxe ist zu sagen, daß alle Maßnahmen, die eine Stabilisierung der Körperhygiene unter entsprechender Berücksichtigung der Sexualhygiene, aber auch eine Ektopiebehandlung zur Vermeidung der Überalkalisierung aus dem Bereich des oberen Scheidendrittels eine Eubiose der Vagina unterstützen können.

Geburtshilfe

Im Bereich der Geburtshilfe wird in den letzten Jahren zunehmend diskutiert und unter anderem auch von der Eschenbach-Gruppe nachgewiesen, daß außer den klassischen postpartalen

Infektionen (wie z. B. Infektionen im Bereich der Episiotomie nach einer Geburt) insbesondere vorzeitige Wehentätigkeit und in deren Folge auch der vorzeitige Blasensprung durch eine BV hervorgerufen werden können.

Es ist nur logisch, daß aufgrund dieser Arbeiten, und auch insbesondere durch die Verdienste von Saling, daher zur Vermeidung einer vorzeitigen Wehentätigkeit ein Screening bei den Schwangeren empfohlen wird, in das im wesentlichen die pH-Messung und die mikroskopische Untersuchung eingehen soll.

Die Ätiologie der durch BV hervorgerufenen vorzeitigen Wehentätigkeit stellt man sich heute so vor, daß die Bakterienstämme in der Lage sind, über Proteasenbildung und Einwirkung in den Arachidonsäurezyklus auf die Prostaglandinsynthese Einfluß zu nehmen, und über diesen Weg dann eine vorzeitige Wehentätigkeit ausgelöst werden kann.

Stellvertretend sollen hier nur einige Arbeiten von David Eschenbach aus dem Jahr 1994 genannt werden. Sie zeigen, welche Beziehung zwischen der Chorionamnioninfektion und der histologischen Chorionamnionitis besteht (s. auch Tabelle 1).

Zwei Arbeiten von Hillier (1988 und 1991) zeigten, daß bei einer Odds-Ratio von 7,2 bzw. 1,9 bei der sogenannten histologisch nachgewiesenen Chorionamnionitis Zeichen der Entzündung in signifikant häufigerer Form, z. B. in 72% gegenüber 22% oder in 32% gegenüber 20% nachzuweisen sind. Setzt man diese histologischen Fälle von Chorionamnionitis in Beziehung zu einer vorzeitigen Entbindung (Tabelle 2), so zeigte sich im Gesamtbild bei einer Odds-Ratio von 4,6, daß eine Chorionamnionitis bei Geburten am Termin nur in 6% der Fälle nachzuweisen war, während bei vorzeitiger Entbindung, also Frühgeburt, die Chorionamnionitis in immerhin 24% der Fälle (633 von 2.675) gefunden wurde.

Aufgrund dieser Untersuchungen haben dann Eschenbach und insbesondere auch Hillier, aber auch Gravett, Martius, McGregor, Kurki und Riduan Untersuchungen bei Patientinnen mit BV durchgeführt und zeigen können, daß z. B. in den Untersuchungen von Cravet 17% der Patientinnen am Termin und 31% der Patientinnen vor Termin BV nachweisen ließen. Ähnlich signifikante Untersuchungen fanden sich bei den anderen Autoren. Den größten Unterschied zeigte Kurki auf mit 21% bei den Patientinnen am Geburtstermin und über 60% bei Patientinnen mit vorzeitiger Wehentätigkeit (Tabelle 3).

Heute werden nicht nur die Erreger der BV, sondern auch Chlamydia trachomatis, Ureaplasmen, Gonokokken und Trichomonaden für die Auslösung einer vorzeitigen Wehentätigkeit durch Infektion angeschuldigt. Erste Untersuchungen über die Therapie der BV zeigten dann auch folgerichtig, daß durch eine Antibiotikatherapie in den Risikogruppen die vor-

Tabelle 1. Beziehung zwischen der Chorionamnioninfektion und der histolgischen Chorionamnionitis. (Nach Eschenbach 1994)

	Chorionamnioninfektion			
	Histologische Chorionamnionitis	Nichthistologische Chorionamnionitis	Odds-Ratio	95% Cl
Pankuch et al. (1984)	18/ 25 (72%)	6/ 39 (15%)	14,1	3,6–60
Hillier et al. (1988)	21/ 29 (72%)	14/ 65 (22%)	7,2	2,7–19*
Quinn et al. (1987)	10/ 14 (71%)	8/ 29 (28%	6,5	1,3– 3,5
Kundsin et al. (1984)	32/ 84 (38%)	21/146 (14%)	3,7	1,8– 7,3
Zlatnick et al. (1990)	26/ 40 (65%)	12/ 34 (35%)	3,4	1,2–10
Hillier et al. (1991)	32/101 (32%)	33/167 (20%)	1,9	1,0– 3,4
Svensson et al. (1986)	7/ 10 (70%)	31/ 69 (45%)	1,6	0,5– 5,0

* Angepaßt über multivariable Analyse

Tabelle 2. Beziehung zwischen histologischer Chorionamnionitis und vorzeitiger Entbindung. (Nach Eschenbach 1994)

		Histologische Chorionamnionitis			
Autor	Anzahl	Vorzeitige W.***	Geburtstermin	Odds-Ratio	95% Cl
Russell (1979)	7505	123/ 699 (19%)	269/ 6846 (4%)	5,6*	4,4–7,1
Cooperstock et al. (1987)	18787	287/1445 (20%)	817/17342 (5%)	5,0	4,3–5,8
Hillier et al. (1991)	268	61/ 112 (59%)	35/ 156 (22%)	5,0	2,8–8,8*
Guzick et al. (1985)	2774	80/ 244 (33%)	253/ 2530 (10%)	4,4**	3,2–5,9
Fox et al. (1971)	870	16/ 34 (47%)	186/ 836 (22%)	3,1	1,5–6,5
Mueller-Heubach et al. (1990)	1705	61/ 181 (34%)	295/ 1524 (19%)	2,1	1,5–3,0
Total	31909	633/2675 (24%)	1855/29234 (6%)	4,6	4,1–5,1

* Geburtsgewicht angepaßt an Dauer der Gravidität
** Angepaßt
*** Wehentätigkeit

Tabelle 3. Bakterielle Vaginose bei Patientinnen am Geburtstermin und mit vorzeitiger Wehentätigkeit

		Bakterielle Vaginose		
	Definition	VorzeitigeW.*	Geburtstermin	Relatives Risiko
Gravett	<37 Wk	24/ 77 (31%)	78/ 457 (17%)	2,2 (1,2– 3,8)
Martius	<37 Wk	21/ 61 (34%)	21/ 115 (18%)	2,3 (1,1– 1,5)
McGregor	<37 Wk	1/ 4 (25%)	23/ 131 (18%)	1,5 (0,2–14)
Hillier	2500 g	151/661 (23%)	122/6777 (18%)	1,6 (1,3– 2,0)
Kurki	–	11/ 17 (65%)	151/ 716 (21%)	6,9 (2,5–19)
Riduan	<37 Wk	17/ 65 (26%)	67/ 425 (16%)	2,0 (1,0– 3,9)

Gravett et al. (1986) JAMA 256: 1899; Martius et al. (1988) Obstet Gynecol 71: 89; McGregor et al. (1990) Am J Obstet Gynecol 163:1465; Hillier et al. (1990) ICAAC Presentation; Kurki et al. (1991) Obstet Gynecol 80: 173; Riduan et al. (1993) Am J Obstet Gynecol 169: 175.
* Wehentätigkeit

zeitige Wehentätigkeit bzw. der vorzeitige Blasensprung und damit die Frühgeburtlichkeit günstig beeinflußt werden können.

Weitere Untersuchungen sind jedoch erforderlich, um hier in Doppelblindstudien beweisbare Beeinflussungen der vorzeitigen Wehentätigkeit und des vorzeitigen Blasensprungs aufzuzeigen. Insbesondere müssen aber auch die Fragen der Dosisabhängigkeit, der Art der Antibiotika, der Länge der Antibiotikatherapie usw. abgeklärt werden.

Topische und systemische Therapie bei Infektionen des unteren Genitaltraktes

H. G. Schiefer

MERKE:

Bakterielle Vaginose

- Ätiologie: stark vermehrt Gardnerella vaginalis, Mobiluncus spp, Bacteroides spp, Mycoplasma hominis.
- Leitsymptome: vermehrter, fischähnlich riechender Fluor.
- Therapie: systemisch 5-Nitroimidazolderivate, Clindamycin (alternativ: topische Anwendung); topisch: Milchsäure; während der Schwangerschaft auch Amoxicillin statt Nitroimidazolpräparaten.

Trichomoniasis

- Ätiologie: Trichomonas vaginalis. Achtung: Oft zusätzlich Infektion mit weiteren STD-Erregern.
- Leitsymptome: Vulvovaginitis; reichlicher, dünnflüssiger, oft purulenter, übelriechender Fluor.
- Therapie: systemisch 5-Nitroimidazolderivate.

Candidiasis

- Ätiologie: Candida spp, meist C. albicans.
- Leitsymptome: Vulvovaginitis, bröckelig-weißlicher Fluor.
- Therapie: topisch oder systemisch Azolderivate.

Condylomata acuminata

- Ätiologie: Humane Papillomviren (HPV 6, 11, 16, 18, 31, 33, 35).
- Leitsymptome: multiple, polymorphe, oft beetartig konfluierende anogenitale Warzen.
- Therapie: Kryochirurgie, Elektrochirurgie, Exzision, Laserkoagulation, Podophyllin. (Intraläsionale Injektion von Interferon).

Herpes genitalis

- Ätiologie: Herpes simplex Virus Typ II (HSV II).
- Leitsymptome: Vulvovaginitis; Rötung, Schwellung, Bläschen, Ulcera. Superinfektionen mit Bakterien und Candida spp häufig.
- Therapie: systemisch Aciclovir (alternativ: Foscarnet), Antiphlogistica.

Infektionen des unteren Genitaltraktes der Frau sind, beeinflußt von Faktoren wie Alter, Sozialstatus und Sexualverhalten, außerordentlich häufig. Nach amerikanischen Schätzungen leidet etwa jede dritte Frau an einer vulvovaginalen Infektion (Burnhill 1993). Etwa elfmillionenmal pro Jahr kommen amerikanische Frauen wegen Vulvovaginitis zum Arzt (Eschenbach 1986).

Leitsymptome der Vulvovaginitis sind vermehrter, oft übelriechender Ausfluß, Jucken und Brennen in der Vagina, Dyspareunie und externe Dysurie, wenn der Urin auf die entzündeten Labien trifft.

Über die eher lästigen Lokalphänomene hinaus sind die infektiösen Erkrankungen des unteren Genitaltraktes bedeutsam und potentiell sogar lebensbedrohlich, da aszendierende Infektionen bei der Frau mit den gleichen Erregern - oft transportiert durch die Spermatozoen, an die sich die Erreger anlagern - zu Endomyometritis, Salpingitis und Pelveoperitonitis führen können (Eschenbach 1986). Infektionen des unteren Genitaltraktes können bei Schwangeren zu vor- und frühzeitigem Blasensprung, Frühgeburtlichkeit, Chorioamnionitis und Puerperalfieber, beim Neugeborenen zu prä- und perinatal erworbenen, oft lebensbedrohlichen Erkrankungen, wie Soor, generalisierter Candidiasis, generalisierter Herpesvirus-Infektion durch Herpes-simplex-Virus II, respiratorischer Papillomatose durch humane Papillomviren und Meningosepsis durch Streptokokken der Gruppe B, führen (Brunham et al 1990).

Zahlreiche, meist sexuell übertragbare Erreger sind ätiologisch beteiligt. Mischinfektionen sind häufig. Wenn man Fälle von Gonorrhoe und Syphilis nicht berücksichtigt, ist eine Vulvovaginitis in etwa 40–50% eine bakterielle Vaginose, in etwa 35–40% eine Candidiasis, in etwa 15–20% eine Trichomoniasis, in etwa 10% ein Herpes genitalis, in etwa 5–10% eine genitale Papillomatose. Alle anderen Formen sind selten (<1%) (Burnhill 1993; Eschenbach 1986).

Da es keine einheitliche, für alle Erreger gleichermaßen adäquate Behandlung gibt, sollte die Diagnose auch ätiologisch möglichst exakt gestellt werden, um gezielt therapieren zu können.

Diagnostik

Nach eingehender Anamnese, klinischer Untersuchung und vor allem genauer Inspektion, gegebenenfalls mit dem Kolposkop, kann der Frauenarzt in Klinik und Praxis einige Untersuchungen anschließen, die es ihm erlauben, in vielen Fällen binnen weniger Minuten eine Diagnose zu stellen und die Vulvovaginitis zu klassifizieren (Burnhill 1993; Eschenbach 1986; Schiefer 1989).

Geeignet sind
a) das Naß- oder Direktpräparat (1 Tropfen Sekret + 1 Tropfen 0,145 M Kochsalzlösung auf einem Objektträger mischen, Deckgläschen auflegen, am besten mit Ölimmersionsobjektiv mittels Hellfeld- oder besser Dunkelfeldmikroskopie betrachten);
b) das Naßpräparat mit Methylenblau (1 Tropfen Sekret + 1 Tropfen 0,1% Methylenblaulösung auf einem Objektträger mischen, Deckgläschen auflegen, mit Ölimmersionsobjektiv mittels Hellfeldmikroskopie betrachten);
c) das Ausstrichpräparat (Ausstrich lufttrocknen, Hitzefixation, Methylenblau- oder Gramfärbung, Hellfeldmikroskopie mit Ölimmersionsobjektiv oder mit Normalobjektiv nach Einbettung in Eukitt);
d) die pH-Messung des Vaginalsekrets mit handelsüblichem pH-Papier;
e) die Geruchsprobe (kurzkettige Fettsäuren, z.B. Buttersäure, als Endprodukte des Anaerobierstoffwechsels);
f) die Aminprobe (Geruchsprobe nach Zusatz von 1 Tropfen 10%iger KOH; Amine (Putrescin, Kadaverin) bei bakterieller Vaginose).

Weitere, oft aufwendige und zeitraubende Verfahren können weiterhelfen oder sind notwendig, wenn die orientierenden Untersuchungen keine plausiblen Resultate liefern oder Anamnese und klinischer Befund auf andere Erreger hinweisen (Burnhill 1993).

Bakterielle Vaginose (Aminkolpitis, Aminvaginose)

Die Pathogenese der bakteriellen Vaginose, die durch eine Störung der vaginalen Bakterienökologie mit deutlicher Zunahme von Gardnerella vaginalis, Mobiluncus mulieris, Mobiluncus curtisii, Mycoplasma hominis und Anaerobiern (Bacteroides spp, Fusobacterium spp, Peptococcus spp, Peptostreptococcus spp) gekennzeichnet ist, ist noch unklar. „Alkalisierende“ Ereignisse fördern die Vaginose: zervikaler Fluor bei mukopurulenter Zervizitis, Blutungen, Östrogenmangel, vorangehende antimikrobielle Therapie und häufiger Geschlechtsverkehr (Burnhill 1993; Eschenbach 1986; Hillier u. Holmes 1990; Lossick 1990; Schiefer u. Willems 1992; Spiegel 1991).

Die bakterielle Vaginose geht nicht mit einer Entzündungsreaktion einher, ist also keine Vaginitis. Sie ist wegen des Gefühls der „nassen Vulva“ und des häufig penetranten Fischgeruchs vor allem ein ästhetisches Problem. Das Volumen des Fluors ist unterschiedlich, meist stark vermehrt, die Farbe grau-weiß, die Konsistenz wäßrig, homogen, der Geruch fischähnlich, der pH-Wert ≥ 5, der Amintest positiv. Im Naßpräparat fehlen Lactobacillus spp; man erkennt auffallend bewegliche Bakterien (Mobiluncus spp) und „Schlüsselzellen“ (dicht mit verschiedenen Bakterienarten besetzte Epithelzellen ohne eindeutig erkennbare Zellgrenzen), während Leukozyten fehlen (Hillier u. Holmes 1990).

Gefahren drohen für die Schwangere durch Amnioninfektionssyndrom, vorzeitige Wehentätigkeit, vorzeitigen Blasensprung und postpartale Endometritis. Perinatal erworbene Infektionen des Neugeborenen mit Anaerobiern sind häufige Ursachen neonataler Septikämie und Pneumonie, während perinatale Infektionen mit Gardnerella vaginalis selten zu klinisch manifesten Erkrankungen führen (Brunham et al. 1990; Hillier u. Holmes 1990; Schiefer u. Willems 1992).

Therapie

Die nach umfangreichen, vergleichenden Therapiestudien akzeptierten Behandlungsverfahren (Burnhill 1993; CDC 1993; Eschenbach 1986; Hillier u. Holmes 1990; Lossick 1990; Spiegel 1987, 1991) sind in Tabelle 1 zusammengestellt. Mittel der 1. Wahl ist Metronidazol, Alternative Clindamycin, in der Regel systemisch oral, alternativ topisch intravaginal. Die Wirksamkeit von Metronidazol und seinen Hydroxymetaboliten beruht auf ihrer Aktivität gegen Anaerobier und Gardnerella vaginalis. Metronidazol und seine Metaboliten wirken in vitro nicht gegen Mycoplasma hominis, eliminieren jedoch den Erreger in vivo, wahrscheinlich durch Veränderung seines Habitats. Mobiluncus curtisii ist gegenüber Metronidazol resistent. Clindamycin ist in vitro und in vivo wirksam gegen Anaerobier, Mobiluncus spp, Gardnerella vaginalis und Mycoplasma hominis (Hillier u. Holmes 1990; Spiegel 1987, 1991).

Tabelle 1. Empfohlene Therapie der bakteriellen Vaginose (nach CDC 1993; Hillier u. Holmes 1990)

Präparat	Applikation	Dosierung	Therapiedauer	Erfolgsrate	
				1 Woche	4 Wochen
Metronidazol	oral	2mal 400–500 mg/Tag	7 Tage	95%	82%
Metronidazol	oral	1mal 2 g	Einmalgabe	84%	73%
Clindamycin	oral	2mal 300 mg/Tag	7 Tage		94%
Clindamycin Creme 2%	intravaginal	1mal 5 g/Tag	7 Tage		93%
Metronidazol Gel 0,75%	intravaginal	2mal 5 g/Tag	7 Tage		60–70%
Amoxicillin/Augmentan	oral	3mal 0,5–1 g/Tag	7 Tage		70%

Im einzelnen:

Metronidazol, oral, 2 mal 400–500 mg/Tag, über 7 Tage, oder 1 mal 2 g als Einmalgabe, ist das Standardpräparat. Die Erfolgsrate unmittelbar nach Therapie und nach 4 Wochen ist bei der Mehrfachgabe über 1 Woche deutlich höher als bei Einmalgabe.

Metronidazol wirkt bei Bakterien mutagen und in hohen Dosen im Tierversuch kanzerogen. Teratogene Effekte sind beim Menschen bisher nicht beobachtet worden. Trotzdem sollte die systemische Therapie mit Metronidazol zumindest in der Frühschwangerschaft vermieden werden.

Alternativen sind die Behandlung mit Clindamycin, systemisch oder lokal, oder Metronidazol topisch intravaginal (mit sehr geringer systemischer Wirkung) oder mit Amoxicillin oder Augmentan, systemisch oral, deren Erfolgsraten in der Literatur allerdings unterschiedlich beurteilt werden.

Die Behandlung mit Milchsäurepräparaten, Lyophilisaten von Laktobazillen und Joghurt ist umstritten: einzelnen günstigen Berichten widersprechen zahlreiche, sorgfältig dokumentierte Untersuchungen (Hillier u. Holmes 1990; Lossick 1990; Spiegel 1991).

Die Partnerbehandlung, die bei sexuell übertragbaren Erkrankungen grundsätzlich sinnvoll erscheint, wird eher skeptisch beurteilt (CDC 1993; Eschenbach 1986; Hillier u. Holmes 1990; Lossick 1990).

Vaginale Candidiasis

Erreger sind Candida spp, in 80–90% Candida albicans, und Torulopsis glabrata (Eschenbach 1986; Sobel 1990). Das Volumen des Fluors bei Candidiasis ist oft reichlich, seine Farbe weißlich, die Konsistenz krümelig („wie geronnene Milch"), der Geruch unauffällig, der pH-Wert $\leq 4{,}5$, der Amintest negativ. Im Nativpräparat, eventuell nach „Aufhellung" mit 1 Tropfen 10% KOH, sieht man Pseudomyzelien und Sproßpilze, reichlich Stäbchenbakterien (Lactobacillus spp) und Leukozyten.

Das Infektionsrisiko für Neugeborene Candida-infizierter Mütter beträgt zwischen 5 und 10%. Es ist für unreife Neugeborene und bei verzögerter Geburt erhöht. Die Infektion des Neugeborenen kann als Haut- und Schleimhautmykose (Soor) oder als generalisierte Candidiasis manifest werden (Schiefer u. Willems 1991).

Therapie

Die heute empfohlenen Therapieverfahren (Burnhill 1993; CDC 1993; Eschenbach 1986; Sobel 1990) sind in Tabelle 2 zusammengestellt. Die topische intravaginale Therapie mit Clotrimazol und Miconazol ist in 80–90% der Fälle wirksam.

Tabelle 2. Empfohlene Therapie der Candidiasis (nach CDC 1993; Sobel 1990))

Präparat	Applikation	Dosierung	Therapiedauer	Erfolgsrate
Clotrimazol				
- Creme 1 %	intravaginal	1mal 5 g/Tag	7 Tage	80–90%
- Vaginaltabl. 100 mg	intravaginal	1mal 1/Tag	7 Tage	80–90%
- Vaginaltabl. 100 mg	intravaginal	2mal 1/Tag	3 Tage	80–90%
- Vaginaltabl. 500 mg	intravaginal	1mal 1/Tag	Einmalgabe	80–90%
Miconazol				
- Creme 2 %	intravaginal	1mal 5 g/Tag	7 Tage	
- Tampon 100 mg	intravaginal	2mal 1/Tag	7–14 Tage	
- Ovulum 100 mg	intravaginal	2mal 1/Tag	7–14 Tage	
Fluconazol	oral	1mal 150 mg	Einmalgabe	80–90%
Ketoconazol	oral	1mal 200 mg	3 Tage	80–90%
Itraconazol	oral	2mal 100 mg	3 Tage	80–90%

Im einzelnen:

Clotrimazol wird als Creme intravaginal 1 mal/Tag über 7 Tage, als Vaginaltablette 100 mg 1 mal/Tag über 7 Tage oder 2 mal/Tag über 3 Tage oder als Vaginaltablette 500 mg 1 mal gegeben. Für Miconazol stehen eine Creme sowie Tampon und Ovulum mit jeweils 100 mg zur intravaginalen Anwendung zur Verfügung. Nur in leichten bis mittelschweren Fällen sollte die Eindosistherapie, in allen schwereren Fällen die Therapie über 3–7 Tage angewandt werden.

Die in der Anwendung einfachere orale Therapie mit Fluconazol, Einmalgabe 150 mg, oder Ketoconazol, 2mal 200 mg, oder Itraconazol, 2mal 100 mg, jeweils über 3 Tage, gilt als ähnlich effektiv wie die topische Medikation. Die potentielle Toxizität der systemisch angewandten Präparate sollte bedacht werden. Optimale Dosierung und Therapiedauer sind bei systemischer Behandlung der vaginalen Candidiasis noch nicht gesichert.

Die Indikation zur Partnerbehandlung ist umstritten: bei asymptomatischen Männern wird sie nicht befürwortet; eine Candida-Balanitis sollte andererseits jedenfalls antimykotisch therapiert werden (CDC 1993; Sobel 1990).

Vaginale Trichomoniasis

Trichomonas vaginalis besitzt einen ausgeprägten Tropismus für das Vaginalepithel (Burnhill 1993; Eschenbach 1986; Rein u. Müller 1990). Typische Befunde sind reichlicher, meist schaumiger, oft eitriger, übelriechender vaginaler Ausfluß. Vaginalhaut und Zervix sind gerötet und ödematös. Die Gefäßzeichnung ist vermehrt. Petechiale Blutungen sind erkennbar. Der pH-Wert des Vaginalsekrets ist ≥ 5, der Amintest häufig positiv. Im Naßpräparat erkennt man lebhaft bewegliche Trichomonaden, reichlich Leukozyten und oft eine mikrobielle Mischflora. Etwa jede 2. Frau mit Trichomoniasis ist außerdem mit weiteren sexuell übertragbaren Erregern infiziert, nach denen mikroskopisch, kulturell und serologisch gefahndet werden sollte. Die Trichomoniasis geht häufig mit einer bakteriellen Vaginose oder einer Vermehrung der Anaerobier einher (Burnhill 1993).

Für Neugeborene Trichomonas-vaginalis-infizierter Mütter beträgt das Infektionsrisiko 5%. Bei neugeborenen Mädchen kann sich die perinatal erworbene Infektion als purulente Kolpitis und Harnwegsinfektion manifestieren (Schiefer u. Willems 1991).

Therapie

Metronidazol oral ist Mittel der Wahl (Burnhill 1993; CDC 1993; Eschenbach 1986; Lossick 1990; Rein u. Müller 1990) (Tabelle 3).

Im einzelnen:

Metronidazol oral ist Mittel der Wahl: 2 g als Einmalgabe oder 2 mal 500 mg/Tag über 7 Tage sind in über 95% der Fälle erfolgreich, den Er-

Tabelle 3. Empfohlene Therapie der Trichomoniasis (nach CDC 1993; Rein u. Müller 1990)

Präparat	Applikation	Dosierung	Therapiedauer	Erfolgsrate
Metronidazol	oral	2 g	Einmalgabe	>95%
Metronidazol	oral	2 mal 500 mg/Tag	7 Tage	>95%
Chronisch rezidivierende Trichomoniasis				
Metronidazol	oral	2 g/Tag	5–10 Tage	
Trichomoniasis in der Schwangerschaft				
Clotrimazol	intravaginal	1 mal 100 mg/Tag	6 Tage	48–66% (Kultur) 61–81% (Symptome)

reger auszurotten und die Symptome zu beheben.

Bei chronisch rezidivierender Trichomoniasis werden oral 2 g Metronidazol/Tag über mindestens 1 Woche gegeben.

Da Metronidazol, oral systemisch gegeben, zumindest in der Frühschwangerschaft nicht eingesetzt werden sollte, kann, allerdings mit geringerem Erfolg, auch Clotrimazol eingesetzt werden (Rein u. Müller 1990).

Die Behandlung des Partners, bei dem sich die Trichomoniasis als Urethritis und Prostatitis manifestieren kann, ist immer notwendig (CDC 1993).

Herpes genitalis

Die Erreger sind umhüllte DNA-Viren mit linearer Doppelstrang- DNA. HSV I verursacht vor allem orofaziale Krankheiten, HSV II überwiegend urogenitale Erkrankungen. Der Eintritt in den Körper erfolgt über Schleimhautzellen oder durch abradierte Haut, wo sich das Virus repliziert. Von dort wird HSV II zentripetal in lumbosakrale Ganglienzellen transportiert, von wo es sich nach Replikation zentrifugal über die sensorischen Nervenendigungen in der Haut ausbreitet. Die persistierende Infektion der Ganglienzellen ist eine lebenslange Quelle für Rezidive des Patienten und Infektionen des Partners (Corey 1990; Schiefer u. Willems 1991, 1992).

Die Erstinfektion verläuft oft asymptomatisch. Bei klinischer Manifestation findet man Allgemeinsymptome, wie Fieber, Kopfschmerzen, Myalgien, und Lokalsymptome, wie Schmerzen, Jucken, Brennen, Dysurie bei Urethritis, vermehrten klaren Ausfluß bei Zervizitis, und eine inguinale Lymphadenopathie. An den äußeren Genitalien, periurethral und an der Zervix treten eine häufig ausgedehnte, schmerzhafte Rötung und Schwellung, Bläschen und Ulzera auf. Durch Finger und Wäsche ist eine Übertragung auf extragenitale Bereiche möglich (Corey 1990; Schiefer u. Willems 1991, 1992).

Die klinisch manifeste Reaktivierung zeigt sich an den Genitalien vor allem durch schmerzhafte Bläschen auf Haut und Schleimhaut, die schnell zu flachen, gelegentlich großflächig konfluierenden Ulzera erodieren.

Bei HSV-verdächtigen Befunden an Haut und Schleimhaut kann das Virus aus Abstrichmaterial mit Hilfe eines ELISA direkt nachgewiesen oder binnen 1–3 Tagen in der Zellkultur vermehrt und identifiziert werden. Untersuchungen auf HSV-spezifische Antikörper sind ausschließlich dazu geeignet, die meist in der Kindheit ablaufende Erstinfektion mit einem der beiden Virustypen zu erfassen (Serokonversion) (Schiefer u. Willems 1991).

Die HSV-II-Infektion der werdenden Mutter ist eine potentielle Gefahr für das Neugeborene. Das Infektionsrisiko ist abhängig von der mütterlichen Virusausscheidung: Im Fall einer Primärinfektion ist die Virusausscheidung langanhaltend (2–3 Wochen) und hoch (Infektionsrisiko für das Neugeborene 50–75%), bei einer rekurrierenden Infektion kurzdauernd (2–3 Tage) und niedrig (Infektionsrisiko 0,5–4%). Die im Fall der rekurrierenden mütterlichen Infektion schon während der Schwangerschaft transplazentar auf den Fetus übertragenen mütterlichen Antikörper wirken zusätzlich protektiv. Eine neonatale HSV-II-Infektion findet man bei 1 von 7500 Geburten. Genügend Berichte, um das Erkrankungsbild des perinatal mit HSV II infizierten Neugeborenen unter der heute obligatorischen Aciclovir-Therapie zu beschreiben, liegen bisher nicht vor. Vor der Aciclovir-Ära starb über die Hälfte der erkrankten Kinder, und über die Hälfte der Überlebenden behielt großenteils schwere neurologiche Schäden (Corey 1990; Schiefer u. Willems 1991, 1992).

Therapie

Die Viruseradikation von HSV ist nicht möglich. Die heute empfohlene symptomatische Therapie (CDC 1993) genitaler Herpesinfektionen mit Aciclovir ist in Tabelle 4 zusammengefaßt.

Tabelle 4. Empfohlene Therapie der Infektionen mit Herpes-simplex-Virus II (nach CDC 1993; Corey 1990)

Präparat	Applikation	Dosierung	Therapiedauer
Aciclovir Tabl.	oral	5 mal 200 mg/Tag	5 Tage, evtl. länger
Rückfall, Rekrudeszenz			
(Therapiebeginn während Prodromi oder innerhalb der ersten 2 Tage nach Auftreten der Läsionen)			
Aciclovir Tbl.	oral	5 mal 200 mg/Tag	5 Tage
	oral	3 mal 400 mg/Tag	5 Tage
	oral	2 mal 800 mg/Tag	5 Tage
Bei häufigen Rückfällen (> 6/Jahr) tägl. Suppressionstherapie über 1 Jahr			
Aciclovir Tabl	oral	3–5 mal 200 mg/Tag 2 mal 400 mg/Tag	1 Jahr
Resistente HSV II			
Foscarnet	intravenös topisch	3 mal 40 mg/kg KG/Tag 6 mal/Tag auftragen	2–3 Wochen

Im einzelnen:

Die Standardtherapie erfolgt mit Aciclovir-Tabletten, oral, 5 mal 200 mg/Tag, über 5 Tage, eventuell länger je nach klinischem Befund.

Ein Rückfall oder besser eine Rekrudeszenz des Herpes genitalis wird so früh wie möglich ebenfalls mit 5 mal 200 mg oder 3 mal 400 mg oder 2 mal 800 mg Aciclovir über 5 Tage therapiert.

Bei häufigen Rückfällen ist eine langfristige Suppressionstherapie mit 2 mal 400 mg Aciclovir/Tag oder 3–5 mal 200 mg Aciclovir/Tag indiziert. Nach etwa einem Jahr sollte die Therapie unterbrochen werden, um die Rückfallneigung der Patientin zu überprüfen.

Ein teratogener Effekt des Aciclovir wurde im Tierversuch nicht beobachtet. Trotzdem sollte die Indikation zur Anwendung zumindest in der Frühschwangerschaft zurückhaltend gestellt werden. Bei der glücklicherweise seltenen, genitalen Primärinfektion mit HSV II in der Schwangerschaft ist wegen der erheblichen Gefahren für Schwangere und Fetus die systemische (i. v.) Therapie indiziert. Die kurzzeitige Suppressionsbehandlung des chronisch rezidivierenden Herpes genitalis in den letzten Wochen der Schwangerschaft wird zur Prophylaxe einer peripartalen Rekrudeszenz eingesetzt.

Bei Resistenz des HSV II gegen Aciclovir ist eine Therapie mit Foscarnet möglich und vor allem bei Immungeschwächten indiziert: intravenös 3 mal 40 mg/kg KG/Tag über 2–3 Wochen oder topisch als Creme 6 mal täglich auftragen.

Im Vergleich zu unbehandelten Kontrollpersonen (Tabelle 5) werden durch die systemische intravenöse oder orale Behandlung mit

Tabelle 5. Behandlungserfolg mit Aciclovir bei primärer Herpes-genitalis-Infektion (nach Corey 1990) (im Vergleich zu unbehandelten Kontrollen)

	i. v.	oral	topisch
Dauer der Virusausscheidung	–85%	–80%	–55%
reduzierte Bildung neuer Läsionen	ja	ja	nein
Zeit bis zur Krustenbildung	–54%	–46%	–34%
Zeit bis zur kompletten Abheilung	–57%	–35%	–29%
Schmerzen	–57%	–44%	–26%
Fluor vaginalis	–64%	–25%	–16%

Aciclovir die Dauer der Virusausscheidung, die Bildung neuer Läsionen, die Zeit bis zur Krustenbildung und zur kompletten Abheilung, Schmerzen und Fluor vaginalis erheblich vermindert. Die topische Anwendung ist dagegen deutlich schwächer wirksam und wird generell nicht mehr empfohlen.

Die Patientinnen sind und bleiben potentiell infektiös und sollten darüber aufgeklärt werden, genauso wie der Partner, dessen klinische Symptome in gleicher Weise therapiert werden wie bei der Frau.

Condylomata acuminata

Derzeit sind mehr als 50 Typen von humanen Papillomviren (HPV) beschrieben, die ausschließlich von Plattenepithelzellen repliziert werden und dabei oft eine verstärkte Proliferation induzieren. Warzen im Anogenitalbereich werden meist durch die HPV-Typen 6 und 11 verursacht, die auch an der Entstehung von Karzinomen an Vulva und Penis beteiligt sind. Papillomviren, insbesondere die Typen 16 und 18, scheinen notwendiger Kofaktor bei der Entstehung des Zervixkarzinoms zu sein (Oriel 1990; Schiefer u. Willems 1991, 1992).

Die Häufigkeit der spitzen Kondylome hat sich innerhalb von 20 Jahren verdoppelt, in einigen Altersgruppen sogar vervierfacht. Etwa 2% aller gynäkologisch untersuchten Frauen sind befallen. In der sexuell aktiven Altersgruppe, vor allem bei promiskuitiv lebenden Frauen, sind spitze Kondylome noch häufiger. Man findet multiple, polymorphe, gelegentlich beetartig konfluierende spitze Kondylome an Vulva, Introitus, Labien, Vagina und Zervix. Sie können während der Gravidität verstärkt vaskularisiert werden, proliferieren und werden „bröckelig". Bei der Geburt können sie stark bluten oder zum mechanischen Hindernis werden (Oriel 1990; Schiefer u. Willems 1991, 1992).

Das klinische Bild ist typisch. Bei wissenschaftlichem Interesse kann der HPV-Typ durch Untersuchung der aus bioptisch gewonnenem Material extrahierten DNA mittels Polymerasekettenreaktion oder direkter Hybridisierung festgestellt werden (Schiefer u. Willems 1991).

Das Kind wird beim Durchtritt durch die infizierten mütterlichen Geburtswege infiziert. Das Infektionsrisiko für Neugeborene genital HPV-infizierter Mütter ist unbekannt, aber wohl gering. Die rezidivierende respiratorische Papillomatose ist selten (Schiefer u. Willems 1991, 1992).

Therapie

Die Viruseradikation von HPV ist nicht möglich. Die heute gebräuchlichen Verfahren der symptomatischen Therapie (CDC 1993; Eschenbach 1986; Oriel 1990) sind in Tabelle 6 zusammengestellt. Kryotherapie, Exzision und Laserbehandlung sind in 80–95% primär erfolgreich, während Interferon, intraläsional injiziert, und Podophyllin lokal viel schwächer wirksam sind. Bei allen Verfahren beträgt die Rezidivrate etwa 25% in 3 Monaten.

Tabelle 6. Empfohlene Therapie der genitalen Infektionen mit Papillomviren (CDC 1993; Oriel 1990)

Maßnahmen	primäre Erfolgsrate	Rezidivrate
Kryotherapie	63–88%	generell etwa 25% in 3 Monaten
Exzision (chir., elektr.)	93%	
Laserbehandlung	80–90%	
Interferon intraläsional	44–61%	
Podophyllin10–25% lokal	32–79%	
keine	20–30% (Spontanheilung)	

Die Patientinnen sind und bleiben potentiell infektiös und sollten darüber ebenso wie ihre Partner aufgeklärt werden. Ob die Entfernung der Warzen die Übertragungswahrscheinlichkeit von HPV reduziert, ist spekulativ. Der Partner sollte bei klinischen Symptomen behandelt werden.

Literatur

Brunham RC, Holmes KK, Embree JE (1990) Sexually transmitted diseases in pregnancy. In: Holmes KK, Mårdh PA, Sparling PF, Wiesner PJ (eds) Sexually transmitted diseases,, 2nd ed. McGraw-Hill, New York, ch 64, pp 771-801

Burnhill MS (1993) Infectious vulvovaginitis. In: Monif GRG (ed) Infectious diseases in obstetrics and gynecology. IDI, Omaha, ch 26, pp 4-1–4-26

Centers for Disease Control and Prevention (CDC) (1993) Sexually transmitted diseases treatment guidelines. Morb Mort Weekly Report (MMWR) 42 (No RR-14): 1–102

Corey L (1990) Genital herpes. In: Holmes KK, Mårdh PA, Sparling PF, Wiesner PJ (eds) Sexually transmitted diseases, 2nd ed. McGraw-Hill, New York, ch 35, pp 391–413

Eschenbach DA (1986) Lower genital tract infections. In: Galask RP, Larsen B (eds) Infectious diseases in the female patient. Springer, New York Berlin Heidelberg, pp 163–186.

Hillier S, Holmes KK (1990) Bacterial vaginosis. In: Holmes KK, Mårdh PA, Sparling PF, Wiesner PJ (eds) Sexually transmitted diseases, 2nd ed. McGraw-Hill, New York, ch 47, pp 547–559

Lossick JG (1990) Treatment of sexually transmitted vaginosis/vaginitis. Rev Infect Dis 12, Suppl 6: S 665–S 681

Oriel D (1990) Genital human papillomavirus infection. In: Holmes KK, Mårdh PA, Sparling PF, Wiesner PJ (eds) Sexually transmitted diseases, 2nd ed. McGraw-Hill, New York, ch 38, pp 433–441

Rein MF, Müller M (1990) Trichomonas vaginalis and trichomoniasis. In: Holmes KK, Mårdh PA, Sparling PF, Wiesner PJ (eds) Sexually transmitted diseases, 2nd ed. McGraw-Hill, New York, ch 43, pp 481–492

Schiefer HG (1989) Mikrobielle Ätiologie des Fluor genitalis. In: Künzel W, Kirschbaum M (Hrsg) Gießener Gynäkologische Fortbildung 1989. Springer, Berlin Heidelberg New York Tokyo, S 259–269

Schiefer HG, Willems WR (1991) Prä- und perinatale Infektionen mit sexuell übertragbaren Erregern. Monatsschr Kinderheilkd 139: 376–387

Schiefer HG, Willems WR (1992) Sexuell übertragbare Infektionen in der Schwangerschaft. Prä- und perinatale Risiken für Mutter und Kind. In: Schering AG (Hrsg) Gyn Dialog für Klinik und Praxis 11. Springer, Berlin Heidelberg New York Tokyo, S 9–18

Sobel JD (1990) Vulvovaginal candidiasis. In: Holmes KK, Mårdh PA, Sparling PF, Wiesner PJ (eds) Sexually transmitted diseases, 2nd ed. McGraw-Hill, New York, ch 45, pp 515–523

Spiegel CA (1987) Susceptibility of Mobiluncus species to 23 antimicrobial agents and 15 other components. Antimicrobial Agents and Chemotherapy 31: 249–252

Spiegel CA (1991) Bacterial vaginosis. Clinic Microbiol Rev 4: 485–502

Grenzgebiete der Frauenheilkunde

Medizin und Medien: Vertrauen kann heute nur gewinnen, wer informiert

W. Keim

MERKE:

1. Arzt und Journalist müssen intensiver als bisher aufeinander zugehen.
2. Nur mit erweiterter Kommunikationskompetenz wird der Mediziner in Zukunft Konflikte und Vorurteile gegenüber der Öffentlichkeit ausräumen, Mißverständnisse und Beziehungsdefizite abbauen und Vertrauen aufbauen können.
3. Kontinuität und Kenntnisse der gegenseitigen Spielregeln müssen die Beziehung zwischen Medizin und Presse bestimmen. Man kann den Journalisten nicht behandeln wie die Feuerwehr, die man nur ruft, wenn's brennt.
4. Auch der Mediziner, will er heute gehört werden, muß agieren, darf nicht nur reagieren. In unserer Informationsgesellschaft wird weitgehend nur noch wahrgenommen, was in Presse, Rundfunk und Fernsehen be- und verhandelt wird.
5. Das Hauptproblem: Ärzte spielen gern Gendarm, wo Journalisten Räuber spielen. Journalisten treten gern auf das Gaspedal, Ärzte lieber auf die Bremse.

Arzt und Journalist leben heute noch immer in eigenen, unterschiedlichen Welten. Beide wohnen im gleichen Haus, aber sie sagen noch am Abend „Guten Morgen" zueinander. Die gleichen Dinge sehen sie oft anders, unter anderen Blickwinkeln. Jeder wundert sich über den anderen, daß der offenbar ein so „merkwürdiger Patron" ist. Mißverständnisse, falsche Bilder bestehen zuhauf.

Deshalb müssen Medizin und Medien aufeinander zugehen. Kommunikation ist keine Einbahnstraße, sondern ein dialogischer Vorgang, dessen Träger nur der Mensch sein kann. Sie hat die Verständigung unter Menschen, die Suche und die Vermittlung von Information und Orientierung zum Ziel. Dieses Ethos verbindet Journalist und Mediziner. Ein sachlicher, vorurteilsfreier Informationsaustausch kann Konflikte ausräumen und zum Interessen- und Meinungsausgleich führen.

Zwischen Arzt und Medizinjournalist müssen mehr als bisher Insuffizienzen aufgebrochen werden. Sonst bleibt es beim oft kritisierten Wundermittel- oder Verlautbarungsjournalismus. Nahezu 39% der Bundesbürger entnehmen heute erste wichtige Informationen über Gesundheit und Krankheit den Berichten in den Massenmedien.

Bei einem solchen Umfeld darf der Mediziner nicht mehr nur reagieren, er muß agieren. Er muß, um sein Image zu verbessern, selbst handeln, er muß mehr als bisher seinen Beruf und seinen Alltag realistisch beschreiben, damit so echte Schlagzeilen wie „So zocken Chefärzte ab", „Statt Ethik herrscht Monetik" oder „Dr. Nimmersatt" aus den Zeitungsspalten verschwinden. Würde es, so schrieb die „Süddeutsche Zeitung" im vergangenen Jahr in ihrem Magazin, nicht vielleicht ein bißchen stiller im Saal werden, wenn der Hausarzt mit seinen Bankauszügen zum Mikrophon ginge und die Nächte seiner letzten Wochenenden mit mehreren Patienten, die im Sterben liegen und jede Nacht solche Schmerzen haben, daß sie Hilfe brauchen, schildern würde?"

Journalisten sind Sachwalter der Öffentlichkeit

Journalisten sind heute kein öffentliches Ärgernis, auch dann nicht, wenn man ihnen genau erklärt, wie der Hase läuft, und sie dann eine Ente servieren. Sie sind Sachwalter der öffentlichkeit; zumindest sind sie davon überzeugt, und man sollte das respektieren. Wer der Öffentlichkeit etwas mitteilen möchte, muß es den Journalisten sagen. Es ist der primäre und beste Weg zur Belebung der Gesprächskultur in unserem Lande. Und die Realität, mit der wir leben, ist weitgehend eine Medienrealität.

Journalisten müssen schnell und lebendig über vielerlei Themen berichten. Sie sind meistens gutwillig, aber selten Spezialisten. Die Mediziner aller Sparten sollten deshalb mit Unterstützung durch ihre Berufsverbände im Zeitalter von Aids und Drogen, von Retortenbabies und gentechnologischen Experimenten ohne Ängstlichkeit die Journalisten und die Medien ganz allgemein bei der Hand nehmen, ihnen helfen, gute, konstruktive Leistungen zu vollbringen - dabei können sie selbst durchaus im Hintergrund bleiben.

Presse- und Öffentlichkeitsarbeit als Pflichtaufgabe

Vertrauen kann heute nur gewinnen, wer informiert. Presse- und Öffentlichkeitsarbeit ist heute auch für den Mediziner und die Medizin eine Selbstverständlichkeit und eine Pflichtaufgabe, durchzuführen mit Sachlichkeit und Sorgfalt, Neugier und kritischer Distanz. Dabei muß endlich die ständige Verwechselung von Öffentlichkeitsarbeit und Werbung ad acta gelegt werden. Öffentlichkeitsarbeit ist keine Werbung, sondern Information, Vertrauensarbeit, die Akzeptanz und Kommunikation verbessert und intensiviert. Ich warne dringend davor, hier beide Aktivitäten oder Verhaltensweisen in einen Topf zu werfen und den medienaktiven Arzt durch eine meistens wenig oder gar nicht begründete Rüge zu verunsichern oder einzuschüchtern.

Wir leben in einer hochkomplizierten Industriegesellschaft, die sich ständig ihr eigenes Mißtrauen züchtet. Der Grad realisierter Abstraktion, Komplexität und Anonymität ist so gewachsen, daß der Einzelne viele Entwicklungen in seinem weiteren Umfeld nicht mehr versteht oder nachvollziehen kann. Er entwickelt Ängste, die zu Mißtrauen und Ablehnung führen. Tradierte Wertvorstellungen, die früher Orientierung bedeuteten, sind verloren gegangen. Wir leben in einer Gesellschaft mit erstaunlich viel vagabundierender Angst, die sich mit Aggressivität und Neid verbindet. Mitunter hat sich eine Wohlstandspsychologie entwickelt, die manchmal sogar dahin ausufert, daß es dem einen heute zunehmend schlecht geht, wenn es einem anderen gut geht. Aufgaben über Aufgaben bis in erweiterte neue Sektoren hinein für Arzt und Medizin.

Menschliche Kontakte sind wichtig

Auch deshalb müssen Medizin und Medien zusammenarbeiten. Dabei sind Kontinuität und Vertrauen zwischen Journalist und Arzt wichtige Fundamente. Einen Journalisten behandelt man nicht wie die Feuerwehr, die man nur ruft, wenn's brennt, oder wie einen Wasserhahn, den man nur aufdreht, wenn man Wasser braucht.

Gelegentlich sollten Sie deshalb einmal die Redaktion einer Zeitung, einer Rundfunk- oder Fernsehanstalt besuchen, um den Arbeitsplatz des Journalisten kennenzulernen. Und den Journalisten sollten Sie in Ihre Klinik einladen, damit er Ihren Alltag besser zu beurteilen versteht.

Geben Sie jungen Volontären oder Redakteuren die Chance, in einer Klinik ein ein- oder zweimonatiges Praktikum zu absolvieren und lassen Sie den einen oder anderen Assistenzarzt einmal für ein paar Wochen Lokalreporter spielen. Der beiderseitige Gewinn und Nutzen wird beträchtlich sein. Solche und ähnliche Aktivitäten (wie ein gemeinsamer Gesprächsabend zwischen den ortsansässigen Ärzten und Journalisten) wird den vorhandenen Vorurteilen und Stereotypen Realitäten entgegensetzen und Ihre Ethik als legitimierende Substanz Ihres eigenen Handelns ins reflektierende Bewußtsein rücken.

Beschreiten Sie den Weg weg von der Bremse, hin zum Gaspedal. Natürlich ist das in der Regel kein Zuckerschlecken, denn viele interne Hindernisse und Blockaden müssen überwunden werden, mediale Handwerks- und Kommunikationskompetenz müssen Sie sich aneignen. In Seminaren kann man ohne Probleme erfahren, wie man eine Pressemitteilung formuliert, wie man ein Pressegespräch führt, wie man ein Rundfunk- oder Fernsehinterview gibt.

Was für das Verhältnis zwischen Politik und Medien gilt, hat auch für den Mediziner seinen Wahrheitsgehalt. Winston Churchill hat das einmal treffend so formuliert: „Wartende Journalisten sind gefährlich. Lange wartende Journalisten sind doppelt gefährlich. Am gefährlichsten aber sind vergeblich wartende Journalisten, die untereinander Informationen austauschen!"

Tue Gutes und rede darüber

Zur „corporate identity" und zur Unternehmenskultur einer Klinik gehört heute durchaus das Motto: „Tue Gutes, rede darüber und begründe es auch!" Nur so werden Sie die Zeit, in der die Gesundheitspolitik in Bewegung geraten ist wie selten zuvor, in der Schlag- und Reizworte wie Dritte Stufe der Gesundheitsreform, Bundespflegesatz-Verordnung, Positivliste, Pflegeversicherung oder „Hausarzt-Abo" die öffentliche Diskussion bestimmen, ohne Schaden und Einflußverlust überstehen.

Mit einem Beispiel möchte ich diesen Zeitgeist erläutern: Der Förster erzählt seinem Sohn am Frühstückstisch, in welchem katastrophalen Ausmaß ein Sturm einen ausgedehnten Windbruch verursacht hat. Der Sohn, der einige Minuten zuhört, fragt schließlich den Vater: „Sag mal, war denn das ZDF da und hat den Schaden gefilmt?" Darauf antwortet der Vater erstaunt: „Was soll denn das ZDF hier bei unserem lokalen Windbruch? Natürlich war das Fernsehen nicht da!" Daraufhin resümiert der Sohn fast lässig: „Dann sind die Bäume auch nicht umgefallen!"

Auch die Medizin sollte sich auf allen Ebenen zunutze machen, daß der Mensch neuigkeitshungrig ist. Zur öffentlichen Kommunikation, wo sie denn zu vertreten und zu verantworten ist ohne Verfälschung und Sensationsmache, gibt es keine Alternative. Dazu hat schon die Bibel im Matthäus-Evangelium (ohne die Medizin auszuschließen) empfohlen: „Eine Stadt, die auf einem Berg liegt, kann nicht verborgen bleiben. Man zündet auch nicht ein Licht an und stülpt ein Gefäß darüber, sondern man stellt es auf einen Leuchter; dann leuchtet es allen im Haus".

Lust oder Frust

W. W. Lasko

MERKE:

1. *Thesenpapier:*
   Arbeit fasziniert und begeistert oder streßt und frustriert.
   Spaß, Lust, Begeisterung, Faszination – oder Freudlosigkeit, Frust, Streß, Ärger.
2. *Sie kreieren Faszination und Begeisterung*
   Faszination & Begeisterung sind der Treibstoff für Tatendrang, Lernen, Kreativität, Commitment und Leistung.
   Sie verbringen den wesentlichen Teil Ihrer Wachzeit mit Arbeit. Wer hier die Faszination verloren hat, ist verloren. Er wird krank oder destruktiv oder beides.
3. *Der Verlust von Faszination und Begeisterung ...*
   ... macht den Einzelnen zum Verlierer. Er gerät in eine Orientierungskrise, denn Arbeit und Karriere sind fragwürdig geworden und machen das Team, das Unternehmen zum Verlierer.
4. *Diagnose: Der Verlust der Lust*
   Gefährliche Trends, die den Verlust der Lust an der Leistung signalisieren.
   - Arbeit, Leistungsstreben und berufliche Karriere nehmen als wichtigster Orientierungswert und Lebensziel deutlich ab.
   - Lebenssinn- und Orientierungskrisen werden verschärft durch zunehmende Kritik an den bedrohlichen Begleiterscheinungen unserer Industriegesellschaft.
5. *Therapie: Vision Unternehmenslust*
   Die Praxis ... ein kreativer Spielraum für Gewinner?
   Unternehmens-Lust ist die natürliche angeborene Antriebsenergie jedes Menschen. Dieser Energie können wir auch die Namen geben: Selbst-Motivation, Engagement, Experimentierfreudigkeit ..., Eigeninitiative, Selbstmanagement.
6. *Eine Vision beginnt heute*
   Ihr Unternehmen/Praxis:
   ... kreativer Spielraum für Gewinner: Faszination und Begeisterung?
   Die Vision ist, dieses Fragezeichen durch ein Ausrufezeichen zu ersetzen.

Wer sich selber führen kann, selbst im Gleichgewicht ist und in sich den Punkt gefunden hat, an dem er die Welt aus den Angeln heben könnte, hat Personal Power. Er hat eine selbstverständliche Ausstrahlung.

Die Einteilung unseres Lebens in Freizeit und Arbeitszeit entspricht einem Glaubenssystem, und Sie haben hier die Freiheit, durch die 21-Prozent-Brille zu sehen oder die richtige Gewichtung zu erkennen. Durch diese Entscheidungsfreiheit sind Sie verantwortlich dafür, ob Sie sich einen schönen, erfolg- und energiereichen Tag machen oder ob Sie weiter lamentierend hinter der Illusion der sogenannten Freizeit herlaufen.

Selbstverantwortung

Die Welt besteht nicht aus Problemen. Von sich aus gibt es kein einziges Problem in der Welt. Alle Probleme entstehen erst in unseren Köpfen. Sie entstehen durch den Zusammenstoß der Welt draußen mit unseren Glaubenssystemen drinnen. Denken Sie bitte an ein Problem, das Sie zur Zeit stark beschäftigt.

Nehmen Sie nun die rechte Hand, und gönnen Sie sich ungefähr fünf Minuten Zeit, diese Hand nun sehr, sehr langsam zur Faust zu ballen. Lassen Sie sich alle Zeit der Welt, und ballen Sie die Hand langsam zur Faust. Tun Sie das bitte jetzt. Wenn Sie die Übung richtig, also langsam genug und mit voller Konzentration auf die sich ballende Faust gemacht haben, dürfen Sie sich jetzt eine interessante Frage stellen: Während Sie die Hand zur Faust geballt haben, wo war da Ihr Problem? Sehr wahrscheinlich haben Sie es vergessen. Das Problem, das Sie im Kopf hatten, ist dadurch, daß Sie sich auf Ihre rechte Hand konzentriert haben, aus Ihrem Kopf verschwunden.

Wenn jemand etwas anderes behauptet als das, was Sie glauben, also als das, was Sie für richtig halten –, sind Sie gezwungen, recht zu behalten. Sie müssen recht behalten, um die Glaubenssysteme, die Sie sich im Laufe Ihres Lebens erworben haben, zu retten. Glaubenssätze sind Identifikationen. Sie sind ein Ausdruck Ihrer Persönlichkeit. Sie sind ein wichtiger Teil Ihrer Identität. Jeder von uns hat im Laufe seines Lebens eine ganze Sammlung von Glaubenssätzen angelegt. Zum Teil sind diese Glaubenssätze durch Erfahrungen hart erarbeitet, zum Teil sind sie aber auch einfach übernommen worden. Glaubenssätze sind persönlichkeitsbildend, auch wenn ein Großteil von ihnen im Laufe der Zeit im Unbewußten gespeichert wird und von dort aus wirkt. Man kann sich die Persönlichkeitsbildung durch Glaubenssätze wie einen Programmierungsvorgang vorstellen:

Der Pilot, also das Bewußtsein, erarbeitet Glaubenssätze und gibt sie als Navigationsprogramm an den Autopiloten, das Unbewußte, weiter. Der Pilot füttert den Autopiloten so lange, bis er selbständig, ohne Kontrolle steuern kann. Das hat in den meisten Fällen große Vorteile, ist aber ab und zu, z. B. in neuen Situationen auch hinderlich. Jeder hat das Recht, aus seiner Sicht und auf seiner Ebene recht zu haben. Das ist gut so, und in Routinesituationen ist es auch nützlich, auf seinem Recht zu beharren. Hier sind Gewohnheiten ein zuverlässiger Klebestoff, der alles zusammenhält. In neuen Situationen – und davon gibt es täglich mehr, als wir denken – ist die Gewohnheit, auf seinen Erfahrungen zu beharren, gefährlich. Hier verhindert der Klebstoff der Gewohnheit, flexibel am Spiel des Lebens teilzunehmen und zu gewinnen. Recht haben kreiert Verliererstrukturen.

Ein Stau ist ein Stau, ist ein Stau ...

Es gibt keine Situation, die von sich aus problematisch ist. Sie sind es, der die Situation durch seine besondere Art der Wahrnehmung und Interpretation problematisch macht.

Sicher kennen Sie das Vergnügen in einem Stau zu stehen. Sie sehen, daß Ihre Reaktionsmöglichkeiten auf die Stausituation von Ihrem Wahrnehmungsraster, also Ihrem Glaubenssystem, abhängig sind. Sie haben die Möglichkeit, die Stausituation negativ, neutral oder vielleicht sogar positiv zu interpretieren.

Wenn Sie zusammen mit anderen Autofahrern in einem Stau stehen, hat das etwas damit zu tun, daß Sie Auto fahren. Dafür müssen Sie die Verantwortung übernehmen. Das heißt, daß Sie einfach damit rechnen müssen, auch einmal in einem Stau zu sehen. Denn Autofahren bedeutet nicht immer nur schnell zu fahren, sondern auch einmal mit anderen zusammen die Straße zu verstopfen und warten zu müssen. Sie sind sich bewußt, daß das Spiel des Autofahrens zwischen diesen beiden Extremen stattfindet. Wenn Sie dafür die Verantwortung übernehmen, werden Sie sich über den Stau kaum aufregen müssen.

Wenn Ihnen all das nicht klar ist und wenn Sie nur an Ihren Termindruck denken, werden Sie sich im Stau, ohne dadurch etwas ändern zu können, furchtbar aufregen und vielleicht sogar so in Panik geraten, daß Sie irgendwann mit einem Herzinfarkt auf der Piste bleiben. Ein Stau ist ein Stau, ist ein Stau. Alles andere ist Ihre Interpretation. Sie sind nicht für den Stau verantwortlich, aber sehr wohl für Ihre Reaktion auf den Stau und dafür, daß Sie im Stau stecken. Sie sind dafür verantwortlich, ob Sie auf die Realität da draußen angemessen reagieren oder ob Sie in Ihrem Kopf laufend Probleme kreieren, die Ihnen das Leben schwermachen. Sie haben die Freiheit, entspannt zu reagieren.

Sie schauen durch die Brille Ihrer Glaubenssysteme in die Welt. All das, was in Ihnen steckt, projizieren Sie auf das, was draußen sichtbar scheint. Die Welt – z. B. Ihre Umwelt – entsteht aus dem, was draußen ist, aus dem, was Sie selektiv wahrnehmen, und aus dem, was Sie senden. Somit reagieren Sie also nicht auf die Realität, sondern auf ein komplexes Gewebe, an dem Sie durch die Projektion Ihrer Innenwelt, Ihrer Persönlichkeit, beteiligt sind. Das ist so und bedeutet in letzter Konsequenz, daß Sie auch für die Welt draußen, die Sie sich schaffen, früher oder später die Verantwortung übernehmen müssen.

Die Selbstverantwortung ist das erste Lebenselexier, die erste Kraft, die Personal Power kreiert.

Drei Wahlmöglichkeiten

Sie haben in Ihrem Leben drei elementare Wahlmöglichkeiten, mehr nicht:

Love it,
Change it,
Leave it.

„Change it" heißt, wenn Ihnen Ihre derzeitige Situation nicht behagt, dann können Sie sie ändern. Aber Vorsicht: „Change it" ist befristet: Denken Sie nur an den ewigen Junggesellen, der noch mit 50 am „Changen" ist.

„Leave it" heißt, Sie finden Ihre Situation so unerträglich, daß Sie das Spielfeld verlassen. Das kann durchaus eine gute Entscheidung sein.

„Love it" heißt, daß Sie zufrieden sind und daß Sie voll zu Ihrer Arbeitssituation stehen, daß Sie voll ja sagen können, auch wenn Ihre Arbeitssituation manchmal schwer und belastend ist.

Ein weißes Blatt an jedem Morgen ...

Es gibt Menschen, die ihr ganzes Leben lang immer wieder über ihre Arbeit lamentieren und sich Jahr um Jahr darüber aufregen. Sie reden permanent davon, wie schlecht das doch ist, was sie tun müssen. Aber anscheinend gefällt es ihnen ganz gut – denn sonst würden sie kaum dabeibleiben. Das Spiel scheint sich zu lohnen. Denn wenn sie in der Situation bleiben, in der sie sind, dann haben sie sich für diese Situation bewußt oder unbewußt entschieden. Also: Stehen Sie zu Ihrer Situation, stehen Sie zu Ihrer Wahl.

Es gibt kein Muß: Wählen Sie, was Sie tun, und tun Sie dann immer das, was Sie gewählt haben. Lassen Sie diesen Satz tief in sich eindringen, in ihm ist der zweite Teil Ihrer Erleuchtungsdosis enthalten.

Werden Sie sich klar darüber, daß Sie immer die Wahl haben, und hängen Sie sich, damit Sie das nicht vergessen, ein weißes, gerahmtes Blatt über Ihr Bett. So werden Sie jeden Tag daran erinnert, daß Sie täglich immer wieder die Möglichkeit haben, eine neue Wahl zu treffen, etwas anderes zu tun. Der einzige, der Ihre Wahlmöglichkeiten begrenzt, sind Sie selber. Steigen Sie ein in das, was ist, und wählen Sie: Lieben Sie es, verändern Sie es, oder lassen Sie es. Die Welt ist voll von Wahlmöglichkeiten. Streichen Sie den Gedanken aus Ihrem Kopf, daß andere für Sie wählen. Wenn Sie eine Chance haben, wählen Sie und packen Sie zu und schieben Sie nichts auf. Eine Wahl ist wie eine Liebesentscheidung, sie wird mit dem Herzen getroffen. Entscheidungen lassen immer Verlierer, aber kaum jemals Gewinner zurück. Eine Wahl, die im Hier und Jetzt getroffen wird, ist immer ein Weg in die Zukunft, sie läßt keine Verlierer zurück.

Vergeuden Sie nicht Ihre Zeit, verschleißen Sie nicht Ihr Selbstwertgefühl, indem Sie über Situationen lamentieren. Krempeln Sie die Ärmel hoch, und ändern Sie die Situation, ohne viel darüber zu klagen. Entweder wählen Sie neu, oder Sie akzeptieren das, was ist. Sie haben die Wahlfreiheit, und Sie tragen die Verantwortung für die Wahl.

Die Wahlfreiheit ist das zweite Lebenselexier, die zweite Kraft, die Personal Power kreiert.

Erfahrungen geben Kraft und Lebendigkeit

Stellen Sie sich ein Pendel vor. Auf der linken Seite stehen Dinge, die man gern hat und die man genießt; auf der rechten Seite stehen die Dinge, die man nicht gern hat. Sie kennen das, es gibt positive und negative Seiten im Leben. Immer wieder werden Sie die Erfahrung machen, daß jedes Ding zwei Seiten hat, daß jede Münze eine Vorder- und eine Rückseite hat. Viele Menschen wissen das, und sie halten es für intelligent, sich, wenn immer es geht, auf der linken Seite zu halten. Sie bauen in ihr Leben einen Stopper ein, der verhindert, daß ihr Lebenspendel auf die rechte Seite hinüberschwingt. Doch Sie werden nicht umhin können zu erkennen, daß der Stopper, der die negative Seite vermeiden soll, dem Pendel all seine Kraft nimmt. Denn wenn das Pendel nicht mehr nach rechts schlagen kann, hat es auch keine Kraft, nach links zu schlagen. Denken Sie bitte an ein Trampolin. Bitten Sie jemanden zu springen und oben zu bleiben. Er wird es kaum schaffen.

Nur wer bereit ist, seine Erfahrungen auch auf der rechten, der negativen Seite des Pendels zu machen, bekommt Kraft und Schwung für die linke, positive Seite. Wer in sein Leben einen Stopper einbaut, um negative Erfahrungen zu verhindern, beraubt sich der Kraft, die aus diesen negativen Erfahrungen erwächst. Er wird ein Leben ohne Kraft und Schwung im positiven Mittelmaß führen.

Ein Second-hand-Life im sicheren Plastikcontainer?

Haben Sie keine Angst vor den negativen Seiten des Lebens, die dunkelste Stunde der Nacht kreiert den Tag – Sie können keine Fehler machen, sondern nur Erfahrungen, die Ihnen letztendlich Kraft und Lebendigkeit geben. Das Leben ist keine halbe Sache. Positiv sein und positiv leben heißt nicht, den Mißerfolg vermeiden und auszuschalten. Positiv leben bedeutet, den Mißerfolg und die negative Seite des Lebens anders zu bewerten – oder noch besser, sie gar nicht zu bewerten, sondern sie als das, was ist, zu akzeptieren.

Das mitteleuropäische Dasein ist so lange mittelmäßig anstrengend, bis abends der Schmerz nachläßt und die mitteleuropäische Unterhaltungs- und Kompensationsindustrie das Fließband anstellt, damit wir uns bis zur vollen Bewußtlosigkeit bedienen können: ein bißchen Alkohol, ein paar Drogen, eine Fernsehshow, eine Familienserie und was es sonst als Belohnung dafür gibt, daß wir jeden Tag die Tretmühle in Bewegung halten.

Wir sitzen in komfortablen, vollklimatisierten Plastikcontainern und freuen uns über die Bilder, die als Abklatsch des wirklichen Lebens zu uns hereinflimmern. Da sitzen wir und glauben an die Welt, die uns vorgespielt wird. Wir sind nicht mehr hier, wo wir jetzt gerade sind, sondern dort in diesen Bildern, die uns fiktiv und frei Haus in den Kopf gepustet werden.

Aber leider gibt es immer wieder ein Erwachen, jeder Film hört auch einmal auf – aber den Programmdirektoren der Fernsehanstalten sei es gedankt: Da sind ja noch die vielen schönen Serien. Manche Menschen kennen die Familienverhältnisse der Lindenstraße besser als die eigenen. Wir sitzen im sicheren Container und fühlen uns wohl. Daß wir ein Leben aus zweiter Hand führen und daß wir unsere Lebensenergie in Kompensationen für diese Illusionen, die uns dort aus zweiter Hand angeboten werden, investieren, merken wir nicht.

Wenn man ausgetretene Wege geht oder in die Fußstapfen eines Vorläufers tritt, kann man keine eigenen Spuren hinterlassen. Eigene Spuren hinterläßt man erst in dem Moment, in dem man daneben tritt. Nur wenn man daneben tritt, kommt Innovation in Gang.

Wie soll man jemanden überholen, in dessen Fußstapfen man geht? Um jemanden zu überholen, muß man erst einmal die Fehler, die der Vorgänger sorgfältig vermieden hat, machen. Aber man kann keine Fehler machen, sondern nur Erfahrungen. Erfahrungen machen heißt, das Leben zum Spiel zu machen. Erfahrungen machen heißt, ein reiches, ein erfahrungsreiches Leben zu führen. Nur wer im Leben etwas wagt, wer Erfahrungen nicht scheut, kann die eingetretenen Pfade und den Plastikcontainer, in dem der Rest der Welt vor sich hin sumpft, verlassen.

Jeder Mißerfolg ist eine extreme Gelegenheit zur Korrektur des eingefahrenen Kurses – eine Gelegenheit, neue Resultate zu produzieren, die auch andere aus ihren Plastikcontainern hervorlocken. Daß der Weg nach draußen dort beginnt, wo wir für alles selbst die Verantwortung übernehmen, wollen wir um alles in der Welt nicht zur Kenntnis nehmen. Die anderen sind schuld, z. B. das Fernsehen und die mitteleuropäische Kompensationsindustrie ... Wir sind die Opfer, die anderen, die an unserem Containerleben verdienen, sind die Täter.

Alkohol, Fernsehen, Zigaretten und Lamento, all das sind die Stabilisatoren unseres Containerlebens. Ab und zu merken wir, daß der Container immer enger wird und sich langsam, langsam in einen mit Röschentapete und allem Komfort ausgestatteten Sarg verwandelt. Wenn wir das merken, reichen die leichten Kompensationen nicht mehr aus. Wie ein Rauschgiftsüchtiger müssen wir dann zur nächst härteren Droge greifen. Unser Weg vom Heimatfilm über den Arztroman bis zum Horrorvideo ist vorgezeichnet! Da kann man sich doch tatsächlich zu Hause mit der Mamma bei Bier und Chips all die Scheußlichkeiten ansehen, die man im wirklichen Leben immer vermieden hat. Ist das nicht schön, all das, wovor es uns außerhalb des Containers immer so graust, können wir uns im Container in miefiger Gemütlichkeit (mit einer gepflegten Gänsehaut aus zweiter Hand) anschauen.

Fehler sind die Schritte des Fortschrittes

Ohne Fehler gibt es keine Entwicklung. Erfolg und Niederlage gehören zusammen. Sie sind immer die Interpretation ein und derselben Situation, denn in jeder Situation gibt es einen Verlierer und einen Sieger. Ohne Sieger und Verlierer würde das ganze Spiel keinen Spaß machen. Jede Niederlage ist der Auftakt zu einem neuen Spiel. Der Erfolg kreiert Niederlagen, und Niederlagen kreieren den Erfolg.

Die Erfahrung ist das dritte Lebenselexier, die dritte Kraft, die Personal Power kreiert.

Commitment kreiert spielerische Leichtigkeit

Stellen Sie sich vor, Sie würden mit jemandem Tennis spielen, der, weil sein Ball laufend im Netz hängen bleibt, das Netz einfach abschneidet und dann weiterspielen wollte. Hätten Sie Lust dazu?

Oder stellen Sie sich vor, Sie würden mit jemandem Karten spielen, aber keiner von Ihnen würde irgendwelche Spielregeln kennen, und Sie würden einfach nur so spielen. Glauben Sie, daß das Spaß macht? Spielregeln sind dazu da, uns unsere unendliche Freiheit aufzuzeigen, denn wenn uns das Spiel keinen Spaß macht, wenn uns die Spielregeln zu eng erscheinen, haben wir die Wahl, uns nach dem Motto „love it, leave it, or change it" zu verhalten. Wir haben die Freiheit, die Spielregeln zu kreieren, die uns das, was wir haben wollen, garantieren! In jeder Beziehung und in jedem Unternehmen gibt es Spielregeln.

Welches Gefühl haben Sie, wenn Sie bemerken, daß Sie Mitarbeiter haben, die sich nicht an die Spielregeln halten, die Sie gemeinsam – und die Betonung liegt hier auf gemeinsam – vereinbart haben? Natürlich kann jeder die Spielregeln ändern – aber der springende Punkt dürfte wohl doch der sein, daß man sich vorher gegenseitig darüber informiert, wenn die Spielregeln verändert werden.

Es gibt keine guten und keine schlechten Spielregeln. Spielregeln sind Spielregeln. Aber es gibt Spielregeln, die dabei helfen, die Resultate im Leben zu produzieren, die Sie sich als Ziele gesetzt haben. Es geht also nicht darum, darüber zu diskutieren, welche Spielregeln gut oder schlecht sind – es geht nur um die Frage, welche Spielregeln hilfreich sind.

Sicher können Sie auch Tennis ohne Netz spielen, dann spielen Sie eben Squash. Aber auch bei Squash gibt es Spielregeln, und wenn Sie sich an die nicht halten, finden Sie auch dort keine Mitspieler.

Denken Sie einmal daran, welche Kosten im Unternehmen entstehen für Diskussionen über Spielregeln, die nicht eingehalten werden! Natürlich gibt es in jedem Unternehmen auch ein paar schwachsinnige Spielregeln. Vielleicht haben Sie in Ihrem Leben irgendwo auch schon einmal eine schwachsinnige Spielregel aufgestellt? Wie auch immer, wenn Ihnen die Spielregeln nicht zusagen, verhandeln Sie neu, immer nach dem Motto: Change it! Wenn Sie eine Chance haben wollen, kämpfen Sie darum. Sie haben die Freiheit aufzuhören, gegen Windmühlen zu kämpfen und in diese Spielregeln einzusteigen. Wenn Sie einmal so weit sind das, was ist, zu akzeptieren, gibt es für diese Einstellung ein englisches Wort. Das Wort heißt „Commitment". Commitment bedeutet, voll zu einer Sache, auf die man sich eingelassen hat, zu stehen. Dieses Commitment wird zur Leitlinie Ihres Handelns werden.

Sein Commitment zu geben, zu seinem Wort zu stehen und die einmal akzeptierten Regeln einzuhalten, das kreiert spielerische Leichtigkeit und macht aus jeder Lebenssituation eine Spielsituation.

Haben Sie Ziele, die Ihnen Tag für Tag konstruktive Leistungsanreize, Freude am Leben und Vergnügen an Ihrem Tun geben? Oder haben Sie Ziele, die Sie am ehesten dazu motivieren, morgens im Bett zu bleiben?

Ziele haben eine massive Kraft und kreieren das, was heute und morgen in Ihrer Welt ist bzw. sein wird. Wenn Sie sich nun fragen, ob Sie die richtigen Ziele haben, müssen Sie wissen, daß es richtig und falsch im hergebrachten Sinne nicht gibt. Richtig und falsch gibt es nur der Funktion nach. Die Frage ist also, haben Sie Ziele, die Sie ziehen und tragen, oder haben Sie Ziele, für die es sich nicht lohnt, morgens aufzustehen? Haben Sie Ziele, die Ihren Lebensweg spannend machen, Ziele, die Ihnen positive Leistungsanreize geben?

Aus der Qualität der Ziele erklärt sich übrigens auch die Faulheit mancher Menschen. Hinter Faulheit steckt nichts anderes als eine Zielsetzung ohne Antriebskraft. Sie sehen also, wie wichtig es ist, im Sinne der Motivation funktionierende Ziele zu haben – Ziele, die ziehen und zaubern! Sie sind selbst dafür verantwortlich, Ziele zu haben, die so schön sind, daß sie Ihnen ein erfülltes Leben geben.

Ziele können zaubern. Ziele fördern Ihr Potential, indem sie es fordern. Ziele stimulieren Ihr inneres Wachstum und lassen Sie über sich selbst hinauswachsen. Ziele geben Ihnen eine Orientierung und sorgen so für Klarheit. Erfahren Sie, welche ungeheure Kraft in Zielen steckt! Ohne Ziele treiben Sie ziellos – immer ein Opfer von Wind und Wellen auf dem Ozean des Lebens. Ziellos müssen Sie sich permanent den Kopf zermartern, was denn wohl Ihre Ziele seien. So werden Sie im täglichen Leben vom aktiven Handeln abgehalten. Fehlende Ziele stehlen Ihnen Zeit und Energie.

Was ist mit Ihren Zielen?

Je klarer und je konsistenter Ihre Ziele formuliert sind, je eher findet Ihr Gehirn eine Antwort auf das, was zu tun ist. Klarheit ist machtvoll. Klarheit setzt Ressourcen frei. Da nämlich, wo Ihre Ziele formuliert sind, liegt Ihr Fokus – da leben Sie. Klarheit besteht darin, alle Handlungen konsistent auf ein Resultat zu konzentrieren.

Die Zauberformel KO-BE-PRO

KO-BE-PRO ist ein Mantra, ein Kürzel, hinter dem sich die drei wichtigsten Strukturen Ihres Lebens verbergen: Sie haben einen Körper. Sie leben in Beziehungen. Sie üben einen Beruf, eine Profession aus.

Das absolute Ziel in Ihrem Leben sollte es sein, KO-BE-PRO, also Körper, Beziehung und Profession, miteinander in die Balance zu bringen: Es kommt nicht darauf an, auf der einen Seite eine tolle Ehe zu führen, gleichzeitig aber einen langweiligen Beruf zu haben und auf die Rente zu warten. Es kommt auch nicht darauf an, der King im Job zu sein und die Familie nur einmal in der Woche zu sehen. Wenn Sie in einem der drei Bereiche – KO, BE oder PRO – unzufrieden sind, hat dies zwangsläufig negative und destruktive Auswirkungen auf die beiden anderen Bereiche.

Um das Gleichgewicht von KO, BE und PRO zu erreichen, sollten Sie sich zunächst bemühen, die Gesundheit Ihres Körpers und Ihrer Seele soweit wie möglich zu realisieren. Wenn Sie körperlich und seelisch gesund sind, können Sie innerlich ausgeglichen und in sich selbst ruhend in Beziehung zu Ihren Mitmenschen und auch zu sich selbst treten. Konsequenterweise hat das dann auch Auswirkungen auf Ihre Berufssphäre. Erfolg und Profit fallen Ihnen zu, und Reichtum ist ein durchaus erstrebenswertes Ziel, wenn die anderen Ziele Gesundheit und Beziehungen dabei nicht auf der Strecke bleiben.

Es kommt darauf an, alle drei Ebenen des KO-BE-PRO miteinander ins Gleichgewicht zu bringen. Die wahre Meisterschaft liegt darin, die Balance zwischen allen drei Ebenen zu halten. Denken Sie jetzt einmal darüber nach, wie viele Stunden Sie Ihrem privaten Leben und der Formulierung Ihrer eigenen Ziele gewidmet haben. Seien Sie ehrlich, haben Sie wirklich schon einmal soviel über sich und Ihr eigenes Leben nachgedacht wie über einen Kunden? Nur Sie können diese Frage wirklich beantworten – aber auch nur Sie tragen die Verantwortung für Ihr Lebensglück – und das ist von der exakten Formulierung Ihrer Ziele abhängig!

Gedanken kreieren Resultate

Es gibt Gedanken, die Ihr Leben zum Funktionieren bringen, aber es gibt auch Gedanken, die verhindern, daß irgend etwas in Ihrem Leben funktioniert. In der Schöpfungsgeschichte der Bibel heißt es: Am Anfang war das Wort. Gemeint ist natürlich: Am Anfang war der Gedanke. Aus dem Gedanken wurde das Wort, dann das Verhalten und die Handlung. Am Ende dieser Kette steht das Resultat – das heißt: Der Gedanke am Anfang kreiert das Resultat am Ende!

Richtige Gedanken kreieren richtige Resultate – gut funktionierende Gedanken kreieren ein gut funktionierendes Leben. Sie sind der Schöpfer Ihrer Gedanken – Sie sind der Schöpfer Ihrer Resultate! Sicher kennen Sie den altägyptischen Einweihungsritus, bei dem es zuerst darum geht, bei hellichtem Tage über einen auf dem Boden liegenden Balken zu balancielen. Wenn der Balken jetzt in einen dunklen

Raum geschafft wird und über den Raum die Geschichte umgeht, in seiner Mitte wäre ein riesiges Loch, in dem Schlangen und andere Ungeheuer leben, wird es für nahezu jeden völlig unmöglich werden, über diesen Balken zu balancieren, obwohl, abgesehen von den Schauermärchen und der Dunkelheit, kein objektiver Unterschied besteht. Der springende Punkt ist einfach der, daß ungeheure Phantasien ungeheure Angst machen. Es sind immer die Glaubenssätze, die zu den entsprechenden Resultaten führen. Dabei ist es egal, ob uns die Glaubenssätze bewußt sind oder nicht. Tatsache ist immer wieder, daß jeder Glaubenssatz zu dem entsprechenden Resultat führt: Da gibt es den Mann, der sagt: Ich schaffe es nicht! Und sicher wird er sich aus all den Wahlmöglichkeiten seines Tages die Dinge heraussuchen, die ihn scheitern lassen. Er wird es nicht schaffen!

Noch besser ist das Beispiel des Morgenmuffels. Durch seine Morgenmuffelei bestiehlt er sich an jedem Tag des Jahres um mindestens eine halbe Stunde. Pro Jahr sind das 15 Tage. Bei einer Lebenserwaltung von 50 Jahren bestiehlt er sich um 2 bis 3 Jahre. Da kommen eine Menge verschenkter Jahre zusammen. Wenn dieser Mensch anders denken würde und nicht auch noch stolz darauf wäre, ein Morgenmuffel zu sein, hätte er mehr davon. Er könnte morgens aufwachen und sich sagen: Heute werde ich einen hervorragenden Tag haben. Ich bin voller Energie. Auch das wäre möglich. Resultate sind nur eine Frage des richtig funktionierenden Denkens. Ob Himmel oder Hölle – durch Ihre Gedanken schaffen Sie sich Ihre Wirklichkeit selbst.

Sie haben immer die Wahl: Wenn Sie ein halbvolles Glas Wasser sehen, können Sie es als halbvoll oder als halbleer akzeptieren. Sie wählen, ob Sie durstig sind oder nicht.

Ziele setzen Handlungen in Gang

Ziele ziehen – nicht erreichte Ziele ziehen zurück. Sie binden Energie in der Vergangenheit, die Sie im Hier und Jetzt nötig brauchen. Sicherlich kennen Sie diese Situation. Sie sind mit Ihrer Familie in Urlaub. Dann gilt es, wenn es die Nord- oder Ostsee sein sollte, eine entsprechende Sandburg zu bauen. Und häufig kann man da beobachten, wie so ein geplagter Vater mit einem mitteleuropäischen Harmonieset zugange ist. Ein mitteleuropäisches Harmonieset besteht in der Regel aus einer Schippe, einem Eimerchen und einem Sieb. Man kann auch häufig beobachten, daß Vater und Kind intensiv bauen und nach mehreren Stunden eine wunderbare Burg, bestückt mit den herrlichsten Muscheln, entstanden ist. Der Vater mag sich in dieser Sekunde hinsetzen und das Kölsch, welches sein Eheweib, seine Lady, ihm entgegenstreckt, mit einer tiefen Zufriedenheit entgegennehmen. Und während dann beide dort sitzen und über die Zukunft eines wunderschönen Urlaubs sinnieren, geschieht manchmal etwas ganz Schlimmes. Das Kind springt auf und trampelt auf der Burg herum. Was ist passiert? Einfache Antwort: Der Vater hat eine Burg gebaut. Der Sohn baut, um zu bauen. Er lebt im Hier und Jetzt, ohne Ziel – sein Ziel ist allein der Weg!

Hier lernen Sie nun die zweite Seite einer falsch verstandenen Zielsetzung kennen. Ziele setzen Handlungen in Gang, machen den Kopf frei und – so schizophren es auch klingt – lassen die Ziele vergessen, weil Sie dann im Tageswerk leben können. Sie brauchen nicht permanent zu bewerten, welche Ziele Sie haben. Daraus ergibt sich das andere Extrem von Menschen, die permanent in Zielen denken. Je älter er wird, desto ergebnisorientierter wird der Mensch.

Haben Sie schon einmal erlebt, daß Sie ein Ziel erreicht haben? Sicherlich. Wenn Sie ein Ziel erreicht haben, machen Sie eine tolle Erfahrung. Das Ziel in sich ist leer. Wenn Sie es erreicht haben, fragen Sie sich, was denn wohl das nächste Ziel ist. Und so geht es Schritt um Schritt weiter, bis ins Unendliche. Dann müssen Sie eigentlich nur Ziele haben, damit sie Ihnen einen Weg schenken, der für Sie fantastisch ist. Und die Ziele sollten so gut sein, daß

Sie einen fantastischen Weg gehen können. Ein weiterer Aspekt ist die Differenzierung in Vergangenheit, Gegenwart und Zukunft.

Es gibt Menschen, die sagen: Hätte ich doch damals und hätte man mir und hätte man erkannt. Genauso gut geht es umgekehrt zukunftsorientiert: Wenn ... dann werde ich ... Der berühmte Rentner, der bei Verrentung erst sein Leben anfängt. Doch seien Sie sich bewußt, es gibt keine Simulation von Leben. Leben ist hier und jetzt. Leben ist immer eindimensional und in der Gegenwart. Alles andere stiehlt Ihnen Energie. Das Leben ist immer hier und jetzt. Es findet nur in der Gegenwart statt. Jedes Lamento über Vergangenheit und Zukunft vergeudet Ihre Energie. Wenn Sie sich die Ihnen zur Verfügung stehende Energie wie einen Apfel vorstellen, dann können Sie sich unerledigte Geschäfte in der Vergangenheit und das Lamento über die Zukunft als Würmer visualisieren. Wenn Sie die Ihnen zur Verfügung stehende Energie nicht gegen die Schädlinge verteidigen, wird der Apfel vor Ihren Augen immer kleiner und unansehnlicher werden. Nehmen Sie wieder einen Zettel zur Hand, und planen Sie die terminliche Erledigung Ihrer unerledigten Geschäfte. Haben Sie diese Planung einmal in Ihrem Gehirn verankert, wird Ihr Gehirn so tun, als ob die Sachen erledigt wären. Es wird sie abhaken, und Sie haben Ihren Kopf und Ihre Energie wieder für andere Aufgaben frei. Stellen Sie sich einmal die Frage, was Sie von einem extrem erfolgreichen Menschen unterscheidet. Vergleichen Sie sich mit einem extrem erfolgreichen Menschen, den Sie persönlich kennen. Möglicherweise werden Sie feststellen, daß er genausogut und herzhaft lachen kann wie Sie, daß er vielleicht eine genauso unglückliche Schulausbildung hat wie Sie und daß seine Ehefrau bedauerlicherweise auch nicht reich ist. Und trotzdem hat er irgend etwas, das anders ist. Das Geheimnis seines Erfolges liegt vielleicht nur in dem kleinen Unterschied von 30 Zentimetern. Als es darauf ankam, ist er von seinem Stuhl aufgestanden und hat zugepackt. Er hat sich im richtigen Moment um ganze 30 Zentimeter bewegt und hat das gemacht, wozu manch anderem der Mut fehlte. Er hat sich für eine Sache engagiert und war bereit, ein Risiko zu tragen.

Experimentieren Sie mit Ihrem Mut

Wie oft lassen Sie Chancen in Ihrem Leben, wo Sie etwas Neues wagen könnten, einfach verstreichen! Es ist so, als ob Sie vor einer roten Linie stehen würden, die Sie nicht zu überschreiten wagten. Sie wissen einfach nicht, was Sie nach dem Überschreiten der roten Linie tun sollen, und scheuen deshalb immer wieder zurück. Hätten Sie den Mut, die eine oder andere rote Linie im Leben zu überschreiten, wäre das Ihr sicherer Weg aus dem Plastikcontainer. Aber auch davor haben die meisten von uns Angst. Jeder kennt diese intellektuellen Sackgassen, auf denen man weiter seinen sicheren Weg geht und sich gegenüber anderen pseudorational rechtfertigt, warum man gerade irgend etwas nicht getan hat. Und Sie kennen auch die Kompensations- und Vermeidungsstrategien, bei denen man sich mit Drogen wie z. B. Alkohol so ausblendet, daß man zumindest für den nächsten Augenblick beruhigt ist. Aber welche Strategien wir auch fahren, die roten Linien bleiben bestehen. Und wir wollen einfach nicht einsehen, daß sie nur dazu gemacht sind, um überschritten zu werden.

Es ist eine interessante Erfahrung, daß Streß immer dann entsteht, wenn man etwas nicht tut. Wenn Sie etwas tun, entsteht kein Streß – der Streß wird dann ausagiert. Die roten Linien sind – ob wir das wahrhaben wollen oder nicht – die eigentlichen Wegweiser im Leben. Der Weg ist immer da, wo die Herausforderung ist. Das Überschreiten einer roten Linie ist eine Belohnung, die das Leben für Sie bereithält. Erweitern Sie Ihren Erfahrungsbereich, und überschreiten Sie eine rote Linie nach der anderen. Experimentieren Sie mit Ihrem Mut. Haben Sie keine Angst vor der Angst. Tun Sie etwas, gehen Sie aus sich heraus, überschreiten Sie die rote Linie – es geht nur um 30 Zentimeter, die Sie von Ihrem Stuhl aufstehen müssen. Diese

30 Zentimeter können über Ihr Lebensglück und über Ihr inneres Wachstum entscheiden.

Wie schnell macht Ihr Verstand eine paranoide Hochrechnung, was alles geschehen könnte, wenn man tatsächlich über die rote Linie geht, diese 30 Zentimetel nimmt! Sicher haben Sie schon die eine oder andere Situation in Ihrem Leben gehabt, in der Sie sich erst nicht getraut haben, um dann nach langem Zögern doch das zu tun, wovor Sie Angst hatten. Sicher können Sie sich daran erinnern, daß Sie, nachdem es vollbracht war, über Ihre Angst gelacht haben.

Überlegen Sie, wieviel Wahrheit in folgendem Satz steckt: Wer sich nicht in Gefahr begibt, kommt darin um! Entscheiden Sie für sich persönlich, ob das größere Risiko in Ihrem Leben in der Überwindung von 30 Zentimetern oder im regungslosen Verharren hinter irgendwelchen roten Linien liegt.

Win-Win

Das Spiel, zu dem Sie jetzt eingeladen werden, hat das Leben selbst geschrieben – Prisoner's Game. Hier die Spielregeln: Die erste und wichtigste Aufgabe ist es, Gewinn zu machen. Es gibt zwei Parteien, und diese Parteien spielen ohne Kommunikation miteinander. In jedem Spieldurchgang muß eine Partei entscheiden, ob sie A oder B wird.

Beiden Parteien ist bekannt, daß die Konstellation AA sieben Pluspunkte bringt, daß die Konstellation BB sieben Minuspunkte bringt und daß die Konstellation AB einmal zehn Pluspunkte und einmal zehn Minuspunkte bringen kann. Sie sehen, dieses Spiel ist sehr einfach, und wenn beide Parteien jeweils A wählen, hätten sie nach zehn Durchgängen 70 Pluspunkte. Doch die Verlockung ist groß. Vielleicht kann man in einem Durchgang drei Punkte mehr, nämlich zehn Punkte gewinnen, und wie leicht wählt man dann doch B.

Dieser Spielverlauf ist kein konstruiertes Beispiel. Hinter dieser Realität steht die Erfahrung von ca. 500 Seminaren. Egal, ob dieses Spiel – das Prisoner's Game – mit Vorstandsmitgliedern, mit Sachbearbeitern, mit dem Marketing oder mit dem Verkauf gespielt wurde: Das Ergebnis war fast immer das gleiche. Leider ist dieses Ergebnis auch leicht zu erklären. Jeder möchte besser sein als der andere und konzentriert sich immer auf den anderen anstatt zu verstehen, daß es nur darum geht, mit seinem eigenen Unternehmen Gewinn zu produzieren. Immer wieder versucht man, dem anderen eins auszuwischen. Die Aufgabenstellung, Profit zu machen, verliert man total aus den Augen.

Es gibt so irreführende Informationen wie „In den ersten Jahren macht man durchaus Verlust". Und wichtig ist dann, am Ende weniger Verlust gemacht zu haben als der andere. Dahinter verbirgt sich eine bestimmte Denkstruktur. Und diese Denkstruktur heißt, daß man sich an dem anderen orientiert und lieber negative Resultate erzielt. Die Struktur, die derartige Ergebnisse produziert, ist eine Gewinner-Verlierer-Struktur, das heißt, der Gewinner ist ohne den Verlierer nicht denkbar und umgekehrt.

Derjenige, der Sieger ist, kreiert den Verlierer. Und glauben Sie mir, der Verlierer hat nichts Besseres zu tun, als die nächste Situation zu suchen, wo er seinerseits Sieger ist und der andere Verlierer. Und dann gibt es wieder die nächste Situation, wo beide so clever zusammenarbeiten, daß beide Verlierer sind. Nichts anderes zeigt dieses Spiel dramatisch auf.

Nachdem man einmal erkannt hat, daß der so verstandene Wettbewerb Verlierer kreiert, wäre es doch einfach, vom Wettbewerb auf partnerschaftliche Kooperation umzuschalten. In dieser Struktur würden Gewinner Gewinner kreieren und nicht Sieger Verlierer! Wenn Sie mit Ihren Kunden darüber ein Gespräch führen können, daß es Ihr einziges Ziel ist, aus Ihren gegenseitigen Geschäften nur Gewinner hervorgehen zu lassen, dann wird Ihr Gespräch in dieser Sekunde eine andere Farbe bekommen.

Wer die hier erläuterten Lebenselixiere für sich annehmen und umsetzen kann, der wird sich auch selber führen können. Es sind diese Elexiere, die aus dem Leben ein Fest machen! Lesen Sie einmal das Wort Leben rückwärts, dann haben Sie das, was passiert, wenn Sie nicht auf innere Führung achten: Nebel! Auf der Basis der inneren Führung können jetzt die Befähigungen der Mitarbeiter (aber nur in dieser Reihenfolge) weiterentwickelt werden.

Dann ist Erfolg das, was folgt, wenn man sich selber folgt!

Defensivmedizin in der Frauenheilkunde

G. H. SCHLUND

MERKE:

1. Es besteht m. E. kein begründeter Anlaß zu einer Defensivmedizin.
   - 1.1 Die bundesrepublikanische Rechtssprechung ist seit mehr als einem Jahrzehnt unbestreitbar ausgewogen.
   - 1.1.1 Den ärztlichen Behandlungsfehler muß der Patient beweisen, was in keinem Fall als einfach angesehen werden kann, denn der gerichtlich ausgewählte SV ist ein Kollege des beklagten Arztes.
   - 1.1.2 Nur bei der Bejahung eines groben Fehlers dreht sich die Beweislast um.
   - 1.1.3 Bei offensichtlichen Verstößen des Arztes gegen seine Dokumentationsverpflichtung treten Beweiserleichterungen für den Patienten ein.
   - 1.1.4 Die ärztliche Aufklärungsproblematik liegt in ihrer Beweislast beim Arzt.
   - 1.2 Die registrierten Schadensersatzverfahren sprechen ebenfalls gegen eine Defensivmedizin. Bei über 177 000 Ärzten in den Alt-Bundesländern (1988) und mehr als 335 Mio Arztkontakten jährlich (errechnet 1990) kommt es zu absolut geringfügigen Verurteilungszahlen.
2. Die Alltagspraxis sieht dagegen ganz anders aus:
   - 2.1 Es wird eine erschreckende Überdiagnostik betrieben aus Furcht vor Regressen.
   - 2.1.1 Neue Wege in der Medizin werden bewußt nicht mehr beschritten.
   - 2.1.2 Man setzt den Patienten einer kostentreibenden Apparatemedizin aus.
   - 2.1.3 Man greift schneller als vormals zum Skalpell und entschließt sich im Rahmen der Geburt zur Sectio, um ja keinen „Kindesschaden" zu verursachen.
   - 2.1.4 Man unterdosiert ganz bewußt und gezielt bei der Strahlentherapie, um Verbrennungsschäden zu vermeiden, nimmt aber dabei in Kauf, daß es zu einem Heilungsmindererfolg kommt.
   - 2.1.5 Man klärt jede Patientin in extenso auf, ohne Rücksicht auf deren Psyche und die Notwendigkeit hierzu.
   - 2.1.6 Man rät heute fast jeder Schwangeren zur Amniozentese, um sich ja keinem Fehler in der pränatalen Phase auszusetzen.
3. Mitunter kann man sich jedoch nicht des Eindrucks erwehren, daß Ärzte die eine oder andere „Zuviel-Maßnahme" in Diagnostik und Therapie vor allem auch unter dem Aspekt der Umsatzerhöhung oder zumindest der Umsatzerhaltung praktizieren, sich aber dabei ganz „ungeniert" auf ein „Defensiv-Medizin-Verhalten-Müssen" der „bösen Juristen" wegen berufen.

I. Vorbemerkung

Man muß sich als Jurist und Richter schon fragen (dürfen), warum das von der Kongreßleitung vorgegebene Thema „Defensiv-Medizin in der Frauenheilkunde" nicht mit einem Fragezeichen versehen wurde. Und ein solches wäre durchaus angebracht, denn der Bonner Gesetzgeber hat sich – was die Arzthaftung betrifft – in den vergangenen drei Jahrzehnten jeglicher Verschlechterungsmaßnahmen zu Lasten der Ärzte enthalten und hat damit eigentlich keinen Grund dafür gesetzt, daß in Ärztekreisen Defensiv-Medizin betrieben werden muß. Wenn überhaupt, können nur einige wenige Grundsatzentscheidungen des Bundesgerichtshofes, etwa die zum groben Behandlungsfehler, zur Aufklärungsproblematik, zur Dokumentationsverpflichtung oder zum Einsichtsrecht in Krankenunterlagen den Ärzten die scheinbare Legitimation geben, sich defensiv verhalten zu dürfen – unabhängig davon, was man unter diesem Begriff zu verstehen hat.

Nicht verschwiegen werden soll jedoch in diesem Zusammenhang, daß unter uns Juristen insoweit keine einheitlichen Ansichten herrschen: Während der Strafrechtsprofessor und Arztverteidiger Klaus Ulsenheimer in mehrfachen Beiträgen[1] die Auffassung vertritt, es gebe durchaus Anlaß dazu, daß Ärzte zu ihrem eigenen Schutz defensive Medizin betreiben müßten, glaubt der ehemalige Chefpräsident des OLG Celle, Harald Frantzki[2], daß Fallmaterial in der Ziviljustiz noch nicht zu beobachten sei und er auf Grund seiner mehr als zwei Jahrzehnte dauernden eigenen Erfahrung als Vorsitzender Richter des zuständigen Arzthaftpflichtsenats auch keine Erfahrung machen konnte, daß die Rechtsprechung auf dem Arzthaftpflichtbereich die Ärzte hierzu nötige.

Meine *Eingangsthese* lautet daher: Es besteht aus meiner Sicht der Dinge und nach meinem Empfinden noch kein begründeter Anlaß für eine Defensiv-Medizin, denn bei objektiver Wertung und Gewichtung der bundesrepublikanischen Rechtsprechung kann man ehrlicherweise konstatieren, daß von unseren Gerichten der Arzt weit weniger als z. B. der Rechtsanwalt in seiner beruflichen Tätigkeit „gegängelt" und „geknebelt" wird, und an den ärztlichen Sorgfaltsmaßnahmen keine unzumutbaren Anforderungen gestellt werden, die die Ärzte zum defensiven Handeln und Denken zwängen. Bei dieser meiner These bleib ich auch, obschon ich weiß, daß die Realität in Klinik und Praxis meist anders aussieht.

II. Das Thema

„Der ärztliche Beruf verlangt", so formuliert es § 1 der Muster-Berufsordnung für Ärzte, „daß der Arzt seine Aufgabe nach seinem Gewissen und nach den Geboten der ärztlichen Sitte erfüllt". Damit gewährt die Standesethik dem Arzt und seinem Gewissen einen äußerst angemessenen Freiraum. Zudem konzidiert die Rechtsprechung dem Arzt seit jeher die Freiheit der Methodenwahl, die ein nicht zu leugnendes Gewicht zugunsten ärztlicher Betätigung darstellt. D. h.: Je weniger sich der Arzt bei der Auswahl der für die Diagnostik oder Therapie im Einzelfall zur Verfügung stehenden Methoden fälschlicherweise irrt und je mehr er sich im Rahmen der von ihm sodann gewählten Methode („anerkannte Methode") am Level des „Standes der ärztlichen Wissenschaft" seines Faches orientiert, desto weniger kann ihm eigentlich juristisch etwas passieren oder von der Rechtsprechung vorgeworfen werden. Warum dennoch in Ärztekreisen so lauthals von einer „Defensiv-Medizin im

---

[1] Vgl. K. Ulsenheimer in: Informationen des Berufsverbandes der Deutschen Chirurgen Heft 12/1991 S. 221 ff.; derselbe in MedR 1992 S. 127 ff.; derselbe in „Defensives Denken in der Medizin" Irrwege oder Notwendigkeit? 11. Symposium für Juristen und Ärzte der Kaiserin-Friedrich-Stiftung für das ärztliche Fortbildungswesen. Herausgegeben von J. Hammerstein und W. Schlungbaum, Schriftenreihe Bd. 11 Hans-Neuffer-Stiftung 1991 S. 27 ff; sowie in Hefte zu der Unfallchirurgie Heft 232, 1993 S. 43 ff.

[2] "Defensives Denken in der Medizin" (wie Fußnote 1) S. 19 ff.

Dunstkreis arztfeindlicher Rechtsprechung" geredet und ständig darüber geschrieben wird, versteht man nicht so ohne weiteres.

1. Versuch einer Definition

Allein der Versuch einer Definition bereitet schon einige Schwierigkeiten und Kopfzerbrechen und zwar deshalb, wenn man an den Ursprung des Wortes zurückkehrt, zum lateinischen „defendere" bzw. „defendo": ich wehre ab, ich weise ab, ich halte mich zurück, ich wehre mich, ich setze mich zur Wehr etc.[3] Der deutsche Begriff der Defensive meint auch nur die Verteidigung, die Abwehr, sei es beispielsweise im Militär- oder im Sportbereich. Was maßgebliche Autoren im Medizin- und zum Teil auch im Rechtsbereich unter Defensiv-Medizin verstehen, deckt sich jedoch nicht oder nur zum Teil mit dieser ursprünglichen Definition. Ehe dem aber weiter nachgegangen wird, müssen m. E. vorweg noch einige wenige Bemerkungen zu den möglichen ärztlichen Haftungsmodalitäten verloren werden, die Ursache zu dieser Defensiv-Medizin sein sollen.

2. Haftungsmodalitäten für den Arzt nach der Rechtsprechung

Ein telegrammartiger Überblick über mögliche Haftungstatbestände, die Ärzte zur Defensiv-Medizin verleiten, ergibt folgendes Bild:

a) Behandlungsfehler

Die Judikatur definiert ihn als einen Verstoß gegen allgemein anerkannte Grundsätze der ärztlichen Wissenschaft.[4] Die Rechtslehre bezeichnet als ärztlichen Behandlungsfehler (im umfassenden Sinne) das nach dem Stand der Medizin unsachgemäße und schädigende Verhalten des Arztes, welches sich sowohl in einem Tun als auch einem Unterlassen, in der Vornahme eines nicht indizierten als auch in der Nichtvornahme eines gebotenen Eingriffs, in Fehlmaßnahmen und unrichtigen ärztlichen Dispositionen vor, bei und nach der Operation, der Diagnostik und der Medikation manifestieren kann.[5] In diesem Zusammenhang erscheint mir jedoch folgende Anmerkung bedeutsam: Die rechtlichen Voraussetzungen für die Bejahung eines iatrogenen Fehlers muß seit altersher bekanntlich der Patient beweisen; es sei denn, es läge ein sog. grober Behandlungsfehler vor. Diese Beweislastverteilung hat nun in den vergangenen vier Jahrzehnten immer mehr Rechtsanwälte zu der Erkenntnis gebracht, dem klagenden Patienten den Vorschlag zu machen, seinen Haftungsanspruch lediglich oder zumindest kumulativ auf der „Schiene" der Aufklärungspflichtverletzung laufen zu lassen, denn hierfür trägt der Arzt die Beweislast.

b) Aufklärungspflichtverletzung

Diese Pflicht, vor jeder ärztlichen Maßnahme den Patienten aufzuklären und dessen Einwilligung einzuholen, hat in den vergangenen Jahrzehnten immer mehr an Bedeutung zugenommen. Es würde aber entschieden zu weit führen, Einzelheiten zu referieren. Hierzu nur soviel: Die Rechtsprechung hat bei der ärztlichen Aufklärungspflicht die Zügel immer straffer angezogen und die Anforderungen hierfür immer höher angesiedelt. Die zwischen dem 1. Elektroschockurteil vom 10. 7. 1954[6] und dem Grundsatzurteil vom 12. 3. 1991[7], das unter dem Stichwort läuft, „Arzthaftung für nicht mitzuteilendes Eingriffsrisiko bei fehlender *Grund*aufklärung", ergangenen Entscheidungen sämtlicher Gerichtsinstanzen sind Legion. Sie haben bei den Ärzten die Erkenntnis ge-

[3] Stowasser: Lateinisch-deutsches Schul- und Handwörterbuch 1928.

[4] Vgl. etwa BGHZ 8, 138.

[5] Vgl. Laufs, Arztrecht, 5. Aufl. 1993, RdNr. 336.

[6] NJW 1956, 1106.

[7] MedR 1991, 331.

weckt, daß die Aufklärung eine das Arzt-Patienten-Verhältnis nicht zu selten äußerst stark belastende Pflicht darstellt. Nachdem jeder Arzt mittlerweile diese Grundsätze eigentlich kennen sollte, zur Rekapitulation im Telegrammstil lediglich nur so viel:

- Bei der ärztlichen Aufklärung ist generell *keine Form*, insbesondere keine Patientenunterschrift erforderlich. Das Aufklärungs*gespräch*, das nicht durch den bloßen Austausch von Papieren und Formularen ersetzt werden kann und darf, soll nach der Zielsetzung des Bundesgerichtshofes[8] vielmehr *mündlich* erfolgen und hierüber genügt eine persönliche Eintragung des Arztes in den Krankenunterlagen seines Patienten.
- Dieses Aufklärungsgespräch muß aber *verständlich* sein und hat auf die psychische Ausnahmesituation des Patienten - besonders vor einem großen operativen Eingriff - Rücksicht zu nehmen.
- Dieses Gespräch muß auch in der Regel so *rechtzeitig* geführt werden, daß der Patient noch ausreichend Zeit findet, seine zu treffende Entscheidung, ob er ärztliche Hilfe in Anspruch nehmen will oder nicht, abwägen zu können.
  Eine Aufklärung erst im prämedizierten Zustand ist wertlos.
- Das Aufklärungsgespräch muß gegebene *echte* und *gleichwertige* Alternativen dem Patienten offenbaren.
- Es braucht wohl in diesem Gespräch nicht jede Einzelheit des geplanten ärztlichen Vorgehens erläutert zu werden; die Rechtsprechung verlangt nur eine Unterrichtung des Patienten „in groben Zügen".
- Je *dringlicher* der Eingriff, desto weniger ist ein solches Gespräch zu führen.
- Geschockten Patienten fehlt für ein solches Gespräch auch die mentale Aufnahmebereitschaft.
- Je nach *Zweck* des ärztlichen Eingriffs muß dieses Gespräch eine *Abstufung* erfahren. D.h.: Bei diagnostischen Eingriffen ohne jeglichen therapeutischen Zweck und bei der sog. reinen Schönheitsoperation liegt die Meßlatte ärztlicher Aufklärungsverpflichtung am höchsten.
- Eine sog. „Brutalo- oder Horroraufklärung" ist ebensowenig erforderlich wie erlaubt, denn die ärztliche Aufklärungsverpflichtung endet dort, wo sie *psychische Schäden* anrichtet.
- Den meisten „Wirbel" macht jedoch das Problem des verpflichtenden Hinweises des Arztes auf *mögliche Komplikationen*. Hier gilt als Faustregel: Je gravierender die Folgen des Eingriffs sein können (etwa Lähmung, Tod, Organverlust etc.), um so eher muß auf sie hingewiesen werden. Sind diese Risiken zudem *eingriffstypisch*, spielt eine Prozentzahl, ab der kein Hinweis mehr erforderlich wäre, keine Rolle. Hinzuweisen wäre in diesem Zusammenhang etwa auf die sog. Rektroskopie-Entscheidung des BGH vom 8. 2. 1984[9], in welcher hinsichtlich möglicher Darmperforation ein Zwischenfallrisiko von 1:20000 als aufklärungsbedürftig gehalten wurde.

[8] Urteil vom 8. 1. 1985 - NJW 1985, 1399.

c) Juristische Erleichterungen für den Patienten bei der Durchsetzung seiner Ansprüche

Die von den Ärzten aller Fachrichtungen und auch von ihren Standesorganisationen sowie deren Rechtsberatern „gebetsmühlenartig" immer wieder erhobenen Vorwürfe, die bundesrepublikanische Rechtsprechung sei schon immer und bis in unsere Tage absolut arztfeindlich („in dubio contra medicum") gestimmt gewesen und fördere damit im Medizinbetrieb selbstverständlich ein defensives Denken und Agieren, weisen in meinen Augen letztlich keine überzeugende Substanz auf. Und dennoch „geistern" sie durch sämtliche Klinikflure und Praxen.

Wenn ich von *Patientenerleichterungen* im Rahmen der Durchsetzung von Haftpflichtansprüchen Ärzten gegenüber spreche, meine ich die folgenden:

aa) Umkehr der Beweislast bei grobem Behandlungsfehler

Gemeint ist hier vor allem die schon auf Reichsgerichtsentscheidungen[10] zurückgehende Rechtsprechung des BGH[11], wonach eine Umkehr der Beweislast bezüglich der Kausalität des eingetretenen Schadens stattfindet, sofern dem Arzt grob sorgfaltswidrig ein Behandlungsfehler unterläuft. Nicht ganz einfach zu definieren scheint nur, was unter einem „groben Behandlungsfehler" zu verstehen ist. Dieser setzt nach überwiegender Ansicht einen

[9] BGHZ 90, 96ff.

[10] RGZ 171, 168.

[11] Vgl. BGHZ 72, 132.

Verstoß gegen elementare Regeln ärztlicher Wissenschaft und Standards voraus. Mit anderen Worten: Es kommt im Einzelfall darauf an, ob der Arzt *eindeutig* gegen gesicherte und bewährte medizinische Erkenntnisse und Erfahrungen verstoßen hat.[12] Dies heißt etwa für den Fachbereich Gynäkologie und Geburtshilfe:

- Durch Nichtanwesendsein des auf einer Entbindungsstation tätigen Krankenhausarztes, wenn die Entscheidung über die durchzuführende Episiotomie zu fällen ist[13];
- durch unterlassene postoperative Kontrolle nach Sterilisation und Darmadhäsiolyse, wenn bei der Patientin Wind- und Stuhlverhaltung, starker Meteorismus und somatische Schmerzen sowie galliges Erbrechen auftreten[14];
- durch Unterlassen diagnostischer Abklärung von Infektionssymptomen nach sectio caesarea[15];
- durch unterlassene histologische Untersuchung des im Rahmen eines Schwangerschaftsabbruchs mittels Absaugens gewonnenen Gewebes[16];
- durch nicht erfolgte sofortige Untersuchung des mittels Vacuumextraktion geborenen Kindes durch den Kinderarzt auf Verletzungen und Schädigungen (etwa Schädelfraktur und/oder Duraverletzung)[17]; oder
- durch Unterlassen vorgeburtlicher Kontrolluntersuchungen trotz vorhandener deutlicher Anzeichen für das Vorliegen einer bevorstehenden Risikogeburt[18].

bb) Dokumentationspflichtverletzung

Ebenso patientenfreundlich, weil Beweiserleichterungen bis hin zur Beweislastumkehr schaffend, kennzeichnet sich die Rechtsprechung in Fällen der Verletzung ärztlicher *Dokumentationsverpflichtung.*

Die seit 1978[19] von der Rechtsprechung hierzu entwickelten Grundsätze zwingen den Arzt, seine vorher lediglich als Gedächtnisstütze für die weitere Therapie angesehenen oder als Abrechnungsmemo oder zur Anfertigung von Arztbriefen verwendeten Patientenunterlagen und alles, was dazu gehört, exakt zu führen. Die Pflicht zur angemessenen Dokumentation gilt seither als *vertraglich* geschuldete *Leistung*[20] und resultiert auch aus dem Persönlichkeitsrecht des Patienten, der jederzeit von seinen behandelnden Ärzten Rechenschaft und Auskunft über die erhobenen Befunde sowie über die Art und Weise und über den Gang der ärztlichen Behandlung verlangen kann.[21]

cc) Einsichtnahmerecht in Krankenunterlagen

Seit der BGH-Entscheidung vom 23. 11. 1982[22] kann es als gesichert erachtet werden, daß der Patient seinem Arzt und auch dem Krankenhaus gegenüber schon außerhalb eines Rechtsstreits einen *vertraglichen Anspruch* auf Einsicht in die ihn und seine Krankheit betreffenden Unterlagen im ambulanten wie im stationären Bereich hat. Dies aber nur und soweit, als es sich um Aufzeichnungen über *objektiv*, d. h. naturwissenschaftlich konkretisierbare physische Befunde sowie Berichte über Behandlungsmaßnahmen (EKG, Operationsberichte; Narkoseprotokoll etc.) handelt. Die nicht zu den objektiven Befunden gehörenden Eintragungen in diese Patientenunterlagen können vom Arzt abgedeckt werden; nur muß eine dem Patienten auf seine Kosten und unter zeitlicher Wahrung des Praxis- oder Krankenhausbetriebes gefertigte Kopie dieser Unterlagen die Abdeckung als solche erkennen lassen.[23]

Daß diese soeben kurz skizzierten Rechtsprechungsgrundsätze das „Betriebsklima" zwischen Arzt und seinem Patienten nicht sonderlich fördern, kann man nicht so ohne weiteres negieren. Ob sie aber schon heute den Arzt in eine Abwehrhaltung zwingen, ist bei allem Wohlwollen gegenüber der „Gefahrengeneigt-

---

12 Vgl. hierzu auch BGH, JZ 1983, 963; NJW 1986, 1540; VersR 1988, 829.

13 OLG Hamm, VersR 1980, 684

14 OLG Düsseldorf, AHRS Nr. 1945/6.

15 BGH, NJW 1988, 1513.

16 OLG Frankfurt a. M., AHRS Nr. 1950/5.

17 OLG Düsseldorf, AHRS Nr. 1955/3.

18 Vgl. Zitat bei Giesen, Arzthaftungsrecht 1990, S. 224.

19 BGH, NJW 1983, 2935.

20 BGHZ 72, 132, 137.

21 BGHZ 99, 391, 397.

22 BGHZ 85, 327.

23 BGHZ 85, 327, 339.

heit" ärztlichen Tuns im Prinzip bestimmt noch nicht einseh- und nachvollziehbar. Ein solches Sich-Gerieren widerspräche auch derzeit noch dem berufsethischen Verhaltenskodex des Arztes und seinem Gelöbnis, wonach die Erhaltung und Wiederherstellung der Gesundheit des Patienten sein *oberstes* Gebot zu sein hat.

3. Ärztliche Haftpflichtverfahren in Prozentsätzen

Ein weiterer „schlagender" Gesichtspunkt für meine eingangs aufgestellte These, die Ärzte hätten eigentlich *bislang* noch *keinen* zwingenden Grund, sich im curativen Bereich zurückzuhalten, d.h. defensive Medizin zu praktizieren, erhellt sich für mich auch aus den Prozentsätzen ärztlicher Haftpflichtfälle. Die von meinem Kollegen Hans-Leo Weyers in seinem Gutachten zum 52. Deutschen Juristentag 1978 in Wiesbaden[24] recherchierten Zahlen (5000 bis 6000 Haftpflichtfälle pro Jahr) sind wohl längst überholt. Heute spricht man in Fachkreisen hinter vorgehaltener Hand schon von ca. 15000 bis 30000 jährlichen Anspruchsschreiben. Und dennoch dürfen diese Zahlen keine Defensiv-Medizin fördern, denn die Statistik der wegen Arzthaftung *verurteilten* Ärzte spricht eindeutig *dagegen*. Dem umfangreichen Zahlenmaterial des ehemaligen Leiters der Arzthaftpflichtabteilung einer bedeutsamen bundesrepublikanischen Versicherungsgesellschaft[25] ist wohl zu entnehmen, daß in den Jahren 1978 bis 1988 der Schadens*durchschnitt* um 110,5%, der Schadens*bedarf*, ein versicherungstechnischer Begriff zur Feststellung, wieviel Prämie der Haftpflichtversicherer von den einzelnen Mitgliedern der Risikogemeinschaft zur Abdeckung des Schadens*aufwandes*[26] braucht, generell um 122,6% – speziell bei Gynäkologen und Geburtshelfern sogar um 304,4% – gestiegen ist. Auf der anderen Seite muß jedoch auch Beachtung finden, daß allein 60% aller geltend gemachten Arzthaftpflichtansprüche von den Versicherern abgelehnt werden und dies endgültig, in 30% der Fälle die Haftung von den Versicherern klaglos anerkannt und der Schaden reguliert wird (wozu ist der Arzt auch haftpflichtversichert!) und nur 10% hiervon „g'richtsmassig" werden. Allein bei diesen zuletzt genannten 10% kommt es dann noch immerhin in 44,3% zur Klageabweisung, in 24,3% zu einer gerichtlichen Vergleichsregelung und in 22% zu einer teilweisen Verurteilung. In sage und schreibe lediglich 9,3% der gerichtlich geltend gemachten Fälle erfolgt eine volle Verurteilung des Arztes. Bereinigt man diese Zahlen und „schlankt" sie auch noch ab auf die oft Prangerwirkung nach sich ziehenden Fälle einer vollen Verurteilung des Arztes, dann sind dies in der Tat im Jahr nicht einmal 150 Haftpflichtverfahren. Und das bei von der Bundesärztekammer bereits Mitte der 70er-Jahre geschätzten rund 20000 *täglich* stattfindenden allein *operativen* Eingriffen[27] und jährlich über 335-millionen-haften Patientenkontakten mit ihren Ärzten (errechnet 1990)[27a]. Selbst wenn man noch die teilweise Verurteilung von 22% hinzunähme, sind es auch nicht mehr als 473 Fälle *jährlich*; und dies verteilt auf im Zeitpunkt Ende 1988 insgesamt in den Alt-Bundesländern rund 177000 in Klinik und Praxis tätige Ärzte.[28] Wer bei diesen Zahlen und Fakten von „Horrorfällen" und von „Massenverurteilungen"

[24] Weyers, Empfiehlt es sich, im Interesse der Patienten und Ärzte ergänzende Regelungen für das ärztliche Vertrags- (Standes-) und Haftungsrecht einzuführen?, Gutachten A zum 52. Deutschen Juristentag, Wiesbaden 1978.

[25] Vgl. Jahn, Entwicklungen von Schadensfällen in der Bundesrepublik, Gynäkologe 1989, 411 ff.

[26] Dies ist ein weiterer versicherungstechnischer Begriff, der Auskunft darüber gibt, wieviele Schäden eines Jahres auf je 1000 versicherte Risiken bzw. Ärzte entfallen.

[27] Vgl. Schlund, Der Urologe, Ausgabe B 1977, 165, 173.

[27a] Vgl. Staak, Zum Ärztlichen Verhalten nach einem Behandlungszwischenfall in: Chirurgie und Recht, hrsg. von R. Häring 1993, S. 47.

[28] Statistisches Jahrbuch für die Bundesrepublik 1990 S. 406. Dies ergibt bei je 100000 Einwohnern 246,1 Ärzte (S. 662).

spricht, die zur Defensiv-Medizin zwängen, mißachtet die Realität und wirkt in meinen Augen unehrlich und unseriös!

Steigende Haftpflichtverfahren sind zu beklagen („wo gehobelt wird, fallen auch Späne"!), das stimmt! Sie sind jedoch m. E. noch lange kein Grund, einer Defensiv-Medizin das Wort zu reden.

4. *Die Realität im Arztalltag*

Ganz im Gegensatz zu den soeben zitierten Zahlen, und – wie ich meine – wider jegliche Vernunft verläuft aber in nicht wenigen Fällen der ärztliche Alltag mittlerweile nur mehr „mit angezogener Handbremse" ab. Es wird nämlich von einer Vielzahl von Ärzten im Praxis- und Klinikbereich das Wort und der Begriff des Defensiven nicht nur als der „Verteidigung dienend" oder auf „Abwehr gerichtet" interpretiert, sondern sich auch noch zu einer „Über"-Diagnostik, und nicht unbedingt notwendigen Therapie entschieden. Diese Ärzte fühlen angeblich tagtäglich die latente Gefahr, in ein Straf- oder Haftpflichtverfahren verstrickt zu werden, und meinen, mehr denn je „auf Sicherheit und Sicherung bedacht"[29] sein zu müssen. Dies hat aber zur Folge, daß sie *entgegen* dem bereits zitierten Gelöbnis in ihrer Berufsordnung[30] nicht die Einhaltung und die Wiederherstellung der Gesundheit ihrer Patienten zum *obersten* Gebot ihres Handelns machen, sondern vornehmlich auf ihre eigene Sicherheit bedacht sind.

Hierzu einige wenige Beispiele aus der Praxis:

- Sie (gemeint sind diese Ärzte) beschreiten keine Wege mehr im Bereich der Neulandmedizin, weil sie sich im Nachhinein Ärger mit dem Patienten und der Justiz ersparen wollen; dann nämlich, wenn diese neue Methode nicht so klappt wie sie gewünscht und prognostiziert wurde.
- Sie ergreifen jede sich bietende Gelegenheit – obschon dies kaum noch unter den Begriff „Defensiv-Medizin" zu subsumieren ist – und diagnostizieren in „ausgetretenen" Schul-Medizin-Pfaden „auf Teufel komm raus" und in extenso. Daß sie damit aber die Kosten im Gesundheitswesen noch mehr in die Höhe treiben und – sofern die (Privatkranken-)Kasse dies nicht erstattet – ihrem Patienten auch finanziell schaden, wenn er schließlich diese Mehrkosten einer an sich sinnlosen Diagnostik aus eigener Tasche zahlen muß, versteht sich von selbst. Als Paranthese hierzu lediglich: Manchmal kann man sich aber auch nicht des Eindrucks erwehren, daß eine kostentreibende Diagnostik oder Therapie nur unter der Flagge der von der Rechtsprechung und den „bösen" Juristen angeblich erzwungenen „Defensiv-Medizin" dafür herhalten muß, die Einkommenssituation der Ärzte in puncto Abrechnung zu verbessern bzw. wenigstens auf diesem Wege den status quo zu halten. Dieser Verdacht entbehrt keiner Realität, denn nicht umsonst sind seit Jahren die Medien voll von Berichten über sog. „Abrechnungsbetrügereien" in Ärztekreisen.
  Daß aber auch die eine oder andere invasive Diagnostik dazu herhalten muß, scheinbar allerletzte Zweifel am gefundenen Ergebnis eines Befundes zu beseitigen, jedoch gleichzeitig das Leben und die Gesundheit des Patienten gefährdet, davon berichten nicht wenige ober- und höchstrichterliche Entscheidungen. Die veröffentlichten Haftungsfälle zur invasiven Angiographie[31], zur Coronarangiographie[32] oder zur transseptalen Linksherzkatheter-Untersuchung[33] sprechen hierzu eine deutliche Sprache.
- Oder aber sie – nämlich die defensiv sich verhaltenden Ärzte – therapieren quasi „halbherzig" und mit „Blei an den Händen und Füßen" aus stetiger Furcht vor Regressen seitens der Rechtsanwälte ihrer Patienten. D. h. dann beispielsweise:
  - Sie entscheiden sich vorschnell für eine *Schnittentbindung* statt ausreichend lange die Geburt via naturale zu fördern. Die seit 1972 von 7,5% auf 16,9% fulminant gestiegene Sectiofrequenz[34] läßt hier keine Mißdeutungen mehr zu. Daß sie damit wohl dem Kind weit weniger Risiken zumuten, aber gleichzeitig das der Mutter signifikant erhöhen, ist diesen Ärzten bekannt, wird aber von ihnen ganz bewußt um ihrer eigenen Haftungsreduzierung wegen in Kauf genommen.

[29] Vgl. Duden, Deutsches Universal-Wörterbuch, 2. Aufl. 1989, S. 325 Stichwort „defensiv".

[30] Vgl. z. B. BO für Ärzte in Bayern vom 9. 10. 1988 – in Kraft getreten seit 1. 10. 1989.

[31] Beispielsweise nur OLG Oldenburg, VersR 1983, 888.

[32] Vgl. beispielsweise OLG München, VersR 1979, 848.

[33] Vgl. BGH, NJW 1981, 2513.

[34] Vgl. Weitzel, in „Defensives Denken in der Medizin" (wie Fußnote 1) S. 93, 94.

- Oder aber sie *unterdosieren* ganz bewußt und gezielt bei der Strahlentherapie, um Verbrennungen und dergleichen zu vermeiden, wohl wissend, daß der gewünschte Heilerfolg damit relativiert wird.[35]
- Sie fürchten trotz lege artis und erfolgreich durchgeführter Therapie den dennoch möglichen haftungsbegründenden Vorwurf der mangelnden Aufklärung und entschließen sich deshalb von Anfang an zu einer rücksichtslosen Spontan- oder einer teilweise schon als patientenfeindlich zu charakterisierenden Broschürenaufklärung in Form eines Horrorkatalogs.[36] Es spricht insoweit Bände und wirkt schon fast fatal, wenn beispielsweise ein spezialisierter Chirurg eines kleinen Kreiskrankenhauses in Bayern vor der operativen Entfernung von Varizen seinem Patienten – im bekannt gewordenen Fall handelte es sich sogar um eine Kollegin! – mit einer über *zweistündigen einseitigen Tonband*information via Kopfhörer und Toncassette „malträtiert". Dieser Fachmann hat in meinen Augen schlicht keine Traute und will auch gar nicht die Grundsätze der BGH-Entscheidung vom 8. 1. 1985[37] zur Kenntnis nehmen, wonach der Arzt in *formloser* Art und Weise ein *Gespräch* von Aug' zu Aug', von Ohr zu Ohr führen soll und auch nur muß, und hierüber lediglich selbst eine kurze Notiz in den Krankenunterlagen zu machen hat.
- Sie halten sich zudem, weil sie Krankenkassenregresse oder Beanstandungen von Seiten der Krankenhausverwaltung befürchten, keine teuren, jedoch äußerst wirksame Medikamente vor, ohne zu überlegen, ob nicht eine solche Vorratshaltung evtl. über einen Verbund gerade noch auch aus finanzieller Sicht tragbar und machbar erscheint.[38]
- Sie raten auch einer noch außerhalb der kritischen Jahre (ab dem 35. Lebensjahr) befindlichen Patientin lieber zehnmal mehr als einmal zu wenig zu einer Fruchtwasseruntersuchung, obschon familienanamnestisch *nichts*, aber rein schon gar nichts auf eine Anomalie hinweist, nur, weil sie die relativ hohen Schadenssummen bei der Geburt eines Trisumie-21-Kindes scheuen; wohl wissend, daß diese Methode für den Feten auch seine Risiken birgt, wobei ich hier mehr an den vorzeitigen Blasensprung mit Fruchtabgang denke als an den eigentlich unter sonographischer Sicht kaum mehr möglichen Verletzungstatbestand für den Feten.

Ich muß hier nun schon aus Zeitgründen mit der Aufzählung und Aneinanderreihung von Vorkommnissen im Arztalltag enden, denn sonst käme ich noch auf die Idee, Ihnen zu schildern, daß Ärzte im Rahmen von Defensivmaßnahmen, auch noch oft in panischer Angst, in den Krankenunterlagen etwas Notierpflichtiges zu vergessen, dazu übergehen, mehr zu schreiben als zu therapieren; oder ich müßte Ihnen von der Tendenz berichten, daß sie bei Aufkommen der leisesten Zweifel, es könnte ein schwieriger Fall auf sie zukommen, die Verlegung des Patienten in eine qualitativ höher eingestufte Krankenanstalt „mag es kosten was es wolle" und ohne Rücksicht auf dadurch möglicherweise entstehende höhere Risiken bei einer solchen Verlegung, betreiben. Schließlich müßte ich noch ein Wort fallen lassen von der oft kaum mehr personell verantwortbaren Tendenz mancher Krankenhausärzte, in fast jedem Fall, der nicht nach „08/15" aussieht, Ärzte anderer Fachabteilungen konsiliarisch zu Rate zu ziehen, und dies ohne Nachsicht darauf, ob deren „Krankengut" dadurch übermäßig lang auf die eigene Behandlung oder Beratung warten muß.

III. Schlußbetrachtung

Ich komme damit zum Schluß und suche noch kurz verschiedene Ursachen aufzuspüren, die diesen Defensiv-Trend in der Medizin fördern könnten. Einmal hat sich – wie ich meine – in breiten Bevölkerungskreisen das Verhältnis zum Arzt und hinsichtlich des Gesundheitsbewußtseins einiges geändert:

- Man will „mündiger" Patient sein;
- man hat sein ausgeprägtes Anspruchsdenken in allen Bereichen;
- man hat heute mehr „Mut", seinen Arzt bei der Staatsanwaltschaft anzuzeigen, damit die zivilrechtliche Schadensregulierung vorankommt;
- man hat auch schon vor einiger Zeit die „Halbgötter in Weiß" intellektuell von ihren Sockeln gestoßen;
- man steckt heutzutage Schicksalsschläge, die unsere Großeltern und auch noch unsere Eltern ein-

[35] Vgl. W. Schlungbaum, (wie Fußnote 1) S. 97.
[36] Vgl. Deutsch, VersR 1981, 293, 297.
[37] NJW 1985, 1399.
[38] Vgl. Ulsenheimer (wie Fußnote 1) S. 120.

fach hingenommen hätten, nicht mehr so ohne weiteres weg;

- man sucht nach Schuldigen und „schießt" sich auf den behandelnden Arzt ein;
- man bemüht – insbesondere, wenn man dazu noch rechtsschutzversichert ist – sehr schnell einen „Nobody" aus dem namenlosen Heer unterbeschäftigter oder gar arbeitsloser Rechtsanwälte zur Durchsetzung vermeintlicher Ansprüche gegen seinen eigenen Arzt.

Zum anderen gibt es aber auch ein ganzes Bündel von Ursachen, die m. E. die Tendenzwende auf Seiten der Ärzte heraufbeschwören! Vielleicht steuern nämlich diesen Trend die merklich zunehmende Frustrierung eines nicht geringen Teils der niedergelassenen Ärzte im Hinblick auf den „Deckelungsversuch" im öffentlichen Gesundheitswesen, sowie eine aufkommende Arbeitsplatzsorge und die immer schlechter werdenden Aufstiegschancen für die im Krankenhaus beschäftigten Mediziner.

Oder anders ausgedrückt: Die festzustellende Tendenz vieler Ärzte zur Defensiv-Medizin kann auch evtl. darauf beruhen, daß

- die Juristen immer böser,
- die Patienten immer schwieriger,
- die Krankheiten immer komplizierter,
- die Krankenkassen immer lästiger,
- die Konkurrenz immer spürbarer,
- das Geldverdienen immer mühsamer,

und dadurch der Frust immer größer wird.

Daß mit der wachsenden Perfektion in der Medizin auch eine nicht zu vermeidende Verrechtlichung derselben von innen heraus einhergeht, ist an und für sich ein gefährlicher circulus virtuosus, den die gleichfalls fortschreitende Spezialisierung und Arbeitsteilung im Medizinalltag noch verschärfen. Und dennoch sollte uns die gespenstische Vision meines Kollegen Tröndle[39] erspart bleiben, „neben den OP-Räumen" könnten einmal „Zimmer für Rechtsberater" eingerichtet werden, die „anhand einer juristischen Entscheidungssammlung während des Eingriffs ohne Verzug das Zeichen zum Weitermachen oder Abbrechen" geben und damit die medizinische durch eine „forensische" Indikation ersetzen.[40]

Ich danke Ihnen!

---

[39] MDR 1983, 887.

[40] Vgl. Ulsenheimer, Informationen des Berufsverbandes der Deutschen Chirurgen e. V. 1991, S. 221, 226.

Gynäkopsychologie

Psychologie der Ablehnung zwischen Arzt und Patient

CH. REIMER

MERKE:

1. Ablehnung kann ein interaktionelles Phänomen in der Arzt-Patient-Beziehung sein und dadurch zu gestörter Kommunikation zwischen beiden führen.
2. Zur Ablehnung seitens des Patienten kann der Arzt beitragen u. a. durch übergroße Erwartungen/Anforderungen an den Patienten, durch Affekte oder Vorurteile, durch Kränkung oder Verunsicherung des Patienten und durch andere Mängel an Einfühlungsvermögen.
3. Ablehnungsphänomene können auch aus bestimmten Störungen von Patienten resultieren, z. B. aus Angst vor Abhängigkeit und Ausgeliefertsein und aus enttäuschenden Vorerfahrungen mit Ärzten.
4. Zum Umgang mit ablehnenden Patienten werden einige Empfehlungen gegeben: Atmosphäre schaffen (Einfühlung, Ruhe, Zeit, Vertrauen), Echtheit und Wertschätzung in der Begegnung mit dem Patienten, Autonomie des Patienten betonen, sich als fachkundiger Ratgeber/Begleiter anbieten, Ängste und Widerstände offen ansprechen.

Ich kann mich nicht daran erinnern, in meinem Studium jemals etwas über dieses Thema der Ablehnung gehört zu haben. Ein Arzt war eben einfach ideal, offen und hilfsbereit für jedermann, und so konnte Ablehnung allenfalls von Patienten kommen. Wenn ich im Laufe meiner eigenen ärztlichen Tätigkeit dann doch Situationen beobachtete, in denen Ablehnung eine wichtige oder entscheidende Rolle in der Arzt-Patient-Beziehung spielte, dann waren solche szenenhaften Ausschnitte immer sehr emotional, voller Affekte vor allem auf seiten der Ärzte. Dabei wurde mir bald klar, daß immer der Patient den Part des Schuldigen hatte. Dafür einige selbst erlebte Beispiele:

Ein junger Kollege am Anfang seiner psychiatrischen Weiterbildung berichtete mir, daß eine suizidale Patientin ihm ein Gespräch verweigert und sein Therapieangebot abgelehnt habe. Auf meine Nachfrage kam heraus, daß er in einem seiner Nachtdienste auf der medizinischen Intensivstation eine etwa 50jährige Frau besucht hatte, die nach einem Suizidversuch entgiftet worden und nun wach gewesen sei. Unvoreingenommen und gesprächsbereit sei er zu ihr gegangen, habe aber bereits nach etwa einer Minute kapitulieren und das Zimmer wieder verlassen müssen. Beim Nachfragen nach dem Gesprächsablauf kam folgender Dialog zutage:

Arzt: „Warum haben Sie das gemacht?" Patientin: „Mein Mann hat mich verlassen." Arzt: „Aber darum nimmt man sich doch nicht das Leben!" Patientin: „Aber ich will nicht mehr!"

Nach diesem kurzen „Schlagabtausch" versandete das Gespräch, der Kollege wußte nicht mehr weiter, fühlte sich abgelehnt, kontrollierte noch kurz den zentralvenösen Zugang und rief dann einen Oberarzt.

Eine Patientin mit Brustkrebs verließ vorzeitig eine onkologische Abteilung und verweigerte danach zunächst jede weitere Therapie. Auslösend war ein Gespräch mit dem Stationsarzt, das wie folgt verlaufen war:

Arzt: „Haben Sie Probleme?" Patientin: „Häusliche Probleme. Mein Mann ist 85 Jahre alt." Arzt: „Da können wir doch nichts machen!" Patientin: „Und meine Krankheit?" Arzt: „Dagegen wird doch was getan!" Patientin: „Das Krankenhaus ist so unpersönlich." Arzt: „Sie haben wohl was gegen Krankenhäuser!"

Einige Patienten lehnten weitere Therapie ab nach brutaler, unempathischer Mitteilung von Diagnosen: Beispiel: „Das ist Krebs, die Brust muß ab!" Nach dieser Mitteilung wendet sich der Arzt abrupt ab und geht an das nächste Bett. Oder: Einen Tag vor Entlassung aus dem Krankenhaus nach der Geburt eines Sohnes sagt der Arzt: „Ihr Blut ist nicht in Ordnung, Sie haben Leukämie" und verläßt danach sofort das Zimmer (Reimer u . Kurthen 1985).

Die Reihe dieser Beispiele ließe sich beliebig erweitern. Ich habe sie erwähnt, um einen ersten wichtigen Hintergrund deutlich werden zu lassen, daß nämlich *Ablehnung sehr häufig Ausdruck eines interaktionellen Geschehens ist.*

Ablehnung ist häufig Ausdruck bzw. Folge gestörter Interaktion zwischen Arzt und Patient

Störungsquellen können sein:
- Ablehnungsphänomene (bew. oder ubw.) auf einer oder beiden Seiten (z. B. „schwierige", „renitente", „uneinsichtige" Patienten mit eigenem Willen)
- Affekte/Emotionen bei Arzt und/oder Patient,
- Gravierende *Empathiemängel*,
- Übergroße Erwartungen, Anforderungen,
- Kränkungen/Kränkbarkeit, leichte Verletzbarkeit,
- Vorurteile gegenüber Ärzten oder Patienten.

Ablehnungsphänomene lassen sich auf beiden Seiten beobachten. Bei Ärzten lassen sie sich besonders gegenüber solchen Patienten feststellen, die ihrem Arzt nicht von vornherein dankbar, gläubig und unkritisch begegnen, sondern Fragen stellen, Zweifel haben, auch Ängste, vielleicht auch ein gewisses Wissen, das den Arzt nicht mehr ganz so mächtig sein läßt. Solche Patienten können unbeliebt und Etikettierungen ausgesetzt sein, die den Dialog gewiß nicht fördern.

Solche Ablehnungsphänomene führen natürlich häufig zu Affekten auf einer oder beiden Seiten. Die anfangs zitierten Beispiele haben das schon gezeigt.

Bei diesen Affekten geht es nicht selten um verschiedene Formen von Feindseligkeit, um Ängste oder um offene oder verdeckte Wutäußerungen. Ich kann hier jetzt nicht näher darauf eingehen, möchte aber darauf hinweisen, daß es bestimmte Patientengruppen gibt, die eher als andere von Ärzten abgelehnt werden. Dazu gehören z. B. Sucht-, aber auch Suizidpatienten und Patienten, die sich in besonderer Weise darstellen, nämlich vorwurfsvoll und entwertend, sogenannte „Vorwurfspatienten". Mit Patienten dieser Gruppen kommt es häufig zu problemgeladenen, emotional gefärbten Interaktionen mit der Konsequenz von Ablehnung bzw. Verweigerung auf einer oder beiden Seiten.

Das emotionale Klima, in dem Sucht- und Suizidpatienten oft behandelt werden, hat mich von Beginn meiner klinischen Tätigkeit an beeindruckt. So habe ich immer wieder Kollegen erlebt, die in heftigste Affekte gerieten, wenn sie z. B. in Kontakt mit Alkoholikern kamen. Die Patienten wurden häufig regelrecht beschimpft und entwertet, und man gab erst Ruhe, wenn sie sich, gedemütigt und kleinlaut geworden, mit einer möglichst langen Entwöhnungsbehandlung einverstanden erklärten. Der zunehmende Zwang zur Aufnahme von Alkoholikern auf psychiatrischen Stationen wurde von vielen Kollegen als eine Art Plage erlebt, der man sich baldmöglichst entledigen sollte. In ihrer sozialen Akzeptanz rangierten die Süchtigen beim therapeutischen Personal auf dem untersten Rang vor den dann folgenden Neurotikern und einer bestimmten Gruppe von Suizidpatienten, nämlich denen, die es anscheinend mit dem Sterbenwollen nicht besonders ernstgemeint hatten und darum mehr oder weniger offen verachtet wurden. Als Beispiel hierfür möchte ich ein Telefonat mit einem Chirurgen anführen. Er sagte zu mir: „Wir haben hier wieder jemanden für Sie, das ist ein ganz unehrlicher Kandidat.“ Ich fragte: „Wie bitte?“ Und er sagte: „Na, ein ganz Unehrlicher, Sie wissen schon!“ Ich sagte: „Ich weiß gar nichts. Meinen Sie, daß der Patient einen Suizidversuch gemacht hat? Antwort: „Ja, genau. Der hat sich in die Ellenbeuge geschnitten, aber die Arterie nicht erwischt.“

In der wissenschaftlichen Literatur ist das affektive Klima zwischen Helfern und Sucht- bzw. Suizidpatienten nur angedeutet beschrieben worden und da insbesondere bei Vorliegen der Diagnose Alkoholismus (u. a. Reimer u. Freisfeld 1984). So bemerkte z. B. Schulte (1967), daß Süchtiger und Arzt sich gegenseitig aus dem Weg gehen und daß Alkoholiker als die undankbarsten Patienten überhaupt gelten. Die Behandlung werde vielfach als „fruchtloses Bemühen am untauglichen Objekt“ angesehen. Aus dem nicht wertfreien und objektiven Umgang mit Alkoholkranken resultiert eine negative Erwartungshaltung, die Feuerlein so beschrieben hat: „Der Alkoholiker ist ein Delinquent und verhält sich so.“ Als eine Ursache dieser Frustration sah Ladewig (1979) „falsche Erwartungen als Quelle kontinuierlicher Enttäuschungen“, solange bei der chronischen Krankheit Alkoholismus Heilung anvisiert würde.

Das affektive Klima zwischen Helfern und Suizidpatienten ist im deutschsprachigen Raum lange Zeit nicht untersucht worden (u. a. Reimer 1981, 1988). In der angloamerikanischen Literatur finden sich einige Arbeiten, die auf dieses Thema näher eingehen. In diesen Untersuchungen wurden Ärzte verschiedener Fachrichtungen, aber auch Krankenschwestern und Krankenpfleger nach ihren Gefühlen bzw. dem Grad der Sympathie gegenüber Patienten mit verschiedenen internistischen, psychosomatischen und auch psychiatrischen Erkrankungen befragt. Dabei zeigte sich insgesamt gerade gegenüber Suizidpatienten eine deutlich weniger mitfühlend-wohlwollende, vielmehr eine feindlich-ablehnende Haltung als gegenüber Patienten mit anderen Erkrankungen wie z. B. Asthma, Herzinfarkt, Diabetes mellitus. Die Ausprägung dieser ablehnenden Gefühle gegenüber Suizidpatienten war lediglich mit der vergleichbar, die Patienten mit der Diagnose „Alkoholismus“ entgegengebracht wurde.

Diese Ablehnungsphänomene und Affekte weisen auf gravierende *Empathiemängel* hin, die oft bei Ärzten zu beobachten sind (u. a. Reimer u. Kurthen 1985). Das sollte man nüchtern und ohne jegliche moralische Wertung sehen, so schlimm das im Einzelfall für die betroffenen Patienten auch sein mag. Manche Kollegen ahnen vermutlich nicht, welchem Elend auch heute noch viele Patienten durch unempathische und arrogante Ärzte ausgesetzt sind.

Bei der Suche nach Schuldigen muß man sicher sehen, wie einseitig die traditionelle Medizinerausbildung immer noch ist. Die Studenten werden im Grunde zur Einäugigkeit erzogen. Das psychosoziale Auge bleibt unterentwickelt, und der angehende Arzt lernt zumindest in den organmedizinischen Fächern auf Emotionen und Nöte von Patienten eher nicht einzugehen, sie vielleicht nicht einmal zur Kenntnis zu nehmen. Die psychosoziale Seite von Menschen und ihrem Leiden wird gern dem Krankenhausseelsorger, einer besonders empathischen Krankenschwester oder dem Psychiater und Psychotherapeuten überlassen. Rationalisiert wird das mit dem Zeitargument: „Wir können uns nicht auch noch darum kümmern!“ Ich wurde einmal zu einem Notkonsil angepiepst, weil eine Patientin in der Chirurgie offen in Tränen ausgebrochen war und sich nicht umgehend beruhigen konnte. Ein Gespräch darüber war mit ihr erst gar nicht versucht worden. – Im Krankenblatt einer internistischen Station, das nach Organsystemen gedruckt war, las ich die Eintragung des Kollegen beim Stichwort Psyche. Da stand hinter dem Doppelpunkt: vorhanden; in anderen Fällen und öfter: o. B.

Ich möchte noch auf einen weiteren Punkt eingehen, nämlich auf übergroße Erwartungen und Anforderungen von Ärzten gegenüber ihren Patienten.

Hilfsbedürftigkeit ist nicht nur eine Realität, sondern häufig auch eine Rollenzuschreibung mit einem konsekutiven Ungleichgewicht: Einer ist hilfsbedürftig, der andere hilft und weiß auch noch mit welchen Mitteln und Methoden. Bei bestimmten Patienten kann von vornherein eine Abwehr gegen diese Rollenverteilung bestehen; eine gewisse Skepsis ist bei vielen Patienten ohnehin immer da. Vertrauen zu fassen und sich vorbehaltlos öffnen zu können, ist eine Fähigkeit, über die viele Menschen nicht verfügen, so daß sie auch nicht einfach vorausgesetzt werden kann. Es ist schon erstaunlich, was manche Kollegen von zunächst ja fremden Patienten erwarten: Eine rasche Öffnung, ein ebenso rasches Entfernen von Kleidung – daß Nacktheit ein erhebliches Tabu sein kann, kommt manchem gar nicht in den Sinn –, baldige Bereitschaft zur Herstellung von Nähe, vertrauensvoller Transport von möglichst vielen intimen Details aus der Lebensgeschichte und vieles andere mehr. Ich denke, daß viele Helfer sich nur mit ihrer Rolle, nicht aber mit der des hilfsbedürftigen Patienten identifizieren können. Das mag auch daran liegen, daß eigene Hilfsbedürftigkeit abgewehrt werden muß. Dabei ist es gerade wichtig, daß der hilfesuchende Patient spüren kann, daß der Helfer eigene Sorgen kennt und sich die Nöte des Patienten vorstellen kann. Daß der Helfer also über eine Empathie in dem Sinne verfügt, daß der Patient das Gefühl haben kann, daß der Therapeut echt ist, daß er etwas nachvollziehen kann, daß er Schamgefühle und andere Gefühle kennt und daß er nicht nur bloße Gesprächsfloskeln benutzt. Therapeuten sind häufig beleidigt, wenn Patienten sich nicht gläubig anvertrauen, alles unbesagt schlucken und passiv ausgeliefert auf die Segnungen der Therapie warten. Die primäre Scheu, Schüchternheit und Angst von Patienten wird häufig nicht gesehen, der Arzt setzt Offenheit einfach voraus, anstatt ein Signal dafür zu geben, daß man etwas Gemeinsames macht, wenn auch sicher aus unterschiedlichen Perspektiven. Für Ärzte, für die Therapie alltägliches Handeln darstellt, ist es vielleicht auch schwierig, den Streß zu berücksichtigen, den es für Patienten bedeuten kann, wenn sie sich in den Prozeß von Diagnostik und Therapie begeben müssen. Allein aus diesen übergroßen Erwartungen kann eine Fülle von Phänomenen resultieren, die zu offener oder latenter Ablehnung therapeutischer Angebote seitens der Patienten führen kann.
Das führt zu einem weiteren Punkt, nämlich der Frage nach *den Gründen für Ablehnung auf seiten der Patienten.*

Mögliche Gründe bei Patienten:
- Angst vor Abhängigkeit, Ausgeliefert-Sein,
- mangelndes Ur-Vertrauen,
- narzißtische Störungen,
- enttäuschende Vorerfahrungen mit Ärzten,
- negative Einstellungen von Partnern/Familien gegenüber einer Therapie.

Die ersten drei aufgeführten Punkte beziehen sich auf Aspekte der Persönlichkeit bzw. Entwicklung des Patienten selbst. So können ausgeprägte Ängste vor Abhängigkeit und Ausgeliefert-Sein Hintergrund von ablehnendem Verhalten und Therapieverweigerung sein. Häufig haben solche Menschen bereits in ihren frühesten Entwicklungsphasen so traumatische Erfahrungen mit ihren primären Objekten gemacht, dabei Abhängigkeit nicht als Gefühl im Rahmen von Sicherheit und Geborgenheit erlebt, sondern eher als Katastrophe, Ohnmacht, Hilflosigkeit und Schmerz, daß sie im späteren Leben Abhängigkeiten entweder vermeiden, so gut es geht, oder aber ihre Beziehungen von grundlegendem Mißtrauen und Verschlossenheit geprägt sind. Dies wird dann auch der potentielle Behandler zu spüren bekommen. Je weniger behutsam und empathisch er ist, um so leichter wird er die Mauer dieser Abwehr provozieren.

Die frühen Erfahrungen von Mangel, Unsicherheit und Ungeborgenheit sind häufig auch die Wurzeln narzißtischer Störungen, womit Störungen des Selbsterlebens und Selbstwertgefühls gemeint sind. Das drückt sich in der Regel darin aus, daß solche Menschen sehr selbstunsicher und von daher auch leicht zu verunsichern, zu enttäuschen und zu kränken sind. Ein unempathischer Arzt hat hier wieder viele Möglichkeiten, eine vertrauensvolle Beziehung zu verhindern und Therapieverweigerung zu provozieren. Natürlich können auch enttäuschende Vorerfahrungen mit Ärzten sowie negative Einstellungen von Partnern und Familienangehörigen dazu führen, daß ein Patient uns von vornherein skeptisch-mißtrauisch begegnet und unsere Angebote erst einmal ablehnen muß.

Abschließend möchte ich einige Hinweise für den *Umgang* mit dem Phänomen der Ablehnung geben.

Umgang mit Ablehnung:
- Atmosphäre schaffen (Einfühlung, Ruhe, Zeit, Vertrauen);
- Echtheit und Wertschätzung in der Begegnung mit dem Patienten;
- Autonomie des Patienten betonen; sich als fachkundiger Ratgeber/Begleiter anbieten
- Ängste/Widerstände offen ansprechen;
- kollegiale Beratung, Intervision, Supervision suchen.

Sowenig ich der Meinung bin, daß wir Ablehnung und Therapieverweigerung immer werden vermeiden können, so war es mir andererseits wichtig, anhand einiger Beispiele zeigen zu können, daß Ablehnung vorrangig aus den Dynamiken des Kontaktes, also der Interaktion zwischen Arzt und Patient resultiert. Man könnte dies als einen spezifischen, unglücklichen Ausgang einer Beziehungskonstellation ansehen.

Ich glaube, daß wir einiges tun können, um Ablehnung zu vermeiden oder zumindest zu reduzieren.

Zunächst einmal erscheint es mir besonders wichtig, daß wir für unsere Patienten eine Atmosphäre, einen Raum und Rahmen herstellen können, in dem der oft so angst- und schambesetzte Vorgang des über sich Sprechen-, sich Öffnen-, sich Zeigenmüssens erleichtert wird. Dazu gehört auch ein zeitlicher Rahmen. Ein sensibler Patient spürt den Zeitdruck und die Hektik seines Arztes und kann sich allein schon aus der Angst verschließen, daß er abgewiesen werden könnte, daß er sich beeilen muß, daß er nur unwichtiger Bestandteil eines fließbandartigen Getriebes ist, in dem der Einzelne auf sein betroffenes Organ reduziert bleibt.

Echtheit und Wertschätzung gegenüber Patienten sollten Grundhaltungen und Werte für jeden Arzt sein (Reimer 1994). Sie bedingen auch, das Gegenüber nicht als bloßes Objekt zu sehen, das irgendein abgegrenztes Symptom hat, sondern als ein ganzheitliches Wesen, das fachliche und menschliche Ansprache und Anteilnahme benötigt. Wir sollten auch signalisieren, daß wir es zu schätzen wissen, wenn ein Patient uns das Geschenk seines Vertrauens macht, und daß wir das durchaus nicht selbstverständlich finden.

In dieser Art von interpersonaler Beziehung ist der Patient ein Partner, der sich mit uns berät und auf Offenheit, Hilfe und Unterstützung durch uns zählen können muß. In allen Phasen der Behandlung muß deutlich bleiben, daß wir ihn als Erwachsenen sehen, der seine Autonomie nicht bei der Anmeldung abgeben muß, der ein Anrecht darauf hat, in allen Stadien des diagnostischen und therapeutischen Prozesses aufgeklärt zu werden. Sie wissen sicher, daß drohender Verlust von Autonomie für viele Menschen eine sehr angstbesetzte Vorstellung ist. Wenn wir Patienten ihre Würde und ihr Selbstbestimmungsrecht lassen, werden ablehnende, verweigernde Reaktionen sicher Ausnahmen bleiben.

Wenn wir aber doch Patienten antreffen, die Therapieangebote ablehnen, sollten wir damit in ruhiger und sachlicher Weise offen umgehen. Es ist nicht hilfreich, wenn ein Arzt auf solche, manchmal ja nur temporären Ablehnungen, beleidigt, gereizt oder gar gekränkt reagiert. Es lohnt sich vielmehr, direkt zu fragen, warum abgelehnt wird, welche möglichen Befürchtungen der Patient hat, welche Vorinformationen ihn womöglich belasten. Häufig gibt es Vorurteile aus familiären Therapieerfahrungen, die ohne nähere Prüfung des jeweiligen Falles für sich selbst identisch übernommen werden. So hat z. B. eine Frau, die von Großmutter und Mutter Greuelgeschichten über die Schmerzen bei einer Geburt gehört hat, dann verständlicherweise ganz imaginäre Vorstellungen von den Belastungen und Schmerzen des Geburtsvorganges. Manche Ängste und Widerstände stellen auch Barrieren dar, die den unbewußten Charakter eines Testes haben, ob der Arzt die Fähigkeit hat, auf den Patienten einzugehen, ihn ernstzunehmen, ihn auch in seinen Ängsten zu begleiten und zu verstehen. Dieser Testcharakter wird häufig nicht erkannt oder aber als Mißtrauen, Zweifel an der ärztlichen Kompetenz oder gar Ablehnung seitens des Patienten mißverstanden. Dann ist es der gekränkte Arzt selbst, der die Ablehnung des Patienten verstärkt.

Am Tenor meiner Ausführungen dürfte deutlich geworden sein, daß es aus meiner Sicht oft der Arzt ist, der durch sein Verhalten Ablehnung und Verweigerung provoziert. Dieses sollte nicht als Anklage mißverstanden werden. Mir ist bewußt, daß wir im Grunde in einem unmöglichen Beruf arbeiten. Unmöglich deshalb, weil die tägliche, lebenslange Konfrontation mit Krankheit, Elend, Leid und Schmerz die Grenzen jedes Menschen erschüttern und bedrohen muß. Notwendigerweise müssen wir also Versuche unternehmen, um uns zu schützen und stabil zu bleiben. Nur darf dies nicht auf Kosten des Patienten geschehen, indem wir unsensibel, arrogant, narzißtisch oder sadistisch agieren. Diese Haltung war es ja, die uns das Etikett „Halbgötter in Weiß“ beschert hat.

Ich empfehle, allein schon aus psychohygienischen Gründen keinerlei Scheu zu haben, auch nach Abschluß einer Spezialisierung immer wieder kollegiale Beratung aufzusuchen. Dies kann auch in Form von Intervisionsgruppen geschehen, in denen sich bekannte und miteinander vertraute Kollegen regelmäßig untereinander über ihre Patienten besprechen. In Balintgruppen geschieht dies zusammen mit einem fachkundigen Leiter.

Wir sitzen einer Illusion auf, wenn wir für uns postulieren würden, allein mit allen Patienten gut auskommen und alle anstehenden Probleme lösen zu können. Es ist eben nicht Schwäche, sondern Ausdruck von Stärke, sich helfen zu lassen. Das gilt auch für uns, die Helfer.

Literatur

Ladewig D (1979) Die Therapie des Alkoholkranken aus der Sicht des Arztes und Psychotherapeuten. Bull Schweiz Akad Med Wiss 35:227–233

Reimer C (1981) Zur Problematik der Helfer-Suizidant-Beziehung: Empirische Befunde und ihre Deutung unter Übertragungs- und Gegenübertragungsaspekten. In: Henseler H, Reimer C (Hrsg) (1988) Selbstmordgefährdung – Zur Psychodynamik und Psychotherapie. Frommann-Holzboog, Stuttgart-Bad Cannstatt

Reimer C (1988) Zur Analyse von Affekten gegenüber Sucht- und Suizidpatienten. In: Pfäfflin F, Appelt H, Krausz M, Mohr M (Hrsg) Der Mensch in der Psychiatrie. Springer, Berlin Heidelberg New York Tokyo

Reimer C (Hrsg) (1994) Ärztliche Gesprächsführung, 2. Aufl. Springer, Berlin Heidelberg New York Tokyo

Reimer C, Freisfeld A (1984) Einstellungen und emotionale Reaktionen von Ärzten gegenüber Alkoholikern. Ther Woche 34, 22:3514–3520

Reimer C, Kurthen B (1985) Zur Beziehungsproblematik zwischen Ärzten und Krebspatienten. Zschr Psychother Psychosom Med Psychol 35:86–94

Schulte W (1967) Über den Zugang zum Süchtigen. Schweiz Med Wschr 97:533–537

Depression bei Frauen – hormonale Interaktionen

B. GALLHOFER und A. MEYER-LINDENBERG

MERKE:

1. Etwa 25% aller Frauen erleiden in ihrem Leben eine behandlungsbedürftige Depression. Die Genese ist multifaktoriell, genetische Prädisposition, metabolische und hormonale Veränderungen stehen gleichgewichtig neben psychosozialen Faktoren (wichtige Lebensereignisse, Partnerbeziehung, soziale Schichtung, berufliche Schwierigkeiten etc.).
2. Neuroendokrinologisch finden sich bei depressiven Patientinnen eine erhöhte und in ihrer Tagesrhythmik veränderte ACTH-Sekretion. Östrogene interagieren vielfältig mit den für die Pathogenese der Depression wichtigen Neurotransmittern Noradrenalin, Dopamin und Serotonin. Neuere Befunde zeigen, daß weibliche Steroidhormone auch an der Membran der Nervenzellen als Neurotransmitter im engeren Sinne wirksam sind.
3. Ein monokausaler Zusammenhang zwischen Östrogendefizit und Depression besteht nicht. Entsprechend der multifaktoriellen Genese fordert die Therapie der Depression in der Menopause neben der hormonellen Substitution ein Eingehen auf die lebensgeschichtlichen Umstände im Sinne einer supportiven ärztlichen Psychotherapie, gegebenenfalls flankiert durch antidepressive Pharmakotherapie.
4. Psychiatrische Krankenhausbehandlungen sind in den drei Monaten nach der Geburt bis zu viermal häufiger. 1–2 Promille aller Geburten sind durch eine Puerperalpsychose kompliziert, 60% davon mit depressiver Symptomatik. Die Wahrscheinlichkeit für das Auftreten weiterer depressiver Episoden bleibt auch später erhöht.
5. Risikofaktoren für das Entwickeln einer Puerperalpsychose sind: Depressive Stimmung vor der Geburt, Erstgebärende, Anamnese eines prämenstruellen Syndroms, unverheiratet. Endokrinologische Faktoren spielen bei der Genese eine Rolle.
6. Bei Vorliegen entsprechender Risikofaktoren sollte eine ambulante Überprüfung der Befindlichkeit in den ersten 2 bis 4 Wochen nach der Geburt erfolgen, die Behandlung einer Depression erfolgt in Konsultation mit dem Psychiater, gegebenenfalls stationär.

Depressionen spielen als häufigste psychiatrische Erkrankung mit einer Prädilektion bei Frauen eine wichtige Rolle in der Zusammenarbeit zwischen Psychiatern und Gynäkologen. 15 Prozent aller Menschen erleiden eine behandlungsbedürftige Depression, bei Frauen beträgt die Häufigkeit 25 Prozent [12]. Die Ursachen für diese hohe Inzidenz der Depression bei Frauen ist in ihrer Gesamtheit trotz intensiver Forschung noch nicht ganz geklärt.

Wie bei den meisten psychischen Störungen ist das heute bestakzeptierte Konzept das der multifaktoriellen Genese der Depressionen. Wie prospektive Zwillingsstudien gezeigt haben [16], müssen in der Genese depressiver Erkrankungen einerseits biologische Faktoren wie genetische Prädisposition, metabolische Balanceveränderungen und Störungen der hormonalen Rhythmizität berücksichtigt werden. Andererseits sind gleichgewichtig psychologische und soziale Bedingungen, die in der Regel primär wichtige Lebensereignisse – sogenannte Life events – und Probleme in der Stabilität der Partnerschaftsbeziehung umfassen können, aber auch äußere Umstände wie soziale Schichtung, berufliche Schwierigkeiten, zeitpolitische Lebensumstände, schließlich auch Probleme im Umgang mit tradierten kulturellen Normen zum Anlaß haben können. Diese multifaktorielle Konzeption der Entstehung von Depression bei der Frau gewinnt besonders an Deutlichkeit, wenn man den Zusammenhang zwischen Krankheitsbild und Schwangerschaft betrachtet. Hier kann es zum Auftreten eines pathologischen Zusammenspiels von hormonellen Faktoren und soziokulturellen Hintergründen kommen, welche in eine depressive Störung einmünden. Lange vor der Entdeckung der Steroidhormone war hier bereits im vorigen Jahrhundert ein spezifischer Zusammenhang postuliert worden, der in den Resultaten der Steroidforschung dieses Jahrhunderts seine Bestätigung fand und damit ein wichtiger Anstoß für die neurohormonale Depressionsforschung wurde [2].

Ein wesentlicher Forschungsschwerpunkt in bezug auf die Depression betrifft daher den Zusammenhang zwischen hormonellen Dysrhythmien und dem Auftreten affektiver Störungen. Mittlerweile konnte gezeigt werden, daß zahlreiche hormonelle Balancesysteme im Sinne eines subtilen Stellwerks mitbeteiligt sind, um Antrieb, Euthymie und Vitalität aufrechtzuerhalten. Inzwischen hat sich jedoch auch gezeigt, daß die Zusammenhänge zwischen den einzelnen hormonalen Stellsystemen hochkomplex ist. So zum Beispiel wird der lange Zeit behauptete monokausale Zusammenhang zwischen Östrogendefizit und Depression zunehmend unwahrscheinlich [22]. All dies läßt es notwendig erscheinen, einen kurzen Überblick über den gegenwärtigen Stand der Hormonforschung in bezug auf die Depression an den Anfang der gegenwärtigen Darlegung zu stellen.

Im folgenden werden wir uns auf zwei Krankheitsbilder konzentrieren, bei denen die Mitbeteiligung hormonaler Faktoren in besonderem Maße wahrscheinlich ist, nämlich die postpartale Depression und die depressiven Erkrankungsbilder der Menopause. Diese beiden depressiven Krankheitskomplexe sind auch deshalb von besonderer Bedeutung, weil sie im Krankengut des behandelnden Arztes einen hohen Prozentsatz jener Fälle ausmachen, die einer gemeinsamen Konzeption von Diagnostik und Therapie – nämlich durch den Gynäkologen und den Nervenarzt – bedürfen.

Gegenwärtiger Stand der neuroendokrinologischen Depressionsforschung

Im Zentrum der Depressionsforschung steht die limbisch-hypothalamisch-hypophysär-adrenokortikale (LHPA-) Achse, welche eine Drehscheibe zwischen affektiver Gestimmtheit und zirkadianen endokrinen Rhythmen darstellt. Bei gesunden Probanden ergibt sich auf dieser Achse ein Tagesverlauf mit Ausschüttungsminimum um Mitternacht und Ausschüttungsmaximum in den frühen Morgenstunden. Dieser Verlauf wird bei der Mehrzahl depressiver Patienten dahingehend verändert, daß die Kurve abflacht und rund um die Uhr erhöhte Plasmakortisolwerte gefunden werden. Dieses Phänomen kann über die erhöhte ACTH-Sekretion hinaus zumindest bis zur vermehrten CRH- (Kortikotropinfreisetzendes Hormon) Ausschüttung im Hypothalamus verfolgt werden und somit als suprahypophysäre Störung eingestuft werden [1].

Mittlerweile sind jedoch zumindest auch ausgeprägte zentrale Interaktionen zwischen Östrogen und den für die Pathogenese der Depression wichtigen Monoaminneurotransmittern Noradrenalin, Dopamin und Serotonin beschrieben worden [22]. Dabei zeigte sich, daß hypothalamisches Östradiol die Synthese von Noradrenalin senkt und zu einer Vermehrung der Muscarinrezeptoren führt. Ferner führt dieses weibliche Steroidhormon zu einer Verminderung betaadrenerger und serotonerger Rezeptoren im Kortex. Im Bereich des extrapyramidal-motorischen Systems und der Hypophyse kommt es durch Östrogene zu einem antidopaminergen Effekt. Während Östrogen die Monoaminoxydase-(MAO-) Aktivität, also den Monoaminabbau, erniedrigt, wird dieser durch Progesteron erhöht [4]. Wenn man diese Effekte zueinander in eine regionale Beziehung setzt, so ergibt sich daraus eine subtile Steroidhormon-Neurotransmitter-Balance, die einen theoretisch verständlichen Hintergrund für die Entwicklung einer depressiven Dysregulation im Falle einer Störung des Systems abgibt. Diese Ergebnisse erscheinen vor allem deshalb besonders bedeutsam, da seit kurzem bekannt ist, daß es im Zentralnervensystem neben den nukleären auch membranassoziierte Steroidrezeptoren gibt [18]. Dieser Befund, nach dem die weiblichen Steroidhormone auch als Neurotransmitter im engeren Sinne eingestuft werden könnten, eröffnet der neurobiochemischen Forschung neue Perspektiven.

Die folgende Kasuistik soll die praktisch-klinische Relevanz dieser Ergebnisse der Grundlagenforschung am Beispiel einer depressiven Erkrankung in der Menopause darstellen.

Depression in der Menopause

Eine 57jährige Geschäftsfrau stellt sich mit Inappetenz, starker innerer Unruhe und ausgeprägten Ein- und Durchschlafstörungen vor. Sie beklagt bei der Aufnahme die Abwendung des Mannes zu einer jüngeren Frau hin, nach deren Entdeckung sie sich als ‚weggelegtes Kleidungsstück‘ empfinde. Gleichzeitig sei ihr jedoch starke Konzentrationslosigkeit im Geschäft aufgefallen. Sie könne sich aufgrund ihrer Minderwertigkeitsgefühle und ihrer inneren Unruhe auf nichts mehr konzentrieren und auch nichts merken. Sie befürchte daher, in kurzer Zeit ihre Kunden zu verlieren und in Konkurs zu gehen. Vom Personal höre sie Klagen, daß sie – anders als früher – leicht reizbar sei, schnell ‚aus der Rolle falle‘ und nicht die nötige Geduld aufbringe.

Psychopathologisch finden sich eine starke Antriebshemmung, Entscheidungsschwäche, psychomotorische Unruhe, depressiv herabgestimmter Affekt und erhebliche vegetative Beschwerden. Letztere bestanden aus unspezifischen Schwindelgefühlen, Hitzewallungen und ausgeprägten Schmerzen im Bereich des lumbosakralen Übergangs, jedoch ohne entsprechendes neurologisches Korrelat. Bereits das Leerröntgenbild der Wirbelsäule zeigte eine ausgeprägte Rarefizierung der Wirbelkörperspongiosa. Die CT-Osteodensitometrie sicherte die Diagnose der Osteoporose. Es erfolgte daher die Vorstellung der Patientin in der gynäkologisch-endokrinologischen Sprechstunde, bei der ein Hormonstatus eine ausgeprägte Östrogendefizienz mit einem FSH-Wert >60 IU/l ergab.

Die daraufhin durchgeführte Substitutionstherapie trug neben der ambulant durchgeführten milden antidepressiven Pharmakotherapie (Mianserin 30 mg abends) und der begleitenden supportiven Psychotherapie zu einem raschen Abklingen sowohl der depressiven als auch der vegetativen Beschwerden bei.

Wie dieses Beipiel vor Augen führt, muß auch bei der Genese und Therapie von Depression in der Menopause einem multifaktoriellen Konzept Rechnung getragen werden. Dabei ist es erforderlich, verständnisvoll auf lebensgeschichtliche Umstände im Zusammenhang mit dem gestörten Affekt einzugehen und den biologischen Gesamtzustand von Frauen zu berücksichtigen, weil in diesem Lebensabschnitt wie in kaum einem anderen biologische und psychosoziale Faktoren ineinandergreifen. Dies gilt unabhängig davon, ob die Existenz einer gesonderten Form der Depression in der Menopause gesichert werden kann [22].

Postpartale Depression

Seit der Antike ist bekannt, daß die Anfälligkeit für psychiatrische Erkrankungen, insbesondere Depressionen, im Wochenbett erhöht ist [2, 9]. Klinische Feldstudien konnten in den letzten 15 Jahren diesen Eindruck bestätigen. Die Rate psychiatrischer Krankenhausbehandlungen ist in den ersten 3 Monaten nach der Geburt fast viermal höher als sonst, ein signifikanter Anstieg ist noch 2 Jahre nach der Geburt nachweisbar [13, 15]. Das Spektrum der Symptomatik reicht dabei von den bekannten, nicht krankheitswertigen „Heultagen" bis hin zu floriden psychotischen Depressionen.

Seit Beginn der wissenschaftlichen Psychiatrie wird über die Phänomenologie, Einteilung und Ätiologie dieser postpartalen Depressionszustände diskutiert. Bleuler und Kraeplin ordneten die Syndrome als charakteristische Reaktivzustände nach der Anstrengung von Schwangerschaft und Geburt ein. Die gültige psychiatrisch-nosologische Klassifikation der *American Psychiatric Association* hingegen, DSM-IV, räumt den postpartalen Depressionen lediglich hinsichtlich ihrer Verursachung, nicht jedoch in bezug auf Verlauf und Prognose eine Sonderstellung ein [9].

Für die folgende Diskussion sollen in dem oben genannten Spektrum der Symptomatik vorwiegend die beiden Endpunkte diskutiert werden: „Heultage" (englisch: „postpartum blues") und Puerperalpsychose (psychotische Depression). Dabei sei nochmals betont, daß es sich hierbei um Extreme in einem breiten Spektrum von Prägnanztypen handelt, die diagnostisch oft nicht scharf voneinander abgrenzbar sind und auch zeitlich aufeinander folgen können.

"Heultage"

Eine gewisse Affektlabilität in den Tagen nach einer Geburt ist den meisten Müttern bekannt. Typische Symptome sind anfallsweises Weinen, labiler Affekt, Traurigkeit, Schlafstörungen und Angst. Die Symptomatik tritt meist zwischen dem dritten und siebten Tag post partum auf, wurde jedoch auch unmittelbar nach der Geburt beobachtet [24]. Üblicherweise verschwinden die Beschwerden ohne spezifische therapeutische Intervention ebenso rasch, wie sie kamen, und sind am zehnten Tage post partum nicht mehr nachweisbar [3]. In therapeutischer Hinsicht wird empfohlen, die Akzeptanz der Symptome als eines normalen Bestandteils der Geburtserfahrung zu fördern. Ein in diesem Sinne unterstützendes und informierendes Gespräch wird im allgemeinen genügen, eine fachpsychiatrische Intervention nur in Ausnahmefällen erforderlich sein.

Die depressive Symptomatik manifestiert sich zu einem Zeitpunkt rascher und massiver hormonaler Umstellungen von Östrogenen, Gestagenen, FSH und LH. Der durchschnittliche Östrogenspiegel fällt vom ersten bis zum fünften Tag post partum von durchschnittlich 21 000 ng/l auf 140 ng/l ab. Die entsprechenden Zahlen für die Gestagene sind 1 600 ng/l bzw. 30 ng/l am fünften Tag [21]. In Anbetracht dieser Hormonspiegeländerungen in einer Größenordnung von z. T. mehr als dem Hundertfachen ist mit einigem Recht diskutiert worden, ob nicht die üblicherweise gute Anpassung hieran erstaunlicher ist als ein gelegentliches Versagen (im Sinne einer schwereren postpartalen Depression oder Puerpalpsychose). In Studien, die LH, FSH, Östrogene und Gestagene in den Tagen nach der Geburt im Zusammenhang mit der psychischen Befindlichkeit untersuchten [21], fand sich zwar keine generelle Beziehung zwischen der Schwere der Depression und den Hormonspiegeln. Einzelne Zielsymptome korrelierten jedoch durchaus mit den Hormonspiegeln. Zwei weitere Studien fanden als wesentlichen Befund bei Frauen mit depressiver Befindlichkeit ein Fehlen des üblicherweise am ersten und zweiten Tag post partum bemerkten Plasmatryptophanspiegelanstiegs [10]. Dieser Befund ist bemerkenswert in Hinblick auf eine weitere Studie, die depressive Beschwerden nach Geburten mit solchen nach größeren Operationen verglich [17]. Hierbei stellte sich heraus, daß sich die Syndrome weniger in ihrer Phänomenologie als in ihrem Zeitverlauf unterschieden. Die postoperativen Dysphorien setzten nämlich nicht um den dritten Tag, sondern unmittelbar nach der Operation ein. Vor dem Hintergrund der genannten biologisch-psychiatrischen Befunde wäre daher zu diskutieren, ob es nicht die von vielen Frauen beschriebene (unmittelbar) „postpartale Euphorie" ist, die in den ersten zwei Tagen vor depressiven Symptomen schützt. Leider ließ sich ein protektiver Effekt einer Tryptophansubstitution in den ersten Tagen post partum nicht zeigen [11]. Bezüglich noradrenerger Mechanismen zeigten Studien an Thrombozyten (die in vieler Hinsicht als ein Modell der Synapse angesehen werden) bei postpartaler Depression eine Erhöhung der Monoaminooxidase (einem Enzym, das in den Noradrenalinabbau eingreift) [8] und eine Erhöhung von Adrenorezeptoren [20]. Wie in der biologischen Depressionsforschung insgesamt, so fügen sich diese im einzelnen bemerkenswerten Befunde nicht zu einem geschlossenen Bild. Immer muß man sich kritisch fragen, ob die erhobenen Befunde pathogenetisch relevant für die Genese der Depression sind oder einfach die Ausformung depressiver Symptome auf neurobiochemischen Niveau wiederspiegeln – eine beim heutigen Forschungsstand nicht beantwortbare Frage.

Auf psychosozialer Ebene haben sich folgende Risikofaktoren für die Entwicklung postpartaler depressiver Zustände herausstellen lassen [21, 24]: depressive Stimmung ante partem, Erstgebärende und das anamnestische Vorliegen eines prämenstruellen Syndroms.

Puerperalpsychosen

1–2 Promille aller Geburten sind durch eine Puerperalpsychose kompliziert [13, 14]. 60% dieser Erkrankungen zeigen eine depressive Symptomatik [13], nur von diesen wird in der Folge die Rede sein. Die übrigen Erkrankten zeigen zu etwa je 20% manische und schizophrene Bilder. Viele erkrankte Frauen zeigten bereits während der Schwangerschaft depressive Symptome [9]. Die Mehrzahl der Erkrankungen beginnt vor der 3. Woche post partum. Wie bereits erwähnt, kann eine Puerperalpsychose sich durch außergewöhnlich schwere und langdauernde „Heultage" ankündigen.

Die epidemiologische Forschung hat mehrere Risikofaktoren aufdecken können [5, 14]. Der wichtigste hiervon ist die anamnestische Angabe psychischer Erkrankungen, insbesondere von endogenen Depressionen (besonders bipolar verlaufenden, aber auch unipolaren). Liegt eine solche Erkrankung vor, wird das Risiko der Patientin für die Entwicklung einer Puerperalpsychose auf 20–25 Prozent geschätzt, eine gegenüber der Allgemeinbevölkerung (s.o.) dramatisch erhöhte Rate [14]. Andere Risikofaktoren sind: Primipara, unverheiratet, Tod des Kindes perinatal, und Geburt per Sectio [13, 14]. Andere geburtshilfliche Parameter hatten keinen Einfluß auf die Entwicklung einer Puerperalpsychose, ebensowenig wie die soziale Schicht oder andere psychosoziale Stressoren [19]. Die Entwicklung einer Puerperalpsychose bedeutet für die Betroffene ein deutlich erhöhtes Risiko der Entwicklung weiterer depressiver Phasen, in einer über 5–24 Jahre verfolgten Kohorte z.B. über 50 Prozent [7].

Ingesamt deuten die epidemiologischen Daten darauf hin, daß sich depressive Puerperalpsychosen hinsichtlich des Verlaufs und der Prognose nicht von endogenen Depressionen anderer Genese abgrenzen lassen [23]. Der Geburt und den assoziierten hormonellen Umstellungen käme somit eine Bedeutung eher im Sinne einer Manifestationsgelegenheit zu. Diese Ansicht wird auch durch Familienstudien gestützt, die für die Verwandten von Patientinnen mit Puerperalpsychose ein deutlich erhöhtes Erkrankungsrisiko für affektive Erkrankungen zeigten, ähnlich dem für Angehörige von Patienten mit endogen-depressiven Erkrankungen ohne Beziehung zum Wochenbett [23]. Entsprechend folgt die Therapie den gängigen Richtlinien für die Behandlung der endogenen

Depression. Sie sollte aufgrund der Suizidgefährdung, der ebenso nicht zu vernachlässigenden Gefahr für das Kind (die Kindestötungsrate [7] beträgt um 4 Prozent) und zur Verbesserung der Mutter-Kind-Beziehung in fachpsychiatrischen Händen liegen und unter Ausnützung des pharmakotherapeutischen und psychotherapeutischen Behandlungsspektrums intensiv, gegebenenfalls stationär durchgeführt werden. Bei Vorliegen entsprechender Risikofaktoren (s.o.), besonders bei anamnestischen Hinweisen auf eine vorangegangene Phase einer endogenen Depression, eventuell auch bei alleinstehenden Primiparae, sollte eine ambulante Überprüfung der Befindlichkeit in den ersten 2–4 Wochen nach der Geburt angestrebt werden und dabei auf Warnzeichen einer beginnenden Depression wie Morgentief, Hoffnungslosigkeit und Schlafstörungen (die über das bei der Versorgung eines Neugeborenen unvermeidliche Maß hinausgehen) geachtet werden. Sind mehrere Phasen einer endogenen Depression in der Anamnese bekannt, rechtfertigen die Verlaufsdaten die prophylaktische Gabe von Lithium [9]. In diesem Falle sollte das Kind nicht gestillt werden.

Kasuistik

1965 wird eine damals 25jährige verheiratete Patientin 3 Wochen nach der Geburt ihres zweiten Kindes vom Ehemann in die Klinik gebracht. Dieser berichtet, daß seine Frau sich seit etwa 10 Tagen nach der Geburt verändert habe. Sie esse kaum noch, spreche fast gar nicht mehr, sie sei „richtig stumpfsinnig" geworden. In den letzten zehn Tagen habe sie fast überhaupt nicht geschlafen. Wenn sie überhaupt etwas sage, dann spreche sie dauernd davon, daß sie „alles kaputt gemacht habe, das Kind und mich selbst und mein ganzes Leben". Sie habe ihm gesagt, wenn sie sterben würde, solle er wieder heiraten, damit die Kinder eine Mutter hätten. Sie hätte für sich und das Kind Schlaftabletten verlangt. Einmal hätte sie ihm vorgeworfen, er wolle sie mit Tabletten vergiften. In den letzten Tagen habe sie viel geweint. Früher sei seine Frau immer ein lebenslustiger, fröhlicher Mensch gewesen. Nach der ersten Geburt habe sie keine Beschwerden gehabt.

In den ersten Tagen bietet die Patientin ein fast stupuröses Bild, weint viel, wirkt ängstlich-gespannt, spricht jedoch überhaupt nicht. Eine Exploration gelingt erst nach einem Monat. Die Patientin berichtet dann, alles sei nur zu ihrer Vernichtung da, da sie der Erbsünde verfallen sei, da sie nicht getauft sei und ihre Eltern nicht verheiratet gewesen seien. Eines Tages werde Wasser aus der Decke und den Wänden kommen, die Station werde einstürzen und sie werde nicht mehr lebendig herauskommen. Das Essen sei vergiftet. Sie solle umgebracht werden, da sie im Leben alles falsch gemacht habe. Sie verdiene es nicht anders.

Unter Medikation mit Haloperidol, Truxal und Tofranil klang die Symptomatik langsam ab, die Patientin war 6 Monate nach Beginn der Symptomatik beschwerdefrei und arbeitsfähig. Die Diagnose einer psychotischen Depression im Wochenbett (Puerperalpsychose) wurde gestellt.

28 Jahre später wird die in der Zwischenzeit beschwerdefreie Patientin erneut mit einer schweren psychotischen Depression in die stationär-psychiatrische Behandlung überwiesen. Die agitierte, laut weinende und jammernde, ruhelos umherlaufende, gänzlich krankheitsuneinsichtige Patientin klagt über depressive Wahninhalte, bezogen auf ihren Unterleib. Nach einer Hysterektomie sei sie „ganz anders als andere Frauen", sie sei „innerlich versteinert", müsse sterben, da sie kein Wasser lassen könne. Nach langwierigem stationären Verlauf kommt es unter Therapie mit Haloperidol und Amitriptylin zu einer zögerlichen Besserung, die Patientin kann remittiert entlassen werden. Wenige Wochen darauf wird die Patientin erneut aufgenommen, nachdem sie sich in einem Fluß ertränken wollte. Der psychopathologische Aufnahmebefund zeigt erneut eine schwere wahnhafte Depression. Die Wahninhalte kreisen diesmal um die Schwangerschaft der Tochter der Patientin (deren Geburt damals die

Puerperalpsychose auslöste). Diese werde bei der Geburt sterben, das Kind sei böse, es wäre besser, sie (die Patientin) und ihre Tochter würden gemeinsam vor der Geburt sterben. Es wird deutlich, daß die erneute depressive Phase nach der Eröffnung der Tochter, sie sei schwanger, begann. Unter Therapie mit dem atypischen Neuroleptikum Risperdal kommt es zu einer guten und seither anhaltenden Remission.

Die Kasuistik repräsentiert den typischen zeitlichen Verlauf einer Puerperalpsychose. Sie macht darüber hinaus in eindrucksvoller Weise klar, daß die Wahrscheinlichkeit zur Entwicklung weiterer depressiver Phasen auch nach Jahrzehnten der Beschwerdefreiheit noch erhöht ist. Die depressiv-psychotischen Inhalte der Patientin, die sich jeweils um Aspekte der weiblichen Reproduktion drehten, zeigen darüber hinaus, daß bei der Analyse von Symptomatik und Verlauf von Puerperalpsychosen neben biochemisch-hormonellen auch psychologisch-psychodynamische Faktoren eine große Rolle spielen können.

Literatur

1. Amsterdam JD, Maislin G, Winokur A, Kling M, Gold P (1987) Pituitary and adrenocortical responses to the bovine corticotropin-releasing hormone in depressed patients and healthy volunteers. Arch Gen Psychiatry 775–781
2. Anis-ur-reman, StClair D, Platz C (1990) Puerperal insanity in the 19th and 20th centuries. Br J Psychiatry 156:861–865
3. Ballinger CB, Kay DSG, Naylor GH et al. (1982) Some biochemical findings during pregnancy and after delivery in relation to mood change. Psychol Med 12:549–556
4. Biegon A, Reches A, Snyder L (1983) Serotonergic and noradrenergic receptors in the rat brain: modulation by chronic exposure to ovarian hormones. Life Sci 2015–2021
5. Bratfos O, Haug JO (1966) Puerperal mental disorders in manic-depressive females. Acta Psychiatr Scand 42:285–294
6. Brockington IF (1988) Maternity blues and postpartum euphoria. Br J Psychiatry 152:433–434
7. Davidson J, Robertson E (1985) A followup study of postpartum illness, 1946–1978. Acta Psychiatr Scand 71:451–457
8. George AJ, Wilson KCM (1981) Monoamine oxidase activity and the puerperal blues syndrome. J Psychosom Res 25:409–413
9. Gitlin MJ, Pasnau RO (1989) Psychiatric syndromes linked to reproductive function in women: a review of current knowledge. Am J Psychiatry 146:1413–1422
10. Handley SL, Dunn TL, Waldron G et al. (1980) Tryptophan, cortisol and puerperal mood. Br J Psychiatry 136:498–508
11. Harris B (1980) Prospective trial of L-tryptophan in maternity blues. Br J Psychiatry 137:233–235
12. Kaplan HI, Sadock BJ, Grebb JA (1994) Synopsis of Psychiatry. Williams & Wilkins, Baltimore Philadelphia Hong Kong London Munich Sydney Tokyo
13. Kendell RE, Chalmers JC, Platz C (1987) Epidemiology of puerperal psychoses. Br J Psychiatry 150:662–673
14. Kendell RE, McGuire RJ, Connor Y et al. (1981) Mood changes in the first three weeks after childbirth. J Affective Disord 3:317–326
15. Kendell RE, Rennie D, Clarke JA et a. (1981) The social and obstetric correlates of psychiatric admission in the puerperium. Psychol Med 11: 341–350
16. Kendler KS, Kessler RC, Neale MC, Heath AC, Eaves LJ (1993) The predicition of major depression in women: toward an integrated etiologic model. Am J Psychiatry 150:1139–1148
17. Levy V (1987) The maternity blues in postpartum and post-operative women. Br J Psychiatry 151: 368–372
18. McEwen BS (1991) Nongenomic effects of steroids on neural activity. Trends Pharmacol Sci 12: 141–147
19. McNeil F (1988) A prospective study of postpartum psychoses in a high risk group, 4: relationship to life situation and experience of pregnancy. Acta Psychiatr Scand 77:645–653
20. Metz A, Stump K, Cowen PJ et al. (1983) Changes in platelet α_2 adreno-receptor binding post-partum: possible relation to maternity blues. Lancet 1:495–498
21. Nott PN, Franklin M, Armitage C et al. (1976) Hormonal changes and mood in the puerperium. Br J Psychiatry 128:379–383
22. Schmidt PJ, Rubinow DR (1991) Menopause-related affective disorders: a justification for further study. Am J Psychiatry 844–852
23. Whalley LJ, Roberts DF, Wentzel J et al. (1982) Genetic factors in puerperal affective psychoses. Acta Psychiatr Scand 65:180–193
24. Yalom ID, Lunde DT, Moos RH et al. (1968) „Postpartum blues" syndrome. Arch Gen Psychiatry 18:16–27

Glücklose Mutterschaft

S. Börgens

MERKE:

1. Der Begriff „Glücklose Mutterschaft" umfaßt viele Situationen des unerfüllten Kinderwunsches. Klinisch am gravierendsten ist der Tod des Kindes, intrauterin oder perinatal.
2. Durch Ausdrucksweise und Verhalten soll das verstorbene Kind als einmaliges Individuum akzeptiert werden.
3. Ein bewußtes Erkennen und Durchleben der Situation fördert die Eindeutigkeit der Beziehung, verstärkt damit möglicherweise die unmittelbare Trauer, aber erleichtert den Trauerprozeß.
4. Die Gabe von bewußtseinstrübenden Mitteln behindert diesen Prozeß der emotionalen Auseinandersetzung.
5. Selbsthilfegruppen können eine wichtige Hilfe im Durchleben der Trauer sein und sollten deshalb empfohlen werden.
6. Eine erneute Schwangerschaft stellt immer eine starke Belastung dar; Ernstnehmen der Sorgen, engmaschige Überwachung und suggestiv-beruhigende Haltung mit Betonung der Schwangerschaftsfortschritte sind geboten.

Einleitung

Das Thema des Vortrages wurde von mir so gewählt, um Ihre Aufmerksamkeit auf die Vielfalt der Situationen zu lenken, in denen Frauen die Enttäuschung des Wunsches nach einem Kind und nach einer erfüllten Mutterschaft erleben: ungewollte Kinderlosigkeit; Schwangerschaftsabbruch, aus welcher Indikation auch immer; Geburt eines Kindes, das nicht von seiner Mutter aufgezogen werden kann; Fehlgeburt; oder Tod des Kindes, intrauterin oder perinatal. Wegen der Kürze der Zeit werde ich mich vor allem auf die letzte Situation beschränken, auch weil sie uns, die wir damit konfrontiert werden, besonders erschüttert; vieles von meinen Ausführungen ist aber auch auf die anderen Situationen übertragbar.

Daß ein Kind nach hoffnungsvoll begonnener Schwangerschaft stirbt, ist ein Sachverhalt, der alle, die damit befaßt sind, traurig, betroffen oder hilflos macht. Ich möchte Ihnen aber Mut machen, dieser schlimmen Situation nicht auszuweichen, sondern sie, gemeinsam mit der Mutter bzw. den Eltern, bewußt zu erleben und mit ihnen damit die richtigen Weichen zu einer *gelingenden Trauerverarbeitung* zu stellen.

Bindung und Trauer

Wir trauern um jemanden oder etwas, zu dem wir zuvor eine positive emotionale Bindung aufgebaut haben (Bowlby 1980). Mit dem Wissen, schwanger zu sein, beginnt bei der Mutter dieser emotionale Bindungsprozeß, zunächst durch Phantasien, Hoffnungen und Pläne vermittelt, mit Dauer der Schwangerschaft zunehmend auch durch konkrete Sachverhalte: Kindsbewegungen, Beobachtungen des Verhaltens des Kindes, visueller Eindruck durch Ultraschallaufnahmen, möglicherweise auch Kenntnis des Geschlechts mit definitiver Namenswahl (Klaus u. Kennell 1987). Da dieser Bindungsprozeß individuell unterschiedlich stark ist, gibt es auch keine lineare Beziehung zwischen der Dauer der Schwangerschaft und der Trauer, wenn sie unglücklich endet. Dies wird von Außenstehenden, auch Ärzten, oft verkannt und verständnislos auf heftige Trauer nach einer vergleichsweise frühen Fehlgeburt reagiert.

Die Bindung an ein Ungeborenes ist deshalb schwierig, weil sie noch so viele phantasierte Züge enthält. Stirbt das Kind nun intrauterin oder perinatal, besteht keine Gelegenheit, es „wirklich" kennenzulernen. Dies macht auch einen wesentlichen Teil der Trauer aus. Wir können uns aber nur gut von jemandem verabschieden, wenn wir ihn vorher angemessen begrüßt haben. Alle Beteiligten müssen also dazu beitragen, daß dieses verstorbene Kind als *Individuum akzeptiert* wird. Die Würde des Menschen, im Zusammenhang mit dem § 218 so viel zitiert, beginnt nicht erst mit der termingerechten Geburt. Sprechen Sie also von dem Kind nicht als dem „Feten", gar der „Frucht", fragen Sie die Eltern nach seinem Namen, sagen Sie zumindest „Ihr Kind". Auch Riten wie Taufe und Beerdigung sind, selbst für religiös indifferente Eltern, meist tröstlich, weil sie dieses Kind als Mitglied der menschlichen Gemeinschaft akzeptieren. Die Gewichtsgrenze für ein *Bestattungsrecht* auch totgeborener Kinder ist, wie Sie wissen, mit dem 1. 4. 1994 auf 500 g gesenkt worden.

Verlauf des Trauerprozesses

Viele psychologische Theorien (Bowlby 1980; Kast 1982) nehmen einen Phasenverlauf der Trauer an: auf eine anfängliche Schockphase mit emotionaler Betäubung, Nicht-Wahrhaben-Wollen, was geschehen ist, folgt die Phase der intensiven emotionalen Auseinandersetzung, in der der Verlust in allen Facetten und mit einer Vielzahl von Gefühlen durchlebt wird: Verzweiflung, Deprimiertheit, Zorn, Anklagen gegen sich selbst, die Ärzte, Gott, auch Antriebslosigkeit, Gedrücktheit, psychosomatische Störungen, die Züge einer reaktiven Depression annehmen können. Nach und nach, vergleichbar einer emotionalen Habituation (Rachman 1980), verlieren die Gefühle ihre Schärfe, man akzeptiert den Verlust als gegeben und kann die dritte Phase einer relativen Befriedung und Neuanpassung erreichen: die Trauer ist ins Gefühlsleben integriert, ein sinnvolles und erfülltes Weiterleben wird möglich. Der von Freud (1981) geprägte Begriff der Trauerarbeit hat wirklich seine Berechtigung; ohne intensive seelische Auseinandersetzung kann diese Neuanpassung nicht gelingen, nicht einfach „die Zeit heilt alle Wunden".

Sie haben es mit in der Hand, den Prozeß der Auseinandersetzung zu fördern, indem Sie der betroffenen Mutter bzw. den Eltern ein *bewußtes Erkennen und Erleben* der Tatsache, daß ihr Kind tot ist, ermöglichen. Dies verstärkt wahrscheinlich die augenblickliche Trauerempfindung, aber erleichtert den Trauerprozeß. Ermutigen Sie also als betroffene Ärzte die Eltern, das verstorbene Kind noch einmal anzuschauen, in den Arm zu nehmen, es als ihr Kind anzunehmen. Wenn Eltern dies momentan ablehnen, kann das Angebot zu einem späteren Zeitpunkt noch einmal wiederholt werden. In jedem Falle sollten Fotos von dem Kind gemacht werden. Langjährige Erfahrungen von Trauerbegleiterinnen (Lothrop 1990) sprechen dafür, jedes Kind, das definitiv als kleiner Mensch erkennbar ist, seinen Eltern zu zeigen. Der reale Anblick kann gar nicht so erschreckend sein wie die Schimären, die die

Mütter sonst in ihren Alpträumen erfahren. Dies gilt meist auch für mißgebildete Kinder, die man ggf. mit einem Tuch ein wenig verhüllen kann. Daß ein Kind ein eigenes Grab hat, hat auf die Dauer ähnlich unterstützende Wirkung; wenn die Eltern die hohen Bestattungskosten scheuen, kann auch eine Beilegung in ein anderes Grab ins Auge gefaßt werden.

Daß Mütter während ihres Klinikaufenthaltes einen überaus gefaßten, fast distanzierten Eindruck machen, wäre nach dem zuvor Gesagten verständlich: sie befinden sich noch in der Phase der emotionalen Erstarrung. Hält dieser Zustand jedoch auch daheim noch wochenlang an, sollte dies den betreuenden Frauenarzt hellhörig machen: möglicherweise brauchen sie Hilfestellung, um die emotionale Auseinandersetzung beginnen zu können. Ein einfühlsames Gespräch, stete Signalisierung von Gesprächsbereitschaft, die Frage, ob sie sich durch ihr persönliches Umfeld ausreichend unterstützt fühlen, Nennung von Büchern zum Thema (Borg u. Lasker 1987, Körner-Armbruster 1994, Lothrop 1990, Lutz u. Künzer-Riebel 1988) oder Vermittlung von Ansprechpartnern aus Selbsthilfegruppen wie „Regenbogen e. V." (Burgstr. 6, 73614 Schorndorf) oder „Verwaiste Eltern e. V." (Esplanade 15, 20354 Hamburg) können hilfreich sein.

Häufig wird auch das Entgegengesetzte zu beobachten sein: die Patientin erscheint auch nach Monaten noch völlig „aufgelöst" und kann ihre Alltagsverpflichtungen kaum oder gar nicht bewältigen. Hier *bewußtseinstrübende oder -aufhellende Medikamente* zu verordnen, ist *kontraindiziert*: sie behindern die emotionale Habituation; nach ihrem Absetzen ist die trauernde Mutter keinen Schritt weiter in ihrem Trauerprozeß. Zur punktuellen Behandlung eines Zustandes psychischer Dekompensation und zur gezielten Behandlung der Schlaflosigkeit, eines häufigen Trauersymptoms, mögen solche Medikamente unumgänglich sein.

Längerfristige Unterstützung der trauernden Mutter

Der Trauerprozeß um ein Neugeborenes hält viel länger an, als sich dies Außenstehende, in Unkenntnis der Tiefe der Mutter-Kind-Beziehung, klar machen. Auch der Vater trauert – dies wird häufig vergessen –, aber seine Trauer ist eher die um enttäuschte Hoffnungen und Träume, während die der Mutter eine ganz starke leibseelische Komponente hat: ihr Ungenügen, Leben zu bewahren und zur Welt zu bringen, und ihr frustriertes Muttergefühl. Letzteres äußert sich nicht selten in einem Fortbestehen des Milchflußreflexes trotz Gabe von Prolaktinantagonisten; dies muß als organisches Trauersymptom verstanden und hingenommen werden.

Manche trauernden Mütter haben das Glück, von ihren Mitmenschen über einen langen Zeitraum in ihrer Trauer unterstützt zu werden. Oft genug ist dies nicht der Fall, oder auch gutwillige Freunde wollen nach einem halben, nach einem Jahr nichts mehr davon hören. Der Kontakt zu einer *Selbsthilfegruppe* kann sehr sinnvoll sein. Da sind Menschen, die das gleiche erlitten haben, mit denen eine Verständigung ohne viele Worte möglich ist. Eine längerfristig bestehende Gruppe bietet den Neubetroffenen einen Eindruck, wie der Trauerprozeß voranschreitet, kann ihre Zuversicht stärken, daß für sie auch wieder hellere Tage kommen, möglicherweise auch ein weiteres Kind geboren wird.

Trauer ist eine menschliche Grundbefindensqualität, nichts Krankhaftes (Canakakis 1987). Deshalb wird eine ausreichend stabile Person, die durch ihren Arzt, in ihrem persönlichen Umfeld oder in einer Selbsthilfegruppe Unterstützung findet, den Trauerprozeß durchleben können. Nur wenn der Verlust eine wenig gefestigte Person trifft, ggf. auch frühere seelische Traumata reaktiviert, ist eine psychotherapeutische Betreuung im engeren Sinne angezeigt. Bei langfristigen reaktiv-depressiven Zuständen kann auch eine psychosomatische Kur segensreich sein. Zu warnen ist vor der Idee, eine hastige erneute Schwangerschaft könne alles lösen und die Trauer ungeschehen machen.

Betreuung bei einer weiteren Schwangerschaft

Zahlreiche epidemiologische Studien sprechen dafür, daß ein totes Kind in der Anamnese ein gewichtiger Risikofaktor für eine erneute Schwangerschaft ist (vgl. Koller 1983). Die „Wiedereinsetzung in den alten Zustand" reaktiviert unweigerlich die Trauer und weckt Ängste, daß auch diesmal kein glücklicher Ausgang der Schwangerschaft bevorsteht. Sowohl medizinische als auch psychologische Gründe sprechen also für eine engmaschige Überwachung der Schwangeren. Ein *Ernstnehmen der Sorgen bei gleichzeitig suggestiv-beruhigender Haltung*, die auf die *Fortschritte dieses Kindes* abhebt, häufige Ultraschallkontrollen und das Angebot, jederzeit die Praxis aufsuchen zu können, sind hilfreich.

Die Trauer um das verstorbene Kind besteht in milderer Form immer fort, meist das ganze Leben. Ein weiteres gesundes Kind kann aber zweifellos eine große Tröstung für das leibseelische Versagensgefühl und den frustrierten Mutter- und Vaterinstinkt darstellen.

Schlußbemerkungen

Zahlreiche Untersuchungen belegen, daß verdrängte Trauer Spätfolgen in Form psychiatrischer oder psychosomatischer Krankheiten hat (Bowlby 1980). Ein bewußtes Durchleben und Durchleiden fördert die seelische Gesundung und ermöglicht den betroffenen Eltern die Fortführung eines erfüllten und sinnvollen Lebens. Sie, liebe Zuhörer, können mit dazu beitragen, daß der Tod eines Kindes kein „Schwarzes Loch" (Kirk 1984) bleibt, sondern daß die trauernde Mutter, aufgefangen von einem liebevollen und unterstützendem Netz, ihre seelischen *Selbstheilungskräfte* aktivieren kann.

Literatur

Borg S, Lasker J (1987) Glücklose Schwangerschaft. Rat und Hilfe bei Fehlgeburt, Totgeburt und Mißbildungen. Ullstein, Frankfurt Berlin

Bowlby J (1980) Attachment and Loss, Vol III. Loss: Sadness and Depression. Penguin, London

Canakakis J (1987) Ich sehe Deine Tränen. Kreuz, Stuttgart

Freud S (1981) Trauer und Melancholie. In: Gesammelte Werke, Bd X. Fischer, Frankfurt

Kast V (1982) Trauern. Phasen und Chancen des psychischen Prozesses. Kreuz, Stuttgart

Kirk EP (1984) Psychological effects and management of perinatal loss. Am J Obstet Gynecol 49:46–51

Klaus MH, Kennell JH (1987) Mutter-Kind-Bindung. Deutscher Taschenbuch-Verlag, München

Körner-Armbruster A (1994) Totgeburt weiblich. Attempto, Tübingen

Koller S (1983) Risikofaktoren der Schwangerschaft. Springer, Berlin Heidelberg New York Tokyo

Lothrop H (1990) Gute Hoffnung – jähes Ende. Kösel, München

Lutz G, Künzer-Riebel B (Hrsg) (1988) Nur ein Hauch von Leben. Kaufmann, Lahr

Rachman S (1980) Emotional processing. Behav Res Ther 18:51–60

Psychologische Aspekte der pränatalen Diagnostik – mütterliche Vorstellungen vom Kind

G. GLOGER-TIPPELT

MERKE:

1. Die „Zeitleiste“der pränatalen Diagnostik muß auf Phasen des psychischen Schwangerschaftserlebens bezogen werden.
2. Heute eingesetzte Methoden der Pränataldiagnostik beeinflussen den Aufbau mütterlicher und elterlicher Vorstellungen vom Kind vor der Geburt und bereiten eine Bindungsbeziehung zum Kind nach der Geburt vor.
3. Teilnahme an einer Amniozentese verzögert bei Erstschwangeren den Aufbau der Vorstellungen vom Kind in der Frühschwangerschaft, bis das Ergebnis der Untersuchung vorliegt.
4. Ultraschalldiagnostik in frühen Stadien der Schwangerschaft fördert bei erstmalig Schwangeren ein visuelles Körperschema vom Kind und wird überwiegend positiv erlebt. Wiederholter Einsatz von Ultraschalldiagnostik wird von den Schwangeren dagegen sehr unterschiedlich beurteilt. Kindesbewegungen fördern ein taktiles Körperschema vom Kind vor der Geburt und werden eindeutig positiv erlebt.
5. Gynäkologen und Geburtshelfer können die Entstehung mütterlicher Vorstellungen vom Kind und damit die Vorbereitung auf die Elternschaft fördern, sie sollten dabei jedoch die differentiellen Bedürfnisse der Frauen berücksichtigen.

Die aktuelle Diskussion über Methoden der Pränataldiagnostik

Pränataldiagnostik im weiteren Sinne umfaßt alle Methoden der Schwangerenvorsorge, das sind vor allem Ultraschalldiagnostik ab der 6. Woche zum Nachweis der Schwangerschaft, zwischen der 16. und 20. Woche zum Ausschluß grober Fehlbildungen, sowie zur Wachstumskontrolle und Lagebestimmung, im späteren Schwangerschaftsverlauf das Überwachen der Herztöne und der Wehentätigkeit. Pränataldiagnostik im engeren Sinne betrifft nur die Maßnahmen, die dem Nachweis oder Ausschluß von genetisch bedingten Störungen des im Uterus heranwachsenden Kindes zu frühen Zeitpunkten seiner Entwicklung dienen (Schröder-Kurth 1988). Sie kommen zum Einsatz, wenn sich in der genetischen Beratung eines ratsuchenden Paares ein überdurchschnittliches Risiko aufgrund des Alters der Mutter oder aufgrund der Familiengeschichte für eine spezifische Krankheit oder Fehlbildung ergibt. Von Bedeutung sind vor allem die invasiven Methoden der Chorionzottenbiopsie und die Amniozentese, bei denen kindliches Zellmaterial durch operative Eingriffe bei der Mutter entnommen wird; die Abläufe sind in diesem Kreis bekannt. Weitere Methoden wie Fetoskopie, die Bestimmung des Alpha-Fetoproteins oder Kordozentese (Nabelschnurpunktion zur Fetalblutgewinnung) werden hier vernachlässigt, weil mir keine systematischen psychologischen Untersuchungen dazu bekannt sind.

Die medizinischen Technologien der Pränataldiagnostik haben eine neue Diskussion über die Selbstbestimmung der Frauen bzw. Elternpaare ausgelöst. Die wichtigsten Punkte dieser Diskussion betreffen:

- die Gefahr einer Medikalisierung der Schwangerschaft durch einen Routineeinsatz der invasiven Methoden der Pränataldiagnostik,
- die überwiegende Betrachtung der Schwangerschaft unter Risiko- und Leistungsaspekten, wobei die Pränataldiagnostik eine Art „Qualitätskontrolle" der geplanten Kinder liefern soll,
- die frühe Trennung von Frau und Fötus, wenn der Embryo als juristische Person und bei der intrauterinen Therapie als Patient behandelt wird.

Im folgenden beschränke ich mich darauf, wie ausgewählte Methoden der Pränataldiagnostik von Schwangeren selbst erlebt werden.

Phasen des psychischen Schwangerschaftserlebens und die „Zeitleiste" der pränatalen Diagnostik

Um die psychologischen Aspekte der Pränataldiagnostik verstehen zu können, ist ihre zeitliche Einordnung in den Schwangerschaftsverlauf hilfreich, ich nenne dies verkürzt die „Zeitleiste" der Pränataldiagnostik, und sie auf Phasen des psychischen Schwangerschaftserlebens zu beziehen. Besonders prägnant läßt sich das Erleben der ersten Schwangerschaft beschreiben, denn damit leisten Frau und Partner gleichzeitig den Übergang von der Kinderlosigkeit zur Elternschaft, der mit zahlreichen Rollenveränderungen für jeden von ihnen verbunden ist. Die folgenden Ausführungen gelten daher besonders für die erste Schwangerschaft. Unter Rückgriff auf zahlreiche Untersuchungen läßt sich eine hypothetische Abfolge von Phasen der Verarbeitung und Bewältigung der ersten Schwangerschaft postulieren (Gloger-Tippelt 1988). Die Zeitangaben sind als grobe Richtwerte zu verstehen.

- Eine Verunsicherungsphase bis ca. zur 12. Schwangerschaftswoche (post menstruationem), in der nach der Feststellung der Schwangerschaft verunsichernde Gedanken über die Veränderungen des Körpers der Frau wachwerden und ein neuer Planungshorizont mit Umbrüchen in mehreren Lebensbereichen einsetzt;
- eine Anpassungsphase von der 12. bis zur 20. Schwangerschaftswoche, in der (spätestens) eine endgültige Entscheidung für das Kind fallen muß und die erste Wahrnehmung des kindlichen Körpers in der Ultraschalldiagnostik stattfindet;
- eine Konkretisierungsphase ungefähr von der 20. bis zur 32. Woche setzt mit dem Spüren der Kindesbewegungen ein, die das Wachsen des Kindes im Bauch ständig gegenwärtig werden lassen und die Erwartung der Elternschaft unterstützen;
- eine Antizipations- und Vorbereitungsphase auf die Geburt von der 32. bis zur 40. Schwangerschaftswoche, in der körperliche Beschwerden und Ängste vor der Geburt zunehmen und das Kind bereits deutlich antizipiert wird.

Nach der Geburtsphase durchlaufen die Paare weitere typische Phasen im Kennenlernen des Neugeborenen und in der Anpassung an die Elternschaft.

Bezogen auf den Gesamtverlauf der Schwangerschaft betreffen die neuen Methoden der Pränatalen Diagnostik insbesondere die invasiven diagnostischen Methoden die frühen Zeitabschnitte, in denen die Frau das Eintreten der Schwangerschaft in ihren Lebensplan zu integrieren hat und sich an die körperlichen und psychischen Veränderungen anpassen muß. Es ist zu unterscheiden zwischen Methoden, die bei allen Schwangeren eingesetzt werden, wie Ultraschalldiagnostik und solchen Methoden, die aufgrund eines sog. Alters- oder familiären Risikos nur bei wenigen Schwangeren eingesetzt werden wie Amniozentese und Chorionzottenbiopsie.

Die Abb. 1 kann verdeutlichen, daß zum Zeitpunkt der Durchführung einer Chorionzottenbiopsie und auch einer Amniozetese die Auseinandersetzung mit der Schwangerschaft erst beginnt und daher neben der medizinischen auch eine psychosoziale Beratung derjenigen Frauen und Paare dringend notwendig

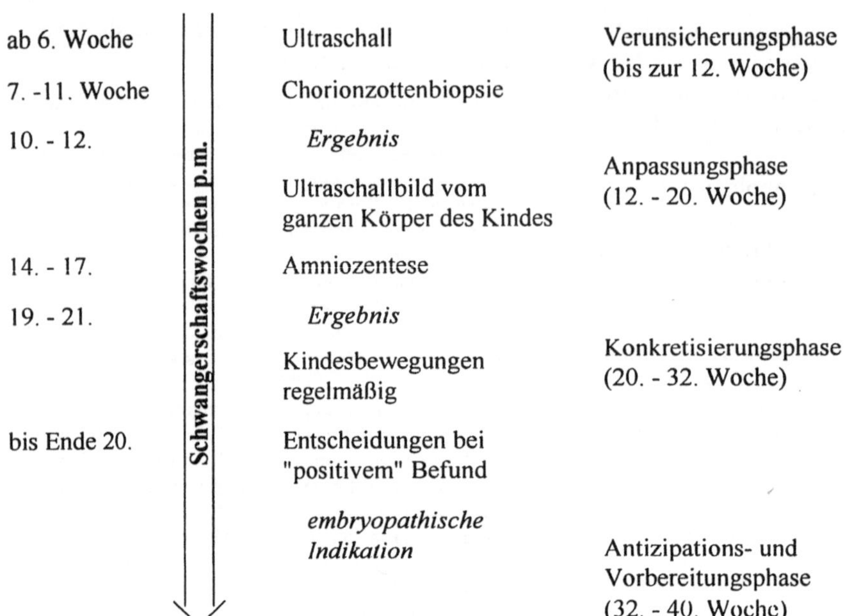

Abb. 1. Die „Zeitleiste" der Pränataldiagnostik

ist, die diese Diagnostik vornehmen lassen (Reif 1990). Das gilt verstärkt für die Paare, die nach der belastenden Wartezeit von 1 bzw. 3 Wochen einen positiven Befund erhalten und sich unter Zeitdruck (aufgrund der Fristen für verschiedene Indikationen) für einen Schwangerschaftsabbruch oder für ein vermutlich behindertes Kind entscheiden müssen (Degener u. Köbsell 1992; Reif 1990). Daher ist zu fragen, was sind die psychischen Prozesse, die in dieser Zeit ablaufen?

Aufbau mütterlicher Vorstellungen vom (ersten) Kind

Im Verlaufe ihrer Schwangerschaft entwickeln Mütter, insbesondere erstmalige Mütter eine Vorstellung von ihrem zukünftigen Kind, indem sie dies kognitiv und emotional antizipieren (Schleske 1993; Katz-Rothman 1989). Damit beginnt die Entwicklung einer Bindungsbeziehung zum Kind, dieser Prozeß setzt vor der Geburt ein wird danach aufgrund der realen Umgangserfahrung mit dem Baby in anderer Form weitergeführt (Bowlby 1982; Bretherton 1992). Bindung dient hier als eine Metapher für ein affektives Band zwischen Personen, das Gefühlen von Sicherheit und Schutz entspricht.

Die Organisation von mentalen Vorstellungen wie der Vorstellung vom späteren Kind wird heute in der kognitiven Psychologie häufig durch ganzheitliche Schemata beschrieben, in denen das Wissen strukturiert ist. Das Wissen kann z. B. zeitlich geordnet sein bei typischen Ereignisabläufen (wie das Wissen über die Abfolge eines Menüs bei einem Restaurantbesuch oder in diesem Bereich das Wissen über elterliche Versorgungsrituale – z. B. ein Kind ins Bett bringen) oder es kann in nahezu hierarchischer Weise organisiert sein, wie das Wissen über Personen. Das Wissen über Personen ist in der Weise vorgeprägt, indem sog. Leerstellen für die wichtigsten Merkmale einer Person vorgesehen sind, die dann in sich wieder in Subschemata untergliedert sind und unterschiedlich gefüllt werden können.

Durch Ausdifferenzierung der wesentlichen menschlichen Merkmale wird das Kind in der Sicht der Mutter zur Person. In der Abb. 2 sehen Sie die wesentlichen Merkmale des Kindes aus der Sicht der Mütter vor der Geburt: seine Erwünschtheit von seiten der Eltern, Vorstellungen über seine Gesundheit bzw. Ängste über Krankheit und Behinderungen, ein Körperschema, das sich aus unterschiedlichen Informationen aufbaut und zur Wahrnehmung des Kindes als ein von der Mutter getrenntes Wesen führt, und schließlich gegen Ende der Schwangerschaft die Vorstellung vom Kind als individuelle Person, einschließlich seines Geschlechts, Aussehens und psychischer Merkmale wie Temperament, Aktivität, Rhythmizität. Es treten auch Erwartungen über das Aussehen und Verhalten des Kindes in prototypischen Pflegesituationen auf. Im folgenden möchte ich besonders auf zwei Merkmalsbereiche eingehen, die im Verlaufe der Schwangerschaft durch spezifische Informationen gebildet werden: Durch erste Ultraschallbilder entsteht im wesentlichen ein visuelles Körperschema vom Kind, durch Kindesbewegungen ab der Mitte der Schwangerschaft wird ein taktiles Körperschema und die Zuschreibung von psychischen Merkmalen gefördert.

Die neuen Technologien der pränatalen Diagnostik haben für den Aufbau elterlicher Vorstellungen vom Kind einen historisch neuen Stellenwert. Traditionell anerkannte körperliche und psychosoziale Markierungspunkte einer Schwangerschaft, wie ein verändertes Körperbild, „Umstandskleidung“ oder Kindesbewegungen sind ersetzt worden durch technisch vermittelte Informationen über die Schwangerschaft, durch Ultraschalluntersuchungen, Amniozentese und Chorionzottenbiopsie. Sie regen die Eltern an, bereits ab der 10.–14. Schwangerschaftswoche eine detaillierte kognitive Repräsentation von ihrem Kind zu entwickeln, nachdem ihnen vom Arzt Ultraschallabbildungen des kindlichen Körpers auf dem Monitor gezeigt wurden. Pränatale Diagnosemethoden können weitere Informationen über die Gesundheit und über mögliche genetische Erkrankungen des Kindes und über sein

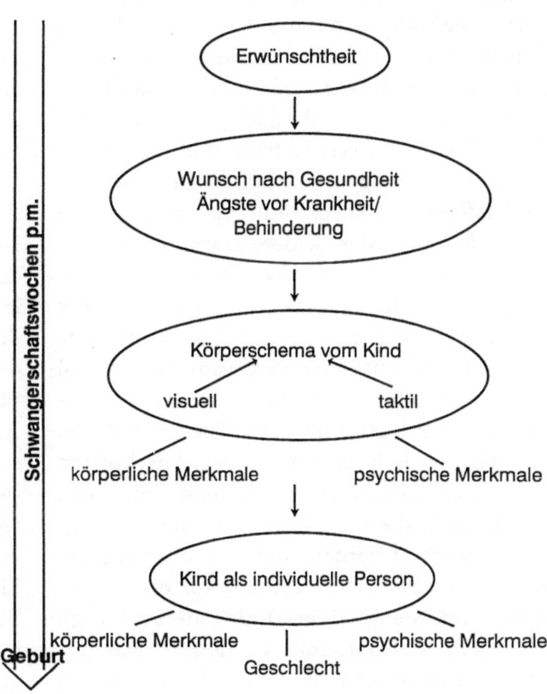

Abb. 2. Die Entwicklung mütterlicher Vorstellungen vom Kind vor der Geburt

Geschlecht liefern, lange bevor die Frau selbst ca. in der 20. SSW Kindesbewegungen spürt. Eine weitere historische Veränderung besteht darin, daß diese Informationen Männern und Frauen in der gleichen Weise zur Verfügung stehen, beide Partner also ein Schema vom Kind entwickeln können. Da Männer jedoch in anderer Form, eher indirekt am Schwangerschaftsverlauf beteiligt sind, beschränke ich mich hier auf die Frauen. Die neuen Informationen regen die Frauen zu Phantasien über das Kind an, sie können jedoch auch Gefühle der Fremdheit, Trennung und Distanzierung vom Kind hervorrufen.

Diesen Fragen bin ich in einer Langzeitstudie zum Übergang zur Elternschaft nachgegangen. In den empirischen Untersuchungen habe ich geprüft, welche Merkmale Mütter ihrem erwarteten Kind im Verlauf der Schwangerschaft zuschreiben und ob sich je nach Fortschritt der Schwangerschaft Veränderungen in der Vorstellung vom Kind zeigen. Dazu habe ich eine Längsschnittstudie mit 28 Frauen, die ihr erstes Kind erwarteten, und mit ihren Partnern durchgeführt (Gloger-Tippelt 1990, 1992):

Die Meßzeitpunkte der längsschnittlichen Untersuchung waren so plaziert, daß sie einen unterschiedlichen Informationsstand der Frauen über das Kind abbildeten. Daher wurde ein Meßzeitpunkt relativ früh, und zwar nach dem 1. vollständigen Ultraschall (16. Schwangerschaftswoche) ausgewählt, ein zweiter nach dem Einsetzen der Kindesbewegungen (26. SSW), ein dritter kurz vor der Geburt (36. SSW). Die Längsschnittstichprobe wurde weiter kurz nach der Geburt (10 Tage) und bis zum Ende des ersten Lebensjahres insgesamt noch 3mal untersucht. Parallel zu dieser Gruppe wurde eine größere Stichprobe von Frauen befragt, die sich jeweils in vergleichbaren Abschnitten ihrer ersten Schwangerschaft befanden, dabei konnte auch die ganz frühe Zeit der Schwangerschaft erfaßt werden, und zwar über Frauen, die sich in der 10., 16., 26. und 36. Woche befanden (eine sog. Querschnittuntersuchung). Zu jedem Meßzeitpunkt in der Schwangerschaft wurde unter anderem ein Fragebogen zu den mütterlichen Vorstellungen vom Kind beantwortet und ein ausführliches Leitfadeninterview mit den Müttern geführt, das inhaltsanalytisch ausgewertet wurde. Hier möchte ich Ihnen nur die Befunde skizzieren.

Die Ergebnisse der Längsschnitterhebung zeigen eindeutige Veränderungen in den Merkmalen, die die Mutter dem Kind während der Schwangerschaftsphasen zuschreibt: Das Kind wird von den Müttern kontinuierlich stärker erwünscht, kurz vor der Geburt ist die Erwünschtheit des Kindes am stärksten ausgeprägt. Zum frühesten Meßzeitpunkt, in der 16. SSW fielen die Ängste über die Gesundheit bzw. Krankheit des Kindes am höchsten aus. Die Sorgen um eine gesunde Entwicklung ließen nicht nach, wie erwartet, sondern blieben auf etwas niedrigerem Niveau auch während der mittleren und späten Schwangerschaftsphasen bestehen.

Auswirkungen von Ultraschalldarstellungen und von Kindesbewegungen auf die mütterlichen Vorstellungen vom Kind

Bei ihren frühen Vorstellungen vom Kind bis zur 10. Woche greifen die schwangeren Frauen auf allgemeines Wissen über den sich entwickelnden Embryo und Fötus zurück. Beeindruckendes Bildmaterial über die intrauterine Entwicklung bietet heute die Ratgeberliteratur. Diese generellen Vorstellungen erfahren jedoch eine Personifizierung und eine emotionale Aufwertung, wenn mit Hilfe der Ultraschalldiagnostik das eigene Kind auf dem Bildschirm dargestellt wird, das häufig als erstes Foto ins Babyalbum eingeht. Nachdem ein deutliches Bild vom Kind im Ultraschall bis zur 15. Woche erhalten wurde, entfalten die Frauen ein Körperschema vom Kind. Informationen über das technische Medium Ultraschall fördern jedoch eine andere, eher visuelle Vorstellung vom kindlichen Körper. Dagegen bieten die später direkt von der Frau wahrgenommenen Kindesbewegungen mehr Anregungen, das Kind als getrenntes Wesen zu sehen und eine Beziehung zu ihm aufzubauen. Insbesondere die Interviews meiner Längsschnittstudie erbrachten zwei Aspekte eines Körperbildes: Zunächst wird ein frühes visuelles Körperschema durch den Ultraschall gebildet (Abb. 3).

Sobald der vollständige Körper erkennbar ist, differenzieren die Frauen Körperteile und spezifisch menschliche Bewegungen des Kindes wie „drehen", „turnen", „Daumen lutschen".

Ultraschalldarstellungen können sehr hilfreich sein, um Ängste und Sorgen über eine gesunde Entwicklung zu reduzieren, wenn grobe Defekte des Kindes in der frühen Schwangerschaft ausgeschlossen werden können. Die Ultraschalldiagnostik ist besonders bedeutsam für Frauen mit vorangegangener Fehlgeburt. Weiter spielen Ultraschalldarstellungen eine wichtige Rolle, damit die Väter ein Bild vom Kind entwickeln können. Auf der anderen Seite äußern Frauen jedoch Bedenken darüber, daß mittels technischer Apparaturen „verborgenes, inneres Leben äußerlich sichtbar gemacht wird", daß ihr „Körper durchsichtig wird" und das ungeborene, noch nicht vertraute Baby „wie im Fernsehen" zu sehen ist. Demgegenüber fördern Kindesbewegungen ein taktiles Körperschema vom Kind, die Kindesbewegungen werden nahezu eindeutig positiv erlebt und als sehr persönlicher, kontinuierlicher Lebensbeweis des Kindes gesehen, sie fördern eine Beziehung zum Kind.

Aufgrund der gefühlten Bewegungen beginnt die Zuschreibung von psychischen Merkmalen dem Kind gegenüber. Die Abb. 4 zeigt eine Differenzierung in körperliche und psychische Merkmale wie Temperament, Wille, Wohlbefinden. Es ist bemerkenswert, daß in der Studie mit ersten Kindern die Fragen zum Geschlecht nicht als eine geschlossene Merkmalsgruppe auftraten, im Vergleich zu dem Merkmal Gesundheit des Kindes spielte das Geschlecht eine geringere Rolle.

In dem gesamten Prozeß lassen sich vier Schritte unterscheiden, in denen Frauen die Vorstellung von ihrem ersten Kind strukturieren: Zuerst ist es „das Kind im Kopf", dies umfaßt einen mehr oder weniger ausgeprägten Kinderwunsch und ein generelles Wissen über vorgeburtliche Entwicklung des Embryos bzw. Feten. Das vorgestellte Kind wird durch die Ultraschalldarstellungen sehr viel konkreter ausgemalt als „kindlicher Körper auf dem Bildschirm". Die technisch vermittelten Visualisie-

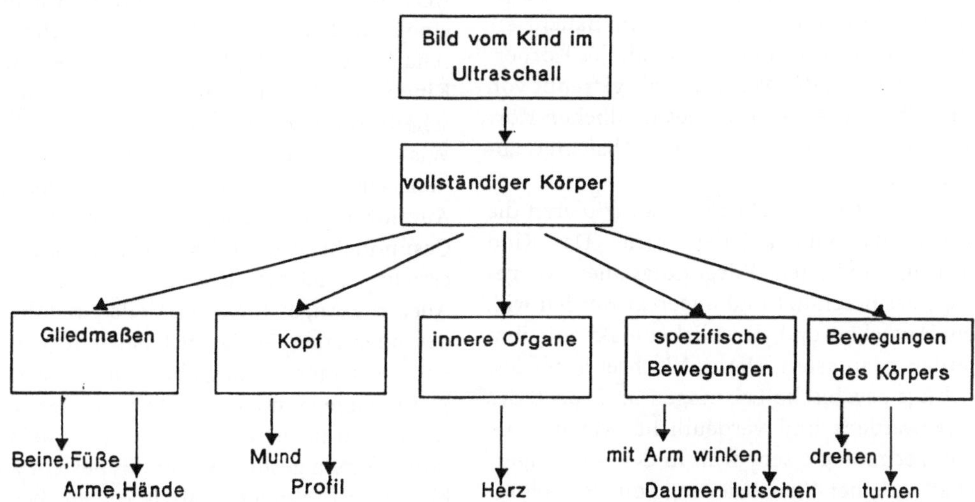

Abb. 3. Differenzierung von Merkmalen innerhalb eines Körperschemas vom Kind auf der Grundlage visueller Informationen aus dem Ultraschall

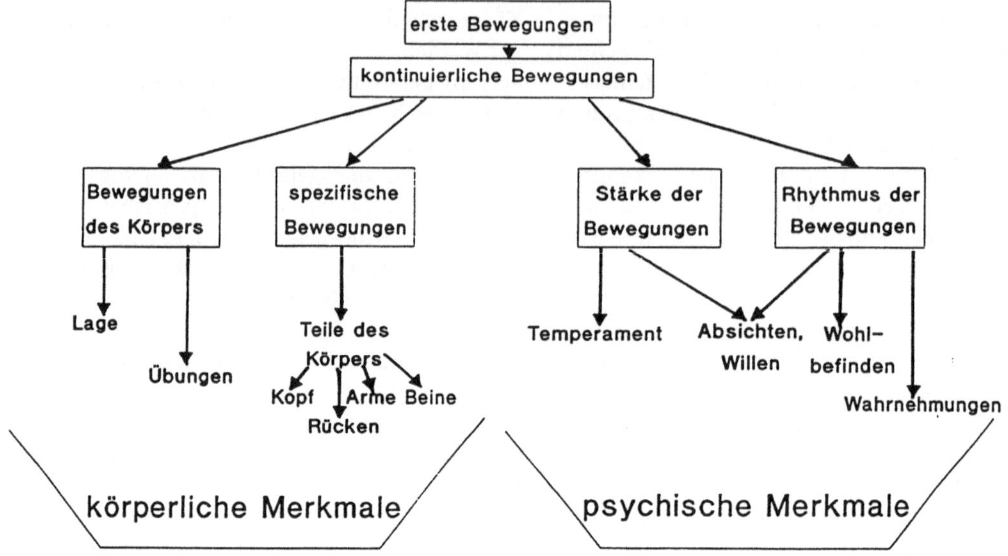

Abb. 4. Differenzierung von körperlichen und psychischen Merkmalen auf der Grundlage taktiler Informationen aus den Bewegungen

rungen von der Gestalt steigern die Hoffnung auf seine Gesundheit. Durch die Ultraschalldarstellungen gewinnt das eigene Kind erste Anschauung und eine große emotionale Bedeutung, die Frauen haben eine Vielzahl von Bezeichnungen für den Anblick (Bohne, Fischchen, Seepferdchen, Astronaut mit Nabelschnur). Danach wird „das Kind im Bauch" erfahren. Seine Bewegungen (ein taktiles Körperschema) helfen der Mutter, es als getrennt von sich selbst zu sehen, Teile des kindlichen Körpers zu unterscheiden und ihm Absichten zuzuschreiben.

Vor der Geburt schließlich antizipieren die Frauen „das Kind auf dem Arm". Das Kind wird in konkreten Pflegesituationen vorgestellt, das beschützt und angeregt werden will, sein Aussehen und der Blickkontakt mit ihm werden phantasiert. Dieser Wechsel impliziert wichtige psychische Leistungen im Prozeß des Elternwerdens und verdeutlicht, wie medizinische Technologie sehr früh in der Schwangerschaft zu einer Visualisierung von Vorstellungen beiträgt.

Verzögerter Aufbau der Vorstellungen vom Kind bei Amniozentese

Die Teilnahme an einer Amniozentese hat erhebliche Auswirkungen auf die psychische Verarbeitung der ersten Schwangerschaft, da die werdende Mutter sich mit ihrem Partner zu einem frühen Zeitpunkt in der Schwangerschaft über die Möglichkeit eines behinderten Kindes und eines eventuellen Schwangerschaftsabbruchs auseinandersetzen muß. Das Wissen um die erhöhte Mißbildungsrate mit höherem Alter belastet. Die Entscheidung zur Amniozentese, von der ein Aufschluß über den Gesundheitszustand des Kindes erwartet wird, erzeugt zunächst Unsicherheit und Angst. Auch die Angst vor einer Verletzung des Kindes oder einer Fehlgeburt hält einige Frauen von der Untersuchung ab, obwohl dieses Risiko in den letzten Jahren sehr verringert wurde. Außerdem liefert die Amniozentese keine Garantie für ein gesundes Kind. Es besteht weiterhin ein ca. 3%iges Basisrisiko wie bei allen Schwangerschaften, daß das Kind eine vorgeburtliche Fehlentwicklung durchmacht.

Viele Frauen erwarten, daß das Kind gesund ist und ertragen die Wartezeit auf das Ergebnis problemlos. Andererseits liegen Berichte in der Literatur vor, wonach die Wartezeit Unsicherheit auslöst und der Prozeß der Mutter-Kind-Beziehung stagniert. Katz-Rothman (1989) spricht daher von einer „Schwangerschaft auf Probe" oder auf „Abruf". Die Beziehung zum ungeborenen Kind ist durch eine Ambivalenz gekennzeichnet, einerseits das Kind zu wollen, es andererseits aber eventuell bei einer Behinderung oder Krankheit abzutreiben. In einer Diplomarbeit am Psychologischen Institut der Universität Heidelberg (Lang u. Waigand 1990) gingen wir der Frage nach, ob durch die Amniozentese die gedankliche Auseinandersetzung über das zukünftige Kind in der Weise beeinträchtigt wird, daß spätgebärende erste Mütter eine Vorstellung vom ersten eigenen Kind verzögert aufbauen. Es wurde erwartet, daß sich dies in einem verzögert auftretenden Körperschema vom Kind, verzögerter Zuschreibung von psychischen Kompetenzen, einem spezifischen Geschlecht und vor der Fruchtwasserpunktion selbst in höheren Ängsten vor Krankheit und Behinderung des Kindes niederschlägt.

Zur Prüfung dieser Hypothesen wurden zwei Gruppen von Frauen in einer kleinen Längsschnittstudie jeweils zweimal befragt: eine Gruppe von späten erstschwangeren Frauen (N = 33, durchschnittliches Alter 35,9 Jahre), die eine Amniozentese vornehmen ließen, und eine Vergleichsgruppe von späten ebenfalls Erstschwangeren, die in soziodemographischen Merkmalen weitgehend vergleichbar waren und sich aber keiner Amniozentese unterzogen (N = 27, durchschnittliches Alter 33,4). Trotz eines signifikanten Altersunterschieds von durchschnittlich 2,5 Jahren lagen die Frauen der Vergleichsgruppe im Durchschnitt 7 Jahre über dem bundesweiten Altersdurchschnitt der Frauen bei ihrer ersten Geburt, und die jüngste Teilnehmerin auch noch 1 Standardabweichung über diesem Bundesdurchschnitt.

Die erste Befragung fand durchschnittlich in der 13. Schwangerschaftswoche statt, die zweite durchschnitlich in der 24. Woche. Zwischen beiden Befragungen lag für die Amniozentesegruppe die Fruchtwasserpunktion (in der 17. Woche) und die Bekanntgabe des Ergebnisses (ca. in der 20. Woche). Der Grad der Ausdifferenzierung der Vorstellungen vom Kind wurde mit Hilfe eines Fragebogens zu beiden Zeitpunkten erfaßt, in dem die Frauen auf einer 6stufigen Ratingskala ihre Zustimmung zu Aussagen angeben mußten, die sich auf die Bereiche des Körperschemas vom Kind, seine körperlichen und psychischen Kompetenzen, Ängste über seine Gesundheit und auf Phantasien über sein Geschlecht bezogen.

Die Ergebnisse zeigten, daß die Frauen der Amniozentesegruppe zum 1. Zeitpunkt (bei Anmeldung zur genetischen Beratung) ein signifikant geringer ausgeprägtes Körperschema von Kind hatten und ihm signifikant weniger psychische Kompetenzen zuschrieben als die Frauen der Vergleichgruppe. In der 24. Woche hatten sich die Gruppen im Körperschema vom Kind angeglichen, in der Zuschreibung von psychischen Kompetenzen lag die Amniogruppe immer noch unter der Vergleichsgruppe. Dagegen waren Vorstellungen vom Geschlecht des Kindes entgegen den Erwartungen bei den Frauen der Amniozentesegruppe bei beiden Meßzeitpunkten höher ausgeprägt als in der Vergleichgruppe. Für die Frauen der Amniozentesegruppe war offenbar die Erwartung, das Geschlecht ihres Babies zu kennen und evtl. einen Namen zu überlegen, bereits vor der Untersuchung bedeutsamer als für die Frauen, die nicht an dieser Pränataldiagnostik teilnehmen. Ängste um die Gesundheit, Krankheit und Behinderung des Kindes sanken bei beiden Gruppen von der 13. zur 24. Woche, jedoch hatten die Frauen der Amniozentesegruppe signifikant höhere Ängste zu beiden Zeitpunkten.

Man kann die Ergebnisse so interpretieren, daß die Amniozentese einen hemmenden Effekt auf die Ausbildung eines Bildes vom Kind hat, so daß noch zum zweiten Zeitpunkt das

Bild vom Körper des Kindes und von seinen psychischen Kompetenzen geringer ausgebildet war, und die Ängste vor Krankheit und Behinderung immer noch stärker ausgeprägt sind im Vergleich zu Frauen, die diese Untersuchung nicht vornehmen lassen. Bezogen auf das Verlaufsschema der psychischen Verarbeitung der Schwangerschaft läßt sich sagen, daß Frauen mit Amniozentese eine längere Verunsicherungsphase durchmachen, eine Anpassung an die Schwangerschaft verzögert, und zwar erst nach der Mitteilung eines unauffälligen Befundes vornehmen und sich erst später auf eine Konkretisierung der Schwangerschaft einlassen. Auch noch 3–4 Wochen nach Mitteilung eines bei allen untersuchten 33 Frauen glücklicherweise unauffälligen, d.h. negativen Befundes zeigten sie eine Zurückhaltung in der Ausdifferenzierung einer Vorstellung vom Kind, sie konnten ihre Verzögerung, gemessen an den Vorstellungen vom Kind bei der Vergleichsgruppe, bis zu diesem Zeitpunkt noch nicht aufholen. Damit konnten wir die Ergebnisse einer amerikanischen Interviewstudie replizieren (Katz-Rothmann 1989).

Hinweise für die Schwangerenberatung und Vorsorge

Die neuen Methoden der Schwangerschaftsvorsorge und pränatalen Diagnostik tragen heute in besonderer Weise zum Aufbau von mütterlichen und väterlichen Vorstellungen über das neu erwartete Kind bei. Die Gynäkologin/der Gynäkologe kann hierauf in verschiedener Weise Einfluß haben:

- Die unterschiedliche Akzeptanz der neuen Methoden bei den einzelnen Patientinnen sollte berücksichtigt werden und die Zahl der Beschallungen mit der Patientin abgesprochen werden.
- Pränatale diagnostische Methoden wie Chorionzottenbiopsie und Amniozentese erfordern eine gründliche humangenetische und psychologische Beratung nicht nur vor dem Eingriff, sondern auch während der Wartezeit und nach dem Erhalt des Ergebnisses. Das gilt insbesondere für die Paare mit positivem Befund.
- Ultraschalldiagnostik kann therapeutisch genutzt werden, um die elterlichen Bilder vom sich entwickelnden Kind und die Bindung zum Kind vor der Geburt zu etablieren. Dies sollte jedoch nur dann versucht werden, wenn eine eindeutige Entscheidung für das Kind gefallen ist (Wimmer-Puchinger 1992). Sie sind besonders wichtig bei jugendlichen Schwangeren, die wenig Vorbereitung auf die Elternschaft haben, bei Paaren/Frauen mit hohen Ängsten z.B. wegen vorangegangener Fehlgeburt und insgesamt für die Väter. Bei und nach der Durchführung einer Amniozentese sollte das vorhandene Bild vom Kind verstärkt gefördert werden. Die Zurückhaltung der Frauen, sich diese Vorstellungen auszubauen, bevor sie das Ergebnis der Untersuchung erhalten haben, kann einem Selbstschutz dienen.
- Auf die Mitteilung von uneindeutigen, grenzwertigen Befunden über den Embryo sollte verzichtet werden. Derartige unklare Informationen können große Ängste bei den Frauen auslösen und den Geburtsprozeß erschweren.
- Die Frauen sollten darin bestärkt werden, auch die Kindesbewegungen als frühe Signale des Kindes zu einem Dialog mit dem Kind und zu einem Beziehungsaufbau zu nutzen.

Literatur

Bowlby J (1982) Attachment and Loss Vol 1, Attachment, 2nd ed. Basic, New York

Bretherton I (1992) Attachment and bonding. In: Van Hasselt VB, Herson M (eds) Handbook of social development. Plenum, New York, pp 133–155

Degener T, Köbsell S (1992) „Hauptsache gesund"? Konkret Literatur, Hamburg

Gloger-Tippelt G (1988) Schwangerschaft und erste Geburt. Psychologische Veränderungen der Eltern. Stuttgart, Kohlhammer

Gloger-Tippelt G (1990) Entwicklung eines kognitiven Schemas vom ersten Kind bei Müttern vor ihrer ersten Geburt. In: Knopf M, Schneider W (Hrsg) Entwicklung. Festschrift zum 60. Geburtstag von Franz Emanuel Weinert. Hogrefe, Göttingen, S 83–99

Gloger-Tippelt G (1992) Die Entwicklung eines Personschemas vom ersten Kind. Unveröffentlichte Habilitationsschrift, Universität Heidelberg

Katz-Rothman B (1989) Schwangerschaft auf Abruf. Metropolis, Marburg

Lang D, Waigand I (1990) Der Aufbau eines Kindschemas vor der Geburt bei später Mutterschaft. Die psychologischen Auswirkungen der Amniozentese. Unveröffentlichte Diplomarbeit am Psychologischen Institut, Universität Heidelberg

Reif M (1990) Frühe Pränataldiagnostik und genetische Beratung. Enke, Stuttgart

Schleske G (1993) Innere Vorstellungsbilder der Schwangeren von ihrem Kind und Versuch ihrer prognostischen Bewertung. Schweiz Arch Neurol Psych 144(6):1–18

Schröder-Kurth TM (1988) Das Leben achten. Maßstäbe für Gentechnik und Fortpflanzungsmedizin. Beiträge aus der Synode der evangelischen Kirche in Deutschland. Mohn, Gütersloh

Wimmer-Puchinger B (1992) Schwangerschaft als Krise. Springer, Berlin Heidelberg New York Tokyo

Geburtshilfe am Termin

Management der rechnerischen Übertragung

M. HOHMANN und W. KÜNZEL

MERKE:

1. Wird der durch Anamnese und Ultraschalluntersuchung vor der 20. SSW gesicherte Geburtstermin überschritten, spricht man von einer Terminüberschreitung. Der Zeitraum ab dem 8. Tag wird als Übertragung bezeichnet.
2. Je länger die Übertragung andauert, desto höher ist das Risiko für den Feten. Die perinatale Mortalität steigt ab der 42. SSW steil an und beträgt in der 44. SSW bereits 5 %.
3. Prädispositionen für Übertragung sind Anenzephalie, Fehlen der fetalen Hypophyse, fetale Nebennierenhypoplasie und plazentarer Sulfatasemangel.
4. Bei risikofreier Schwangerschaft sollte ab dem errechneten Geburtstermin in zweitägigen Abständen eine Amnioskopie, eine sonographische Fruchtwasserkontrolle und ein Wehenbelastungstest durchgeführt werden.
5. Eine Geburtseinleitung ist ab dem 8. Tag nach dem errechneten Geburtstermin (Übertragung) indiziert und sollte in zweitägigen Abständen wiederholt werden.
6. Das Mittel der Wahl bei medizinisch indizierter Geburtseinleitung ist das lokal applizierte Prostaglandin (PGE_2 Gel oder Vaginaltablette). Nur in Ausnahmefällen ist eine Oxytocininfusion sinnvoll.
7. Der Wirkungseintritt von lokal applizierten Prostaglandinen ist nicht vorhersehbar. Er kann von Minuten bis zu 10 Stunden betragen und zur Überstimulation führen.
8. Bei allen Einleitungsversuchen ist bei Erstgebärenden mit unreifer Zervix, bei fetaler Wachstumsretardierung und bei Status nach Sectio besondere Überwachungssorgfalt geboten.

Schwangerschaftsdauer

Vor etwa 2500 Jahren postulierte Hippokrates, daß die Schwangerschaftsdauer beim Menschen 40 Wochen betrage. Trotz dieser Feststellung waren genaue Angaben über Tragzeit und Geburtstermin über viele Jahrhunderte nicht bekannt. Erst im 19. Jahrhundert wurden systematische Studien über Schwangerschaftsdauer und Geburtstermin begonnen. Weitere 100 Jahre vergingen bis klinisch sicher verwertbare Ergebnisse vorlagen (Junge 1990).

Nach diesen Berechnungen beträgt die durchschnittliche Schwangerschaftsdauer 280 Tage. Sie bezieht sich auf den ersten Tag der letzten Menstruationsblutung. Diese Festlegung ist jedoch mit einer großen Unsicherheit verbunden, da das Intervall zwischen dem ersten Tag der letzten Regel und dem weitaus genaueren Konzeptionstermin in vielen Fällen nicht bekannt ist. Es kann daher häufig klinisch nicht sicher entschieden werden, ob es sich um eine tatsächliche Tragzeitverlängerung oder nur um eine rechnerische Übertragung handelt.

Etwa zwei Drittel aller Schwangeren haben bei konservativ expektativer Geburtsleitung ihr Kind bis zum errechneten Geburtstermin zur Welt gebracht. Lediglich 10% der graviden Frauen sind nach Abschluß der 42. Schwangerschaftswoche (post menstruationem) noch unentbunden. Bei bekanntem Konzeptionstermin liegt die Rate der nicht entbundenen Frauen nach Abschluß der 42. Schwangerschaftswoche jedoch nur bei 2,5%. Diese Differenz von immerhin 7,5% macht deutlich, daß drei Viertel aller Schwangerschaften fälschlicherweise als übertragen eingestuft werden. Dieses Faktum hat für die weitere Betrachtung der rechnerischen Übertragung besondere Bedeutung.

Definition der Übertragung

Aus klinischer Sicht steht die Verknüpfung von Tragzeitdauer und kindlichem Schicksal im Vordergrund. Analysen von Patientenkollektiven zeigen bei konservativ expektativer Geburtsleitung, daß das Kind am errechneten Geburtstermin am geringsten gefährdet ist. Allerdings steigt die perinatale Mortalitätskurve zwei Wochen vor bzw. nach diesem Zeitpunkt jeweils steil an. Dies ist der wesentliche Grund, warum eine Reihe von Autoren den Zeitraum um den errechneten Geburtstermin ± zwei Wochen als normale Schwangerschaftsdauer ansehen.

Diese Analysen, welche inzwischen 50 Jahre zurückliegen, führten zu der noch heute gültigen Definition der Übertragung durch die Weltgesundheitsorganisation (WHO): *Bei Erreichen von 42 kompletten Schwangerschaftswochen besteht eine Geburt „über Termin"*. Neuere Untersuchungen zeigen jedoch, daß die WHO-Definition nicht ausreicht, den intrauterinen Fruchttod bei übertragenen aber ansonsten scheinbar risikofreien Schwangerschaften zu vermeiden (Cunningham et al. 1993).

Die Definition der Übertragung von Pschyrembel u. Dudenhausen (1986) entspricht den heutigen klinischen Anforderungen weit besser: *„Wird der durch Anamnese und Ultraschalluntersuchung vor der 20. Schwangerschaftswoche gesicherte Geburtstermin überschritten, spricht man von einer Terminüberschreitung. Der Zeitraum ab dem 8. Tag wird als Übertragung bezeichnet."* Diese weitaus präzisere Definition hat eine Reihe von diagnostischen und therapeutischen Konsequenzen. Insbesondere weist sie auf die obligaten Ultraschalluntersuchungen in der ersten Schwangerschaftshälfte hin, die eine genauere Bestimmung des Geburtstermins bei beispielsweise unregelmäßigem Menstruationszyklus erlauben.

Fetales Wachstum und Übertragung

Während der Fet ab der 38. Schwangerschaftswoche nur noch eine geringe Gewichtszunahme aufweist, hat die Plazenta zu diesem Zeitpunkt ihr Wachstum bereits eingestellt (Abb. 1). Die Wachstumsstagnation des Feten in Terminnähe erscheint sinnvoll, da bei normal gewichtigen Feten geringere geburtsmechanische Probleme zu erwarten sind.

Wird der Geburtstermin überschritten, zeigen sich häufig typische Übertragungszeichen beim Kind, die Clifford im Jahre 1954 in drei Stadien zusammengefaßt hat:

Im ersten Stadium findet sich eine verstärkte Desquamatio lamellosa und Waschfrauenhände beim Kind sowie fehlende Vernix caseosa. Diese Veränderungen sind im wesentlichen auf die Abnahme der Fruchtwassermenge zurückzuführen, die bereits in der 38. Schwangerschaftswoche einsetzt und bis zur Ahydramnie führen kann (Abb. 1).

Im zweiten Stadium zeigt sich mekoniumhaltiges Fruchtwasser sowie eine grünliche Verfärbung von Haut, Eihäuten und Nabelschnur. Der Abgang von Mekonium ist Zeichen einer passageren oder anhaltenden fetalen Hypoxie. Von daher wird verständlich, daß, die perinatale Mortalität bei Kindern mit „Übertragungszeichen" um das 5fache erhöht ist.

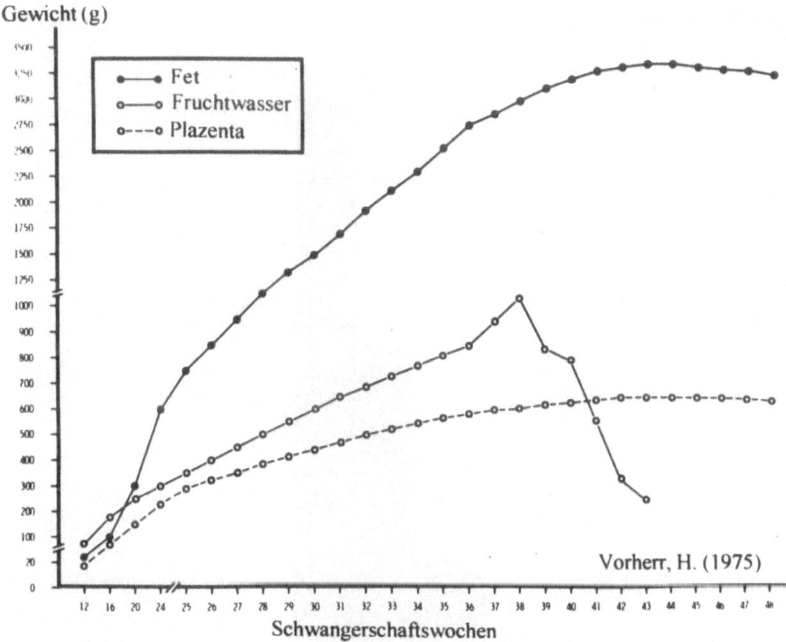

Abb. 1. Fetales Gewicht, plazentares Gewicht und Gewicht des Fruchtwassers während der Schwangerschaft. Das Fruchtwasser nimmt mit der 38. Schwangerschaftswoche deutlich ab. (Aus Vorherr 1975)

Im dritten Stadium findet sich eine Dehydration des Feten sowie trockene, faltige und deutlich grün gefärbte Haut. Der überwiegende Teil der Kinder im dritten Stadium ist bereits intrauterin verstorben.

Es besteht ohne Zweifel ein direkter Zusammenhang zwischen Tragzeitverlängerung und Gefährdung des Feten. Jedoch darf das Kind keinesfalls immer als übertragen gelten, wenn es „Übertragungszeichen" aufweist. Untersuchungen von Bach (1960) zeigen deutlich, daß einige Kinder mit „Übertragungszeichen" deutlich vor dem errechneten Geburtstermin zur Welt kamen (Abb. 2). Die für den übertragenen Feten beschriebenen Veränderungen deuten auf eine frühzeitige Beendigung von plazentaren und fetalen Wachstumsprozessen hin, die auch vor dem Termin eintreten können.

Ein zu frühes Ende des fetalen Wachstums in Terminnähe verbunden mit einem vorzeitigen Abschluß der Plazentareifung kann vielfach diagnostisch schwer erfaßt werden, da die Feten zu diesem Zeitpunkt bereits ein normales Körpergewicht (≥10. Perzentile) aufweisen. Es scheint daher notwendig, das Risiko der funktionellen Übertragung genauer zu erfassen und nach Kriterien zu suchen, die eine optimale Kontrolle des Feten möglicherweise schon vor Überschreitung des Termins erlauben.

Risiko der Übertragung und programmierte Geburt

Um 1950 betrug die perinatale Mortalität am Ende der 42. Schwangerschaftswoche 3% und 18% am Ende der 44. Schwangerschaftswoche. In diesem Zeitraum war ein erhöhter Anteil zu kleiner bzw. zu großer Kinder bei Übertragung auffällig, da man unzureichende Kenntnis über das Risiko bei fetaler Wachstumsretardierung und Schwangerschaftsdiabetes hatte. Schon 15 Jahre später war das kindliche Risiko bei Übertragung deutlich geringer (Abb. 3). So lag die perinatale Mortalität am Ende der 42. Schwangerschaftswoche bei 1,5% und 3,5% am Ende

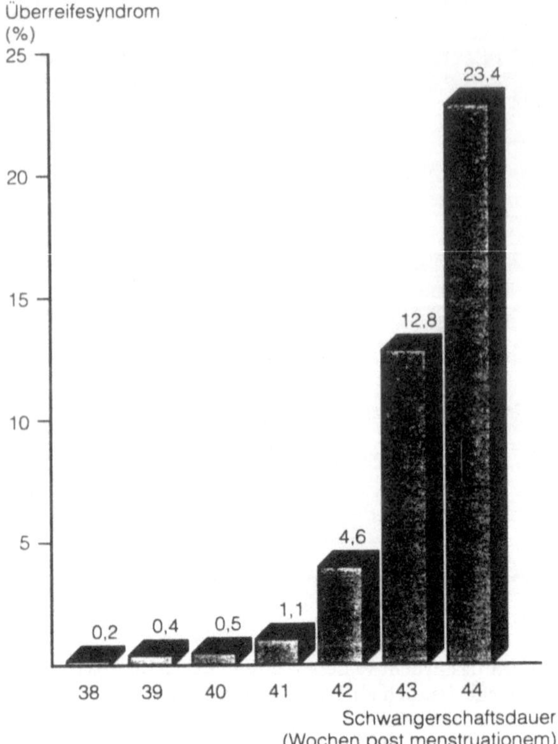

Abb. 2. Häufigkeit des „Überreifesyndroms" [in %] in Abhängigkeit von der Schwangerschaftsdauer. Zeichen der „Überreife" finden sich auch vor dem errechneten Geburtstermin. (Nach Junge 1990)

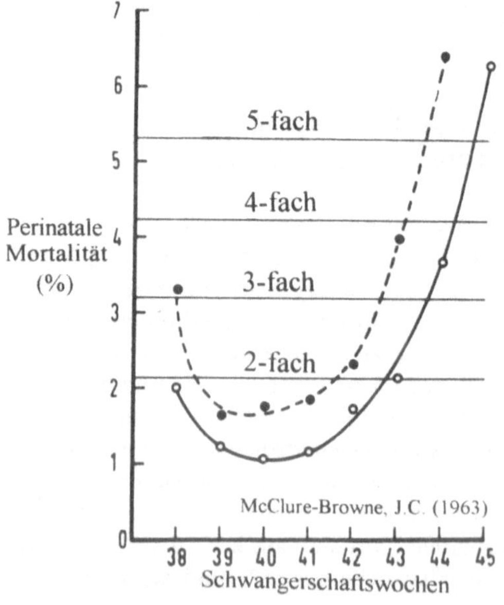

Abb. 3. Perinatale Mortalität zwischen der 38. und 45. Schwangerschaftswoche bei risikofreien (ausgezogene Linie) und hypertonen (gestrichelte Linie) Schwangerschaften. (Aus McClure-Browne 1963)

der 44. Schwangerschaftswoche. War neben dem Risiko der Übertragung ein zusätzliches Risiko vorhanden, z.B. die Schwangerschaftshypertonie, war die perinatale Mortalität etwa um das 2fache erhöht (Resnik 1989).

Aufgrund der in diesem Zeitraum immer noch zu hohen perinatalen Mortalität wurde nun die Geburtseinleitung am Termin propagiert. Diese Methode zur elektiven Geburtseinleitung ist unter dem Begriff „Programmierte Geburt" als negatives Beispiel in die Geschichte der Medizin eingegangen. Bei diesem Verfahren (Oxytocininfusion und frühzeitige Amniotomie) stieg mit der erhöhten Einleitungsfrequenz am Termin ebenfalls die Komplikationsrate proportional an. Für die Schwangere brachte dieses aktive Vorgehen in vielen Fällen eine große psychische Belastung mit sich. An organischen Folgen waren protrahierte Geburtsverläufe, fetale Hypoxien, vermehrte Zervixrisse und atonische Nachblutungen auffällig. So betrug die Einleitungsfrequenz in Bayern in den Jahren 1975–1977 immerhin 25% (Junge 1990).

Aufgrund der negativen Erfahrungen hat man dieses geburtshilfliche Prozedere alsbald verlassen und sich dem Wunsch der Patientin, auf natürliche Weise zu entbinden, verstärkt zugewandt. Schon 1981 sank die Einleitungsfrequenz unter 10%. Da die „Programmierte Geburt" nicht den gewünschten Erfolg zeigte, mußten neue Kriterien erarbeitet werden, um das kindliche Risiko bei Übertragung zu verkleinern.

Überwachung bei Terminüberschreitung und Übertragung

Für die Überwachung der Schwangerschaft bei Überschreitung der Tragzeit haben sich bisher drei Methoden fest etabliert. Schon in den sechziger Jahren hat Saling (1966) die Amnioskopie als ein neues Verfahren zur Erkennung von fetalen Gefahrenzuständen des Feten bei noch stehender Fruchtblase eingeführt. Aufgrund einer fetalen Hypoxie kommt es zum Abgang von Mekonium, welches das Fruchtwasser grün färbt. Die Amnioskopie hat heute noch als technisch einfache Methode ihren Platz als Screeningmethode, da man bei 20% der Feten mit mekoniumhaltigen Fruchtwasser Azidosen fand.

Schon während der amnioskopischen Untersuchung hatte man versucht, sich einen Eindruck über die Fruchtwassermenge zwischen Fruchtblase und vorangehendem Teil des Feten zu verschaffen. Mit Einführung der Ultraschalldiagnostik ist es heute viel einfacher und präziser möglich, eine verringerte Fruchtwassermenge nachzuweisen. Das Oligohydramnion hat sich in vielen Fällen als ein indirekter Hinweis für einen fetalen Gefahrenzustand gezeigt. Dies trifft insbesondere für die Überwachung bei Terminüberschreitung zu. Während die Sectiorate wegen drohender intrauteriner Asphyxie bei übertragenen Feten mit normaler Fruchtwassermenge lediglich 2% beträgt, ist sie bei Feten mit einem Oligohydramnion um das 8fache (16%) erhöht (Resnik 1989).

Das Kardiotokogramm in Verbindung mit dem Wehenbelastungstest gilt nach wie vor als der sensibelste Parameter für den frühzeitigen Nachweis einer fetalen Gefährdung (Hohmann u. Künzel 1994). Umfangreiche Untersuchungen zeigen, daß der Non-Stress-Test nicht ausreicht, einen Gefahrenzustand des Feten bei Übertragung rechtzeitig zu erkennen. So wird von vier intrauterinen Todesfällen berichtet, die vorher einen unauffälligen reaktiven Non-Stress-Test aufwiesen. Nach einem unauffälligen Wehenbelastungstest war kein Todesfall intrauterin zu beklagen (Resnik 1989).

Bisher ist nicht sicher vorhersehbar, welcher Fet bei Terminüberschreitung gefährdet ist. Daher ist es notwendig, eine generelle Überwachung zu etablieren, die frühzeitig mögliche fetale Gefahrenzustände herausfiltert.

Intensivüberwachung bei Terminüberschreitung

Seit vielen Jahren hat sich ein definiertes Management bei der rechnerischen Übertragung an der Universitäts-Frauenklinik Gießen etabliert. Nach sorgfältiger Kontrolle des errechneten Geburtstermins werden bei ansonsten risikofreier Schwangerschaft vom Termin an zweitägige Kontrollen des geburtshilflichen Befundes und des Blutdrucks einschließlich Kardiotokographie, Amnioskopie und Ultraschall durchgeführt (Tabelle 1). Besonders interessieren die Menge sowie die Farbe des Fruchtwassers und ob Wehen im Kardiotokogramm vorhanden sind. Beim wehenlosen Uterus wird ein Oxytocinbelastungstest mit Oxytocinnasenspray durchgeführt.

Falls bis zum 8. Tag nach dem errechneten Geburtstermin (Übertragung) die Entbindung nicht stattgefunden hat, wird der Versuch der

Tabelle 1. Intensivüberwachung ab dem errechneten Geburtstermin (ET)

	bis ET+7	ab ET+8	ab ET	ab ET
Kardiotokogramm (Wehenbelastungstest)	Normal	Normal	Suspekt	Pathologisch
Amnioskopie (Fruchtwasserfarbe)	Klar	Klar	Grünlich	Grün
Ultraschall (Fruchtwassermenge)	Normal	Normal	Vermindert	Fehlend
	2tägige Kontrollen	Versuch der Geburtseinleitung	Versuch der Geburtseinleitung	Sectio caesarea

Geburtseinleitung mit Prostaglandingel oder Vaginaltablette mit der Patientin besprochen. Gegenüber der Geburtseinleitung mit Oxytocininfusion haben die vaginal applizierten Prostaglandine den Vorteil, daß die Schwangere sich frei bewegen kann und nur im Intervall (stündlich) eine Kontrolle des Kardiotokogramms und des geburtshilflichen Befundes benötigt. Während des Versuchs der Geburtseinleitung und im weiteren Verlauf wird die Schwangere stationär betreut. Der Einleitungsversuch kann in zweitägigen Abständen wiederholt werden, um der Patientin zwischenzeitlich Entspannung und Ruhe zu ermöglichen.

Zeigen sich bei den Kontrollen ab dem errechneten Geburtstermin Veränderungen, die auf eine beginnende Gefährdung des Feten hindeuten, sollte sofort ein Versuch der Geburtseinleitung vorgenommen werden. Dies trifft insbesondere bei suspektem, aber nicht pathologischem Kardiotokogramm, bei grünlichem Fruchtwasser und/oder verminderter Fruchtwassermenge zu. Ist jedoch das Kardiotokogramm pathologisch sollte unabhängig von der Farbe und der Menge des Fruchtwassers eine operative Geburtsbeendigung durch Sectio caesarea vorgenommen werden.

Medizinisch indizierte Geburtseinleitung

Die Einzelheiten der medikamentösen Geburtseinleitung sind hier zusammengefaßt:

Medizinisch indizierte Geburtseinleitung

0,5 mg PGE_2-Gel intrazervikal (Cerviprost®, Prepidil®) *oder*

3,0 mg PGE_2-Vaginaltablette (Minprostin E2 Vaginaltablette®), evtl. Wiederholung nach 6 h;

Ausnahmefall: Oxytocin i. v. (max. 0,015 IE/min) (Syntocinon®, Oxytocin-Noury®)

Bei der Mehrzahl der Schwangeren kann eine Prostaglandineinleitung vorgenommen werden. Nur bei wenigen Patientinnen mit Prostaglandinallergie, Status asthmaticus, Thyreotoxikose und Colitis ulcerosa ist Prostaglandin zur Geburtseinleitung kontraindiziert.

Vaginal applizierte Prostaglandine sind jedoch nicht als harmlos anzusehen. Auf besondere Risiken muß bei der Geburtseinleitung geachtet werden. Der Wirkungseintritt von lokal applizierten Prostaglandinen ist nicht vorhersehbar. Er kann von Minuten bis zu 10 Stunden betragen und zur Überstimulation führen. Liegt eine therapiepflichtige Überstimulation vor, ist die intravenöse Gabe von Betasympathikometika indiziert. Grundsätzlich ist zu beachten, daß bei allen Einleitungsversuchen, v.a. bei Erstgebärenden mit unreifer Zervix, bei fetaler Wachstumsretardierung und bei Status nach Sectio besondere Überwachungssorgfalt geboten ist.

Intrauteriner Fruchttod nach Terminüberschreitung

Im Zeitraum von 1981 bis 1993 ist die perinatale Mortalität in Hessen (Hessische Perinatalerhebung) von 1,1% auf 0,5% gesunken (Abb. 4). Der erfreuliche Rückgang der perinatalen Mortalität um mehr als die Hälfte in einem Zeitraum von etwas mehr als 10 Jahren ist im wesentlichen auf die Verringerung der neonatalen Sterblichkeit (≤7. Lebenstag) zurückzuführen. Während die subpartale Sterblichkeit über Jahre hinweg äußerst gering war, zeigt sich keine wesentliche Veränderung der antepartalen Mortalität. Drei von fünf perinatal verstorbenen Kinder erleiden heute einen intrauterinen Fruchttod.

Bei der näheren Analyse der antenatalen Sterblichkeit im Zeitraum von 1986–1989 in Hessen, zeigt sich, daß von 100523 zwischen der 39. und 40. Schwangerschaftswoche erfaßten Kindern 129 antenatal verstorben waren. Dies entspricht 0,13%. Von 40.100 registrierten Kindern, die bis zum errechneten Geburtstermin (≥41. Schwangerschaftswoche) noch nicht zur Welt kamen, starben intrauterin 31. Dies entspricht 0,08% (Tabelle 2). Es bestand kein Unterschied hinsichtlich der sub- bzw. postpartalen Mortalität zwischen den beiden Gruppen vor und nach dem errechneten Geburtstermin. Trotz des erhöhten fetalen Risikos *nach* Überschreiten des errechneten Geburtstermins ist die antenatale Sterblichkeit in diesem Zeit-

Tabelle 2. Perinatale Mortalität (Hessische Perinatalerhebung 1986–1989)

Schwangerschaftsdauer	[SSW]	39–40	≥41
Anzahl der Geburten	[n]	100523	40100
Ante partum	[%]	0,13	0,08
	[n]	129	31
Sub partum	[%]	0,01	0,01
	[n]	10	3
Post partum (<7 Tge)	[%]	0,06	0,05
	[n]	60	22
Perinatale Mortalität	[%]	0,20	0,14
	[n]	199	56

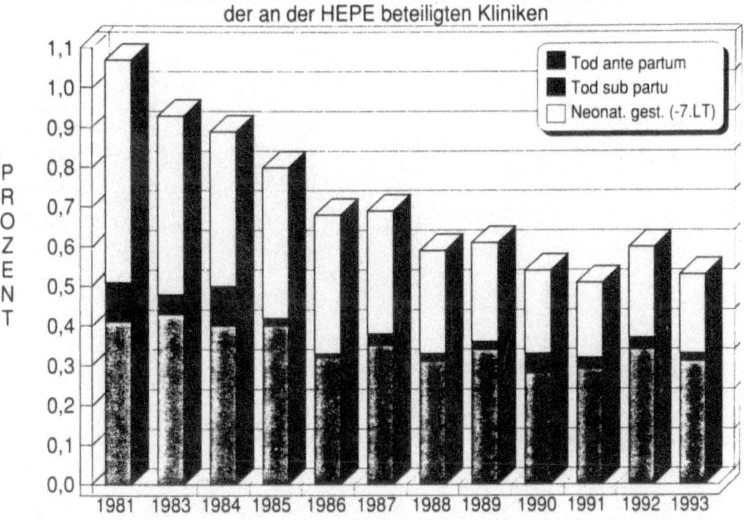

Abb. 4. Übersicht über die perinatale Mortalität im Rahmen der Hessischen Perinatalerhebung (HEPE) zwischen 1981 und 1993. Der Rückgang der perinatalen Mortalität ist im wesentlichen auf die Abnahme der neonatalen Mortalität zurückzuführen.

raum um fast 40% geringer. Das günstigere Ergebnis bei Terminüberschreitung spricht für die systematische Intensivüberwachung ab dem errechneten Geburtstermin und dem Versuch der medizinisch indizierten Geburtseinleitung bei Übertragung. Es wird in Zukunft die Aufgabe sein, Kriterien zu finden, die antenatale Sterblichkeit auch vor dem errechneten Geburtstermin deutlich zu senken.

Literatur

Bach HG (1960) Überreife-Syndrom, verlängerte Schwangerschaft und perinatale Mortalität. Gynaecologica 150:197

Clifford SH (1954) Postmaturity with placental dysfunction. Clinical syndrome and pathological findings. J Pediat 44:1

Cunningham FG, MacDonald PC, Gant NF, Levono KJ, Gilstrap LC (1993) Williams Obstetrics: Preterm and postterm pregnancy and fetal growth retardation. Prentice Hall, London, pp 853–889

Hohmann M, Künzel W (1994) Die Bedeutung des Wehenbelastungstests. Gynäkologe 27:117–122

Junge HD (1990) Überwachung und Behandlung der Schwangerschaft am Geburtstermin und bei Terminüberschreitung. In: Künzel W, Wulf K-H (Hrsg) Klinik der Frauenheilkunde und Geburtshilfe: Physiologie und Pathologie der Geburt I. Urban & Schwarzenberg, München Wien Baltimore, S 143–185

McClure-Browne JC (1963) Postmaturity. Am J Obstet Gynecol 85:573

Pschyrembel W, Dudenhausen JW (1986) Praktische Geburtshilfe: Gestörte Schwangerschaft in der zweiten Schwangerschaftshälfte. Walter de Gruyter, Berlin New York, S 125–139

Resnik R (1989) Post-term pregnancy. In: Creasy RK, Resnik R (eds) Maternal-fetal medicine: principles and practice. W. B. Saunders, Philadelphia London Toronto Montreal Sydney Tokio, pp 505–509

Saling E (1966) Amnioskopie. In: Saling E (Hrsg) Das Kind im Bereich der Geburtshilfe. Thieme, Stuttgart, S 60–87

Vorherr H (1975) Placental insufficiency in relation to postterm pregnancy and fetal postmaturaty. Am J Obstet Gynecol 123:67

Äußere Wendung der Beckenendlage – eine sinnvolle Alternative?

E. Halberstadt und M. Kühnert

MERKE:

1. Die äußere Wendung bei Beckenendlage vermindert durch Senkung der Sektioraten das mütterliche Risiko und vermindert die erhöhten perinatalen Mortalitäts- und Morbiditätsraten bei vaginaler Beckenendlagengeburt.
2. Die äußere Wendung erfolgt nach der 37. SSW, da dann spontane Wendungen äußerst selten sind und bei möglichen Komplikationen unter der äußeren Wendung mit nachfolgender operativer Intervention eine Frühgeburtlichkeit nicht mehr besteht.
3. Kontraindikationen sind Plazenta praevia, pathologisches CTG, cephalo-pelvines Mißverhältnis und vorzeitiger Blasensprung.
4. Die organisatorischen Voraussetzungen entsprechen denen einer Vorbereitung zur Sektio. Die äußere Wendung sollte unter kontinuierlicher Kontrolle der fetalen Herzfrequenz und nach Vorgabe von Beta-Mimetika ohne Narkose erfolgen.
5. Der Wendungserfolg steigt mit zunehmender Parität an. Er liegt bei Erstparität bei 30 %, bei Mehrparität über 70 %.
6. Das mütterliche und kindliche Risiko ist bei äußerer Wendung als sehr gering einzustufen.

Trotz der Abnahme der perinatalen und neonatalen Mortalitäts- und Morbiditätsraten in den letzten Jahren – ohne Zweifel mitbedingt durch die Fortschritte der neonatalen Intensivmedizin – bleiben Frühgeburt, Mehrlinge, Mangelgeburten und BEL die eigentliche Herausforderung an die klinische Geburtshilfe für die nächste Zeit.

Dabei ist die Verminderung der Mortalitätsrate von 1,07% auf 0,49% – HEPE 1993 – [1] auch Ausdruck einer in den letzten Jahren immer deutlicher werdenden prospektierten Geburtshilfe, deren Hauptkriterien in der Auswahl und im Einsatz prophylaktischer Maßnahmen zu sehen sind.

Dieser sich im grundsätzlichen abzeichnende Wandel hat konsequenterweise zu einer veränderten und erweiterten Indikation zur operativen Entbindung geführt. Folge ist der in allen Kliniken nachweisbare Anstieg der Schnittentbindungen mit Wegfall oder zumindest Abnahme komplizierter vaginal-operativer Entbindungsverfahren, wie Zangen aus Beckenmitte, innere Wendung und ganze Extraktion bei BEL.

Dieser Wandel zielt natürlich neben der Senkung der Mortalität vor allem auf eine Verminderung der kindlichen Morbidität und ihrer Spätfolgen hin. Die Frage einer so verminderten kindlichen Morbidität als dem entscheidenden und die heutige Geburtshilfe gleichsam rechtfertigenden Kriterium – allerdings bei gleichzeitiger Inkaufnahme einer gering gesteigerten mütterlichen Morbidität – ist bisher nicht überzeugend beantwortet worden.

Dies gilt auch für das Vorgehen bei BEL. Auch bei BEL sind durch die späteren Einflüsse, z. B. in der Säuglingszeit, in der Kleinkindzeit, der Aufdeckung eines Zusammenhanges zwischen perinatalem Einfluß und späterer Kindsentwicklung Grenzen gesetzt. Allgemein wird ja heute von pädiatrischneurologischer Seite angeführt, daß die Früh- und Spätmorbidität häufig nicht dem geburtshilflichen operativen Eingriff oder dem Nichteingriff zur Last zu legen ist, sondern schon vorher bestanden hat.

Durch die Vielschichtigkeit dieser Problematik hat auch die Geburtsleitung bei BEL allgemein, besonders bei Erstgebärenden, seit Jahren zu erheblichen Meinungsunterschieden geführt, wobei sich der Spielraum zwischen der routinemäßigen Sectio bei allen BEL bis zur vaginalen Entbindung fast aller BEL zieht.

Verglichen mit Schädellagengeburten in Terminnähe kann aber bis heute kein Zweifel daran bestehen, daß die perinatale Mortalität und Morbidität bei vaginaler BEL-Entbindung erhöht ist.

Nach älteren Statistiken [2] und auch im eigenen Kollektiv aus den Jahren 1960–1970 mit einer Mortalität von 2,5%, ist nach Ausschluß angeborener Mißbildungen und extremer Frühgeburten die perinatale Mortalität zwischen 1,75 und 5,3% anzusetzen und damit 3–4mal höher als bei reif geborenen Kindern aus Schädellage. Berücksichtigt man aber neuere Untersuchungen [3] etwa aus den letzten 10 Jahren, so sind bei zunehmender Sectiofrequenz und bei vaginaler BEL-Entbindung nur in 30–40% aller BEL diese Unterschiede zwischen Sectio bei BEL, spontanen BEL – und spontanen Schädellagengeburten nicht mehr nachweisbar.

Eine weitere Steigerung der Sectiorate bei BEL wird so keine signifikante Reduzierung der Mortalitätsraten mehr erwarten lassen.

Dabei ist die perinatale Sterblichkeit bei reifen Kindern in BEL, vorwiegend durch Hypoxie und Asphyxie, durch Nabelschnurkomplikationen sowie durch Tentoriumrisse und zerebrale Blutungen bei erschwerter Entwicklung des nachfolgenden Kopfes bedingt.

Die perinatale Morbidität wiederum wird bestimmt durch mechanische Verletzungen des Kindes, wie Plexuslähmung, Claviculafraktur, Torticollis, Hüftgelenksdysplasie, Rückenmarksverletzungen und Folgen zerebraler Blutungen. Dabei ist die perinatale Morbidität natürlich von der relativen Häufigkeit der BEL-Entbindungen im untersuchten Kollektiv abhängig.

Untersuchungen zur neurologischen Entwicklung von BEL-Kindern im Vergleich zu Kindern aus Schädellagengeburten zeigen bei älteren Statistiken [4], eine doch deutlich höhere Rate neurologischer und psychomotorischer Defizite nach vaginaler BEL-Entwicklung. Neuere Arbeiten [5], die auch die allgemein steigende Sectiofrequenz berücksichtigen, können diese Angaben nicht mehr bestätigen. Berücksichtigt man diese Ergebnisse, haben sich zwei Formen des Vorgehens bei BEL etabliert: die eine, die fast routinemäßige Sectio caesarea empfiehlt, während die andere durch verschiedene Punktsysteme versucht, Patientinnen für eine „sichere“ vaginale BEL-Entbindung zu erfassen. Bei beiden Strategien resultiert trotzdem eine erhöhte Kaiserschnittrate mit gering erhöhter mütterlicher Mortalität aber sicher höherer mütterlicher Morbidität.

Beide Vorgehensweisen stellen so prinzipiell keine Lösung für das Problem der BEL-Entbindung dar.

Das Vorgehen bei BEL im Bereich der Hessischen Perinatalstudie [1] und die Entwicklung in den letzten Jahren ergeben eine Sectiofrequenz bei Erstgebärenden von 96% und bei Mehrgebärenden überraschenderweise von 77% (Abb. 1). Diese hohe Sectiorate hat sicher nicht allein geburtshilfliche Gründe, sondern muß auch vor dem Hintergrund zunehmender Regreßansprüche nach fetalen oder maternalen Geburtstraumata mit den bekannten Gerichts-

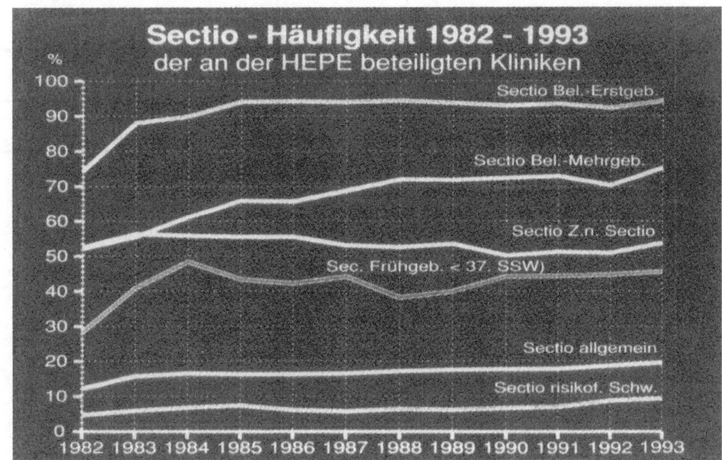

Abb. 1. Sectio-Häufigkeit 1982–1993 der an der Hessischen Perinatalerhebung beteiligten Kliniken

entscheidungen zum Vorgehen bei BEL gesehen werden.

Ohne Berücksichtigung der äußeren Wendung besteht unser Vorgehen bei BEL 3–4 Wochen vor dem zu erwartenden Termin vordringlich im Versuch einer radiologischen Beckenmessung, oder in den letzten Jahren vermehrt, einer Beurteilung und Erfassung der Beckenmaße durch NMR. Die Vorteile der Kernspintomographie sind zweifellos der Wegfall einer Röntgenstrahlenexposition, zum anderen erlaubt sie die Erfassung von wesentlich mehr Meßstrecken, da sich die radiologische Beckenmessung ante partum ja im allgemeinen mit einer seitlichen Beckenaufnahme begnügt.

Abb. 2 zeigt die Meßstrecken: Sagittaler Beckeneingang, sagittaler Beckenausgang, transversaler Beckeneingang. Ferner ergeben sich Ausssagemöglichkeiten über die verschiedenen Beckeneingangsformen sowie über den interspinalen und den intertubaren Abstand.

Tabelle 1 stellt den wohl am weitesten verbreiteten BEL-Index nach Westin [6] dar. Er berücksichtigt zusätzlich zu den Meßstrecken

a

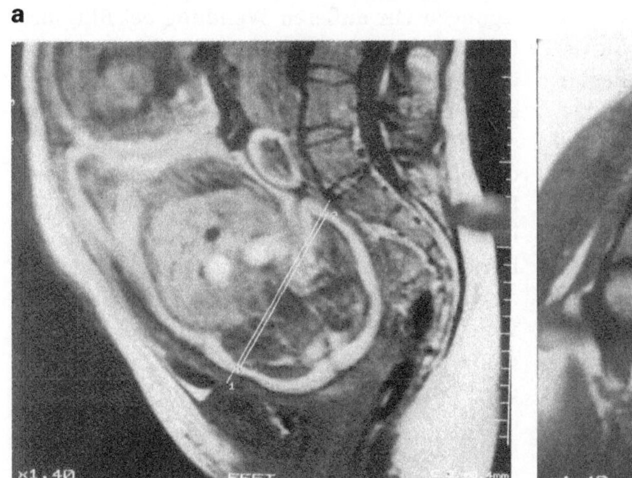

b

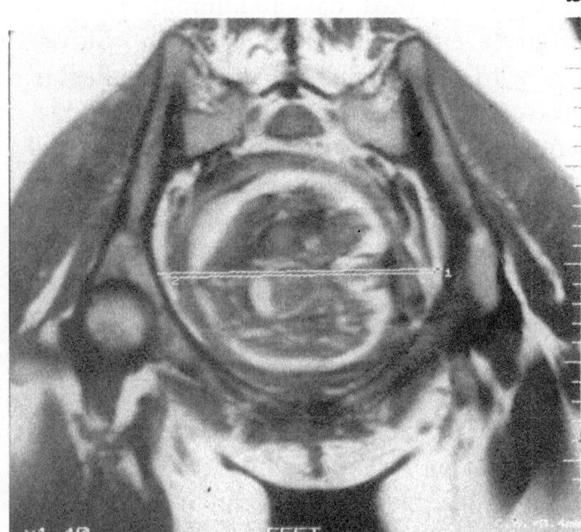

Abb. 2 a, b. a Das sagittale und **b** transversale Beckenmaß in der Kernspintomographie

Tabelle 1. Beckenendlagenindex nach Westin. (Aus Westin 1977)

Parameter	Pelvimetry and fetal weight			
	0	1	2	Score
Sagittal inlet	<11.5	11.5–12	>12	
Transverse inlet	<12.5	12.5–13	>13	
Interspinal dist.	<10	10 –10.5	>10.5	
Intertubar dist.	<10	10.5–11	>11	
Saggital outlet	<10.5	10.5–11	>11	
Sum of outlet	<32.5	32.5–33.5	>33.5	
Estimated fetal	<1500	1500–2000		
Weight g	>4000	3500–4000	2000–3500	
Presentation	Double feating	Complete breech Single footling	Frank breech	
Previous vaginal deliveries	None Uncompl. breech <2 kg Uncompl. headpresent. <3 kg Complicated delivery	Uncompl. breech 2–3 kg Uncompl. headpresent. >3 kg	Uncompl. breech >3 kg	
Soft birth canal	Unripe cervix and rigid pelvic floor	Unripe cervbix or rigid pelvic floor	Ripe cervix and relaxed pelvic floor	

noch das geschätzte Gewicht, die Lage, die Reife der Zervix und die geburtshilfliche Anamnese. Bei einer Punktsumme von über 12 wird der Versuch der vaginalen BEL-Entbindung empfohlen. Ergibt aber auch nur einer der Meßparameter, also z. B. der sagittale Beckeneingang oder der sagittale Beckenausgang keinen Punkt, dann wird das abdominal-operative Vorgehen empfohlen. Bei geplanter BEL-Geburt wird außerdem noch bei Wehenbeginn ultrasonographisch eine Deflektion oder Hyperextension des kindlichen Kopfes und Rumpfes beurteilt und im Falle eines Nachweises der Versuch der vaginalen BEL-Geburt abgebrochen.

Unter Anwendung dieses BEL-Index nach Westin haben dann Barlöv und Larson [7] bei insgesamt 226 BEL in 55,3% der Fälle zunächst die vaginale Entbindung vorgeschlagen. Sub partu mußte dann noch in 18% der Fälle aus verschiedenen Gründen eine Sectio durchgeführt werden. Insgesamt war in diesem Kollektiv die perinatale Mortalität 0% und die perinatale Morbidität 0,4%.

Die hohe Sectiorate bei BEL und Erstgebärenden und ebenso die hohe Kaiserschnittfrequenz bei Mehrgebärenden, die unter Berücksichtigung des heutigen Wissensstandes über kindliche Mortalität und Morbidität in diesem Ausmaß sicher nur eine eingeschränkte Berechtigung besitzen, bedingen, daß Überlegungen zur äußeren Wendung bei BEL ihre Berechtigung und ihren Sinn erhalten. Die äußere Wendung ist, wie man aus dem uns allen bekannten Pschyrembelschen Lehrbuch aus dem Jahre 1958 entnehmen kann, schon damals kein unbekanntes Verfahren gewesen. Es ist in den letzten 20 Jahren erneut als Möglichkeit, den Gefahren der vaginalen BEL-Geburten zu begegnen bzw. die hohen Sectioraten zu vermindern, im englischsprachigen Raum von Friedlaender, Schiefern und Renn, im deutschsprachigen Raum von Saling und von der Frankfurter Frauenklinik empfohlen worden.

Im Gegensatz zu den alten Empfehlungen, die äußere Wendung zwischen der 32. und 34. Woche vorzunehmen, wird heute die äußere

Wendung von fast allen Arbeitsgruppen in der 36.–38. SSW und unter Tokolyse vorgeschlagen.

Im eigenen Kollektiv sind mit Abstand die meisten Wendungen in der 38. SSW vorgenommen worden. Die Verlegung in die 37./38. Woche erfolgte, um bei einem eintretenden Notfall die Gefahr der Frühgeburt zu vermeiden. Zum anderen ist bis zur 34./35. Woche die Chance einer spontanen Wendung der BEL in eine Schädellage durchaus gegeben.

Ausschlußkriterien für die äußere Wendung sind Plazenta praevia, vorzeitige Lösung, Oligohydramnion, vorzeitiger Blasensprung, pathologischer Flow, pathologisches CTG, Mehrlinge und Uterusfehlbildungen; am häufigsten liegen jedoch ein gesichertes zephalopelvines Mißverhältnis, oder wenn man den Beckenindex von Westin berücksichtigt, Beckenmaße im Grenzbereich zugrunde.

Unser Vorgehen bei äußerer Wendung beinhaltet, daß beim Wendungsversuch selbst zunächst die Rolle rückwärts versucht wird, es sei denn, Tubeneckenplazenten erzwingen primär eine Rolle vorwärts. Am wichtigsten ist nach unserer Ansicht die kontinuierliche fetale Herzfrequenzkontrolle via B/Bild, die vom 2. Assistenten ausgeführt, eine eventuelle Herztonverlangsamung sofort erkennen läßt. In solchen Fällen wird der Wendungsversuch unterbrochen und nach Erholung der Herzfrequenz ein nochmaliger Versuch angeschlossen. Bei nochmaliger Herztonverlangsamung wird der Wendungsversuch abgebrochen.

Wie Abb. 3 zeigt, konnten im eigenen Kollektiv in 62,1% der BEL erfolgreiche Wendungen durchgeführt werden. Dabei ist der Wendungsversuch eindeutig von der Parität abhängig und liegt bei Erstgebärenden mit der Erfolgsquote nur bei etwa 25%, bei Mehrgebärenden aber deutlich über 70%.

Der Wendungserfolg ist, wie der Wendungsscore von Newmann et al. aufzeigt [8], abhängig von der Parität, der Reife der Zervix, dem geschätzten Gewicht und der Plazentalokalisation sowie der Fixation oder Nichtfixation des Steißes im kleinen Becken. Bei Scorewerten über 9 war somit eine äußere Wendung in nahezu 100% der Fälle möglich.

Unter den Komplikationen während und nach der Wendung stehen im eigenen Kollektiv in etwa 10% Herztonalterationen im Vordergrund. Nach erfolgreicher Wendung wurden fetale Bradykardien, die eine Notsectio notwendig machten, in etwa 5% gesehen; in diesen Fällen konnte jedoch eine Rückwendung mit Erholung der fetalen Herzfrequenz ausgeschlossen werden. In etwa 12% war nach erfolgreicher Wendung das CTG zunächst undulatorisch eingeschränkt und die Zahl der Kindsbewegungen vermindert. Anschließend fand sich dann in

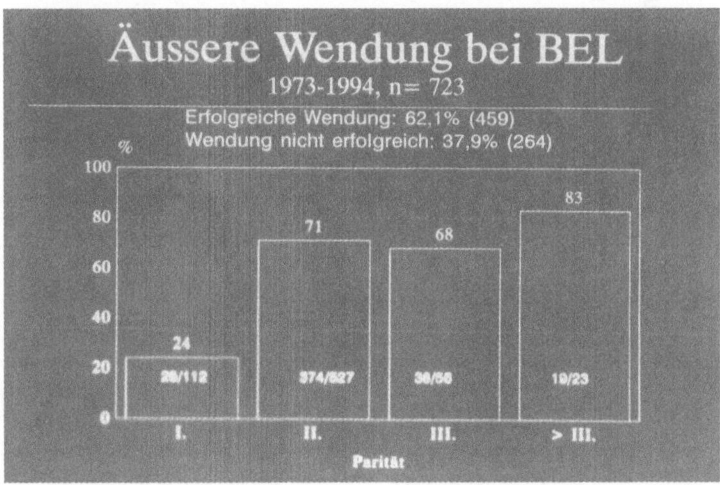

Abb. 3. Äußere Wendung bei Beckenendlage (BEL)

keinem Fall mehr ein auffälliges CTG. Eine vorzeitige Lösung, wie in Einzelfällen berichtet worden ist, haben wir nicht gesehen und führen dies auf unser relativ atraumatisches Vorgehen ohne Narkose zurück. Die Wahrscheinlichkeit eines vorzeitigen Blasensprunges mit Nabelschnurvorfall dürfte im 1%-Bereich liegen.

So kann bei doch recht hoher Sectiofrequenz sowohl bei Erst- wie bei Mehrgebärenden die äußere Wendung als ein sinnvolles Vorgehen empfohlen werden.

Literatur

1. Berle P, Feldmann R, Vonderheit KH (Hrsg) Hessische Perinatalerhebung – HEPE (1993) Perinatologische und Neonatologische Arbeitsgemeinschaft in KV-Hessen
2. Butler NR, Bonham DG (1963) Perinatal Mortality, First report of the 1958 British perinatal martality survey. E & S. Livingston, London, p 291
3. Lyons ER, Rapsin FR (1978) Cesarean section in the management of brech presentation. Am J Obstet Gynecol 130:558–561
4. Mayer S, Wingate B. (1978) Obstetic factor in cerebral palsy. Obstet Gynecol 51:399–406
5. Manzke H (1978) Morbidity among infants born in breech presentation. J Perinatol Med 6:127–140
6. Westin B (1977) Evaluation of a feto-pelvic scoring system in the management of breech presentations. Acta Obstet Gynecol Scand 56:505–508
7. Barlöv K, Larsson G (1986) Result of a five-year prospective study using a fetopelvic scoring system for the term singleton breech delivery after uncomplicated pregnancv. Acta Obstet Gynecol Scand 65:315–319
8. Newmann B, Peacock S, Van Dorsten J, Hunt H (1993) Predicting success of external cephalic version. Am J Obstet Gynecol 169:245–250

Zangen- versus Vakuumextraktion

H. K. Weitzel und H. Hopp

MERKE:

1. Die Entscheidung zur Vakuumextraktion oder Zangenentbindung ist vor allem von der geburtshilflichen Schule abhängig. Die daraus resultierende Vertrautheit mit dem Operationsverfahren führt auch zur unterschiedlich häufigen Anwendung. Der Erfolg vaginal-operativer Entbindungen wird vor allem von der Indikationsstellung, dem Zustand des Kindes bei Operationsbeginn und davon bestimmt, ob die Operationstechnik beherrscht wird.
2. Es gibt bisher keine sicheren Erkenntnisse darüber, ob eine der Methoden bei gleicher klinischer und geburtsmechanischer Situation eine höhere operative Belastung von Mutter und Kind bewirkt und der Wahl des Instrumentes ein Vorrang für bestimmte Indikationen einzuräumen ist.
3. Vorteile der Vakuumextraktion sind die einfachere Plazierung des Instrumentes, die bessere Beweglichkeit (Rotation) und Adaption des Kopfes an den Geburtskanal, der geringere Raumbedarf und weniger mütterliche Verletzungen. Während als Nachteile der Vakuumextraktion eine verminderte Haftfähigkeit bei exzentrischer Anlage der Glocke, eine verlängerte Extraktionsdauer bei notwendiger Haltungs- und Einstellungskorrektur und die hohe Zahl von Kephalhämatomen angesehen werden.
4. Der dominierenden Stellung der Vakuumextraktion im deutschsprachigen Raum steht in den USA die Häufigkeit von Zangenentbindungen entgegen. Die Nachuntersuchung von 30 000 spontan und durch Forzeps entwickelten Kindern bis zum 4. Lebensjahr ergab bei prophylaktischen Zangenentbindungen weder für die Neugeborenenmortalität noch für neurologische Schäden erhöhte Raten.
5. Liegt eine akute Gefährdung des Kindes vor, kann die Geburt durch eine Zangenextraktion schneller beendet werden. Bei indizierter vaginaler Entbindungsoperation von Frühgeburten bietet sich die kontrollierte Kompression durch Parallelzangen zur schonenden Geburtsbeendigung an.
6. Mütterliche Verletzungen wie Dammrisse und Scheidenrisse treten bei der Zangenentbindung häufiger auf. Kindliche Verletzungen nach Zangenentbindung sind Abschürfungen der Haut, Hämatome und selten passagere Paresen des N. facialis. Bei der Vakuumextraktion werden höhere intrakranielle Druckveränderungen und häufiger Retinablutungen beschrieben. Schädelfrakturen und intrakranielle Blutungen sollten bei richtiger Operationstechnik bei beiden Methoden nicht auftreten.

Die Wahl der Zange oder der Saugglocke als Entbindungsinstrument ist abhängig von der klinischen Tradition und Schulung. Die Frage, welches der beiden Instrumente für die Mutter oder das Kind vorteilhafter ist, ist im Grunde eine Glaubenssache. Und wie immer in der Religion, läßt man sich von seinem Glauben nur schwer abbringen. Wer durch die Unterweisung in der Handhabung nur eines der beiden Instrumente ausgebildet ist, wird sich schwer tun, sich auch von den Vorteilen einer alternativen Methode überzeugen zu lassen.

So besteht im Einsatz der Zange eine deutliche Verschiebung zwischen Nordamerika und Europa. In Deutschland liegen die Zangenfrequenzen zwischen 3 bis 5% und die Raten der Vakuumextraktionen zwischen 6 und 10% aller vaginalen Entbindungen aus Schädellagen.

In meiner Klinik wurden zwischen 1972 und 1986 977 Forzepsentbindungen und 1830 Vakuumextraktionen durchgeführt, und nach 1986 bis 1992 721 Zangen und 286 Vakuumextraktionen (Tabelle 1). Es hat sich also das Verhältnis der Vakuumextraktionen zu den Zangen umgekehrt. Ich werde mich in meinen Ausführungen ausschließlich auf die letzten Zahlen beziehen, zumal sich die Auswertungen aus den beiden unterschiedlichen Beobachtungszeiträumen weitgehend entsprechen. Es sei darauf hingewiesen, daß in Beckenmitte bei uns häufiger die Vakuumextraktion zum Einsatz kam, während dies auf Beckenboden eher die Ausnahme war.

An unseren eigenen Zahlen ist also ablesbar, daß sich das Kollektiv der Forzepsentbindungen deutlich vom Kollektiv der Vakuumextraktionen hinsichtlich ihres Einsatzes in Beckenmitte und auf Beckenboden unterscheidet. Dies ist für die spätere Bewertung der Ergebnisse von Bedeutung.

Tabelle 1. Häufigkeit vaginal-operativer Entbindungen von 1986–1992 im Klinikum Benjamin Franklin (PG = 224,49 > χ^2 = 10,8 (p = 0,001))

Instrument	Beckenmitte	Beckenboden	Summe
Forzeps	208	513	721
Vakuum	231	55	286
Summe	439	568	1007

Es wird bei der Diskussion um die Methodenwahl primär immer nach den Nachteilen gefahndet und geprüft, ob ein Instrument mit eventuell unerwünschten Nebeneffekten für die Mutter oder das Kind belastet ist. Die fetalen Komplikationen sind von großer Bedeutung. Denn hier gilt es besonders, Schäden durch die Wahl des geeigneten Instrumentes von vorneherein abzuwenden.

Die Neugeborenenmorbidität nach vaginaloperativen Entbindungen muß in der Regel als Folge der mechanischen Druckveränderungen auf den kindlichen Schädel gesehen werden. Druckmessungen sind in dieser Hinsicht aus methodischen Gründen problematisch, obwohl es inzwischen Entbindungsinstrumente mit integrierten Zugmessungen gibt. Moolgaoker et al. (1979) haben ein brauchbares Meßsystem vorgestellt. Danach werden in der Austreibungsperiode Drucke von ca. 15 kp auf den kindlichen Kopf wirksam. Der Spitzenwert des Maximums bei einer Spontanentbindung soll bei 22,7 kp liegen.

Mit steigender Zugkraft nimmt der *intrakranielle Druck* zu und der *Andruck* ab (Abb. 1). Deshalb kann es zum Abriß der Glocke kommen und damit zu den gefürchteten Druckschwankungen im fetalen Gehirn. Betrachtet man die durchschnittlichen Kompressionsdruckwerte, die bei instrumentellen Entbindungen entstehen, so waren diese bei den Zangenentbindungen günstiger als bei den Vakuumextraktionen. Berücksichtigt man zusätzlich die Zeitdauer des Kompressionsdruckes auf den fetalen Schädel, dann wirkt sich dieser bei Zangenentbindungen sogar günstiger als bei Spontangeburten aus. Allerdings können ganz kurzfristig in Abhängigkeit vom Zangenmodell die Spitzendrucke bei Zangenentbindungen höher sein als bei allen übrigen Entbindungsarten.

Als Folge dieser enormen Druck- und Zugkräfte, die am fetalen Schädel wirksam werden, können EEG-Veränderungen, Retinablutungen

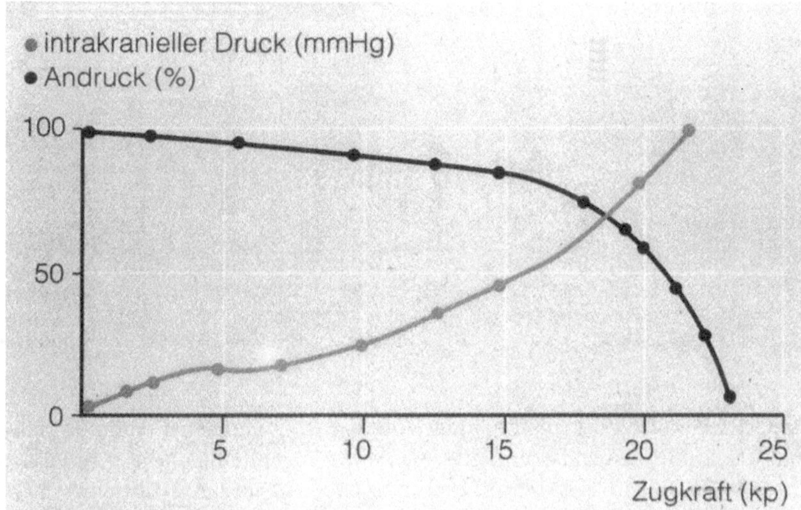

Abb. 1. Abhängigkeit des intrakraniellen Druckes (●) und des Andrucks (●) der Saugglocke von der Zugkraft bei einer Vakuumextraktion

und neonatale Asphyxien beobachtet werden. Wir müssen uns daher nach der Bedeutung dieser Veränderungen fragen. Die Druckkräfte, vor allem die Druckentlastungen unter der Geburt können zur Entstehung subgalealer Hämatome, Blutungen und zum Blutungsschock führen.

Es erscheint mir unsinnig, die Mortalität nach vaginal-operativen Entbindungen abzufragen, weil ich davon ausgehe, daß keine instrumentenabhängige Mortalität zu erwarten ist, zumindest läßt sich diese ja nie auf der Grundlage einer indizierten instrumentellen Entbindung als instrumentenbedingt nachweisen. Was man aber prüfen muß, sind die Azidosen nach vaginal-operativer Entbindung.

In unseren Analysen hielten sich die Azidosen (NA pH <7,2) nach Entbindung durch Vakuumextraktion und durch Forzeps die Waage (Abb. 2). Es war kein Unterschied feststellbar. Es ist aber zu bemerken, daß Azidosen möglicherweise vorbestanden haben, da die Indikation zur operativen Entbindung in der Hälfte der Fälle wegen einer intrauterinen Asphyxie gestellt wurde.

Dies läßt sich an dieser Grafik gut demonstrieren. Die Indikation „drohende Asphyxie" ist mit einer höheren Rate an azidotischen Neo-

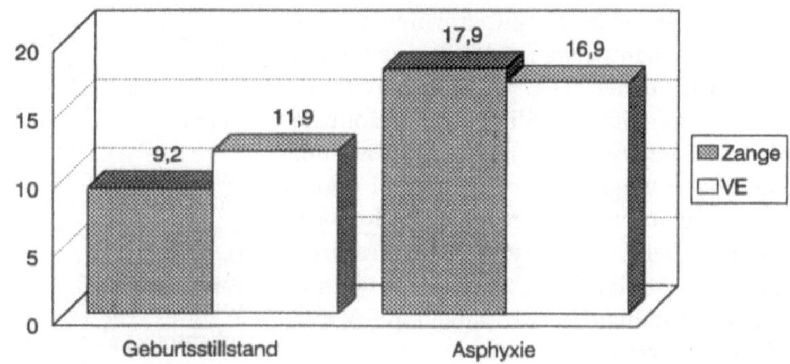

Abb 2. Azidosen (NA pH <7,20) nach vaginal-operativen Entbindungen in Abhängigkeit von der Indikationsstellung

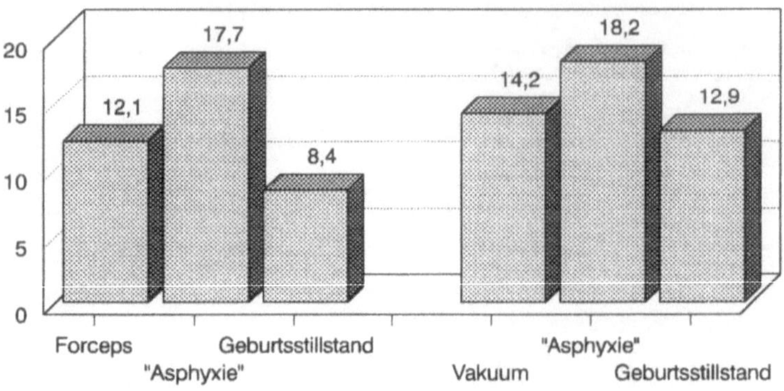

Abb. 3. Azidosen (NA pH <7,20) bei Entbindung aus Beckenmitte in Abhängigkeit vom Instrument und der Indikation

naten belastet und ist unabhängig von der Wahl des Entbindungsinstrumentes, wie diese Zahlen belegen. Die Azidoserate betrug 17,9% nach Forzeps und 16,9% nach VE, wenn die „drohende Asphyxie" die Indikation zur Entbindung war. Sie war mit 9,2% bzw. 11,9% wesentlich geringer, wenn der Geburtsstillstand die Indikation war, wobei sich diese Aussage hier auf alle Fälle ohne Berücksichtigung des Höhenstandes bezieht, aus dem die operative Entbindung vorgenommen wurde.

Aber auch nach Entbindung aus Beckenmitte wird diese Indikationsabhändigkeit erneut bestätigt (Abb. 3), was ja auch ganz verständlich ist. Die erhöhte Azidoserate ist also in beiden Entbindungsgruppen vergleichbar und wird bestimmt durch die Indikation und nicht durch das Instrument. Das Gleiche trifft auch für die Entbindungen von Beckenboden zu, wobei ich mir hier die Zahlen vorzustellen erspare.

Wenn man den Einfluß des Instrumentes auf die Azidosegefährdung überprüfen möchte, dann müßte man streng randomisierte Studien durchführen. In der Tat liegen diese bereits vor. Es wurden nämlich 7 Studien mit Randomisierung von Forzepsentbindungen und Vakuumextraktionen vorgelegt, wobei dreimal bereits die Silikonglocken einem Vergleich unterzogen wurden (Tabelle 2). Ich werde die Literaturdaten und unsere eigenen Ergebnisse hinsichtlich der unerwünschten Auswirkungen auf Mutter und Neugeborenes vorstellen.

Zunächst möchte ich aber einmal ausschließlich die Auswirkungen auf das Neugeborene ermitteln. Und hier soll der Frage nachgegangen werden, gibt es instrumentenbedingte Beeinträchtigungen oder sogar Schädigungen? Mit anderen Worten: Gibt es eine instrumentenabhängige spezifische Traumatisierung?

In einer Untersuchung von Plauché (1980) konnte retrospektiv bei 123 Neonaten mit subgalealen Blutungen ermittelt werden, daß bei 13,8% eine Forzepsentbindung und bei 48,8% eine Vakuumextraktion durchgeführt wurde. Allerdings waren auch 28,4% der Kinder mit derartigen Hämatomen spontan geboren worden. Subgaleale Hämatome sind ein sehr seltenes Ereignis, aber potentiell fatal. Jedes fünfte Neugeborene stirbt an den Folgen.

Retinablutungen sind dagegen häufig nach vaginal-operativen Entbindungen feststellbar. In einer Untersuchung aus Oslo (Egge et al. 1981) wurden nach Vakuumextraktionen die-

Tabelle 2. Kontrolliert randomisierte Studien zur Entbindung durch Vakuum vs. Forzeps

Autor	Jahr	Glockenart
Lasbrey et al.	1964	Metall
Ehlers et al.	1974	Metall
Vacca et al.	1983	Metall
Dell et al.	1985	Metall
Fall et al.	1986	Silikon
Williams et al.	1991	Silikon
Johanson et al.	1993	Silikon

se Blutungen besonders häufig diagnostiziert (Tabelle 3). Interessant dürfte dabei die Feststellung sein, daß 84% der Neonaten nach Forzepsentbindung keine Blutung aufwiesen, während dies in lediglich 59% bei den Spontangeburten der Fall war. Eindeutig waren aber die schweren Blutungen vorzugsweise nach Vakuumextraktionen diagnostiziert worden. Ein Zusammenhang zwischen hohen Schädelinnendruckwerten und Retinablutungen läßt sich nicht nachweisen. In den ersten Berichten von Egge wurde dies noch angenommen.

Im Gegenteil, Retinablutungen werden nach einem kürzeren Kraftzeitintegral häufiger und auch stärker ausgeprägt als nach einem längeren (Svenningsen u. Eidal 1988). Grad II- und Grad III-Blutungen waren nach einem Kraftzeitintegral unter 60 deutlich überrepräsentiert. Meines Erachtens sind die Kraftzeitintegrale allerdings eine schlechte Meßgröße zur Korrelation mit den Blutungen, da diese nicht die intrakraniellen Drucke reflektieren. Möglicherweise hängen die Retinablutungen von der Gesamtdauer der Traktionen ab. Traktionszeiten von 20–30 Minuten sind ja leider auch bei Vakuumextraktionen beschrieben worden (Svenningsen et al. 1988).

Auch in den randomisierten Studien sind Retinablutungen nach Forzeps bei 20–40% und nach VE bei 40–60% der Neugeborenen beobachtet worden (Ehlers et al. 1974, Williams et al. 1991, Johanson et al. 1993). In der Regel erweisen sich die unterschiedlichen Häufigkeiten als signifikant instrumentenabhängig. Insgesamt werden in etwa 50% aller vaginal-operativen Entbindungen Retinablutungen erwartet. Sie bilden sich innerhalb von 21 Tagen in aller Regel zurück. Ob sie im späteren Leben zu einer Sehbeeinträchtigung führen, ist nicht sicher, es wird jedoch in einigen Fällen angenommen.

Die Vorstellungen über die Blutungsentstehungen gehen von zwei Hypothesen aus. Konstante Druckerhöhung am fetalen Schädel führt zu Ödembildung und damit zu einem erhöhten intrakraniellen Druck mit Stase in den Retinavenen. Der konstante Druck in der Arterie löst schließlich die Blutungen aus (Svenningsen et al. 1988). Verstärkend können dabei schnelle Dekompressionsmechanismen wirken (O'Leary et al. 1986). Es ist aber auch denkbar, daß der erhöhte Schädelinnendruck über eine Blutströmungsverlangsamung des Sinus sagittalis und der Brückenvenen zur Stase führt (Egge et al. 1981) und die Blutung zur Folge hat.

Sichtbare Folgen einer vaginal-operativen Entbindung sind Kephalhämatome (Tabelle 4). Für die betroffenen Eltern sind diese immer beunruhigend. In unseren Untersuchungen waren diese Folgen häufiger nach Vakuumextraktionen als nach Forzepsentbindungen feststellbar. Nach Forzepsentbindungen fanden sich diese in 2,9% der Fälle und nach Vakuumextraktion in 11,9%. Das Risiko eines Kephalhämatoms ist also bei uns nach VE viermal höher als nach Forzeps.

Differenziert man die operativen Entbindungen nach Höhenstand und Indikation, so ergibt sich, daß die forcierte Entbindung wegen „drohender Asphyxie" jeweils durch das Instrument der Glocke in dieser Hinsicht besonders gefährlich ist (Tabelle 5). Bei Entbindung aus Beckenmitte war das Risiko eines Kephalhämatoms 4mal höher mit der Saugglocke und

Tabelle 3. Häufigkeit von Retinablutungen bei vaginal-operativen und Spontangeburten. (Nach Egge et al. 1981)

Blutung	Forzeps [%] (n=49)	Vakuum [%] (n=51)	Spontangeburt (n=100)
Grad 0	84	50	59
Grad I	8	9	20
Grad II	2	8	14
Grad III	6	23	7

Tabelle 4. Häufigkeit von Kephalhämatomen nach vaginal-operativer Entbindung im Klinikum Benjamin Franklin (PG=31,95 > χ^2)

Instrument	[n]	[%]
Forzeps	21/721	2,9
Vakuum	34/286	11,9

Tabelle 5. Einfluß des Höhenstandes und der Wahl des Instrumentes auf die Häufigkeit von Kephalhämatomen

	Forzeps	Vakuum	Signifikanz
BM Geburtsstillstand	5,6%	12,1%	n.s.
BM Asphyxie	3,1%	13,8%	$PG = 7{,}21 > \chi^2$
BB Geburtsstillstand	3,5%	2,9%	n.s.
BB Asphyxie	1,4%	14,3%	$PG = 14{,}04 > \chi^2$

vom Beckenboden sogar 10mal höher. Es erscheint mir denkbar, daß der überstürzte Aufbau des Vakuums bei der sichtbaren intrauterinen Gefährdung ursächlich sein könnte.

In kontrolliert-randomisierten Untersuchungen (Johanson et al. 1993) wird diese Erfahrung zwar weitgehend bestätigt, Williams et al. (1991) haben anhand ihrer Daten - wenngleich auch mit geringer Fallzahl - eine andere Erfahrung mitgeteilt. Unsere Daten sind durchaus mit den internationalen Ergebnissen in bezug auf die Häufigkeit der Kephalhämatome vergleichbar. Obwohl die in der Literatur mitgeteilten Raten an Hämatomen nach VE etwa doppelt so häufig sind wie nach Forzeps, bestehen doch beträchtliche Unterschiede. Folge dieser Hämatome sind Fälle mit verstärkter neonataler Gelbsucht und Fototherapiepflicht.

Gefürchtet sind intrakranielle Blutungen. Insgesamt sind sie selten, aber von Roemer u. Gern (1989) doppelt so häufig nach Forzeps wie nach Vakuumextraktionen beschrieben worden. In der Literatur werden 0-3,5% nach VE und 2,7% nach Forzeps angegeben. Nagel et al. (1989) haben bei reifen Neugeborenen in 4,7% subependymale Blutungen Grad I und II sonographisch nachgewiesen. Nach Forzeps war die Frequenz der periventrikulären Blutungen signifikant niedriger als nach Vakuumextraktion.

Shaver et al. (1992) haben bei seriellen Ultraschalluntersuchungen frühe (in 20%) und späte (in 21%) periventrikuläre Blutungen nach vaginaler und abdominaler Entbindung festgestellt. Sie konnten einen protektiven Einfluß von Forzepsentbindungen auf späte periventrikuläre Blutungen feststellen. Okuno et al. (1993) fordern den Ausschluß von epiduralen Blutungen bei Kephalhämatomen nach Vakuumextraktion. Hall (1992) weist auf das gleichzeitige Auftreten von subgalealen und intrakraniellen Blutungen als Komplikation von Vakuumextraktionen hin. Brand und Saling (1988) haben über 6,7% bei reifen vaginal-operativ entbundenen Neonaten und über 24% bei unreifen Neonaten berichtet, aber auch betont, daß der größte Teil der sonographisch diagnostizierten Blutungen harmlos und ohne pathogenetisch schwerwiegende Bedeutung sei. Die unterschiedlichen Angaben zu intrakraniellen Blutungen bedürfen zur endgültigen Bewertung weiterer Untersuchungen.

Nach Vakuumextraktionen sind auch visuelle und auditive Reaktionsverlangsamungen bei Neugeborenen mitgeteilt worden (Ryden 1986). Diese waren aber transient und am 5. Lebenstag nicht mehr nachweisbar (Leijon 1980). Auch die intellektuelle Leistung zwischen dem 3. und 7. Lebensjahr (Hohlweg-Majert et al. 1979) oder sogar im jugendlichen Alter (Nilsen 1984) sind identisch oder in der Low-forceps-Gruppe sogar besser.

Als besondere Verletzungen sind bei Zangenentbindungen die Facialisparesen aufzufassen (Tabelle 6). In unseren Daten fand sich eine derartige Druckläsion vorübergehender Art lediglich in 0,7% aller Zangenentbindungen und war damit vergleichsweise selten. Da diese Läsion nur bei Zangen beobachtet wird, ist sie als instrumentenbedingt und spezifisch anzusehen.

Die Frakturen bezogen sich in allen Fällen immer ausschließlich auf das Schlüsselbein und wurden ausnahmslos bei Kindern über

Tabelle 6. Kindliche Verletzungen nach vaginal-operativen Entbindungen

Instrument	Frakturen	Fazialisparesen
Forzeps	1,7% 12/721	0,7% 5/721
Vakuum	1,7% 5/286	0

Tabelle 7. Mütterliche Verletzungen nach vaginal-operativen Entbindungen

	Forzeps	Vakuum	Signifikanz
Scheidenrisse	24,4%	23,0%	n.s.
DR III°/IV°	7,4%	1,7%	$PG = 2{,}49 > \chi^2$
Zervixrisse	10,1%	9,4%	n.s.

3900 g Geburtsgewicht registriert. Hier kann man sich natürlich im einzelnen die Frage nach der Indikation stellen.

Im Hinblick auf die unerwünschten Effekte an der Gebärenden stehen die Verletzungen ganz im Vordergrund. Diese betreffen ausschließlich die Weichteile des Geburtskanales. Wir haben in unserer eigenen Analyse keine Unterschiede hinsichtlich der Häufigkeit von Scheidenrissen oder Zervixrissen feststellen können (Tabelle 7). Ganz im Gegensatz zu der Rate an Dammrissen III° und IV°, die bei Zangenentbindungen deutlich größer war als nach VE.

Diese Erfahrungen werden auch durch Ergebnisse randomisierter Studien bestätigt. Allerdings waren in zwei randomisierten Untersuchungen keine Unterschiede hinsichtlich der Häufigkeiten dieser Verletzungen in Abhängigkeit von der Anwendung unterschiedlicher Entbindungsinstrumente erkennbar (Johanson et al. 1993, Williams et al. 1991).

Fassen wir unsere eigenen Ergebnisse zusammen, dann ist zu bestätigen, daß die Rate an Kephalhämatomen nach VE und die Rate an Dammrissen III° und IV° nach Forzeps aus Beckenmitte erhöht ist. Allerdings ergibt sich kein signifikanter Anstieg für die Summe aller mütterlichen Verletzungen.

Es ist jedoch zu berücksichtigen, daß es primäre Risikofaktoren für derartige Verletzungen von Seiten der Mutter, aber auch infrastruktureller Art gibt. Das Risiko für einen Dammriß höheren Grades bei vaginal-operativen Entbindungen ist erhöht, wenn die operative Entbindung durch eine mediane Episiotomie unterstützt wird und hier insbesondere bei der Erstgebärenden (Abb. 4).

Die Häufigkeit und Schwere der Verletzungen wird eindeutig durch die Wahl des Instrumentes – Forzeps oder Vakuumglocke – beeinflußt. In weit stärkerem Maße sind diese aber von der Qualifikation des Operateurs abhängig. In der Hand von Fachärzten wurden weit weniger Verletzungen mit diesen Instrumenten verursacht als durch Assistenten in der Ausbildung (Combs et al. 1990).

Eine abschließende Bewertung kann gut durch die Metaanalyse der prospektiv-randomisierten Multicenterstudie vorgenommen werden (Johanson et al. 1993). Es läßt sich feststellen, daß die Vakuumextraktionen etwas weniger häufig erfolgreich beendet werden, also methodische Versager bestehen, daß die 5-Minuten-Apgar-Werte in der VE-Gruppe niedriger sind, daß bei der Saugglockenanwendung der Anästhesiebedarf reduziert ist (leichteres Anlegen der Glocke im Vergleich zur Zange), daß die Verletzungsrate geringer

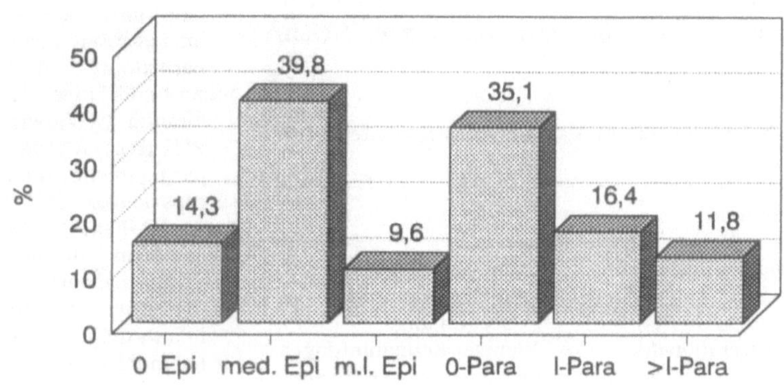

Abb. 4. Risikofaktoren für Dammrisse III° und IV° nach vaginal-operativer Entbindung. (Nach Combs et al. 1990)

ist und die Häufigkeit der Kephalhämatome größer ist. Eindeutig ist die Frequenz der Retinablutungen nach Vakuumextraktionen erhöht (Tabelle 8).

Die ACOG sieht den Vorteil der Saugglocke darin, daß diese unter Umständen auch bei nicht ganz vollständigem Muttermund angelegt werden kann und daß die Rotation des Kopfes passiv erfolgt, während die Zange manchmal technisch schwieriger zu handhaben ist und die Rotation aktiv erfolgt, was in der Hand des erfahrenen Operateurs auch ein großer Vorteil sein kann.

Die Vorteile der Instrumente bedingen auch ihren differenzierten Einsatz in solchen Kliniken, die in beiden Methoden ausbilden. Ich kann eine bevorzugte Anwendung der VE bei Querstand, Vorderhauptslage und Beckenmittensituationen nicht bedingungslos unterstützen (Gruber et al. 1993). Obwohl die mütterliche Traumatisierung und der Analgesiebedarf bei der VE geringer ist als bei der Forzepsentbindung, wissen wir noch zu wenig über den Einfluß der unterschiedlichen Methoden auf die neonatale Spätentwicklung. Die erhöhte Rate an Retinablutungen, der Trend zu niedrigeren Apgarwerten, die Ausbildung der Kephalhämatome machen es erforderlich, daß in Langzeitstudien die methodischen Evaluierungen fortgesetzt werden.

Sie werden nunmehr am Ende meiner Analyse sicher mein Eingangsstatement verstehen, daß die Wahl des Instrumentes eine Glaubensangelegenheit ist. Ich trete deshalb mit Vehemenz gegen Behauptungen in der jüngeren deutschsprachigen Literatur an, die eine instrumenten- und höhenstandsabhängige Gefahr beschreiben, weil dies ja auch ganz erhebliche juristische Implikationen im Falle eines Schadens nach sich ziehen kann.

Tabelle 8. Forzeps vs. Vakuum – Instrumentelle Vorteile

Vakuum	Zange
Leichter plazierbar	Schneller anlegbar
Weniger Raumbedarf	Schnellere Geburtsbeendigung
Weniger mütterliche Lazerationen	Weniger Retinablutungen

Literatur

Combs CA, Robertson PA, Laros RK (1990) Risk factors für third-degree and fourth-degree perineal lacerations in forceps and vacuum deliveries. Am J Obstet Gynecol 163:100–104

Brand M, Saling E (1988) Obstetrical factors and intracranial hemorrhage. In: Kubli F, Patel N, Schmidt W, Linderkamp O (eds) Perinatal events and brain dammage in surving children. Springer, Berlin Heidelberg New York Tokyo, p 216–227

De Lee JB (1920) The prophylactic forceps operation. Am J Obstet Gynecolk 1:34–37

Dell DL, Sightler SE, Plauché WC (1985) Soft cup vacuum extraction: A comparison of outlet delivery. Obstet Gynecol 66 (5):624–628

Egge K, Lyng G, Maltau M (1981) Effect of instrumental delivery on the frequency and severity of retinal hemorrhages in the newborn. Acta Obstet Gynecol Scand 60:153–155

Ehlers N, Jensen IK, Hansen KB (1974) Retinal haemorrhages in the newborn. Comparison of delivery by forceps and by vacuum extractor. Acta Ophthal 52:73–82

Fall O, Rydén G, Finnström K, Finnström O, Leijon I (1986) Forceps or vacuum extraction? A comparison of effects on the newborn infant. Acta Obstet Gynecol Scand 65:75–80

Gruber W, Chalubinski K, Ulm M (1993) Forceps versus Vakuum. Gynäkol Geburtsh Rdsch 33:162–164

Hall SL (1992) Simultaneous occurrence of intracranial and subgaleal hemorrhages complicting vacuum extraction delivery. J Perinatol 12 (2):185–187

Hohlweg-Majert P, Goyert A, Schmitt A (1979) Psychomotorische Entwicklung von operativ geborenen Kindern durch Sectio, Vakuum und Forzeps im Lebensalter von 3 bis 7 Jahren. Z Geburtsh Perinatol 183:375–383

Johanson RB, Rice C, Doyle M, Arthur J, Anyanwu L, Ibrahim J, Warwick A, Redman CWE, O'Brien PMS (1993) A randomised prospective study comparing the new vacuum extractor policy with forceps delivery. Br J Obstet Gynaecol 100:524–530

Lasbrey AH et al. (1964) A study of the relative merits and scope for vacuum extraction as opposed to forceps delivery. S Afr J Obstet Gynaecol 2:1–3

Leijon J (1980) Neurology and behaviour of newborn infants delivered by vacuum extraction on maternal indications. Acta Paediatr Scand 69:625–631

Moolgaoker A, Ahamed SOS, Payne PR (1979) A comparison of different methods of instrumental delivery based on electronic measurement of compression and traction. Obstet Gynecol 54:299

Nagel H, Plesse R, Rusche T, Richter I (1989) Ergebnisse hirnsonografischer Untersuchungen bei klinisch unauffälligen Neugeborenen. Zbl Gynäkol 111 (23):1580–1583

Nilsen ST (1984) Boys born by forceps and vacuum extraction examined at 18 years of age. Acta Obstet Gynecol Scand 63:549–554

Niswander KR, Gordon M (1973) Safety of the low-forceps operation. Am J Obstet Gynecol 117: 619–630

Okuno T, Miyamoto M, Itakura T, Ueno M, Shimizu M, Minamide A, Komai N (1993) A case of epidural hematoma caused by a vacuum extraction without any skull fractures and accompanied by cephalohematoma. Neurol Surg 21 (12):1137–1141

O'Leary JA, Ferrell RE, Randolph CR (1986) Retinal hemorrhage and vacuum extraction delivery. J Perinatol Med 14:197–199

Plauché WC (1980) Subgaleal hematoma. A complication of instrumental delivery. JAMA 244: 1597–1600

Roemer VM, Gern B (1989) Vakuum- oder Zangenentbindung? I. Retrospektive Analyse. Perinatol Med 1:1–8

Ryden G (1986) Vacuum extraction or forceps? Br Med J 292:75–76

Shaver DC, Bada HS, Korones SB, Anderson GD, Wong SP, Arheart KL (1992) Early and late intraventricular hemorrhage: the role of obstetric factors. Obstet Gynecol 80 (5):831–837

Svenningsen L, Eidal K (1988) Retinal hemorrhages and traction forceps in vacuum extraction. Early Hum Dev 16:263–269

Svenningsen L, Lindemann R, Eidal K, Jensen O (1987) Neonatal retinal hemorrhages and neurobehaviour related to tractive force in vacuum extraction. Acta Obstet Gynecol Scand 66:165–169

Vacca A, Grant A, Wyatt G (1983) Porthsmouth operative delivery trial: a comparison vaccum extraction and forceps delivery. Br J Obstet Gynaecol 90:1107–1112

Weitzel H (1994) Die operative Entbindung aus Beckenmitte. TW Gynäkologie 7:91–98

Williams MC, Knuppel RA, Weiss A, Kanarak N, O'Brien WF (1991) A prospectively randomized comparison of forceps and vacuum assisted vaginal delivery. Am J Obstet Gynecol 164:323

Anästhesieverfahren während der Geburt

A. Thiel, T. Wyderka, G. Hempelmann

MERKE:

1. Eine optimale anästhesiologische Versorgung der werdenden Mutter erfordert immer einen erfahrenen Anästhesisten, der die speziellen pathophysiologischen Gegebenheiten auch bei Risikoschwangerschaften und Frühgeburten kennt, sowie eine enge und reibungslose Zusammenarbeit zwischen Geburtshelfer, Anästhesist und Pädiater.
2. Als Anästhesieverfahren der Wahl während der Geburt kommt zunehmend die Katheter-Periduralanästhesie zum Einsatz, wobei spezifische Risiken und Kontraindikationen zu beachten sind.
3. Andere Verfahren der Regionalanästhesie (Spinalanästhesie, Kombination aus Spinal- und Periduralanästhesie) können in besonderen Situationen vorteilhaft sein.
4. Muß die Schwangerschaft aufgrund dringender kindlicher oder maternaler Indikation per Sectio caesarea beendet werden (Notsectio, dringliche Sectio), so sollte dies immer in Allgemeinanästhesie geschehen. Bei planbarer Entbindung per Sectio bietet die PDA sowohl aus geburtshilflichen als auch aus anästhesiologischen Gründen (Vermeidung einer Aspiration) deutliche Vorteile gegenüber der Allgemeinanästhesie.
5. Neue Verfahren zur geburtshilflichen Analgesie umfassen die „patient controlled epidural analgesia" (PCEA), die Katheter-Spinalanästhesie, die kombinierte Spinal-/Periduralanästhesie (CSE) sowie die peridurale Applikation von Opioiden bzw. α-2-adrenergen Rezeptoragonisten (z. B. Clonidin).

Einleitung

Die Linderung von Schmerzen während des Geburtsvorganges ist ein Thema, das die Menschen seit dem Altertum beschäftigt. Wurde der Geburtsschmerz bis in das 19. Jahrhundert als „natürlich" und somit unabwendbar betrachtet, so war es insbesondere das Verdienst von Simpson und Snow (Stichwort: Durchtrittsnarkose „a la reine"), daß auch die Anästhesie für die Geburtshilfe zunehmende Beachtung und Akzeptanz in der Öffentlichkeit fand.

In der modernen Geburtshilfe ist der Anästhesist, insbesondere bei geburtshilflichen Problemfällen (Frühgeburt, EPH-Gestose), nicht mehr wegzudenken. Dies läßt sich anhand einiger Zahlen aus der hiesigen Frauenklinik belegen (Abb. 1): In über 50% aller Entbindungen der letzten Jahre kamen Analgesie- oder Anästhesiemethoden zur Anwendung. Der Anteil an Periduralanästhesien lag insgesamt bei 28%. Im Schnitt war der Anästhesist also bei etwa jeder zweiten Entbindung per vias naturales beteiligt, bei der eine geburtshilfliche

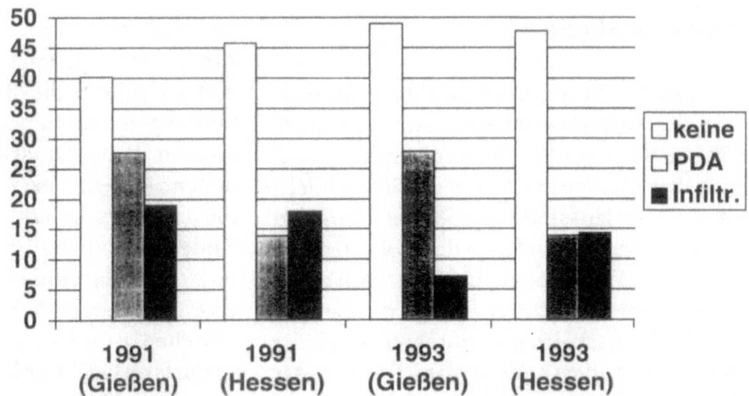

Abb. 1. Prozentuale Häufigkeiten von Entbindungen ohne Anästhesieverfahren (*keine*) im Vergleich zum Einsatz von Periduralanästhesie (*PDA*) bzw. Infiltrationsanästhesie (*Infiltr.*) in den Jahren 1991 und 1993 an der Universitäts-Frauenklinik Gießen sowie im Landesdurchschnitt (Hessen)

Analgesie erforderlich oder gewünscht war. Eine Sectio caesarea, die immer die Mitwirkung des Anästhesisten bedeutet, wurde in knapp 20% der Geburten notwendig. Risikoschwangerschaften, deren Anteil in unserer Klinik vergleichsweise hoch ist, wurden in der Mehrzahl anästhesiologisch mitbetreut.

Kernpunkt einer optimalen medizinischen Versorgung der werdenden Mutter ist die enge und reibungslose Zusammenarbeit zwischen Geburtshelfer, Hebamme, Pädiater und Anästhesist. Dies gilt auch und insbesondere für Risikoschwangerschaften, wobei die frühzeitige Information aller voraussichtlich Beteiligten die Grundlage für eine erfolgreiche Problemlösung ist.

Die Therapiemöglichkeiten der Geburtsschmerzen richten sich nach der individuellen Situation der Schwangeren und im besonderen Ausmaß nach den spezifischen Gegebenheiten der Institution, in der die Geburt erfolgt. Rein psychologisch orientierte Methoden wie die Hypnose werden nur in einem kleinen Teil unkomplizierter Schwangerschaften zum Erfolg führen. Die systemische Gabe von Opioiden war und ist immer noch eine der häufigsten Methoden, insbesondere in kleinen Krankenhäusern, um den Geburtsschmerz tolerabel zu gestalten. So erhielten laut einer bundesweiten Erhebung an 1045 Krankenhäusern (Knitza et al. 1986) 45% der Schwangeren eine derartige Behandlung. Pudendusblock und Damminfiltration folgten mit 39% bzw. 27%. Eine Regionalanästhesie wurde dagegen nur in 14% der Fälle durchgeführt. Ursächlich für diese Diskrepanz zu den Zahlen aus der Gießener Universitäts-Frauenklinik (vgl. Abb. 1) sind hauptsächlich personelle bzw. organisatorische Unterschiede: So zeigt sich für die Anwendung der Periduralanästhesie bei Entbindungen in Beckenendlage ein eindeutiges Gefälle von Universitätskliniken über Akademische Lehrkrankenhäuser bis hin zu Privat- und Belegkliniken, so daß der Grad der Verfügbarkeit eines geburtshilflichen Anästhesiedienstes besonderen Einfluß auf die angewandte Analgesiemethode ausübt.

Im folgenden möchte ich nun insbesondere auf die Spinal- und Periduralanästhesie, die Kombination beider Verfahren sowie auf die Allgemeinanästhesie eingehen. Indikation und Stellenwert der jeweiligen Methode sollen ebenso angesprochen werden wie neue Entwicklungen auf dem Gebiet der geburtshilflichen Anästhesie, soweit sie klinische Belange betreffen.

Periduralanästhesie

Das Anästhesieverfahren der Wahl zur Erleichterung der Geburtsschmerzen ist an unserer Klinik die Katheter-Periduralanästhesie. Nach gründlicher Hautdesinfektion, steriler Abdekkung und Lokalanästhesie erfolgt die Punktion des Periduralraumes in Höhe des Zwischenwirbelraumes LWK3/4 oder LWK2/3. Anschließend wird der Katheter etwa 3–5 cm über die Tuohy-Nadel nach kranial vorgeschoben, die Nadel entfernt, der Katheter am Rücken der Patientin mit Pflaster fixiert und die Punktionsstelle steril verbunden. Das intravasale Volumen wird vor der Gabe von Lokalanästhetika mit 500–1000 ml Ringer-Lösung aufgefüllt.

Für die Periduralanästhesie (PDA), ebenso wie für andere Regionalanästhesien wie die Spinalanästhesie, gelten eine Reihe von Kontraindikationen:

1. Ablehnung des Verfahrens durch die Patientin
2. Infektion im Bereich der Punktionsstelle
3. Gerinnungsstörungen
4. Hypovolämischer Schock, dekompensierte Herzvitien
5. Manifeste Eklampsie

Die Ablehnung des Verfahrens durch die Patientin, eine Infektion im Bereich der Punktionsstelle oder bestehende Gerinnungsstörungen stellen absolute Kontraindikationen dar. Bei gravierenden Störungen der Herzkreislauffunktion (hypovolämischer Schock, dekompensierte Herzvitien) sowie bei manifester Eklampsie ist eine Regionalanästhesie nur in extrem seltenen Einzelfällen zu vertreten, wobei eine intensive Überwachung sowohl der Mutter als auch des Feten unbedingte Voraussetzung ist. Bei bestimmten maternalen Herzfehlern (Mitralstenose, Mitralinsuffizienz, Aorteninsuffizienz, angeborene Vitien mit Links-Rechts-Shunt) ohne Dekompensationszeichen ist die PDA zur vaginalen Entbindung aus kardialen Gründen hilfreich, in anderen Situationen (Aortenstenose, Vitien mit Rechts-Links-Shunt) hingegen kontraindiziert.

Gegen die Anwendung der PDA insbesondere in der frühen Phase der Eröffnung (Muttermundsweite unter 5 cm) wird häufig noch das Argument vorgebracht, daß der Geburtsverlauf verlängert und die Rate instrumenteller Entbindungen erhöht würden. Diese Annahmen können so heutzutage nicht mehr aufrechterhalten werden. Neuere Studien (Chestnut et al. 1994; Nulliparae unter Oxytocingabe) belegen eindeutig, daß die Rate instrumenteller oder operativer Entbindungen nicht ansteigt, wenn eine PDA bereits bei einer Muttermundsweite zwischen 3 und 5 cm angelegt wird. Auch der Geburtsverlauf war gegenüber der Kontrollgruppe (zunächst intravenöse Opioidanalgesie, PDA erst bei Muttermundsweite über 5 cm) nicht verlängert.

Komplikationen während oder nach Anlage einer PDA sind insgesamt selten, können aber zur Gefährdung der Schwangeren und/oder des Feten führen.

Komplikationen der Periduralanästhesie

1. Perforation der Dura mater
2. Intravasale Injektion des Lokalanästhetikums
3. Subarachnoidale Injektion mit nachfolgender hoher Spinalanästhesie
4. Arterielle Hypotonie
5. Neurologische Komplikationen.

Frühzeitig eintretende Komplikationen betreffen die versehentliche Perforation der Dura mater, die zumeist anhand des Abtropfens oder der Aspiration von Liquor cerebrospinalis aus Punktionsnadel oder Katheter erkannt wird. Diese Komplikation ist im Prinzip harmlos, kann aber für die Patientin unangenehme Folgen in Form postspinaler Kopfschmerzen haben. Zum Ausschluß einer unbemerkten Duraperforation muß immer die Wirkung der sog. Testdosis abgewartet werden, um die Gefahr einer hohen Spinalanästhesie nach Applikation der Wirkdosis zu vermeiden. Dies gilt auch für Nachinjektionen in den liegenden Katheter, da dieser (sehr selten) die Dura sekundär perforieren kann. Es muß an dieser Stelle betont werden, daß generell die PDA wie die Spinalanästhesie (und erst recht die Allgemeinanästhesie) in die Hände eines erfahrenen Anästhesisten gehören.

Wird das Lokalanästhetikum versehentlich intravasal appliziert, so drohen unmittelbar danach schwere toxische Komplikationen. Diese betreffen in erster Linie das zentrale Nervensystem und die Herzkreislauffunktion. Tritt ein Blutdruckabfall nach PDA auf, so ist dies zumeist keine toxische Reaktion, sondern in aller Regel Folge der PDA-bedingten Sympathikusblockade bei unzureichender Volumenauffüllung. Da jeder gravierende Blutdruckabfall zur Hemmung der Wehentätigkeit und vor allem zur Beeinträchtigung des Feten führen kann, sind rechtzeitige Volumengabe und evtl. die Gabe von Vasopressoren notwendig, damit die Perfusion der uteroplazentaren Einheit nicht gefährdet wird.

Neurologische Komplikationen im Sinne von bleibenden Funktionsstörungen sind extrem selten. Viel häufiger klagen Patientinnen nach PDA über mäßige Kopf- oder Rückenschmerzen, die zumeist spontan nach wenigen Tagen reversibel sind. Bei schwerer oder anhaltender Symptomatik sollten immer Anästhesist und Neurologe konsiliarisch hinzugezogen werden, um Spätkomplikationen (z. B. epiduraler Abszeß) rechtzeitig zu erkennen.

Welches Lokalanästhetikum sollte bei einer geburtshilflichen PDA eingesetzt werden (Tabelle 1)? Zumindest im europäischen Raum hat sich das Bupivacain eindeutig durchgesetzt. Dieses Lokalanästhetikum besitzt neben seiner langen Wirkdauer günstige physikochemische Eigenschaften (hohe maternale Plasmaproteinbindung, niedriger materno-fetaler Konzentrationsgradient), so daß nur geringe Mengen der Substanz (ca. 0,1% der zugeführten Gesamtdosis; Lauven u. Stoeckel 1986) in der Blutbahn des Feten nachweisbar sind. Normalerweise wird Bupivacain in einer Konzentration von 0,25% eingesetzt. Ist bei der Schwangeren bereits früher eine Sectio durchgeführt worden, so sollte eine niedrigere Konzentration (0,125%) verwendet werden, um die Symptomatik einer evtl. drohenden Uterusruptur nicht zu verschleiern. Zur Durchführung einer Sectio wird Bupivacain in einer Konzentration von 0,5% verwendet. Höhere Konzentrationen (0,75%) haben eine Zunahme der Kardiotoxizität zur Folge und sind für geburtshilfliche Eingriffe kontraindiziert. Als wesentlicher Vorteil gegenüber anderen Lokalanästhetika ist anzuführen, daß Bupivacain eine ausgeprägte sensorische, aber nur eine geringe motorische Blockade hervorruft. Diesen, in der Geburtshilfe durchaus erwünschten, Effekt bezeichnen wir als Differentialblock. Ropivacain, ein neu entwickeltes Lokalanästhestikum, besitzt diese Eigenschaft in noch größerem Ausmaß bei geringerer Kardiotoxozität und erscheint damit als vielversprechende Alternative zu Bupivacain.

Spinalanästhesie

Die Spinalanästhesie zur Dämpfung des Geburtsschmerzes hat in den letzten Jahren eine gewisse Renaissance erlebt. Ursächlich hierfür ist u. a. eine Verfeinerung der technischen Möglichkeiten: Heutzutage können Spinalanästhesien mit sehr dünnen Nadeln (26G, 27G, 30G) und speziell geformten Nadelspitzen (Whitacre oder Sprotte) durchgeführt werden, wodurch sich das bekannte Risiko postspinaler Kopfschmerzen minimieren läßt. Als Lokalanästhestika werden zumeist Bupivacain oder Lidocain verwendet.

Tabelle 1. Lokalanästhetika zur geburtshilflichen Periduralanästhesie (TD Testdosis; WD Wirkdosis)

		TD	WD
Mittel der Wahl	Bupivacain 0,25%	3–4 ml +	6– 8 ml
Bei Z. n. Sectio	Bupivacain 0,125%	3–4 ml +	6– 8 ml
Bei PDA zur Sectio	Bupivacain 0,5%	3–4 ml +	12–16 ml
(Alternative zu Bupivacain	Ropivacain)		

Im Vergleich zur Periduralanästhesie bietet die Spinalanästhesie einen schnelleren Wirkungseintritt bei zuverlässiger Blockadequalität sowie den Vorteil, daß deutliche geringere Dosen appliziert werden müssen. Demgegenüber stehen zwei wesentliche Nachteile: Die rasch einsetzende Sympathikolyse erfordert einen schnellen Volumenersatz und nicht selten auch Vasopressoren, um einen Blutdruckabfall zu vermeiden. Darüberhinaus ist das Risiko von Kopfschmerzen im Vergleich zur PDA erhöht.

Kombinierte Spinal-/Periduralanästhesie

Die Vorteile der Spinalanästhesie (schneller Wirkungseintritt) und der PDA (Nachinjektion bei Bedarf) können mit der „combined spinal epidural" (CSE) Methode vereinigt werden. Im Prinzip handelt es sich dabei um die Plazierung einer periduralen Hohlnadel, durch die eine Spinalnadel eingeführt und im weiteren Verlauf ein periduraler Katheter eingelegt wird. Hierfür stehen kommerzielle Sets zur Verfügung. Bei aller Begeisterung für diese Methode dürfen jedoch ihre spezifischen Nachteile nicht übersehen werden: Nach erfolgter Spinalanästhesie kann die (übliche) Testdosis zum Ausschluß einer subarachnoidalen PDA-Katheterlage kaum beurteilt werden. Darüberhinaus besteht das Risiko postspinaler Kopfschmerzen sowie die Gefahr, daß der PDA-Katheter beim Vorschieben oder sekundär in das vorhandene Duraloch gerät und so eine subarachnoidale Fehllage erhält.

Allgemeinanästhesie

Ist die Beendigung der Schwangerschaft aus fetaler oder maternaler Indikation dringend, also innerhalb der nächsten Minuten indiziert (z. B. bei drohender fetaler Asphyxie), so wird in aller Regel eine Allgemeinanästhesie (Vollnarkose) durchgeführt. Diese muß als Intubationsnarkose unter Berücksichtigung des erhöhten Aspirationsrisikos als „Ileuseinleitung" nach vorheriger Präoxygenierung eingeleitet werden. Die physiologischen Veränderungen von Respiration und Hämodynamik in der Schwangerschaft sind während der Narkose besonders zu berücksichtigen: Exzessive Hyperventilation oder ein Blutdruckabfall sollten wegen der Gefahr einer plazentaren Minderperfusion strikt vermieden werden. Opioide dürfen erst nach Abklemmen der Nabelschnur zum Einsatz kommen. Dies gilt ebenso für nicht depolarisierende Muskelrelaxantien (mit Ausnahme der Präcurarisierungsdosis), wobei Vecuroniumbromid (Norcuron®) das Mittel der Wahl darstellt.

In den (seltenen) Fällen, in denen eine Vollnarkose aus anästhesiologischen Gründen kontraindiziert ist, bietet sich die Spinalanästhesie aufgrund ihres schnellen Wirkungseintrittes als Alternative an.

Primäre Sectio: Allgemein- oder Regionalanästhesie?

Bei planbarer Sectio caesarea stellt sich immer wieder die Frage, welches Verfahren (Allgemein- oder Regionalanästhesie) eingesetzt werden sollte. Unter Beachtung der Kontraindikationen bieten regionale Anästhesieverfahren nachweisbare Vorteile gegenüber der Allgemeinanästhesie sowohl aus anästhesiologischer (Vermeidung einer pulmonalen Aspiration) wie auch aus geburtshilflicher Sicht. Die Analyse neuerer Studien (Ong et al. 1989, Rolbin et al. 1994) ergibt, daß sowohl reife Neugeborene wie auch Frühgeburten unterhalb der 32. Schwangerschaftswoche höhere Apgarwerte nach Peridural- als nach Allgemeinanästhesie aufweisen. Dieser Unterschied war bei Kindern mit einem Geburtsgewicht unter 1000 g nicht so ausgeprägt wie bei Kindern mit einem höheren Geburtsgewicht. Bei der Abwägung „Allgemein- gegenüber Regionalanästhesie" muß in jedem Fall der individuellen Situation der Schwangeren (Angst vor Schmerzen oder dem Wachsein während des Eingriffs) Rechnung getragen werden. Hier ist ein einfühlsames Vorgehen des Anästhesisten beim Aufklärungsgespräch und bei der Durchführung der Anästhesie besonders gefragt. Ein „Überreden" zur Regionalanästhesie sollte unter allen Umständen vermieden werden.

Neue Entwicklungen in der geburtshilflichen Anästhesie

In den letzten Jahren hat sich eine Fülle neuer Ansätze ergeben, um die geburtshilfliche Analgesie und Anästhesie zu verfeinern. Statt der klassischen Methode der Bolusinjektion von Lokalanästhetikum in den Periduralkatheter kann die Substanz alternativ mit Hilfe von Infusionspumpen kontinuierlich oder durch die Patientin selbst („patient controlled epidural analgesia", PCEA) appliziert werden. Diese neueren Methoden erlauben eine mehr individuelle Schmerzhemmung, bergen aber spezifische Risiken (Zunahme des Gesamtverbrauchs an Lokalanästhetika bzw. unerwünscht hohe Ausbreitung der sensorischen Blockade), so daß eine strikte ärztliche Kontrolle wie bei der klassischen Methode notwendig ist.

In den letzten Jahren wird auch die Katheterspinalanästhesie wieder vermehrt durchgeführt. Seit immer dünnere Nadeln und Katheter kommerziell erhältlich sind, konnte das Risiko postspinaler Kopfschmerzen auf ein vertretbares Maß reduziert werden. Die Anwendung ultradünner (28G, 30G) Katheter ist jedoch problematisch: Auch bei subarachnoidaler Lage gelingt es nicht immer, Liquor zu aspirieren und damit die korrekte Position zu verifizieren. Die intrathekale Ausbreitung des injizierten Lokalanästhetikums kann behindert werden, was zu extrem hohen lokalen Konzentrationen und evtl. permanenten neurologischen Ausfällen führen kann. Dies führte zum Widerruf der Zulassung von Spinalkathetern kleiner als 27G durch die amerikanische *Food and Drug Administration* (Schneider 1993).

Die gegenwärtige Praxis regionaler Anästhesieverfahren ist durch neue Erkenntnisse über die spinale Nozizeption erheblich beeinflußt worden. So stellt die peridurale Opioidanalgesie seit mehr als 15 Jahren ein anerkanntes Therapiekonzept dar, ihre Konsequenzen für die geburtshilfliche Analgesie sind jedoch erst in den letzten Jahren klinisch umgesetzt worden. Aus der Fülle neuerer wissenschaftlicher Untersuchungen ergibt sich, daß besonders die Kombination von Lokalanästhetika mit kurzwirksamen Opioiden wie Fentanyl, Alfentanil und Sufentanil Vorteile für die geburtshilfliche Analgesie bietet: Der Bedarf an Lokalanästhetika kann gesenkt und deren Nebenwirkungen (z.B. motorische Blockade) minimiert werden. Die Wertschätzung einer periduralen Opioidgabe zur geburtshilflichen Analgesie zeigt sich schon darin, daß die überwiegende Mehrheit (95%) der Delegierten der *Society for Obstetric Anesthesiology and Perinatology* hierzu Opioide in Kombination mit Lokalanästhetika einsetzt (Crowhurst 1994).

Sufentanil erscheint aufgrund seiner niedrigen Plazentagängigkeit als Opioid der Wahl, wenn eine peridurale Hemmung des Wehenschmerzes ohne Anwendung von Lokalanästhetika erreicht werden soll: Im Vergleich zu 0,25% Bupivacain bewirkt die peridurale Gabe von 50 μg Sufentanil eine effiziente Analgesie ohne Beeinflussung der uteroplazentaren Durchblutung (Farbdopplermethode), wobei spezifische Nebenwirkungen (Veränderungen der fetalen Herzfrequenzvariabilität, Pruritus, Sedation) zu beobachten sind (Alahuhta et al. 1993). Dosen oberhalb von 50 μg Sufentanil peridural bergen die Gefahr einer Atemdepression des Neugeborenen (Crowhurst 1994).

Ein weiterer interessanter Ansatz betrifft die peridurale Anwendung von α2-Adrenorezeptor-Agonisten. Clonidin (Catapresan®) als klassischer Vertreter dieser Substanzgruppe wirkt auf spinaler Ebene analgetisch und synergistisch mit Opioiden und Lokalanästhetika. Aufgrund der vorliegenden Daten (Cigarini et al. 1992, Le Polain et al. 1993, O'Meara u. Gin 1993) ist eine abschließende Beurteilung des

Einsatzes in der Geburtshilfe noch nicht möglich. Solange die Frage der Dosierung noch ungeklärt ist, kann die peridurale Applikation von Clonidin in der klinischen Routine nicht empfohlen werden.

Zusammenfassend ist festzuhalten, daß eine optimale anästhesiologische Versorgung der werdenden Mutter immer einen erfahrenen Anästhesisten erfordert, der die speziellen pathophysiologischen Gegebenheiten auch bei Risikoschwangerschaften und Frühgeburten kennt. Die enge und reibungslose Zusammenarbeit zwischen Geburtshelfer, Anästhesist und Pädiater sollte selbstverständlich sein. Als Anästhesieverfahren der Wahl während der Geburt kommt zunehmend die Katheterperiduralanästhesie zum Einsatz, wobei spezifische Risiken und Kontraindikationen zu beachten sind. Andere Verfahren der Regionalanästhesie (Spinalanästhesie, Kombination aus Spinal- und Periduralanästhesie) können in besonderen Situationen vorteilhaft sein. Muß die Schwangerschaft aufgrund dringender kindlicher oder maternaler Indikation per Sectio caesarea beendet werden (Notsectio, dringliche Sectio), so sollte dies immer in Allgemeinanästhesie geschehen. Bei planbarer Entbindung per Sectio bietet die PDA sowohl aus geburtshilflichen als auch aus anästhesiologischen Gründen (Vermeidung einer Aspiration) deutliche Vorteile gegenüber der Allgemeinanästhesie. Neue Verfahren zur geburtshilflichen Analgesie (PCEA, Katheterspinalanästhesie, CSE, peridurale Applikation von Opioiden bzw. α2-adrenergen Rezeptoragonisten) werden das Spektrum der Möglichkeiten erweitern.

Literatur

Alahuhta S, Räsänen J, Jouppila P, Jouppila R, Hollmen AI (1993) Epidural sufentanil and bupivacaine for labor analgesia and Doppler velocimetry of the umbilical and uterine arteries. Anesthesiology 78:231–236

Chestnut DH, Vincent RD, McGrath JM, Choi WW, Bates JN (1994) Does early administration of epidural analgesia affect obstetric outcome in nulliparous women who are receiving intravenous oxytocin? Anesthesiology 80:1193–1200

Cigarini I, Kaba A, Brohon E, Brichant JF, Damas F, Hans P, Dutz F, Albert A, Lamy M (1992) Epidural clonidine in labor analgesia: a comparative study. Anesthesiology 77:A989

Crowhurst JA (1994) Analgesia for labour. Current Opinion in Anaesthesiology 7:224–230

Knitza R, Sans-Scherer U, Hepp H (1986) Anästhesieverfahren in der Geburtshilfe – derzeitiger Stand. In: Martin E, Peter K, Taeger K (Hrsg) Anästhesie und Geburtshilfe. Wiss. Verl.-Abt., Deutsche Abbott GmbH, Wiesbaden

Lauven PM, Stoeckel H (1986) Grundlagen des diaplazentaren Transfers von Lokal- und Inhalationsanästhetika. In: Martin E, Peter K, Taeger K (Hrsg) Anästhesie und Geburtshilfe. Wiss. Verl.-Abt., Deutsche Abbott GmbH, Wiesbaden

Le Polain B, de Kock M, Scholtes JL, van Lierde M (1993) Clonidine combined with sufentanil and bupivacaine with adrenaline for obstetric analgesia. Br J Anaesth 71:657–660

O'Meara ME, Gin T (1993) Comparison of 0,125% bupivacaine with 0,125% bupivacaine and clonidine as extradural analgesia in the first stage of labour. Br J Anaesth 71:651–656

Ong BY, Cohen MM, Palahniuk J (1989) Anesthesia for cesarean section – effects on neonates. Anesth Analg 68:270–275

Rolbin SH, Cohen MM, Levinton CM, Kelly EN, Farine D (1994) The premature infant: Anesthesia for cesarian delivery. Anesth Analg 78:912–917

Schneider MC (1993) Epidural and spinal analgesia in obstetrics. Current Opinion in Anaesthesiology 6:457-464

Geburtsleitung bei Status nach Sektio

M. Kirschbaum und W. Künzel*)

MERKE:

1. Fast 8% aller Geburten in Hessen tragen das Risiko „Status nach Sektio".
2. Nach Kaiserschnitten ist die Sektiorate in Hessen um das 3,6fache höher: 53,1%.
3. Der Satz „Einmal Sektio – immer Sektio" hat heute keine Gültigkeit mehr.
4. Nach Sektio ist der protrahierte Geburtsverlauf in der Eröffnungsperiode in 7,0% der Fälle (gegenüber 3,1%) Indikation zur Re-Sektio.
5. Bei exspektativer Geburtsleitung läßt sich – auch bei „Mißverhältnis" in der Anamnese – die Rate der primären Re-Sektiones halbieren.
6. Die Periduralanästhesie in halber Konzentration ist ein geeignetes Hilfsmittel zur Geburtsleitung.

Einleitung

Im Jahr 1916 veröffentliche Cragin in einem Artikel den mittlerweile geflügelten Satz: Einmal Sektio, immer Sektio [3]. Damals erfolgte der Kaiserschnitt üblicherweise mittels korporalem Längsschnitt. Tatsächlich beobachtete man in dieser Zeit bei Geburten nach Kaiserschnitten häufig Uterusrupturen mit einem maternalem Blutungsschock und einer Mortalität von 50 bis 80% für die Mutter und eine Mortalität von nahezu 100% für das Kind [4].

Noch im Jahr 1978 wurden deshalb in den USA 98% der Frauen, die einen Kaiserschnitt in der Anamnese hatten, immer wieder per Sektio entbunden [9, 11, 13].

Mittlerweile wurden Zweifel laut, ob denn die Re-Sektio immer gerechtfertigt sei. In 1979 veröffentlichte Phelan schon den Artikel „Zweimal Kaiserschnitt – immer Kaiserschnitt?" [10] und in 1994 erscheint im European Journal of Obstetrics and Gynecology ein Artikel mit dem Statement „Dreimal Kaiserschnitt, immer Kaiserschnitt" [12].

Vor diesem Hintergrund ist es Zeit für eine geburtshilfliche Bestandsaufnahme: Wie werden derzeit unsere Patientinnen mit einem Kaiserschnitt in der Anamnese beraten und wie werden sie behandelt? Was ist Tradition und was ist gesichert bei der Leitung einer Geburt nach Kaiserschnitt? Welche Gefahren *befürchtet* der Geburtshelfer nach Sektio und welche Gefahren bestehen tatsächlich?

Material und Methoden

Zur Beantwortung dieser Fragen wurde zum einen auf die Daten der Hessischen Perinatalerhebung der Jahre 1990 bis 1993 mit insge-

*) Für statistische und technische Assistenz sei Frau Rosi Stillger, Abteilung für Datenschutz und Qualitätssicherung, sowie Herrn Stefan Tschunko, UFK Gießen, herzlich gedankt.

samt rund 225 000 Geburten, davon 16 000 Geburten nach Kaiserschnitten bezug genommen, zum anderen 4.500 Geburten unserer Klinik, ebenfalls aus den Jahren 1990 bis 1993 ausgewertet. Anhand der Auswertung wird der gegenwärtige Stand des geburtshilflichen Vorgehens beschrieben, und es wird deutlich, was in Zukunft am geburtshilflichen Management verbessert werden kann.

Abschließend wird ein Überblick über ein exspektatives geburtshilfliches Vorgehen bei Status nach Sektio gegeben, das dem erhöhten Risiko trotzdem gerecht wird.

Ergebnisse

7,1% aller Geburten in Hessen tragen das Risiko „Status nach Sektio". Das heißt, ungefähr jede 14. Schwangere wird ihren Frauenarzt nach den Besonderheiten während der Schwangerschaft und im Geburtsverlauf nach Kaiserschnittentbindungen fragen (Tabelle 1).

Die Sektiofrequenz liegt bei Patientinnen ohne Kaiserschnitt in der Anamnese, bei 14,8%. Nach vorausgegangenem Kaiserschnitt liegt die Sektiorate bei 53,1%, d.h. mehr als jede zweite Entbindung nach Sektio ist wieder eine abdominale Schnittentbindung. Die Rate *primärer* Kaiserschnitte beträgt hierbei 33,2%. Es wird also bei jeder dritten Geburt bei Status nach Sektio immer noch nach dem Satz aus dem Jahr 1916 verfahren: „Einmal Sektio, immer wieder Sektio."

Indikationen zur Re-Sektio

Bei den Patientinnen ohne Kaiserschnitt in der Anamnese sind das pathologische CTG und der protrahierte Geburtsverlauf die häufigsten Ursachen für eine abdominale Schnittentbindung (Abb. 1). Ein feto-maternales Mißverhältnis ist in 15,9% der Fälle Grund für die Sektio.

Wenn eine Sektio in der Anamnese vorliegt, ist bereits die Tatsache „Kaiserschnitt in der Anamnese" in 63,0% der Fälle Indikation oder Mitindikation zur Sektio. Die Indikation „Mißverhältnis" ist in 28,8% Indikation oder Mitindikation zur Sektio. Das pathologische CTG spielt bei Status nach Sectio nur noch eine untergeordnete Rolle. Bei diesen Indikationen ist bemerkenswert, daß in 45,9% der Fälle der „Status nach Sektio" Indikation zur *primären* Re-Sektio war. Genauso auffällig ist das „Mißverhältnis"als Indikation zur Re-Sektio: In 18,5% ist das Mißverhältnis schon vor Wehenbeginn Begründung für die primäre Re-Sektio.

Tabelle 1. Verteilung der Geburtsmodi bei Status nach Sektio und den übrigen Geburten in Hessen und der Universitäts-Frauenklinik Gießen. Daten der Hessischen Perinatalerhebung 1990–1993

Entbindungsmodus (Einlinge)	Hessen (n=225062)				UFK Gießen (n=4683)			
	Status nach Sektio (7.1%) (n=16043)		Übrige Geburten (n=209019)		Status nach Sektio (7,7%) (n=359)		Übrige Geburten (n=4324)	
	[%]	[n]	[%]	[n]	[%]	[n]	[%]	[n]
Sektio, gesamt	53,1	8518	14,8	31006	35,9	129	14,5	628
Sektio, primär	33,2	5328	6,5	13567	17,5	63	5,7	248
Sektio, sekundär	19,9	3190	8,3	17439	18,4	66	8,8	380
Vaginale Entbindungen	46,9	7525	85,2	178013	64,1	230	85,5	3696
Spontan/Manualhilfe	40,8	6548	78,3	163692	55,4	199	79,2	3426
Vakuum/Forzeps	6,1	977	6,9	14321	8,6	31	6,2	270

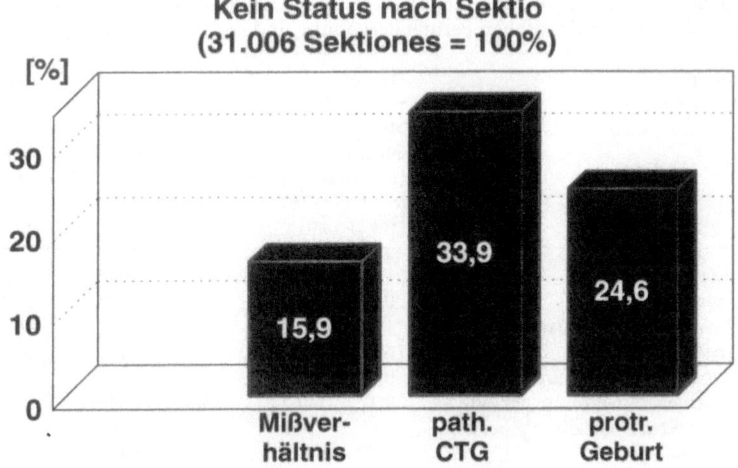

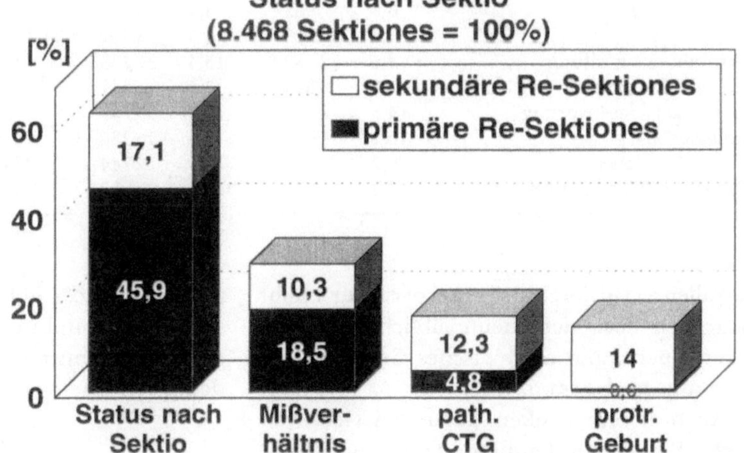

Abb. 1 a, b. Häufige Indikationen zur Sektio und zur Re-Sektio in Hessen. Daten der Hessischen Perinatalerhebung 1990–1993,

Risiken bei „Status nach Sektio"

Das Risiko „Uterusruptur" ist nicht gänzlich verschwunden, seit der korporale Längsschnitt durch den Querschnitt im unteren Uterinsegment ersetzt worden ist. Eine Uterusruptur tritt ohne Kaiserschnitt fast nie auf. Bei Status nach Sektio findet man die Uterusruptur oder die drohende Uterusruptur in 3,1% der Fälle (Tabelle 2). Im Kollektiv unserer Klinik waren das von 1990 bis 1993 10 Patientinnen (Tabelle 3). Die klinischen Symptome sind fast immer Schmerzen im Bereich der alten Sektionarbe. Sie nehmen unter der Wehentätigkeit an Intensität zu und sind dann auch nicht mehr durch eine Tokolyse zu beeinflussen. Die kardiotokographischen Zeichen der drohenden fetalen Asphyxie können hierbei ebenfalls auftreten [5], sind allerdings nicht obligatorisch. Seltener ist die vaginale Blutung Zeichen der Uterusruptur. Die Symptome der Uterusruptur können bei jeder Muttermundsweite auftreten. In unserer Klinik erfolgte in allen 10 Fällen eine abdominale Schnittentbindung bei diesen klinischen Zeichen. Intraoperativ ließ sich der klinische Verdacht auf Uterusruptur in 5 von den

Tabelle 2. Häufigkeit von Schwangerschafts- und Geburtsrisiken bei Status nach Sektio und den übrigen Geburten. Daten der Hessischen Perinatalerhebung und der Universitäts-Frauenklinik Gießen 1990–1993

Risiken	Hessen				UFK Gießen			
	Status nach Sektio (n = 16262)		Übrige Geburten (n = 212032)		Status nach Sektio (n = 374)		Übrige Geburten (n = 4541)	
	[%]	[n]	[%]	[n]	[%]	[n]	[%]	[n]
Diabetes mellitus	1,0	159	0,5	1048	5,5	20	2,2	96
Plazenta praevia	0,7	115	0,4	808	1,9	7	0,6	27
Vorzeitige Plazentalösung	1,1	170	0,6	1191	1,7	6	0,5	20
Pathologisches CTG	16,1	2593	14,5	30441	20,5	74	15,1	655
Azidose unter der Geburt	0,4	71	0,4	919	1,4	5	0,7	30
Protrahierte Eröffnungsperiode	9,1	1467	5,8	12046	9,7	35	3,9	169
Protrahierte Austreibungsperiode	5,6	897	7,3	15192	8,9	32	8,2	358
Mißverhältnis	15,7	2529	2,6	5409	1,4	5	0,3	13
Uterusruptur	3,1	503	0,1	237	2,8	10	0,2	7
Querlage	1,0	156	0,3	561	0,3	1	0,4	16
Beckenendlage	6,0	965	4,4	9236	7,5	27	7,2	315
Frühgeburt	4,4	713	4,0	8409	12,7	46	11,3	493
Terminüberschreitung	14,6	2352	15,4	32225	17,7	64	17,1	744
Gestose/Eklampsie	3,7	595	3,3	6841	7,5	27	6,9	302
Vorzeitiger Blasensprung	14,8	2378	19,0	93799	17,7	64	17,4	756
Mangelgeburt	10,2	1674	7,6	16280	14,5	56	11,9	562
Vorzeitige Wehen	9,2	1481	10,9	22744	23,8	86	22,9	998
Isthmozervikale Insuffizienz	2,4	380	3,4	7052	3,9	14	3,3	144

10 Fällen verifizieren. Die Uterusruptur bleibt also auch nach dem heute üblichen isthmischen Querschnitt ein typisches Geburtsrisiko bei Status nach Sektio.

Auch andere Risiken treten bei Geburten nach Kaiserschnittentbindungen signifikant häufiger auf. Die wichtigsten dieser Risiken, die eine Relevanz für die kompetente Schwangerenberatung und Geburtshilfe besitzen, sind in Tabelle 2 zusammengefaßt.

Risiken, die von der Plazenta ausgehen

Das Risiko einer vorzeitigen Plazentalösung ist bei Status nach Sektio fast verdoppelt. Das gleiche gilt auch für das Risiko einer Plazenta prävia. Hier mag die durch den vorangegangenen Kaiserschnitt veränderte uterine Perfusion im unteren Uterinsegment eine Rolle spielen. Die veränderte uterine Perfusion spiegelt sich auch in der 30% höheren Rate von Plazentainsuffizienzen und in der um 42% höheren Rate an Mangelgeburten bei Status nach Sektio wider.

Lageanomalien

Mit der veränderten Elastizität des unteren Uterinsegmentes kann auch die höhere Rate an Lageanomalien zusammenhängen. Während z. B. Beckenendlagen sonst in 4,4% der Fälle auftreten, finden sich Beckenendlagen nach Kaiserschnitten in 6% der Fälle (Tabelle 2).

Geburtsdauer

Die mittlere Dauer der Eröffnungsperiode aller vaginalen Entbindungen zusammen mit den sekundär indizierten Kaiserschnitten beträgt

Tabelle 3. Geburtsverläufe und Befunde bei 10 Patientinnen der Universitäts-Frauenklinik Gießen (1990–1993) mit dem Risiko „Uterusruptur/drohende Uterusruptur" (2,8%). Intraoperativ wurde der klinische Verdacht bei 5 Patientinnen verifiziert (Patientin 1–5)

Patientin Geb.Datum	Erste Sektio	Entbindungsdatum	SS-Alter	Geburtsverlauf, Symptome	MM-Weite	CTG-Veränderungen	Intraoperativer Befund	Fetaler Zustand
J, C; 31. 5. 57	Vor 4 Jahren, drohende Asphyxie	11. 11. 90	ET + 2	Status nach Weheninduktion, keine intensivere Schmerzsymptomatik, jedoch hartes Abdomen	3 cm	Tiefe Dezelerationen nach Amniotomie	Von Uterusperitoneum gedeckte Uterusruptur 10 × 10 cm	Apgar 6-8-10, pH 7,00, Gewicht 3430 g
M, W; 18. 8. 57	Vor 6 Jahren, Geburtsstillstand EP	14. 8. 91	ET − 1	Zunehmende Schmerzen im Bereich des Fundus uteri, in den Rücken ausstrahlend, Atemnot	5 cm	Keine	Bei Laparatomie entleert sich Fruchtwasser; Perforation der alten Sektionarbe, 5 cm	Apgar 9-10-10, pH 7,25, Gewicht 3970 g
C,Ö; 9. 6. 69	Vor 4 Jahren, Mißverhältnis?	28. 1. 92	ET + 1	Blasensprung, kräftige Wehentätigkeit, zögerliche MM-Eröffnung, zunehmende Schmerzen im Bereich der alten Sektionarbe	1 cm	Keine	Perforation der alten Uterotomienarbe 5 × 3 cm	Apgar 9-10-10, pH 7,30, Gewicht 3660 g
K, I; 8.4.54	Vor 4 Jahren, bei BEL	11. 3. 93	39/5 SSW	Schmerzen in der alten Sektionarbe bei 3 h vollständigem MM	Vollst.	Abfall der FHF, Dezelerationen	Ruptur des Myometriums rechts 3 cm	Apgar 4-6-8, pH 7,04, Gewicht 3600g
S-P, M; 31. 12. 58	Vor 2 Jahren, 33. SSW, path. CTG	2. 11 .93	ET − 4	Vag. Blutung bei VE (1. Traktion) von BM. Notsektio; diffuse Bauchschmerzen	Vollst.	Wehenabhängige Dezelerationen	Dehiszenz der alten Sektionarbe mit Hämatom in Peritonealraum	Apgar 2-6-8, pH 6,75, Gewicht 3110 g
W, A; 21. 2. 58	Vor 1 J ahr, drohende Asphyxie	5. 4. 90	ET + 13	Starke Schmerzen oberhalb der Symphyse bei vollständigem MM, auch in der Wehenpause andauernd	Vollst.	Keine	Kein Hinweis für Ruptur	Apgar 9-10-10, pH 7,39, Gewicht 3260 g
S, B; 13. 3. 55	Vor 4 Jahren, Plazenta prävia	20. 2. 92	ET + 3	Vorzeitiger Blasensprung, überstarke Schmerzhaftigkeit im unteren Uterinsegment unter Wehentätigkeit	2 cm	Dezelerationen	Keine Perforation intraoperativ nachweisbar	Apgar 9-10-10 pH 7,31, Gewicht 3490 g
G-S, M; 7. 8. 53	Vor 2 Jahren	25. 3. 93	40 SSW	Blasensprung, danach intensive Wehentätigkeit, wehenabhängige Schmerzen im Bereich der alten Sektionarbe, an Intensität zunehmend	3 cm	Keine	Verdünnte (2 mm), eingezogene Uterotomienarbe, keine Ruptur	Apgar 9-10-10 pH 7,36, Gewicht 3460g
S, U; 2. 3. 62	Vor 5 Jahren, Asphyxie, kardiale Mißbildung	7. 6. 93	ET + 2	unter MM-Eröffnung Schmerzen im Bereich der alten Uterotomienarbe mit zunehmend scharfem stechenden Charakter	4–5 cm	Keine	Unteres Uterinsegment dünn ausgezogen	Apgar 9-10-10, pH 7,27 , Gewicht 3720g
E-R, B; 10. 10. 61	Vor 5 Jahren, Mißverhältnis	18. 8. 93	ET + 6	Blasensprung seit 3 Tagen, Anstieg der Entzündungsparameter, regelmäßige Wehentätigkeit, Schmerzen im linken Anteil der alten Sektionarbe, zunehmende Intensität	4 cm	Anstieg der basalen Herzfrequenz	Unteres Uterinsegment deutlich dünn ausgezogen, keine Uterusruptur	Apgar 9-10-10, pH 7,26, Gewicht 3900g

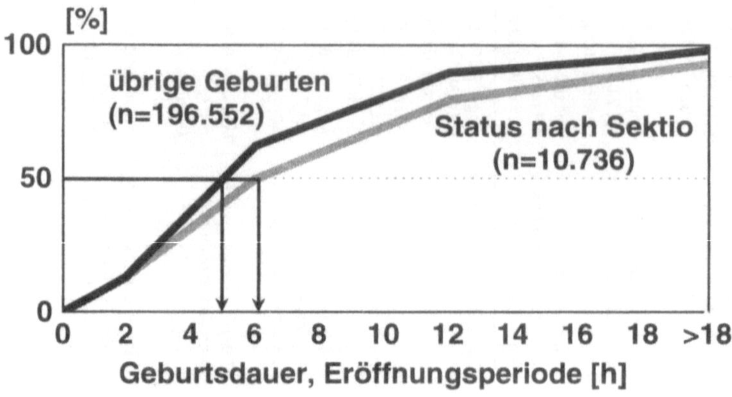

Abb. 2. Kumulative Häufigkeit, Dauer der Eröffnungsperiode bei Status nach Sektio und den übrigen Geburten. Nur vaginale Geburten und sekundäre Sektiones (n = 207 288). Darstellung der mittleren Eröffnungsdauer (50%-Perzentile). Daten der Hessischen Perinatalerhebung 1990–1993. Die mittlere Dauer der Eröffnungsperiode ist bei Status nach Sektio 1 Stunde länger

5 Stunden. Liegt ein Kaiserschnitt in der Anamnese vor, so ist die mittlere Dauer der Eröffnungsperiode nur um 1 Stunde höher, liegt also bei 6 Stunden (Abb. 2). Die Austreibungsperiode weist keine Unterschiede in beiden Kollektiven auf. Obwohl die Geburtsdauer also im Mittel nur 1 Stunde länger ist, stellt der Geburtshelfer fast doppelt so häufig die Diagnose „protrahierter Geburtsverlauf", wenn ein Kaiserschnitt in der Vorgeschichte vorliegt (Tabelle 2). Diesem Phänomen gilt es bei dem exspektativen geburtshilflichen Vorgehen entgegenzutreten. Selbst wenn die Geburtsdauer nach Kaiserschnitten im Mittel 1 Stunde mehr in Anspruch nimmt, bedingt diese Tatsache nicht den Abbruch der vaginalen Entbindung. Vielmehr kann bei exspektativem Vorgehen durch einen großzügigen Einsatz der Periduralanästhesie [6] der längeren und schmerzhaften Eröffnungsperiode wirksam Rechnung getragen werden. In unserer Klinik wird von der Möglichkeit der Katheterperiduralanästhesie bei 37,4% der Geburten nach Sektio Gebrauch gemacht. Doppelt so häufig, wie sonst in Hessen (Abb. 3). Wegen der wichtigen klinischen Zeichen der Uterusruptur verwenden wir aller-

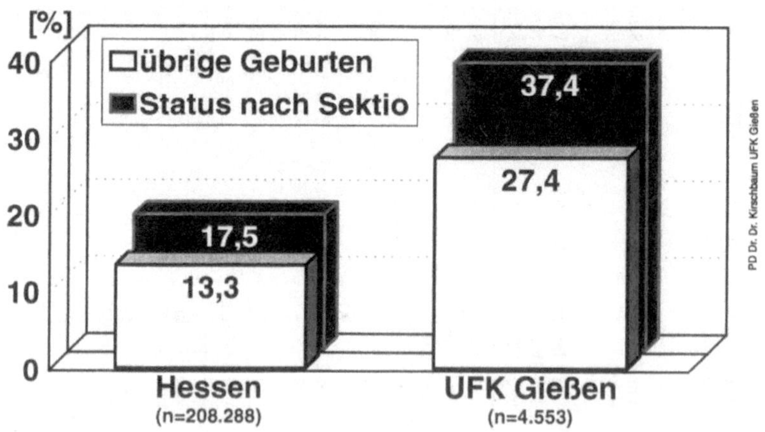

Abb. 3. Häufigkeit der Periduralanästhesie bei Status nach Sektio und den übrigen Geburten in Hessen und der Universitäts-Frauenklinik Gießen. Nur vaginale Entbindungen und sekundäre Sektiones. Daten der Hessischen Perinatalerhebung und der Universitäts-Frauenklinik Gießen 1990–1993

dings bei Status nach Sektio das niedriger konzentrierte Bupivacain 0,125%. Eine Kontraindikation gegen die Anwendung von Oxytozin bei Wehenschwäche besteht ebenfalls nicht [8].

Frühgeburtenrate und die schwangerschaftsinduzierte Hypertonie

Die Frühgeburtenrate und die schwangerschaftsinduzierte Hypertonie mit und ohne Proteinurie ist mit und ohne Sektio in der Anamnese gleich hoch (Tabelle 2).

Zur Nachtastung

Die Empfehlung zur Nachtastung stammt aus der Zeit der klassischen Sektio. Das war gerechtfertigt durch eine Rupturfrequenz von bis zu 1:137 [2]. Die Nachtastung wurde auch weiter praktiziert, als die Sektio durch isthmischen Querschnitt erfolgte.

Durch verschiedene Geburtshelfer ist diese postpartale Maßnahme in Frage gestellt worden. Noch im letzten Jahr erfolgte eine Umfrage an 37 deutschsprachigen Hochschulen durch Hebisch u. Huch [7]. Hebisch und Huch zeigten, daß die Nachtastung nur noch an 20 der 37 Universitätsfrauenkliniken regelmäßig erfolgt. Als Gründe gegen die Nachtastung werden aufgeführt die Belastung für die Patientin, ein zusätzliches Infektions- und Narkoserisiko und die fehlende klinische Konsequenz. Alternativ wird die Überwachung im Kreißsaal für vier Stunden postpartal angegeben.

Von uns wird die manuelle Nachtastung auch weiterhin durchgeführt und empfohlen: Unmittelbar nach der Geburt, also noch vor der Geburt der Plazenta, ist die Nachtastung auch ohne zusätzliche Narkose und ohne Belästigung und Risiko für die Patientin möglich. Dehiszenzen der alten Uterotomienarbe wurden von 1990 bis 1993 hierbei nicht beobachtet.

Vorgehen bei Status nach Sektio

Das Risiko „Status nach Sektio" setzt sich komplex zusammen aus Risiken, wie Plazentalösungen, Plazenta prävia, Plazentainsuffizienz, Wachstumsretardierung, Lageanomalien und vor allen Dingen der erhöhten Gefahr der Uterusruptur. Diese Risiken bedingen insgesamt eine erhöhte Rate an primären und sekundären Re-Sektiones.

Die Tatsache „Status nach Sektio" sollte in Zukunft *allein* keine Indikation zur abdomina-

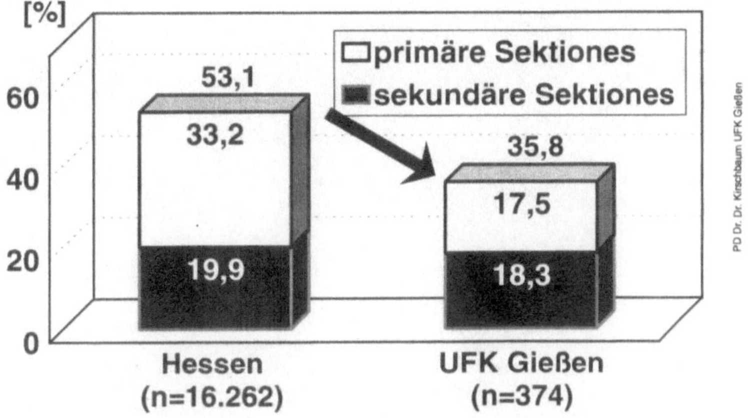

Abb. 4. Sektiorate bei Status nach Sektio in Hessen und in der Universitäts-Frauenklinik Gießen, aufgeteilt nach primären und sekundären Re-Sektiones. Daten der Hessischen Perinatalerhebung und der Universitäts-Frauenklinik Gießen 1990–1993

len Schnittentbindung sein. Die Diagnose „Mißverhältnis“ und „protrahierter Geburtsverlauf“ müssen nach Kaiserschnitten mit größerer Zurückhaltung gestellt werden. Auch nach Kaiserschnitten besteht keine Kontraindikation gegen eine Periduralanästhesie. Die Indikation zur PDA zur Verbesserung der Compliance sollte großzügig gestellt werden. Die Nachtastung und die übliche postpartale Überwachung bleiben Teil des geburtshilflichen Vorgehens.

Bei diesem Vorgehen [1] ist insbesondere die hohe Rate primärer Re-Sektiones von 33,2% auf die Hälfte reduzierbar (Abb. 4).

Literatur

1. van Amerongen D (1989) Vaginal birth after cesarean section. Experience in a community-based practice. J Reprod Med 34 (8):531–534
2. Beacham WD, Beacham DW, Webster HD, Fielding SL (1970) Rupture of the uterus at New Orleans charity hospital. Am J Obstet Gynecol 106:1083–1097
3. Cragin E (1916) Conservatism in obstetrics. N Y State J Med 104:1–7
4. Donnelly JP, Franzoni KT (1967) Vaginal delivery following cesarean section. Obstet Gynecol 29 (6):871–874
5. Farmer RM, Kirschbaum T, Potter D, Strong TH, Medearis AL (1991) Uterine rupture during trial of labor after previous cesarean section. Am J Obstet Gynecol 165 (4):996–1001
6. Flamm BL, Dunnett C, Fischermann E, Quilligan EJ (1984) Vaginal delivery following cesarean section: Use of oxytocin augmentation and epidural anesthesia with internal tocodynamic and internal fetal monitoring. Am J Obstet Gynecol 148 (6):759–763
7. Hebisch G, Huch A (1994) Nachtastung bei Zustand nach Sectio caesarea. Gynäkol Prax 18: 223–231
8. Horenstein JM, Phelan JP (1985) Previous cesarean section: The risks and benefits of oxytocin usage in a trial of labor. Am J Obstet Gynecol 151 (5):564–569
9. Notzon FC, Cnattingius S, Bergsjø P, Cole S, Taffel S, Irgens L, Daltveit AK (1994) Cesarean section delivery in the 1980s: International comparison by indication. Am J Obstet Gynecol 170 (2): 495–504
10. Phelan JP, Ahn MO, Diaz F, Brar HS, Rodriguez MH (1989) Twice a cesarean, always a cesarean? Obstet Gynecol 73 (2):161–165
11. Rosen MG, Dickinson JC (1990) Vaginal birth after cesarean: A meta-analysis of indicators for success. Obstet Gynecol 76 (5):865–869
12. Seidman DS, Paz I, Nadu A, Dollberg S, Stevenson DK, Gale R, Mashiach S, Barkai G (1994) Are multiple cesarean sections safe? Eur J Obstet Gynaecol Reprod Biol 57:7–12
13. United States Department of health and human services: Cesarean childbirth. United States Government printing office, Washington, D.C. Publication, No. 82-2067, 1981

Aus der Praxis für die Praxis – gynäkologisch-geburtshilfliche Falldemonstrationen

Geminischwangerschaft mit fetofetalem Transfusionssyndrom – ein Fallbericht

G. Roth

1. Beginn des asymmetrischen Wachstums bei Zwillingsgravidität in der 19. SSW.
2. Nach allgemeinen Maßnahmen Wachstumsbeschleunigung beim retardierten Kind.
3. Auftreten eines fetofetalen Transfusionssyndroms in der 26. SSW.
4. Fetozid des Akzeptors in der 27. SSW mit nachfolgendem intrauterinen Fruchttod auch des Donators.

Bei einer Zweitpara mit einer diamnioten Geminischwangerschaft fand sich in der 19. SSW ein asymmetrisches fetales Wachstum. Der Thoraxdurchmesser des retardierten Feten war 28 mm, der des zweiten Kindes 37 mm. Die Querschnittsfläche war etwa um 43% vermindert.

In Erinnerung an eine kurz vorher betreute Patientin in ähnlicher Situation mit vorzeitigem Absterben eines Zwillings in der 22. SSW und an die damit verbundene psychische und auch medizinische Problematik, wurde der Versuch unternommen, durch allgemeine Maßnahmen die uterine Perfusion zu verbessern.

Der Patientin wurde häufiges Liegen bzw. Bettruhe, Partusisten und ASS 100 verordnet. Im weiteren Verlauf holte der retardierte Fet im Wachstum auch deutlich auf. Der Thoraxdurchmesser des retardierten Feten wuchs auf 46 mm, der des anderen Zwillings auf 49 mm. Damit war die Fläche nur noch um etwa 12% vermindert. Ob dies tatsächlich eine Folge der angeführten Maßnahmen war, sei dahingestellt.

In der 26. SSW kam es bei einem Geminus zur Aszitesbildung. Am ehesten handelte es sich um ein fetofetales Transfusionssyndrom bei wahrscheinlich monochorialen-diamnioten Zwillingen.

Die Patientin wurde über die Universitätsfrauenklinik Gießen in die Abteilung für Pränatale Diagnostik und Therapie der Frauenklinik Bonn verlegt. Hier wurde nach einem erfolglosen Versuch im zweiten Versuch der Fetozid des Akzeptors in der 27. SSW herbeigeführt. Der Donator wurde zweimal auftransfundiert. Unter diesen Maßnahmen kam es zur vorzeitigen Wehentätigkeit und nachfolgend bei dem vitalen Zwilling zu Asphyxiezeichen im CTG.

Nach der dopplersonographischen Untersuchung war nur noch eine Nabelschnurarterie regelrecht durchblutet, möglicherweise auf Grund einer Embolie. Wegen der Gefahr einer Behinderung wurde nach ausführlicher Besprechung mit der Mutter, auf eine abdominale Schnittentbindung verzichtet.

Zwei Wochen nach dem Absterben des ersten Feten kam es zum intrauterinen Fruchttod auch des Donators.

Im nachhinein und im Vergleich zu der angeführten zweiten Schwangerschaft, bei der es zur Geburt wenigstens eines gesunden Kindes kam, stellt sich die Frage, ob es nicht sinnvoller ist, in solchen Situationen von vornherein auf alle Maßnahmen zu verzichten.

Das Prader-Willi-Syndrom – ein Fallbericht

Ch. Eichler

MERKE:

1. Das Prader-Willi-Syndrom ist in der Neonatalperiode gekennzeichnet durch schwere Muskelhypotonie und Trinkschwierigkeiten infolge schlecht ausgeprägten Saug- und Schluckreflexes.
2. Erst ab dem zweiten bis dritten Lebensjahr entwickeln sich bis ins frühe Schulalter hinein die charakteristischen Symptome Hyperphagie mit Adipositas bei Minderwuchs, Akromikrie und männlichem Hypogonadismus, begleitet von motorischer und mentaler Wachstumsretardierung.
3. Ursache des Syndroms ist in den meisten Fällen eine Mikrodeletion am langen Arm des väterlichen Chromosoms Nr. 15 (15 q 11–13), die durch molekulargenetische Untersuchungen nachgewiesen werden kann.
4. Es handelt sich überwiegend um sporadische Fälle. Die Wiederholungswahrscheinlichkeit für Geschwister wird mit 1–2% angegeben.

Der Familie, von der ich berichten werde, begegnete ich erstmals Anfang 1992 in der Humangenetischen Poliklinik der Universität Marburg. Das ratsuchende Ehepaar, sie 27, er 25jährig, beide gesund, fragte nach möglichen genetischen Ursachen der Totgeburt des zweiten Kindes und damit nach der Wiederholungswahrscheinlichkeit dieses tragischen Ereignisses für weitere Schwangerschaften:

Nach völlig unauffälligem Schwangerschaftsverlauf war es am 06. 12. 1991, einen Tag vor dem errechneten Geburtstermin, zum intrauterinen Fruchttod gekommen. Die pathologisch-anatomische Untersuchung des eutrophen Mädchens mit den Geburtsmaßen 3 120 g – 54 cm – 34 cm ergab keine äußeren und inneren Fehlbildungen.

Neben einer eitrigen Chorioamnionitis ohne klinische Hinweise auf einen vorzeitigen Fruchtblasensprung bzw. ein Amnioninfektionssyndrom fanden sich kindliche Übertragungszeichen und marginale Lösungsherde der Plazenta, die unter Berücksichtigung der ersten Ultraschallbiometrie des Kindes in der rechnerisch 22. SSW an eine mögliche Übertragung von 10–13 Tagen als Ursache einer Plazentainsuffizienz und damit letztlich des intrauterinen Fruchttodes denken ließen.

Dennoch gestaltete sich die Beantwortung der eingangs gestellten Frage des Ehepaares nach der Wiederholungswahrscheinlichkeit für die Totgeburt schwieriger als erwartet. Hierauf möchte ich im folgenden zu sprechen kommen.

Die im Rahmen einer humangenetischen Familienberatung obligate Erhebung der Familienanamnese ergab im vorliegenden Fall, daß das erste Kind des Ehepaares, ebenfalls ein Mädchen, seit der Geburt am 31. 01. 1989 an einer bisher nicht diagnostizierten Muskelhypotonie leidet: Diese erste Schwangerschaft wurde zehn Tage nach dem errechneten Geburtstermin durch Sectio caesarea beendet, nachdem der wegen beginnender Plazentainsuffizienz initiierte Versuch medikamentöser Weheninduktion nicht zum Erfolg geführt hatte. Das Kind wurde mit den Geburtsmaßen 2800 g - 50 cm - 36 cm geboren. Die Symptome Zyanose mit Bradykardien bis 60 pro Minute sowie deutliche Muskelhypotonie mit nicht auslösbaren Muskeleigenreflexen im Bereich der unteren Extremitäten bei Froschhaltung führten zur Verlegung des Neugeborenen in die Universitätskinderklinik Marburg. Im Verlauf des 6wöchigen stationären Aufenthaltes dort war das Kind immer hypoton und mußte wegen Trinkschwierigkeiten größtenteils über eine Magensonde ernährt werden. Umfangreiche laborchemische und klinische Untersuchungen einschließlich Muskelbiopsie und Chromosomenanalyse ergaben damals keinen Hinweis auf die Ursache der Erkrankung. Die weitere Entwicklung des Kindes war und ist gekennzeichnet durch eine deutlich ausgeprägte Entwicklungsretardierung mit den Stationen:

- freies Sitzen mit 18 Monaten,
- gehaltenes Laufen mit 2 3/4 Jahren,
- freies Laufen mit 3 1/2 Jahren.

Abb. 1 zeigt Tina im Alter von 3 Jahren. Sie kann bisher nicht frei stehen und wird von beiden Eltern gestützt. Die hypotone Körperhaltung mit nach ventral eingesunkenen Schultern, die hypotone Bauchmuskulatur mit vorgewölbtem Abdomen, der breitbasige Stand bei Genua valga kommen deutlich zum Ausdruck.

Abb. 2 zeigt die hypotone Fazies mit abfallenden Mundwinkeln bei geöffnetem Mund und hängender Wangenpartie.

Gegenüber der deutlichen Retardierung im Bereich der Grobmotorik und Sprache ist die Feinmotorik des Kindes gut entwickelt. Die

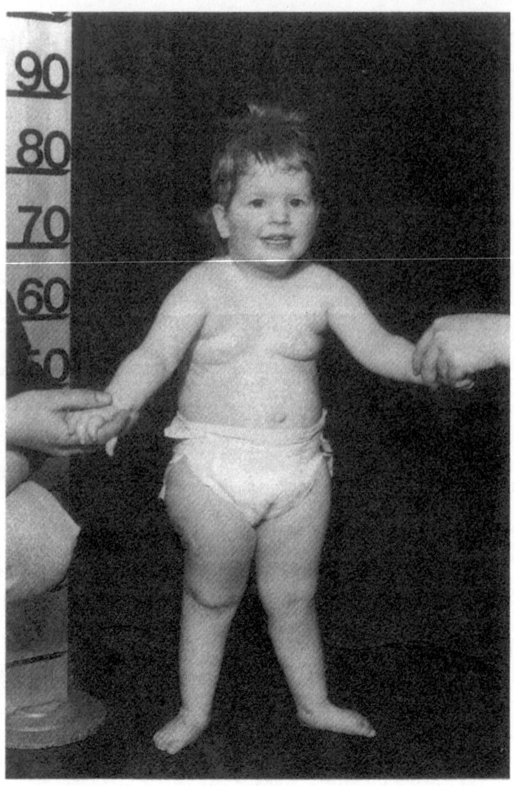

Abb. 1. Prader-Willi-Syndrom, dreijähriges Mädchen in Frontalansicht

mentale Entwicklung erreicht unter intensiver Frühförderung durch ein günstiges häusliches Umfeld sowie die Integration in einem Kindergarten ab dem Alter von 4 1/4 Jahren mit logopädischer, ergotherapeutischer und krankengymnastischer Behandlung einen Entwicklungsquotienten von ca. 50.

Trotz durchgehend zu erkennender Muskelhypotonie vollzieht sich im äußeren Erscheinungsbild des Kindes ein Wandel, der mit dem Erreichen des 5. Lebensjahres zunehmend deutlicher wird und allmählich den klinischen Verdacht auf ein Prader-Willi-Syndrom lenkt:

Gegenüber dem grenzwertig großen Kopfumfang bei Geburt (36 cm) zeigt sich jetzt ein eher kleiner, jedoch nicht mikrozephaler Schädel mit schmalem bifrontalem Durch-

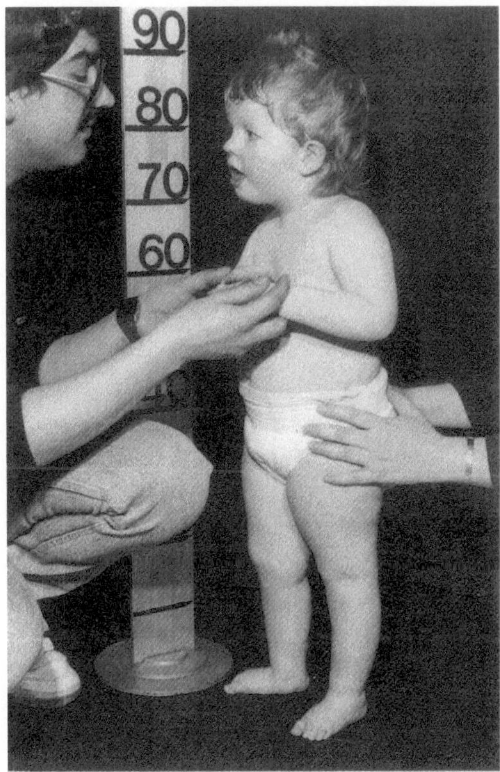

Abb. 2. Prader-Willi-Syndrom, dreijähriges Mädchen in Seitenansicht

messer. Gegenüber der normalen Geburtslänge von 50 cm findet sich jetzt eine Wachstumsretardierung entsprechend der 10. Percentile bei überproportionalem Gewichtsanstieg von 2800 g bei Geburt auf mehr als die 97. Percentile.

Auffallend sind die kleinen Hände mit konisch zulaufenden Fingern (Abb. 3) und die kleinen Füße (Abb. 4), jeweils unterhalb der dritten Percentile.

Vor dem Hintergrund der Behinderung der erstgeborenen Tochter des ratsuchenden Ehepaares erhielt die Totgeburt des zweiten Kindes ein besonderes Gewicht: Könnte die Erkrankung des ersten Kindes in einem ursächlichen Zusammenhang zur Totgeburt des zweiten Kindes in Terminnähe stehen?

Mit welcher Wahrscheinlichkeit war eine Plazentainsuffizienz an der Entwicklungsstörung des ersten Kindes ursächlich beteiligt?

Wie hoch war die Wiederholungswahrscheinlichkeit für eine Totgeburt – wie hoch für ein weiteres Kind mit angeborener Muskelhypotonie anzunehmen?

Die Beantwortung der offenstehenden Fragen drängte, denn inzwischen war die dritte Schwangerschaft des Paares eingetreten. Zu diesem Zeitpunkt wurde eine molekulargenetische Untersuchung im Labor von Herrn Prof.

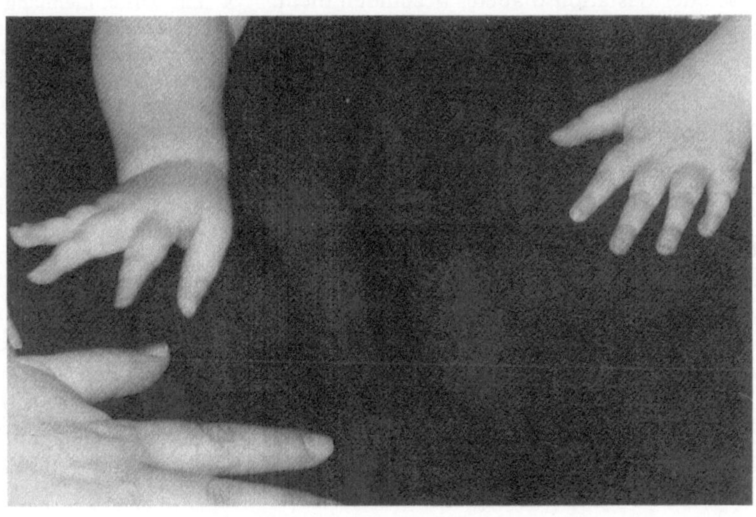

Abb. 3. Akromikrie bei Prader-Willi-Syndrom (Hand)

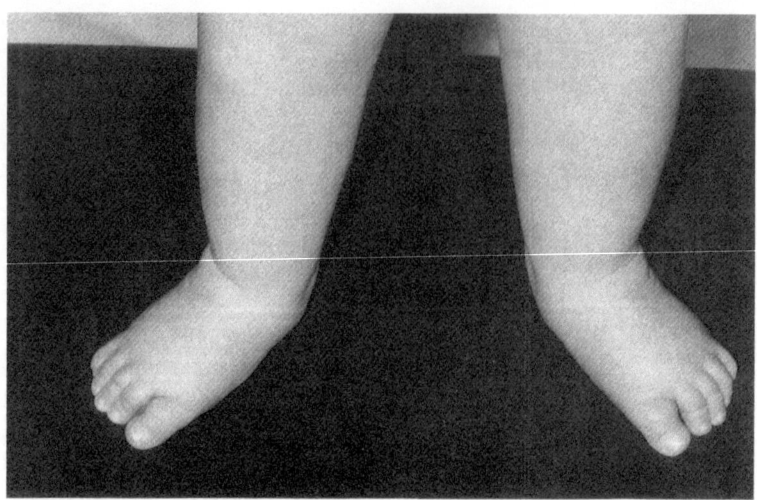

Abb. 4. Akromikrie bei Prader-Willi-Syndrom (Fuß)

Horsthemke, Institut für Humangenetik der Universität Essen, zum Ausschluß oder Nachweis eines Prader-Willi-Syndroms veranlaßt.

Die laufende dritte Schwangerschaft, in der ich die Patientin erstmals gynäkologisch betreute, verlief unauffällig, bevor in der 36. SSW kardiotokographische Auffälligkeiten mit Einschränkung der Oszillationsbreite auf 5–10 Schläge pro Minute bei normaler Basalfrequenz zur stationären Einweisung führten. Hinweise auf eine maternale Ursache wie Gestose oder Gestationsdiabetes bestanden nicht. Nach 1wöchiger stationärer Beobachtung wurde wegen drohender fetaler Asphyxie die primäre Re-Sectio durchgeführt. Es wurde ein gesundes Mädchen mit den Geburtsmaßen 3050 g – 49 cm – 35,5 cm, Apgar 5/8/9, pH 7,28 entwickelt.

Nach der Geburt dieses Kindes im Juni 1993 stellte sich die Patientin erstmals wieder im April 1994 in meiner Sprechstunde vor. Als Ursache der seit 3 Monaten bestehenden sekundären Amenorrhoe stellte sich eine intakte, zeitgerecht entwickelte vierte Schwangerschaft heraus.

Wenig später traf der molekulargenetische Befund von Herrn Prof. Horsthemke ein, der die klinische Verdachtsdiagnose eines Prader-Willi-Syndroms als Ursache der Muskelhypotonie und Retardierung des erstgeborenen Kindes bestätigte:

Im Methylierungstest D15S63 PW71 fehlt die väterliche Bande. Eine Untersuchung des SNRPN-Gens zeigt eine Deletion (Abb. 5). Damit ist die klinische Diagnose eines Prader-Willi-Syndroms als gesichert anzusehen.

Für die laufende Gravidität hat dieses Ergebnis die folgende Beutung:

1. Die Wiederholungswahrscheinlichkeit für ein Prader-Willi-Syndrom ist mit 1–2% anzunehmen.
2. Ein Zusammenhang zwischen der Erkrankung des ersten und der Totgeburt des zweiten Kindes ist nicht anzunehmen. Das Prader-Willi-Syndrom ist nicht mit einer erhöhten prä- und intrapartalen Mortalität verbunden.
3. Die frühzeitige und exakte Ultraschallbiometrie zur Absicherung des Entbindungstermins sowie die engmaschige überwachung der Plazentafunktion in Terminnähe ist zur Prophylaxe einer erneuten intrauterinen Asphyxie geboten.

Inzwischen wurde nach unauffälligem Schwangerschaftsverlauf am 18. 10. 1994 durch primäre Re-Re-Sectio in der 38. SSW ein gesunder Knabe mit den Geburtsmaßen 3550 g – 54 cm – 36,5 cm, APGAR 9/10/10 geboren.

Im folgenden möchte ich auf Ursache und Diagnostik des Prader-Willi-Syndroms näher eingehen:

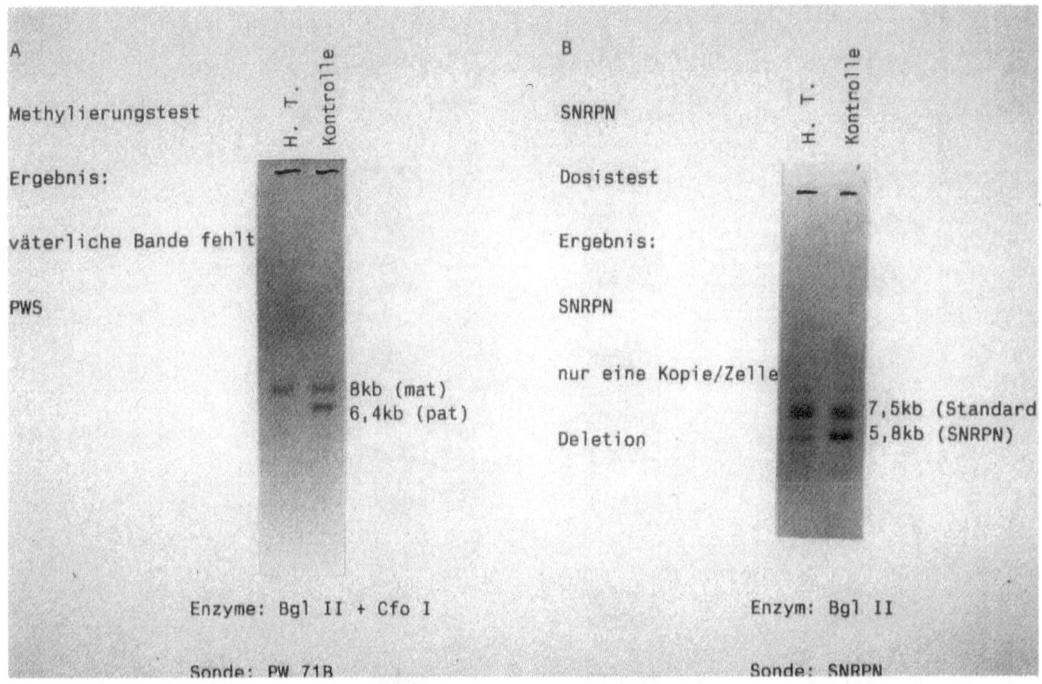

Abb. 5. Prader-Willi-Syndrom, molekulargenetischer Befund einer Deletion. (Mit freundlicher Genehmigung von Prof. Dr. B. Horsthemke)

Das Prader-Willi-Syndrom entsteht bei Abwesenheit einer kritischen Region des väterlichen Chromosoms Nr. 15, dem Abschnitt 15q11–13 (Abb. 6). Diese kann auf verschiedene Weise zustandekommen:

1. Durch eine Deletion, einen Stückverlust des betreffenden Chromosomenabschnitts.
2. Durch eine Translokation, einen Austausch genetischen Materials, der im Bereich des betreffenden Chromosomenabschnitts mit dem Verlust der kritischen Region des väterlichen Chromosoms Nr. 15 einhergeht.
3. Durch völlige Abwesenheit des väterlichen Chromosoms Nr. 15 bei Vorhandensein beider mütterlicher Chromosomen Nr. 15 (sogenannte uniparentale maternale Disomie).

Gegenüber der molekulargenetischen Diagnostik resultiert die Schwierigkeit der zytogenetischen Diagnostik – also der konventionellen Chromosomenanalyse – daraus, daß der betreffende juxtazentromerische Chromosomenabschnitt 15q11–13 so klein ist, daß er je nach Qualität der Aufarbeitung und Färbung nicht mit der erforderlichen Auflösung zur Darstellung kommt. Somit ist der Nachweis oder Ausschluß eines Prader-Willi-Syndroms mit zytogenetischen Methoden oft nicht sicher möglich.

Die molekulargenetische Diagnostik des Prader-Willi-Syndroms basiert auf den folgenden Voraussetzungen:

1. Der Chromosomenabschnitt 15q11–13 ist an einer bestimmten Stelle im väterlichen Chromosom Nr. 15 unmethyliert, im mütterlichen Chromosom Nr. 15 jedoch methyliert. Möglicherweise spielt die DNA-Methylierung eine entscheidende Rolle bei der elternteilspezifischen Genexpression.
2. Die häufigste Form der Aberration – die Deletion – schließt, wenngleich sie von Fall zu Fall eine erhebliche Größenvariabilität aufweisen kann, in allen bisher untersuchten Fällen das sogenannte SNRPN-Gen (Small nuclear ribonucleoprotein N) mit ein. Es hat sich gezeigt, daß dieses Gen nur im väterlichen, nicht aber im mütterlichen Chromosom Nr. 15 aktiv ist.

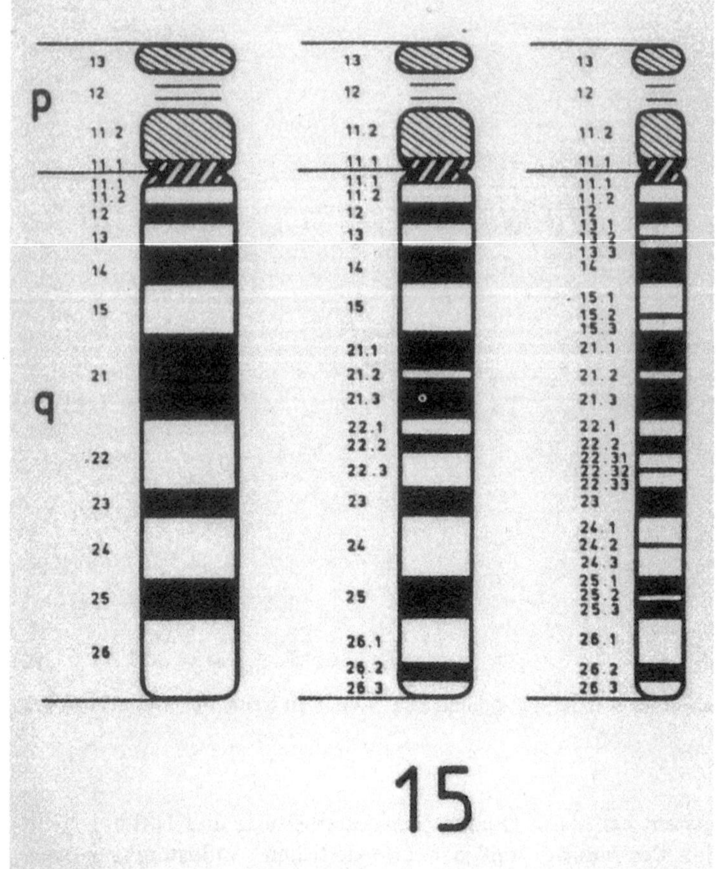

Abb. 6. Chromosom Nr. 15, high resolution banding

3. Die den elternteilspezifischen Methylierungsstatus determinierende DNA-Sequenz ist, dem SNRPN-Genlocus offenbar sehr eng benachbart, innerhalb des Gens gelegen. Damit ist eine direkte Genotypanalyse möglich.

Im vorliegenden Fall konnte Herr Prof. Horsthemke zeigen, daß dem betroffenen Kind

1. im Methylierungstest die väterliche Bande fehlt, und daß
2. im SNRPN-Dosistest nur eine von zwei Kopien pro Zelle vorhanden ist. Hiermit kann eine Deletion in dem betreffenden Chromosomenabschnitt nachgewiesen werden.

Ich komme zum Schluß: Durch molekulargenetische Methoden ist es seit kurzer Zeit möglich, das bei Neugeborenen und Kleinkindern klinisch sehr schwierig zu diagnostizierende Prader-Willi-Syndrom einer frühen und sicheren Diagnose zuzuführen. Im Interesse der weiteren Familienplanung betroffener Eltern ist eine frühe und sichere Diagnose bei Verdacht auf Prader-Willi-Syndrom unbedingt anzustreben, um dem Paar die oft drängende Frage nach der Wiederholungswahrscheinlichkeit des Krankheitsbildes frühzeitig beantworten zu können.

Dank der Fortschritte im Bereich der molekulargenetischen Diagnostik müssen wir heute nicht mehr warten, bis sich das klinische Vollbild des Syndroms im späten Kindergarten – bis frühen Schulalter entwickelt hat. Wenn wir rechtzeitig daran denken, können wir die Eltern angesichts der niedrigen Wiederholungswahrscheinlichkeit des Prader-Willi-Syndroms zu weiteren Schwangerschaften ermutigen und die betreuenden Geburtshelfer von dem Verdacht entlasten, eine vielleicht vermeidbare peripartale Komplikation als Ursache der Entwicklungsretardierung anzusehen.

Literatur

Buiting K, Dittrich B, Robinson WP, Guitart M, Abeliovich D, Lerer I, Horsthemke B (1994) Detection of aberrant DNA methylation in unique Prader-Willi syndrome patients and its diagnostic implications. Hum Mol Genet 3:893–895

Dittrich B, Robinson WP, Knoblauch H, Buiting K, Schmidt K, Gillessen-Kaesbach G, Horsthemke B (1992) Molecular diagnosis of the Prader-Willi and Angelman syndromes by detection of parent-of-origin specific DNA methylation in 15q11–13. Hum Genet 90:313–315

Hall JG (1992) Genomic imprinting and its clinical implications. N Engl J Med 326:827–829

Kennerknecht I (1992) A genetic model for the Prader-Willi syndrome and its implication for Angelman syndrome. Hum Genet 90:91–98

Nicholls RD (1991) Uniparental Disomy as the basis for an association of rare disorders. Am J Med Genet 41:273–274

Fetale Parvovirusinfektion – ein Fallbericht

K. König

MERKE:

Es handelt sich um die erste Schwangerschaft einer 27jährigen Kindergärtnerin bei anfangs unauffälligem Schwangerschaftsverlauf und Ausschluß von Fehlbildungen im Ultraschall. In der 23. Schwangerschaftswoche wird bei dem Kind Aszites festgestellt, eine Nabelschnurpunktion durchgeführt, die den Verdacht auf Parvovirusinfektion bestätigt.

Nach Gabe von Erythrozytenkonzentrat verschwindet der Aszites. Der weitere Verlauf der Schwangerschaft ist unauffällig.

Es kommt in der 42. Schwangerschaftswoche zur Spontangeburt eines normalen Kindes.

Es handelt sich um eine jetzt 27jährige Patientin, die seit 24. 9. 1992 in Behandlung unserer Praxis steht. Beruf: Kindergärtnerin. In der Anamnese keine Auffälligkeiten. Ovulationshemmer bis 10/93; regelmäßiger Zyklus.

LP: 17:12:1993; ET: 23.9.94

Feststellung der Schwangerschaft am 18.01.94, 5. SSW, US: Minihöhlchen.

Erstuntersuchung 24.01.94, 6. SSW, US: FH: 9 × 5 mm.

Labor: Blutgruppe: A pos.; Antikörper: negativ; Röteln HAH. 1:64; LSR: neg.; HIV: neg.; Toxoplasmose: neg.; Chlamydien: neg.

31. 01. 94	7. SSW	US: SSL 6 mm HT +
14. 02. 94	9. SSW	US: SSL 18 mm
15. 03. 94	13. SSW	US: SSL 62 mm
21. 03. 94		Windpocken, Kindergarten, Varizella-Zoster-Virus, IgG pos., sonst neg.; alte Infektion,
05. 04. 94		Triple-Test: 0,06% (1:1602)
12. 04. 94	17. SSW	US: BPD 40 mm; ATD: 37 mm Femur 24 mm; FW, Organe, Extr. o. B.
10. 05. 94	21. SSW	US: BPD 52 mm; ATD: 52 mm, bestellt in 4 Wochen
25. 05. 94	23. SSW	Kommt *ohne Termin*, normalerweise *bewegt sich* das Kind oft, seit 2 Tagen aber *weniger*. Fundus Nabel, vaginaler Befund o. B.; US: BPD 63 mm, im *Abdomen caudal Flüssigkeit, umspült den Darm*; *Diagnose: kindlicher Aszites.*
sofort		Anruf Uni Bonn OA Dr. Bald zur *Fetalblutentnahme*, ist bereit sie sofort aufzunehmen
26. 05–6. 6. 94		Stat. Universitäts-Frauenklinik Bonn Abteilung für Pränatale Diagnostik und Therapie: Aufnahme ausgeprägter fetaler Aszites, zeitgerechte Entwicklung. Verdacht auf fetale Parvovirusinfektion. Am gleichen Tage Fetalblutabnahme. Hb 9.4 g/dl. Der Verdacht auf eine Parvovirusinfektion wurde bestätigt: Mutter: Parvo: IgG pos., IgM pos., Fet: Parvo: IgG pos., IgM fragl. pos., spricht für frische Parvovirusinfektion; Azites rückläufig.

		30. 5. nochmals Fetalblutentnahme: Hb 10,2 g/dl. Kind erhielt 10 ml Erythrozytenkonzentrat, danach Hb 12.2 g/dl. *Ergebnis Amniozentese: 46 xy o. B.; DIAGNOSE: nicht immunologischer HYDROPS FETALIS; FETALE PARVOVIRUSINFEKTION; THERAPIE: 2 intauterine Transfusionen* Angesichts des leichten Verlaufes der fetalen Ringelrötelninfektion und einer unauffälligen Ultraschalluntersuchung konnte die Patientin entlassen werden
10. 06. 94	26. SSW	US BPD: 69, kein Aszites
17. 06. 94	27. SSW	Kommt mit Ziehen, vag. o. B.; Magnetrans forte 3 × 1.
23. 06. 94	28. SSW	Vorstellung in Bonn, keine Auffälligkeiten, soll in der Praxis weiter kontrolliert werden, US alle 2 Wochen, CTG wöchentlich

So wurden auch die Kontrollen weiter durchgeführt.

01. 07. 94	29. SSW	US BPD: 79 mm; ATD: 72 mm; kein Aszites, Kind o. B.
01.–2. 8. 94	33. SSW	Stationär Krankenhaus Nordwest wegen V a hohen Blasensprung, nicht bestätigt.

Weiterhin regelmäßige Kontrollen, Magnesium Ende der 37. SSW abgesetzt, weiter Jodid und Eisen in der Form von Plastulen N 1 × 1.

22. 09. 94	1. Tag vor errechnetem Termin BPD: 99, ATD: 93 FW o. B., Doppler o. B., CTG 1 Wehe.

Dann alle 2 Tage Amnioskopie und CTG.

3. 10. 1994	Spontangeburt SSW 41 + 3; Knabe 3940 g, 55 cm KU: 36,0 cm, Apgar 9/10/10; pH der Nabelschnurarterie 7,19.
14. 11. 1994	Abschlußuntersuchung: abgestillt ohne Medikamente, Kind gesund, Uterus gut zurückgebildet.

Zusammenfassung

Ringelröteln: (Erythema infectiosum) werden durch Parvovirus B19 ausgelöst. Inkubationszeit 6–14 Tage. Klassisches Bild Fieber und schmetterlingsförmiges Erythem. Daneben Gelenkschmerzen und oft auch kein Exanthem. Meist mit Anaemie.

Englische Studie: von 186 Schwangerschaften mit Parvovirusinfektionen endeten 30 mit Abort im 1. und 2. Trimenon. Es lohnt sich, bei dem kleinsten Verdacht eine Ultraschallkontrolle durchzuführen. Bei plötzlich aufgetretenem kindlichen Azites sollte eine Nabelschnurpunktion durchgeführt werden. Ein Hinweis kann auch der Beruf der Schwangeren sein.

Gynäkologie in Klinik und Praxis

Qualitätssicherung in der operativen Gynäkologie

P. Scheidel

MERKE:

1. Qualitätssicherung, Qualitätskontrolle, Qualitätsverbesserung, bzw. Qualitätsmanagement sind aus der unterschiedlichen Betrachtungsweise der jeweiligen Interessenvertreter höchst unterschiedliche Konzepte. Vor jeder inhaltlichen Diskussion ist deshalb zur Konsensbildung eine exakte Begriffsdefinition unerläßlich.
2. Über eine Komplikationserfassung alleine läßt sich eine vergleichende Qualitätssicherung nicht erzielen. Die Gründe hierfür sind:
   1. die geringe Zahl von schwerwiegenden Komplikationen in der operativen Gynäkologie (ca. 1 bis 2%).
   2. die heterogenen Patientenkollektive mit unterschiedlicher Risikozusammensetzung.
   3. die häufige Kombination von unterschiedlichen operativen Eingriffen und
   4. bei großen Operationen findet sich häufig nur eine geringe Fallzahl.
3. Das Marienkrankenhaus verfügt seit 1984 (Bräutigam u. Hegerfeld) über eine klinikinterne Komplikationserfassung mit zwischenzeitlich über 20 000 operativen Eingriffen. Anhand dieser Erfahrungen kann eine Aussage über die Wertigkeit der klinikinternen Qualitätserfassung gemacht werden.
4. Neben dem Pilotprojekt der Deutschen Gesellschaft für Gynäkologie und Geburtshilfe (gefördert vom BMG) erfolgt seit dem Juli 1994 eine Erfassung der Komplikationen in den Hamburger Frauenkliniken über die Geschäftsstelle externe Qualitätssicherung „EQS" der Hamburger Krankenhausgesellschaft und der Krankenkassen. Die unterschiedlichen Konzepte werden dargestellt und der Versuch einer ersten Bewertung unternommen.
5. Anstelle des traditionellen Denkens über Qualitätssicherung wird künftig ein aktives Qualitätsmanagement treten müssen (TQM = total quality management, CQI = continous quality improvement). Dieses Konzept wird ohne spezielle Fortbildung und den Einsatz elektronischer Datenverarbeitung nicht zu realisieren sein.

Seit dem 1. 1. 1989 gibt es eine gesetzlich vorgegebene Qualitätssicherung für die stationäre Krankenversorgung. Nach § 137 SGB V sind *„Die nach § 108 zugelassenen Krankenhäuser, sowie die Vorsorge- oder Rehabilitationseinrichtungen mit denen ein Vertrag nach § 111 besteht, verpflichtet sich an Maßnahmen zur Qualitätssicherung zu beteiligen. Maßnahmen sind auf die Qualität der Behandlung, der Versorgungsabläufe und der Behandlungsergebnisse zu erstrecken. Sie sind so zu gestalten, daß vergleichende Prüfungen möglich werden".*

Nach Verabschiedung des Gesetzes haben sich Bundes- und Landesärztekammern, die Berufsverbände, die wissenschaftlichen Fachgesellschaften, Deutsche Krankenhausgesellschaft, Spitzenverbände der Deutschen Krankenkassen und viele andere berufene und ungefragte Institutionen dazu geäußert, wie diese gesetzliche Vorgabe umgesetzt werden könnte. Um die Realisierung einzelner Projekte zu beschleunigen, wurde vom Bundesministerium für Gesundheit eine Förderung für Qualitätssicherungsprojekte im beschränkten Rahmen beschlossen. Auf Antrag der Deutschen Gesellschaft für Gynäkologie und Geburtshilfe wurde eine Arbeitsgruppe unter der Federführung von Herrn Prof. Koester, Dortmund, und Herrn Prof. Selbmann, Tübingen, beauftragt, die bislang vorliegenden Erfahrungen auf dem Gebiet der operativen Gynäkologie in ein neues Pilotprojekt einmünden zu lassen. Nach einer Förderungszusage durch das BMG wurde dieses Pilotprojekt mit über 50 Kliniken im Januar 1994 gestartet, die Datenerhebung ist Ende Dezember 1994 abgeschlossen worden. Die Ergebnisse einer Zwischenauswertung liegen mittlerweile vor.

Parallel dazu wurden in Hamburg als erstem Bundesland Vereinbarungen zwischen der Hamburger Krankenhausgesellschaft und den Krankenkassen über die Qualitätssicherung getroffen. Qualitätssicherungsprogramme in der Anästhesie und seit dem 1. Juli 1994 in der Gynäkologie laufen bereits, die Chirurgen haben zum 1. Jan. 1995 begonnen. Dies hat notwendigerweise dazu geführt, daß mehrere Konzepte zur Qualitätssicherung in der operativen Gynäkologie nebeneinander laufen und mit den nunmehr vorliegenden Vereinbarungen über Qualitätssicherung in der ambulanter Operation, bzw. bei Fallpauschalen und Sonderentgelten könnte die Situation eintreten, daß eine Klinik fünf verschiedene Bögen zur Qualitätssicherung ausfüllen muß:

1. Die klinikinterne Qualitätssicherung,
2. die externe Qualitätssicherung der Landeskrankenhausgesellschaft (EQS),
3. die Qualitätssicherungsprogramme der Deutschen Gesellschaft für Gynäkologie und Geburtshilfe,
4. die Qualitätssicherungsbögen für ambulante Operationen,
5. die Qualitätssicherungsbögen für Sonderentgelte und Fallpauschalen.

Dieser schizoide Zustand ist darauf zurückzuführen, daß nach sehr langem Zögern nun alle Gruppen sich nun nahezu gleichzeitig entschlossen haben, ihre Zurückhaltung bei der Qualitätssicherung aufzugeben und – wie dies bei Institutionen üblich ist – die Qualitätssicherung dazu zu benutzen, überwiegend eigene Interessen durchzusetzen. Dies gilt für die Diskussion zwischen Krankenhausgesellschaft und Kassenärztlicher Vereinigung genauso wie zwischen den ärztlichen Organisationen und den Krankenkassen, wobei grundsätzlich dann auch noch die Bundesärztekammer und die wissenschaftlichen Fachgesellschaften, bzw. Berufsverbände Gehör verlangen.

Das Hauptproblem moderner Qualitätssicherung liegt derzeit vor allem in der unterschiedlichen Interessenauslegung.

Politiker verstehen unter „Qualitätssicherung“ Maßnahmen, welche gewährleisten, daß „Qualität und Wirksamkeit dem anerkannten Standard der medizinischen Erkenntnis entsprechen und den medizinischen Fortschritt berücksichtigen“. Nach Ansicht der Krankenkassen jedoch sollen mit der Qualitätssicherung in erster Linie fachliche, strukturelle und organisatorische Mängel bei den ärztlichen Leistungen aufgedeckt werden, um damit die Voraussetzung für ihre Behebung zu schaffen. Nach dieser Auffassung dient Qualitätssicherung primär als Grundlage für die Frage der Wirtschaftlichkeit medizinischer Leistungen im Krankenhaus. Nach ärztlicher Auffassung aber dürfen nicht die ökonomischen und technischen Aspekte im Vordergrund stehen, sondern es ist die Qualität eines fach- und sachkompetenten ärztlichen Handelns zu sichern. Dies schließt auch das Streben nach Verbesserung der Behandlungsergebnisse ein.

Unter diesen Voraussetzungen einen Konsens zu erzielen ist nicht leicht, zumal zunehmend die kaufmännischen Krankenhausdirektoren sich die Auffassung der Krankenkassen zu eigen machen, und damit die Krankenhäuser in sich gespalten werden.

An dieser Stelle soll auf die ersten Erfahrungen mit den beiden derzeit laufenden Erhebungen eingegangen werden, die versuchen, die gesetzlichen Maßgaben umzusetzen.

Als im Jahre 1993 ein Fachgremium Gynäkologie beauftragt wurde ein Konzept zur Datenerhebung in den Hamburger Krankenhausabteilungen zu entwickeln, bestand wegen der begrenzten Kapazität und auch der nicht vorhandenen finanziellen Mittel leider keine Möglichkeit, sich an der damals in Planung befindlichen Studie der Deutschen Gesellschaft für Gynäkologie und Geburtshilfe am Dokumentationszentrum von Herrn Prof. Selbmann in Tübingen zu beteiligen. Um aber der Auflage des Kuratoriums externe Qualitätssicherung in Hamburg nachzukommen, hat die Fachgruppe beschlossen, zunächst mit den Qualitätsindikatoren der amerikanischen Gesellschaft für Gynäkologie und Geburtshilfe die Datenerhebung zu beginnen (Abb. 1). Es bestand Konsens darüber, daß dies nur einen vorläufigen Charakter besitzen kann und nach Einführung bundeseinheitlicher Richtlinien die Hamburger Lösung sich dem Bundesmodell anzupassen hat.

Dennoch ist es uns gelungen, mit diesem relativ einfachen Fragebogen recht schnell und unproblematisch eine Datenerhebung zu beginnen. Mit dem Datum vom 30. 12. 1994 sind in der Datenbank 4385 Datensätze enthalten. Die ersten Ergebnisse zeigen zum einen, daß die Hamburger Kliniken ein zum Teil erheblich von einander abweichendes Operationsspektrum aufweisen, wodurch z. B. einzelne Kliniken ca. 50% aller Eingriffe als mammachirurgische Operation durchführen, während wiederum bei anderen die Zahl der kleineren Eingriffe überdurchschnittlich hoch ist (Abb. 2).

Ein vorläufiger Vergleich zwischen der gesamten Datenmenge und den Daten des Marienkrankenhauses findet sich in Tabelle 1. Bei einer vorsichtigen Interpretation dieser Ergebnisse fällt auf, daß im Marienkrankenhaus z. B. die Zahl kleinerer Eingriffe prozentual deutlich niedriger ist, als z. B. die Anzahl der abdominalen Operationen. Die Häufigkeit von Ereignissen, Zwischenfällen und Komplikationen (ZEK) nach dem Erhebungsbogen zeigen nur geringfügige Abweichungen vom Mittelwert. Die Zahlen sollten mit Vorsicht interpretiert werden, da die Zahl der Datensätze dafür noch relativ klein ist. Interessanterweise jedoch zeigt sich in einer anderen überprüften Größe, nämlich der mittleren postoperativen Aufenthaltsdauer bei stationären Patienten mit mindestens einem Zwischenfall bei Ereignis, bzw. Komplikation, daß am Marienkrankenhaus die mittlere Verweildauer bei eingetretenen Komplika-

Tabelle 1. Prozentuale Verteilung der Zwischenfälle, Ereignisse und Komplikationen im EQS-Pilotprojekt „Operative Gynäkologie" am Marienkrankenhaus im Vergleich zur durchschnittlichen Häufigkeit im Gesamtkollektiv

	n ges.	ZEK* ges.	n MK	ZEK* MK	VD ges.**	VD MK*
Vaginale Operationen	428	67 (15,7%)	43	3 (6%)	11,7	12,3
Gyn. Endoskopie	317	10 (3,2%)	53	1 (2%)	4,7	7,5
MIC/endoskopische Operationen	485	24 (4,9%)	72	5 (7%)	5,0	6,6
Abdominale Operationen	740	108 (14,6%)	120	13 (11%)	14,1	15,4
Kleine Eingriffe	1488	32 (2,2%)	143	5 (3%)	4,2	8,3
Operation an der Mamma	897	61 (6,8%)	84	4 (5%)	10,0	12,8

* ZEK: Zwischenfälle, Ereignisse, Komplikationen
** VD: Mittlere postoperative Aufenthaltsdauer bei stationärer Patientin mit mindestens einer ZEK bezogen auf OP-Gruppe

Projekt Operative Gynäkologie
EQS Hamburg

Geburtsjahr : ____

Aufnahmedatum : __.__.__

OP-Datum : __.__.__

Entlassungsdatum : __.__.__

Aufnahme-Nr. (fakult.*) : __________

Klinik-Nummer : ___

Diagnose (ICD9) : ___._

1. Op-Verfahren (GOÄ) : _-_____-__

2. Op-Verfahren (GOÄ) : _-_____-__

*** Fakultative Angabe für interne Auswertungen. Eine externe Speicherung oder Auswertung dieser Daten wird nicht durchgeführt.**

Stationäre Aufnahme und operativer Eingriff wegen Komplikationen

Ungeplante Wiederaufnahme wegen klinischer Komplikationen innerhalb von drei Monaten nach operativer

- ☐ stationärer Behandlung
- ☐ ambulanter Behandlung

- ☐ in der gleichen Abteilung
- ☐ in einer and. Abt. / Krankenhaus
- ☐ in einer anderen Praxis

Qualitätskriterien

- ☐ Ungeplante Verlegung auf die **Intensivstation** nach OP
- ☐ Ungeplante Verlegung in eine **andere Abteilung oder Klinik**
- ☐ Ungeplante **operative Revision** während des stationären Aufenthaltes
- ☐ Gabe von mehr als einer **Konserve** (außer radik. Tumorchirurgie) oder postop. **Hkt<24%** od. **Hb<8 g/dl**
- ☐ Unerwartete **intraoperative Verletzung, Versorgung** oder **Entfernung** eines Organs
- ☐ Beginn einer **antibiotischen Therapie** später als 24 h postoperativ (mit Ausnahme des Harnweginfektes)
- ☐ Neuauftreten eines **Harnweginfektes** während des stationären Aufenthaltes
- ☐ Auftreten einer **thromboembolischen Komplikation**
- ☐ **Diskrepanz** zwischen präop. Diagnose und postop. **Histologiebefund**
- ☐ Hysterektomie bei **Uterus myomatosus < 280 g** (Gewicht im OP ermittelt)
- ☐ **Hysterektomie** bei Alter der Patientin **< 35 Jahre**
- ☐ **Entfernung einer funktionellen** (Follikel- bzw. Corpus luteum) **Cyste**
- ☐ **Herzstillstand**
- ☐ **Todesfall**

- ☐ **Keine der oben genannten unvorhergesehenen Entwicklungen**

(Version vom 19.4.94, cl-cv, EQS)

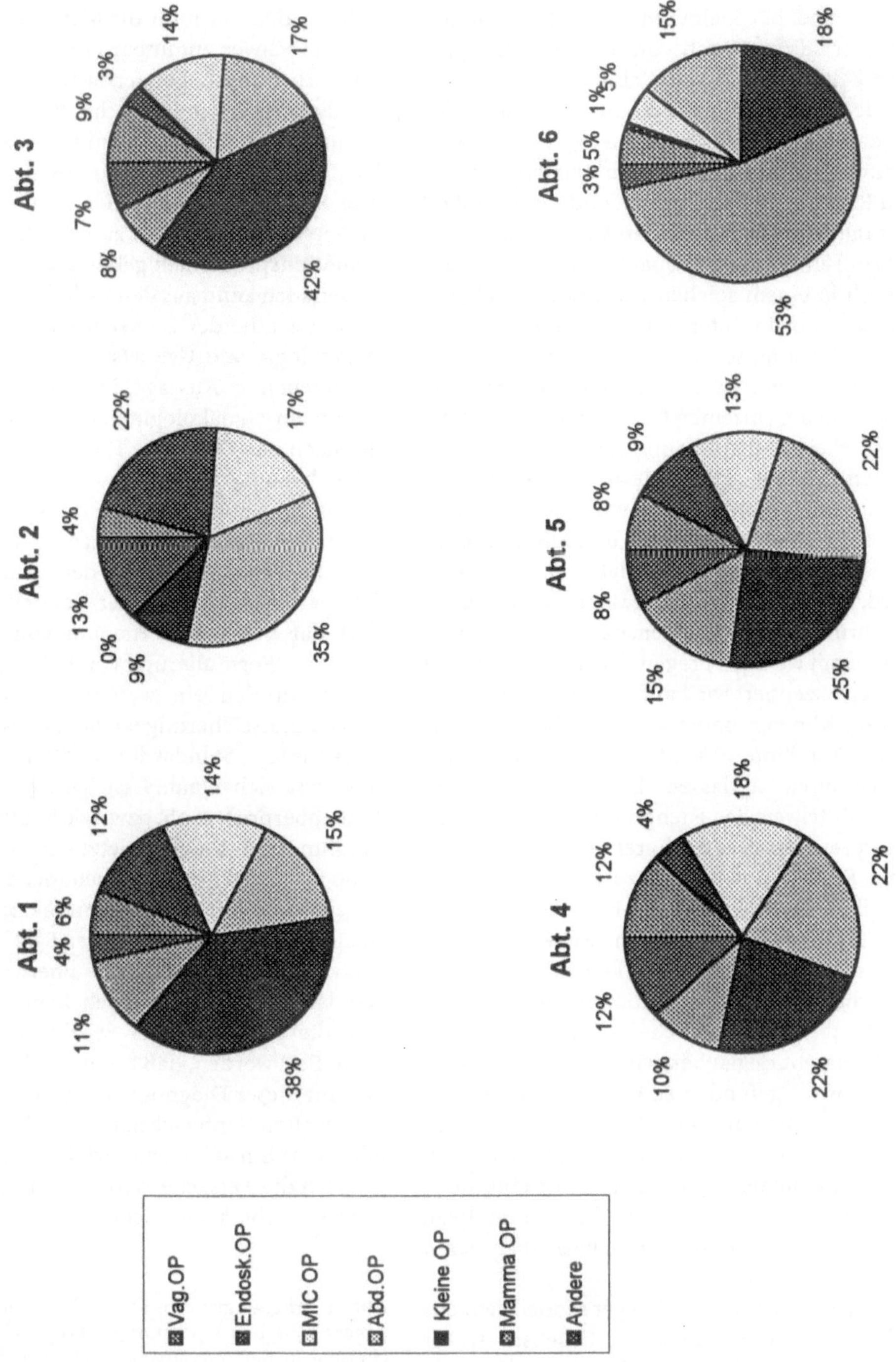

Abb. 2. Häufigkeitsverteilung im operativen Spektrum anhand von 6 ausgewählte Kliniken im EQS-Projekt Hamburg

◀ **Abb. 1.** Erhebungsbogen für das Projekt „Operative Gynäkologie“ des Kuratoriums Externe Qualitätssicherung in Hamburg (in Anlehnung an die Kriterien des American College of Obstetrics and Gynaecology)

tionen und bei kleineren Eingriffen deutlich höher ist als im Durchschnitt. Positiv interpretiert könnte man daraus schließen, daß insbesondere Patientinnen mit einem hohen Risiko in das Marienkrankenhaus eingewiesen werden, während Patientinnen mit einem geringeren Risiko ambulant oder in anderen Kliniken behandelt werden. Nach den Vorstellungen des Kuratoriums externe Qualitätssicherung wäre jedoch in einem solchen Fall das Marienkrankenhaus für die Interpretation dieser Befunde beweispflichtig, so daß die Datenerhebung lediglich ein grobes Screeningprogramm darstellt und die einzelnen Kliniken nicht der Notwendigkeit enthebt, eine sorgfältige Zusatzdokumentation klinikintern durchzuführen. Ob sich diese Kombination von groben Rastern externer Qualitätssicherung und klinikinterner Interpretation von Auffälligkeiten bewähren wird, kann bislang nicht gesagt werden. Erste Erfahrungen jedoch zeigen, daß ein sehr kurzer Bogen mit wenigen Fragen von allen beteiligten Ärzten akzeptiert wird und sich auch alle Hamburger Kliniken bereit erklärt haben, im Einzelfall klinikintern Kontrollen (sog. „Audits") durchführen zu lassen, bzw. Abweichungen vom Mittelwert den Fachgremien gegenüber zu interpretieren. Das Fachgremium ist gehalten, dem Kuratorium Bericht zu erstatten, jedoch Kliniken nur offen zu legen, falls bei wiederholter Prüfung Auffälligkeiten weiter bestehen und nicht beseitigt werden konnten, bzw. entsprechende Erklärungen durch die Klinikleitung unbefriedigt geblieben sind.

In Hamburg glauben wir mit diesem Modell eine Lösung gefunden zu haben, die es uns ermöglicht, ohne allzugroße Belastung im Routinebetrieb den gesetzlichen Anforderungen nachzukommen, wenn auch damit eine hohe Verantwortung bei dem Fachgremium liegt, welches Daten interpretieren, bzw. analysieren muß.

Gegenüber dem Hamburger Modell geht das Pilotprojekt der Deutschen Gesellschaft für Gynäkologie und Geburtshilfe wesentlich weiter und umfaßt eine Fülle von Daten und erscheint ohne zusätzliche Arbeitskraft in der vorliegenden Form für die Mehrzahl der Kliniken nur schwer zumutbar (Abb. 3 und 4). Die Datenerhebungsbögen erfordern eine exakte Detailkenntnis des Falles, häufiges Nachschlagen in der Krankenakte und wie sich im Laufe der Dokumentation herausgestellt hat, sind viele Fragen trotz einfacher Formulierung so mißverständlich, daß es zu erheblichen Dokumentationsproblemen gekommen ist.

Dennoch kann aus den Zwischenauswertungen der Studie der Deutschen Gesellschaft für Gynäkologie und Geburtshilfe eine wesentlich weitergehende Aussage über den Stand der operativen Gynäkologie getroffen werden, als dies nach den Daten der Hamburger Erhebung möglich ist.

Aus der Fülle der Daten, die zur Verfügung stehen, sollen hier nur einige vorgestellt werden. Die Erhebungsbögen der Deutschen Gesellschaft wurden unter der Vorstellung konzipiert, daß neben der Erhebung von Komplikationen die Formulierung von Standardbehandlungsrichtlinien ein wesentlicher Bestandteil der Qualitätssicherung ist. Sobald es allgemein anerkannte Standardbehandlungsrichtlinien gibt, läßt sich Qualitätssicherung sehr leicht daran überprüfen, ob, bzw. wie häufig diese Behandlungsrichtlinien verletzt wurden.

So zeigt sich aus der Erhebung, daß z. B. bei Patientinnen mit einem Mammakarzinom und positiven Lymphknoten (bzw. T 3/T 4 n 0) eine adjuvante Therapie ganz überwiegend als Standard angesehen werden kann. Betrachtet man die Ergebnisse der Erhebung, so könnte formuliert werden, daß 85–90% aller Patientinnen mit dieser Diagnose eine adjuvante Therapie erhalten. Unterschreitungen dieses Wertes führen im Einzelfall zum Erklärungsbedarf.

Auch die Tatsache, daß eine sorgfältige präoperative Abklärung sicherstellen soll, daß die

Abb. 3. Erhebungsbogen für die Basisdaten bei allen gynäkologischen Operationen: Projekt „Qualitätssicherung in der operativen Gynäkologie" der Deutschen Gesellschaft für Gynäkologie und Geburtshilfe in Zusammenarbeit mit dem Institut für Medizinische Informationsverarbeitung, Tübingen ▶

DEUTSCHE GESELLSCHAFT FÜR GYNÄKOLOGIE UND GEBURTSHILFE e.V.
INSTITUT FÜR MEDIZINISCHE INFORMATIONSVERARBEITUNG, TÜBINGEN
PROJEKT QUALITÄTSSICHERUNG IN DER OPERATIVEN GYNÄKOLOGIE

I/II

1 Klinik-Nr.: ☐☐ Patienten-Nr.: ☐☐☐☐-☐
2 Arztnummer: ☐☐ Geburtsjahr: ☐☐
3 OP-Datum: ☐☐ ☐☐ ☐☐ (Tag Monat Jahr) Aufnahmedatum: ☐☐ ☐☐ ☐☐ (Tag Monat Jahr)
4 OP-Buch-Nr.: ☐-☐☐☐☐☐☐ Entlassungsdatum: ☐☐ ☐☐ ☐☐ (Tag Monat Jahr)

BASISDATEN ZU ALLEN GYNÄKOLOGISCHEN EINGRIFFEN

O Bitte ankreuzen ☐☐ Bitte ausfüllen

Eingriffslokalisation (Mehrfachnennungen möglich)

5 O Adnexe O links
6 O Cervix uteri O rechts
7 O Mamma O beidseitig
8 O Corpus uteri/Andere

Operationszugang (außer Mamma)

9 O vaginal O laparoskopisch
10 O abdominal O hysteroskopisch

Operation

11 O Erst-Operation
12 O Zweit-Operation
13 O nach Erst-Op im Hause O geplant
14 O nach fremder Erst-Op O wegen Komplikationen

Anamnestische Angaben

15 O Gyn. Vor-Op('s): O Adnexe O links
16 O Cervix uteri O rechts
17 O Mamma O beidseitig
18 O Corpus uteri/And.
19 O **keine gynäkologische(n) Vor-Operation(en)**
20 Anzahl Schwangerschaften ☐☐ Geburten ☐☐
21 postmenopausal O ja O nein

Präoperative Diagnostik (Mamma s. Bogen II)

		Adnexe	Cervix uteri	Corpus uteri/Andere
22	Klinische Untersuchung	O	O	O
23	ß-HCG-Bestimmung	O	O	O
24	Sonographie	O	O	O
25	Kolposkopie		O	
26	Zytologie		O	
27	**keine dieser Maßnahmen**	O	O	O
28	Sonstiges	O	O	O

Risikofaktoren

29 O Notfall

Einstufung präoperativ (ASA):

30 O normalerweise gesunde Patientin
31 O leichte Allgemeinerkrankung
32 O schwere Allgemeinerkrankung u. Leistungseinschränkung
33 O inaktivierende Allgemeinerkr., ständige Lebensbedrohg.
34 O moribunde Patientin

Befunde präoperativ:

35 O Herz-Kreislauf-Erkrank. O Lungenerkrankung
36 O insulinpflicht. Diabetes O Malignom (außer Gyn-CA)
37 O Hb < 8g% O klinisch relevante Adipositas
38 O Blutgerinnungsstörungen O andere Risikofaktoren ....

Prophylaxe

39 Heparinprophylaxe O ja O nein
40 perioperative Antibiotikaprophylaxe O ja O nein

Angaben zur Operation

41 OP-Dauer ☐☐☐ min
42 O Fremdblutkonserven (intra- u. postop.): ☐☐☐☐ ml
43 O Eigenblutkonserven (intra- u. postop.): ☐☐☐☐ ml
44 O Drainage

Intraoperative Besonderheiten

45 O Organverletzungen
46 O Blase O große Gefäße
47 O Darm O große Nerven
48 O Ureter
49 O **keine intraoperativen Besonderheiten**
50 O andere intraoperative Besonderheiten ....

Postoperative Besonderheiten

allgemein:

51 O Fieber >38°C (ab 3. Tag postop. > 48h)
52 O Sepsis
53 O pulmonale Komplikationen
54 O kardiovaskuläre Komplikationen
55 O thromboembolische Komplikationen
56 O Apoplex
57 O Niereninsuffizienz
58 O Infektion der ableitenden Harnwege
59 O Dekubitus
60 O Fistel

allgemein/operativ:

61 O Serom/Hämatom
62 O Op-pflichtige Nachblutung
63 O Wunddehiszenz bis zur Faszie
64 O Wunddehiszenz über Faszie hinaus
65 O Wundrötung
66 O Stichkanalsekretion
67 O Wundeiterung bis zur Faszie
68 O Wundeiterung über Faszie hinaus
69 O Weichteilabszeß
70 O Abszeß intraabdominal
71 O eitrige Peritonitis postoperativ
72 O Ileus mechanisch postoperativ
73 O Ileus paralytisch postoperativ
74 O Nervenläsion
75 O **keine postop. Besonderheiten**
76 O andere postop. Besonderheiten ....

Bogen I, Seite 2. Bitte senden an die Projekt-Leitstelle: Inst. f. Med. Inf., Westbahnhofstr. 55, 72070 Tübingen (Durchschlag).

DEUTSCHE GESELLSCHAFT FÜR GYNÄKOLOGIE UND GEBURTSHILFE e.V.
INSTITUT FÜR MEDIZINISCHE INFORMATIONSVERARBEITUNG, TÜBINGEN
PROJEKT QUALITÄTSSICHERUNG IN DER OPERATIVEN GYNÄKOLOGIE

1 Klinik-Nr.: ☐☐ Patienten-Nr.: ☐☐☐☐☐ II/II

EINGRIFF AN DEN ADNEXEN

Eingriff(e) an den Adnexen:

2 ☐☐☐☐☐☐☐ (Ziffern gemäß ergänztem
3 ☐☐☐☐☐☐☐ GOÄ-Katalog eintragen
4 ☐☐☐☐☐☐☐ (s. Rückseite))

5 Gewebeentnahme: O ja O nein
6 Histologisch untersucht : O ja O nein

Histologie

7 O Kystom O Extrauteringravidität
8 O Dermoid O Carcinom
9 O Endometriose O unauffällige Histologie
10 O Entzündung O Andere ....
11 O Follikel- oder Luteumzyste

12 ☐☐☐☐ Abschlußdiagnose (ICD) (s. Rückseite)

EINGRIFF AN DER CERVIX UTERI

Eingriff(e) an der Cervix uteri:

13 ☐☐☐☐☐☐☐ (Ziffern gemäß ergänztem
14 ☐☐☐☐☐☐☐ GOÄ-Katalog eintragen
15 ☐☐☐☐☐☐☐ (s. Rückseite))

16 Gewebeentnahme: O ja O nein
17 Histologisch untersucht: O ja O nein

Histologie

18 O Ektopie O Invasives Ca > Ia
19 O Dysplasie O unauffällige Histologie
20 O Ca in situ O Andere ....
21 O Invasives Ca Ia

22 ☐☐☐☐ Abschlußdiagnose (ICD) (s. Rückseite)

EINGRIFF AN DER MAMMA

Spezielle Risikofaktoren

23 O familiäre Belastung

Präoperative Diagnostik

24 O Klinische Untersuchung O Exzisionsbiopsie
25 (Inspektion, Palpation) O Stanzbiopsie
26 O Sonographie O Punktionszytologie
27 O Mammographie O Abstrichzytologie
28 O Galaktographie O **keine d. Maßnahmen**
29 O Inzisionsbiopsie O Sonstiges ....

Besonderheiten

30 O Mikrokalk O Tumormarker bestimmt
31 O Röntgenlokalisation O Hormonrezeptoren
32 O Präparatröntgen bestimmt

Eingriff(e) an der Mamma:

33 ☐☐☐☐☐☐☐ (Ziffern gemäß ergänztem
34 ☐☐☐☐☐☐☐ GOÄ-Katalog eintragen
35 ☐☐☐☐☐☐☐ (s. Rückseite))

weiter zu Eingriffe an der Mamma

36 Gewebeentnahme: O ja O nein
37 Histologisch untersucht: O ja O nein

Histologie
Benigne Veränderungen:

38 O Mastopathie I/II O radiäre Narbe
39 O Fibroadenom O duktales Papillom
40 O Adenose/Skleradenose

Veränderungen mit erhöhtem Entartungsrisiko:

41 O atyp. dukt. Hyperplasie O atyp. lobul. Hyperplasie

Maligne Veränderungen:

42 O Intraduktales Ca O Invasiv lobuläres Ca
43 O Ca in situ lobulare O Invasiv duktales Ca mit
44 O Invasiv duktales Ca dukt. Komponente (>25%)
45 O duktal/lobulär nicht sicher klassifizierbar O kutane Lymphangiosis

46 O Seltene Formen...

47 pT☐☐ pN☐☐ pM☐ G☐

48 Malignitätsgrad ☐☐

49 ☐☐☐☐ Abschlußdiagnose (ICD) (s. Rückseite)

EINGRIFF AM CORPUS UTERI UND ANDERE EINGRIFFE

Eingriff(e) am Corpus uteri und andere Eingriffe:

50 ☐☐☐☐☐☐☐ (Ziffern gemäß ergänztem
51 ☐☐☐☐☐☐☐ GOÄ-Katalog eintragen
52 ☐☐☐☐☐☐☐ (s. Rückseite))
53 ☐☐☐☐☐☐☐

54 Gewebeentnahme: O ja O nein
55 Histologisch untersucht: O ja O nein
56 ☐☐☐☐ Abschlußdiagnose (ICD) (s. Rückseite)
57 ☐☐☐☐ Abschlußdiagnose (ICD) (s. Rückseite)
58 O **Nicht dokumentationspflichtiger Eingriff**

Entlassungsstatus (nach endgültiger Entlassung aus gyn. Abteilung)

59 O Nach Hause entlassen:
60 O ohne weitere Therapieplanung
61 O Zweit-OP geplant
62 O Tumornachsorge vereinbart
63 O Sonstige Therapie geplant ....
64 O Chemotherapie geplant / wird fortgeführt
65 O Hormontherapie geplant / wird fortgeführt
66 O Radiatio geplant/ wird fortgeführt
67 O verlegt:
68 O zur OP in andere Frauenklinik
69 O zur OP in andere Fachabteilung
70 O in andere Fachabteilung
wegen:
71 O operativer Komplikationen
72 O Zweiterkrankung
73 O sonstiger Gründe ....
74 O verstorben O Obduktion

Bogen II, Seite 1. Dieses Blatt verbleibt in der Patientenakte (Originalblatt).

Zahl der Fälle mit einer alleinigen Histologie: „Ektopie/unauffällig" unter alten konisierten Patientinnen bei oder unter 10% liegen soll, hat sich mittlerweile durchgesetzt. Nach den vorliegenden Zahlen könnte gefordert werden, daß bei 85% der Patientinnen eine auffällige Histologie bestehen muß. Unterschreitungen dieses Wertes führen zum Erklärungsbedarf.

Problematischer erscheint z. B. das Problem bei Ovarialzysten. Betrachtet man die Zahl der Fälle mit einer unauffälligen Histologie (Follikelzyste oder Korpus luteum Zyste) unter allen Ovarektomien, gibt es hier erhebliche Schwankungen und es bedarf eines erheblichen Aufwandes zu klären, wie diese Schwankungen begründet sind. Hier sollte jedoch die weitere Entwicklung abgewartet werden, da insbesondere wegen der relativ geringen Fallzahlen in den einzelnen Kliniken wenige Einzelfälle einen erheblichen Ausschlag nach oben oder unten bedingen können.

Offensichtlich keinen Behandlungsstandard gibt es bisher für die Behandlung eines muzinösen Ovarialkystoms. Während in den traditionellen Lehrbüchern dies als relative Kontraindikation für ein endoskopisches Vorgehen (wegen der Gefahr der intraoperativen Ruptur) angesehen wird, zeigt sich jedoch, daß fast die Hälfte aller muzinösen Kystome rein endoskopisch operiert worden sind. Hier wäre zu definieren, unter welchen Bedingungen ein solches Vorgehen nicht gegen Behandlungsrichtlinien, d. h. Standards der Qualitätssicherung, verstößt.

Auch fällt auf, daß es erhebliche Unterschiede an den einzelnen Kliniken gibt, z. B. was die Heparinprophylaxe betrifft. Es wird die Aufgabe der Qualitätssicherungskommission der Deutschen Gesellschaft für Gynäkologie und Geburtshilfe sein, nach Abschluß der Auswertung dann nicht nur praktische Realisierungsvorschläge zu unterbreiten, sondern auch den wissenschaftlichen Erklärungsbedarf zu formulieren, welcher dann zur Erstellung von Standardbehandlungsrichtlinien führen könnte.

Abschließend muß darauf hingewiesen werden, daß Datenerhebungen nur sehr marginal mit Qualitätssicherung oder gar mit modernem Qualitätsmanagement etwas zu tun haben.

Um nicht den Eindruck entstehen zu lassen, mit solchen Datenerhebungen würde Qualitätssicherung betrieben, sollen abschließend einige Merksätze zur Qualitätssicherung formuliert werden.

1. Qualitätssicherung nach dem traditionellen Muster der Komplikationserfassung führt in der Regel nur zur Manipulation von Daten. In aller Regel ist über solche Erhebung allein keine Verbesserung der Qualität zu erreichen. Es ist derzeit völlig offen, wie eine Rückmeldung und eine Änderung des Verhaltens der betroffenen Kliniken erreicht werden kann.
2. Qualitätssicherung über normative Vorgaben (Behandlungsrichtlinien) ist praktikabel, läßt jedoch Entwicklungen von Qualität, bzw. Qualitätsbewußtsein nur sehr eingeschränkt zu.
3. Es ist unbestritten, daß in geschlossenen sozialen Systemen (kein Wettbewerb, kein Leistungsanreiz, keine Sanktionsmöglichkeiten) Qualität nur soweit erbracht wird, wie sie zum Bestandserhalt notwendig erscheint.
4. Qualität findet in Bezug auf menschliches Verhalten nicht auf der Ebene des „personal behaviour", sondern auf der Ebene sog. „basic beliefs" statt. Ohne eine Änderung der Grundeinstellung zum Begriff der Qualität werden Datenerhebungen stumpfe Instrumente bleiben.
5. Somit kann heute als gesichert gelten, daß sich Qualität im Wesentlichen nur über Bildung und Ausbildung erreichen läßt. Nur durch diese intensiven Maßnahmen kann erreicht werden, daß eine an und für sich selbstverständliche Idee - die Qualität der Leistungserbringung in der Medizin - zur täglichen Übung wird.

◀ **Abb. 4.** Erhebungsbogen für organspezifische Daten: Projekt „Qualitätssicherung in der operativen Gynäkologie" der Deutschen Gesellschaft für Gynäkologie und Geburtshilfe in Zusammenarbeit mit dem Institut für Medizinische Informationsverarbeitung, Tübingen

Präoperatives Screening vor gynäkologischen Operationen aus anästhesiologischer Sicht

G. HEMPELMANN, S. SCHOLZ, M. MAHLER

MERKE:

1. Ein umfangreiches präoperatives Screening ist aus anästhesiologischer Sicht in der Regel nicht erforderlich; das perioperative Management kann hierdurch vielfach nur verzögert werden.
2. Folgende Untersuchungen halten wir bei asymptomatischen Patienten für wünschenswert:
   $<$40 Jahre: Hb/Hk;
   40–65 Jahre: Hb, Hk, Na^+, K^+;
   $>$65 Jahre: Hb, Hk, Na^+, K^+, Glucose, Harnstoff, Kreatinin.
3. Unabhängig vom Lebensalter sollten bei anamnestischen Hinweisen auf kardiopulmonale Erkrankungen und/oder bei thoraxchirurgischen Eingriffen ein EKG und eine Röntgenaufnahme vom Thorax präoperativ durchgeführt werden. Ansonsten sind diese früher routinemäßig durchgeführten diagnostischen Maßnahmen für den Regelfall nicht erforderlich.
4. Falls eine Periduralanästhesie zur Dämpfung des Geburtsschmerzes in Erwägung gezogen wird, sollte gegen Ende der Schwangerschaft oder kurz vor der Entbindung ein Gerinnungsstatus mit Quick, PTT, Thrombinzeit und Thrombozytenzahl vorliegen.
5. Weitere konsiliarische Untersuchungen sollten auf konkrete Fragestellungen und nur bei gezielter Indikation durchgeführt werden.
6. Ein höherer Anteil ambulant durchgeführter Operationen erfordert organisatorische Rahmenbedingungen, wie z. B. eine Anästhesieambulanz im Verbund mit einer Tagesklinik.

Art und Umfang präoperativer Untersuchungen gehören bisweilen zu den konfliktträchtigen Feldern der Zusammenarbeit zwischen Anästhesisten und Kollegen der operativen Fächer. Probleme enstehen dann, wenn für Patienten, bei denen eine umfangreiche Liste an Voruntersuchungen wie Laborergebnissen, eine Thoraxaufnahme, ein Elektrokardiogramm und zusätzlich eine vom Internisten bescheinigte „Operations- und Narkosefähigkeit" vorliegen, weitere Untersuchungen angefordert werden. Meistens geschieht dies dann am späten Nachmittag, so daß Verschiebungen des Operationstermins, eine längere Verweildauer im Krankenhaus und Schwierigkeiten in der Patientenführung die unausweichlichen Folgen sein können. Wir müssen davon ausgehen, daß die mit diesem ineffizienten Ablauf verbundenen Mehrkosten unter den veränderten Bedingungen der 90er Jahre nicht länger tragbar sind. Der Zwang zur Neubewertung diagnostischer und therapeutischer Interventionen ergibt sich allein daraus, daß wir immer häufiger mit älteren Risikopatienten konfrontiert werden, ohne daß der resultierende Mehraufwand in der Kostenerstattung adäquate Berücksichtigung findet. Hinzu kommen Bestrebungen, die Verweildauer im Krankenhaus auf das erforderliche Minimum zu reduzieren bis hin zum ambulanten Operieren, um damit der Budgetierung durch fallbezogene Pauschalen gerecht zu werden. Eine effizientere Erfassung anästhesierelevanter Risiken vor einer Operation wird maßgeblich von der Zusammenarbeit mit den operativ tätigen Kollegen bestimmt. Zweck dieses Beitrages ist es, das Verständnis für anästhesiologische Forderungen zu vertiefen und Veränderungen zu bahnen, welche uns auch bei beschränkten finanziellen Mitteln eine ausreichende Beurteilung des Patienten ermöglichen und damit zur Sicherheit beitragen.

Eine präoperativ angeforderte Untersuchung kann die Sicherheit des Patienten nur dann erhöhen, wenn folgende Voraussetzungen erfüllt sind:

1. Es können pathologische Abweichungen aufgedeckt werden, die sich durch Anamneseerhebung und klinische Untersuchung nicht erfassen lassen.
2. Die erfaßten pathologischen Befunde stellen ein erhebliches Risiko für den Patienten dar.
3. Dieses Risiko kann durch eine präoperative Behandlung oder ein verändertes anästhesiologisches Vorgehen vermindert werden.
4. Die Prävalenz der pathologischen Veränderungen rechtfertigt das Risiko der Untersuchung.

Präoperatives Screening als Methode der Risikoerfassung

Bereits Mitte der 60er Jahre fanden routinemäßig durchgeführte Laboranalysen Eingang in die präoperative Diagnostik. Aufgrund der fortschreitenden Automatisierung wurden Labordaten immer leichter verfügbar, was Anfang der 70er Jahre Krankenhausgesellschaften in den USA (Kaiser Hospitals, Health Plan) veranlaßte, den oft abweichenden und willkürlichen Anforderungen mit Testserien zu begegnen, denen alle aufzunehmenden Patienten unterworfen wurden. Ende der 70er Jahre wurde diese Praxis wieder verlassen. Es hatte sich gezeigt, daß diese Testbatterien so häufig falsch-positive und falsch-negative Ergebnisse hervorbrachten, daß der daraus resultierende Schaden den Nutzen bei weitem überwog [2]. An diesem Punkt muß auf einige statistische Grundlagen der Laboratoriumsdiagnostik eingegangen werden. Daten, wie beispielsweise der Hämoglobingehalt des Blutes, streuen unter den Individuen einer gesunden Population in Form der Gauß'schen Kurve um einen Mittelwert. Die Grenzziehung zwischen „normalen" und „pathologischen" Werten erfolgt dabei willkürlich. Beispielsweise werden alle Werte, die oberhalb der 97,5%-Grenze und unterhalb der 2,5%-Grenze liegen, als pathologisch angesehen, d.h. insgesamt 5% aller Messungen liegen a priori außerhalb des als „normal" angesehenen Referenzbereiches, ohne einen pathologischen Zustand zu reflektieren. Aus diesem theoretisch anmutenden Zahlenbeispiel ergeben sich für die Praxis bedeutsame Konsequenzen. In anderen Worten: je mehr Parameter wir anfordern, desto höher ist die Wahrscheinlichkeit, ein als „pathologisch" eingestuftes Ergebnis zu erhalten. Gesetzt den Fall, daß alle angeforderten Werte unabhängig voneinander verteilt sind, muß man bereits bei 13 angeforderten Tests davon ausgehen, daß mindestens ein Ergebnis fälschlicherweise einen pathologischen Wert anzeigt ($0{,}95^{[13]} = 0{,}51$). Die Nutzlosigkeit eines präoperativen Screenings *asymptomatischer* Patienten ist deshalb durch zahlreiche Untersuchungen belegt. Selbst in Altersgruppen mit einer hohen Morbidität erbringen Screening-Untersuchungen selten Befunde, die durch eine nachfolgende Behandlung den Zustand des Patienten bessern. Domoto und Mitarbeiter [3] untersuchten die Ergebnisse von 19 Screeningtests bei asymptomatischen Patienten mit einem Durchschnittsalter von 82,6 Jahren:

- 70 Patienten wurden insgesamt 3905 Untersuchungen unterworfen.
- Nur 5 der 19 Tests zeigten „pathologische" Zustände auf, die vorher nicht bekannt waren.
- Die meisten „Abnormalitäten" waren Befunde, die nur geringfügig außerhalb des Referenzbereiches lagen.

- 5 (0,1%) Untersuchungsergebnisse führten zu einem veränderten Therapieregime, eine wesentliche Verbesserung des Zustandes ließ sich in keinem Fall nachweisen.

Neben dem fraglichen Nutzen bergen Screeninguntersuchungen nicht zu vernachlässigende Risiken in sich. So besagen Schätzungen, daß pro 1 Million Einwohner 5 bis 10 Tumor-Todesfälle auf die Strahlenwirkung diagnostischer Untersuchungen zurückzuführen sind [15]. Ein weiteres, nicht zu vernachlässigendes Risiko ergibt sich aus den Konsequenzen grenzwertiger Befunde oder falsch positiver Ergebnisse. Beispielsweise ist die akute Behandlung einer Hypokaliämie im Bereich zwischen 3,2–3,5 mval/l mit einer Morbidität/Mortalität von 0,5% behaftet [6, 8, 10].

Präoperative Untersuchungen als gezieltes diagnostisches Instrument

Innerhalb unseres Fachgebietes haben sich in den letzten 30 Jahren zwei wesentliche Veränderungen ergeben: Zum einen ist es uns gelungen, die anästhesiebegleitende Letalität von ca. 1:5000 auf 1:25000 zu senken. Zum anderen haben sich die Ursachen hierfür deutlich gewandelt. Waren noch in den 60er Jahren die meisten Todesfälle auf eine Überdosierung und die Wahl des falschen Anästhetikums zurückzuführen, so stehen heutzutage eine ungenügende Vorbereitung und eine inadäquate postoperative Betreuung im Vordergrund [9].

Die perioperative Mortalität und Morbidität werden wesentlich vom Schweregrad bestehender Vorerkrankungen bestimmt [4]. Hier hat sich international die Einteilung nach ASA-Risikogruppen bewährt. Beispielsweise ist die perioperative Mortalität bei einem Patienten, welcher die Kriterien der ASA-Risikogruppe V erfüllt, um den Faktor 180 höher als bei Patienten der Risikogruppen I und II [11] (Tabelle 1). Aufgrund dieses Sachverhaltes wird deutlich, daß es Notwendigkeiten für gezielte präoperative Untersuchungen gibt und daß die Diagnostik in abgestufter Form in Abhängigkeit von

Tabelle 1. Perioperative Mortalität in Abhängigkeit vom Allgemeinzustand des Patienten (Nach Marx et al. 1973).

ASA-Risikogruppe	Perioperative Mortalität bis zum 7. Tag p. o. [%]
I	0,06
II	0,47
III	4,39
IV	23,48
V	50,77

Vorerkrankungen und Größe des Eingriffes zu erfolgen hat.

Im Folgenden wird ein Programm präoperativer Routineuntersuchungen vorgestellt, welches der Prävalenz bestimmter Risikofaktoren bei *asymptomatischen* Patienten gerecht wird.

Laborwerte

Die Aufrechterhaltung einer ausreichenden Sauerstoffversorgung bei allen Patienten ist eine der vordringlichsten Aufgaben der Anästhesie in der perioperativen Phase. Als Laborkenngröße ist daher die Bestimmung des Hämoglobin- und Hämatokritwertes von größter Bedeutung. Wir bestimmen diese beiden Werte praktisch bei jedem Patienten, insbesondere wenn der zu erwartende Blutverlust mehr als 500 ml beträgt. Weiterhin sind wir der Meinung, daß diese beiden Größen unter anderem vor jeder Sectio caesarea zu bestimmen sind. Wenn man bei gesunden Patienten und nicht zu erwartenden Blutverlusten eine Ausnahme von der Regel macht, dann sollte garantiert sein, daß diese beiden Werte innerhalb von 10 Minuten im Operationsbereich bestimmt werden können. Bei einem zu erwartenden Blutverlust von mehr als 500 ml lassen wir auch eine Blutgruppenbestimmung durchführen; für eine ausgedehnte Myomenukleation werden darüberhinaus 2 Erythrozytenkonzentrate und für eine Operation nach Wertheim in aller Regel 4 Erythrozytenkonzentrate bereitgestellt. In jeder Klinik sind hierbei in Abhängigkeit der beteiligten Personen unterschiedliche Richtwerte möglich.

Darüberhinaus lassen wir bei allen asymptomatischen Patienten, die älter als 40 Jahre sind, die Elektrolyte Natrium und Kalium bestimmen. Unabhängig von dieser Altersgrenze sollten bei allen Patienten mit parenteraler Ernährung, bei allen zu erwartenden Blutverlusten über 500 ml, vor jeder Sectio caesarea und bei Patienten mit schwerwiegenden Vorerkrankungen, wie z. B. peripheren Ödemen und Rhythmusstörungen, gleichfalls die Elektrolyte bestimmt werden. Auch hier ist in der perioperativen Phase die kurzfristige Bestimmung, möglichst im Operationsbereich, sehr hilfreich. Wenn dies gegeben ist, kann man unter Umständen auch auf präoperative Laborwertbestimmungen verzichten und dieses dann während der Operation kurzfristig nachholen.

Erst bei höherem Alter werden zusätzlich zu Hb, Hk und den Elektrolyten Blutzucker, Harnstoff und Kreatinin bestimmt – so bei allen asymptomatischen Patienten über 65 Jahren, bei allen Patienten mit Stoffwechsel- und/oder Nierenfunktionsstörungen. Auch die Bestimmung des Blutzuckers sollte im operativen Bereich kurzfristig möglich sein.

Gerinnungsstatus

Die Bestimmung von Gerinnungsparametern wie Quick, PTT, Thrombinzeit und Thrombozytenzahl ist nur bei Patienten mit anamnestischen und klinischen Hinweisen auf eine Gerinnungsstörung erforderlich. Darüberhinaus sollten bei allen rückenmarksnahen Anästhesien wie einer Spinalanästhesie, einer Periduralanästhesie oder auch bei den kombinierten Verfahren, bestehend aus Intubationsnarkose und Periduralanästhesie, diese Kenngrößen vorliegen. Bei einer Schwangeren sollte gegen Ende der Schwangerschaft einmal ein Gerinnungsstatus erhoben werden, insbesondere im Hinblick auf eine gewünschte Periduralanästhesie zur Dämpfung des Geburtsschmerzes. Grundsätzlich sollte in einem Klinikum ein Gerinnungsstatus innerhalb von 30 Minuten zur Verfügung stehen, wie dieses bei großen Operationen mit wesentlichen Blutverlusten erforderlich werden kann.

EKG

Die Wahl eines Narkoseverfahrens erfolgt insbesondere in Abhängigkeit von der Herz-Kreislauf-Funktion eines Patienten. Gleiches trifft für das perioperative Monitoring sowie den Umfang der postoperativen Betreuung zu. Aus diesem Grunde gehört die Überwachung mittels eines EKG-Monitors zu den wichtigsten und für jede Narkose als zwingend betrachteten Verfahren. Inwieweit allerdings eine routinemäßige präoperative EKG-Diagnostik sinnvoll und notwendig erscheint, ist in der Literatur bis heute sehr umstritten. Für Patienten über 40 Jahre ergibt sich aus der Literatur eine Inzidenz von 10% pathologischer EKG-Befunde; wenn diese über 65 Jahre alt sind, treten bei ca. 25% pathologische EKG-Veränderungen auf. Bei asymptomatischen Patienten liegt allerdings der Anteil von EKG-Veränderungen mit Krankheitswert deutlich niedriger, so daß wir bei allen Patienten mit kardiopulmonalen Vorerkrankungen, bei anamnestischen und klinischen Hinweisen auf Rhythmusstörungen und bei allen Patienten ab der ASA III-Klassifikation präoperativ ein EKG erbitten. Wir akzeptieren dabei EKG-Untersuchungen, die bis zu 2 Monate alt sind, wenn in der Zwischenzeit keine neuen klinischen Veränderungen aufgetreten sind [13]. Wichtig in diesem Zusammenhang ist, daß Elektiveingriffe wegen der eindeutig erhöhten Reinfarktrate bei Patienten in den ersten 6 Monaten nach einem Infarkt nicht durchgeführt werden sollten.

Röntgen: Thorax

Nach einer Untersuchung des Bundesamtes für Strahlenschutz werden in Westdeutschland jährlich über 88 Millionen Röntgenaufnahmen angefertigt, d.h. jeder westdeutsche Bundesbürger wird binnen 12 Monaten durchschnittlich 1,4mal geröntgt. Wenn man davon ausgeht, daß im Krankenhaus ca. 25–55% aller Röntgenuntersuchungen Thoraxaufnahmen sind, so betragen die allein hierdurch entstehenden Kosten über 500 Millionen DM pro Jahr.

Verfechter einer routinemäßigen Befürwortung einer präoperativen Röntgenaufnahme des Thorax argumentieren häufig mit Einzelfällen – beispielsweise mit einem Situs inversus. Rechtfertigen ließe sich eine routinemäßige präoperative Röntgendiagnostik nur dann, wenn bei Inkaufnahme der zweifelsohne nicht unerheblichen Risiken ein entsprechender Nutzen für die Patienten aus dieser diagnostischen Maßnahme resultieren würde. In der Literatur ist eindeutig bewiesen, daß dieses für routinemäßige Röntgenaufnahmen des Thorax nicht der Fall ist. Belegt wird dieses insbesondere durch eine umfangreiche Studie des Royal College of Radiologists [12] und vielen darauf aufbauenden Nachuntersuchungen]1].

Als forensisch geradezu bedenklich ist zu werten, daß Röntgenaufnahmen präoperativ angefertigt werden und in ca. 30% aller Fälle erst postoperativ oder überhaupt nicht begutachtet werden. Die Nichtbeachtung präoperativ angeforderter Befunde birgt ein deutlich größeres medikolegales Risiko in sich, als die fehlende Kenntnis eines nicht durch diagnostische Maßnahmen erhobenen pathologischen Befundes. Ferner sei darauf hingewiesen, daß die Interpretation eines Thorax-Röntgenbildes mit vielen Ungenauigkeiten und Mißverständnissen behaftet ist, wie dieses von Hermann und Hessel [7] mit 26% angegeben wird.

Unser Vorschlag basiert auf Empfehlungen von Gerhard aus dem Jahre 1992 [5], der eine Thorax-Übersichtsaufnahme bei allen Patienten präoperativ ab der Risikoklassifikation III der American Society of Anaesthesiologists vorschlug. Dies beinhaltet alle Patienten mit kardiopulmonalen Vorerkrankungen, Patienten mit Ileus und insbesondere auch den Zustand nach einer längeren Immobilisation. Nicht anschließen können wir uns seiner Forderung nach einer Thorax-Aufnahme in einer Ebene bei allen Patienten vom 40.–50. Lebensjahr an, und in zwei Ebenen ab dem 50. Lebensjahr. Hierfür gibt es in der Literatur keine zwingenden Hinweise, insbesondere ist die Notwendigkeit durch keine einzige randomisierte Studie belegt.

Ferner darf darauf hingewiesen werden, daß die präoperativen Röntgenaufnahmen des Thorax weder von den Kosten noch vom Ansatz her als Ersatz einer vom Bundesseuchengesetz vorgeschriebenen Reihenuntersuchung oder eines prophylaktischen Screenings zu betrachten sind. Die in Zukunft zu erwartenden Fallpauschalen für bestimmte operative Eingriffe beinhalten darüberhinaus nur in den seltensten Fällen Kosten für eine Thorax-Röntgenaufnahme, so daß allein unter diesem Gesichtspunkt eine strengere Selektion zu erwarten ist.

Lungenfunktionstests

Pulmonale Vorerkrankungen gehören zu den Risikofaktoren, die am häufigsten anästhesiebedingte Komplikationen hervorrufen. Die Hypoxie des chronisch obstruktiven Patienten mit marginaler Atemreserve und der Bronchospasmus bei Asthma bronchiale sind nur zwei mögliche Zwischenfälle, die sich aus der Interferenz von Intubationsnarkose und pulmonalem System ergeben können. Eine präoperative Evaluierung mittels Lungenfunktion sollte nur bei klar erkennbarer Indikation mit Aussicht auf Verbesserung durch Therapie erfolgen, wie z.B. bei schweren obstruktiven pulmonalen Vorerkrankungen, bei thorakalen Deformitäten mit Beeinträchtigung der Ventilation und bei Adipositas permagna.

Wichtig ist, daß durch medikamentöse Therapie eine Verbesserung der spastischen Komponente möglich erscheint. Ein mit adäquater Therapie versehener Patient mit Asthma bronchiale, welcher in routinemäßiger Überwachung und Behandlung ist, stellt allerdings keine Indikation für eine erneute Lungenfunktionsprüfung dar. Bei diesen pulmonalen Vorerkrankungen ist aus anästhesiologischer Sicht viel eher eine perioperative Blutgasanalyse hilfreich, um in der intra- und vor allen Dingen postoperativen Phase eine ausreichende Oxygenierung zu garantieren.

Konsiliarische Untersuchungen

Häufig wird der Forderung nach weitergehenden Untersuchungen mit dem Hinweis auf eine vom Hausarzt oder Internisten attestierte „Operations- und Narkosefähigkeit" begegnet. Kritisch dabei ist, daß diese Einschätzung oftmals die perioperativen Belastungen, welchen der Patient ausgesetzt ist, nur unzureichend berücksichtigen. Beispielsweise mag ein Patient, der innerhalb der letzten Monate einen Herzinfarkt erlitten hat, geringere Belastungen seines Alltags bei subjektivem Wohlbefinden bewältigen. Entscheidend für die Einschätzung seiner Operationsfähigkeit aber ist, daß ein innerhalb der letzten 6 Monate vorausgegangener Myokardinfarkt mit dem Risiko eines perioperativen Reinfarktes von bis zu 30% behaftet ist, während bei einem Abstand von mehr als 6 Monaten die Reinfarktrate nur bei 5% liegt [14].

Konsiliarische Untersuchungen sollten deshalb nur bei präziser Fragestellung erfolgen, wodurch der Schweregrad einer Vorerkrankung objektivierbarer wird und gleichzeitig Therapievorschläge angegeben werden können, die eine Minderung des perioperativen Risikos bewirken könnten.

Medikolegale Aspekte

Eine Ansammlung vieler „objektiver" Befunde wird häufig mit dem Hinweis auf mögliche zu erwartende forensische Konsequenzen begründet. Hierzu ist anzumerken, daß der Arzt keineswegs verpflichtet ist, ausnahmslos von allen Erkenntnismöglichkeiten Gebrauch zu machen. Für die Rechtsprechung ist vielmehr entscheidend, ob die im jeweils konkreten Fall *notwendigen* diagnostischen Maßnahmen vorgenommen und richtig gedeutet wurden. Der Bundesgerichtshof hat außerdem ausdrücklich anerkannt, daß Wirtschaftlichkeitserwägungen den Umfang der präoperativen Diagnostik einschränken können [17]. Bei sorgfältig erhobener Anamnese und klinischer Untersuchung ist also das forensische Risiko unterlassener, nicht zwingend erforderlicher Diagnostik sehr gering.

Organisatorische Aspekte

Wir werden in naher Zukunft mit einem höheren Anteil ambulant durchgeführter Operationen konfrontiert werden, wie dies in den USA bereits an manchen Kliniken zu 60% der Fall ist. In der Operativen Tagesklinik der Justus-Liebig-Universität Gießen haben wir beispielsweise im vergangenen Jahr ca. 1000 Patienten ambulant betreut. Mit diesem Vorgehen wird der Zeitrahmen für präoperative Diagnostik enger. Diesem Umstand muß bereits bei der Planung eines elektiven Eingriffes Rechnung getragen werden; d.h. der Patient sollte bereits dem Anästhesisten vorgestellt werden, wenn in der Sprechstunde des Operateurs eine Operation vereinbart wird. Unter günstigen strukturellen Voraussetzungen stellt dies kein organisatorisches Problem dar. Schwierigkeiten treten nur dann auf, wenn die operativen Fachabteilungen und die Anästhesie räumlich weit auseinander liegen, und Rahmenbedingungen im Sinne einer Anästhesieambulanz und/oder operativen Tagesklinik nicht gegeben sind.

Das Gesundheitsstrukturgesetz dürfte uns unter vielerlei Gesichtspunkten, nicht zuletzt betriebswirtschaftlichen, diese Vorgehensweise zwingend auferlegen. Daß es machbar ist, hat sich auch in der Bundesepublik an vielen Stellen nachweisen lassen.

Literatur

1. Charpak Y, Blery C, Chastang C et al. (1988) Prospective assessment of a protocol for selective ordering of preoperative chest x-rays. Can J Anesth 35:259–264
2. Collen MF (ed) (1978) Multiphasic health testing services. Wiley, New York
3. Domoto K, Ben R, Wei JY et al. (1985) Yield of routine annual laboratory screening in the institutionalized elderly. Am J Public Health 75:243
4. Fowkes FGR, Lunn JN, Farrow SC et al. (1982) Epidemiology in anaesthesia. III: Mortality risk in patients with coexisting physical disease. Br J Anaesth 54:819
5. Gerhardt P (1992) Indikationen zur präoperativen Thoraxaufnahme. Fortschr Röntgenstr 156: 409–410
6. Harrington JT, Isner JM, Kassirerr JP (1982) Our national obsession with potassium. Am J Med 73:155
7. Herrmann PG, Hessel SJ (1975) Accuracy and its relationship to experience in the interpretation of chest radiographs. Invest Radiol 10:62–67
8. Hirsh IA, Tomlinson DL, Slogoff S et al. (1988) The overstated risk of preoperative hypokalemia. Anesth Analg 67:131
9. Holland R (1987) Anaesthetic mortality in New South Wales. Br J Anaesth 59:834
10. Lawson DH (1974) Adverse reactions to potassium chloride. Q J Med 43:433
11. Marx GF, Matteo CV, Otkin LR (1973) Computer analysis of post anesthetic deaths. Anesthesiology 39:54
12. National Study by the Royal College of Radiologists (1979) Preoperative chest radiology. Lancet 2:83-86
13. Rabkin SW, Horne JM (1979) Preoperative electrocardiography: its cost-effectiveness in detecting abnormalities when a previous tracing exists. Can Med Assoc J 121:301
14. Rao TLK, Jacobs KH, El-Etr AA (1983) Reinfarction following anaesthesia in patients with myocardial infarction. Anesthesiology 59:499
15. Rees AM, Roberts CJ, Bligh AS et al. (1976) Routine preoperative chest radiography in non-cardiopulmonary surgery. Br Med J 1:1333-1335
16. Roizen MF (1994) Preoperative evaluation. In Miller RD (ed) Anaesthesia, 4th edn. Churchill Livinstone, New York
17. Siegmund-Schultze G (1975) Zum Umfang der Narkoseuntersuchung – ein Urteil des Bundesgerichtshofes. Anaesth Inform 16:174–176

Akzeleration und Kontrazeption

G. Gille

MERKE:

1. Jedes 30. Mädchen von 14 Jahren und jedes 10. Mädchen von 15 Jahren hat erste Koituserfahrung (Schmidt-Tannwald u. Urdze 1983).
2. Je jünger die Mädchen sind, desto schlechter ist das kontrazeptive Verhalten.
3. Die Frage nach der Ursache führt mitten hinein in die spezifischen Probleme der psychosexuellen Identitätsfindung junger Mädchen.
4. Erst ein sehr viel differenzierteres Verständnis der spezifisch weiblichen Entwicklungsaufgaben in der Pubertät läßt eine Erklärung für die Logik des Mißlingens unserer präventiven Bemühungen zu.
5. Das Wissen um diese Zusammenhänge sollte die Basis jeglicher kontrazeptiven Beratung sehr junger Mädchen sein.

Jugendsexualität als Konsequenz der Akzeleration

Das mittlere Menarchealter hat sich in den letzten 100 Jahren von 16,5 Jahre auf 12,5 Jahre vorverlagert.

Der frühestnormale Zeitpunkt für die 1. Menstruation wird heute mit 9 Jahren angenommen.

Jugendliche entwickeln sich körperlich frühzeitiger, geschlechtsspezifische Triebimpulse und Bedürfnisse nach körperlicher Intimität werden früher wach.

Jugendsexualität ist somit längst eine gesellschaftliche Realität geworden.

Mit den größeren Freiheitsgraden sind aber auch die Anforderungen an die Orientierungs- und Steuerungsfähigkeit der Jugendlichen gewachsen, durch Sexualerziehung als Pflichtfach in der Schule wird dem, häufig allerdings mehr schlecht als recht , Rechnung getragen.

Durch die Verschreibung oraler Kontrazeptiva auch an Minderjährige seitens der Gynäkologen und die Übernahme der Kosten durch die Kassen wird Jugendlichen die Verantwortung für ihre Sexualität überhaupt erst ermöglicht.

Die revolutionäre Entwicklung, Fruchtbarkeit und Sexualität trennen zu können, hat bewirkt, daß heute prinzipiell auch Mädchen und junge Frauen ihre mutigen, kreativen und lebenslustigen Anteile entwickeln können und ihre Sexualität dynamischer, entspannter und auch mal draufgängerischer leben können.

Das Dilemma mit der Kontrazeption

Leider entspricht aber das kontrazeptive Verhalten Jugendlicher nicht dem vorgehaltenen Angebot an liberaler gesellschaftlicher Thematisierung von Sexualität und der Verfügbarkeit von Kontrazeptiva.

Nach übereinstimmenden Ergebnissen unterschiedlicher Untersuchungen benutzen ein großer Teil der Jugendlichen keine oder nur unzureichende empfängnisregulierende Mittel, jüngere Altersgruppen erheblich weniger als ältere.

Auch ist die Zahl der Lebendgeburten in den letzten Jahren bei jüngeren, d.h. 14–16 jährigen Teenagern längst nicht so zurückgegangen wie bei den ältern Teenagern.

Und nach Schätzungen von Sexualwissenschaftlern treiben in der BRD ca. 20 000 minderjährige Mädchen jährlich ab.

Die Logik des Mißlingens

Ganz offensichtlich greift unser praeventives Engagement zu kurz, wenn wir immer nur auf die Empfängnisverhütung schielen als materialisiertem Ausdruck von Sexualität.

Die sexuelle Identitätsbildung eines jungen Menschen steht in einem viel umfassenderen Lern- und Entwicklungsprozeß.

Sich unter dem Einfluß von Liebe und Lust, von aufregenden, neuartigen, von Gefühlsstürmen begleiteten Erlebnissen sicher bewegen zu können, ist eine Option, die nur auf der Basis eines differenzierten Entwicklungs- und Bewußtwerdungsprozesses eingelöst werden kann.

Diese Gedanken führen mitten hinein in die Probleme der sexuellen Identitätsbildung von Mädchen in der Pubertät, und ich möchte Sie in meinem Referat einladen, ein kleines Mädchen, das noch ganz selbstverständlich in seinem Körper zu leben scheint, auf seinem Weg zu einer selbstbewußten jungen Frau mit einer eigenständigen sexuellen Identität zu begleiten.

Dabei stütze ich mich bei meinen Ausführungen auf einer fast 20jährigen Erfahrung in der Gesundheits- und Sexualerziehung von Mädchen in Schulen ab und werde die Mädchen selber zu Wort kommen lassen.

Der Körper wird zum Fremdkörper

Dieser Weg zu einer eigenständigen weiblichen Geschlechtsidentität beginnt zunächst mit einer Phase tiefer Verunsicherung in der Pubertät, die ausgelöst wird durch die umgreifende Veränderung von Körperform und Körpergröße sowie die Entwicklung sekundärer Geschlechtsmerkmale und geschlechtsspezifischer sexueller Triebansprüche.

Die stürmischen Veränderungen des Körpers in der Pubertät bedingen, daß ein neues Körperselbstbild entwickelt werden muß als einer wichtigen Facette des sexuellen Selbstbewußtseins.

Dies gelingt den meisten Mädchen zunächst nur sehr schwer, viele empfinden sich als häßlich, unattraktiv und schämen sich bestimmter Teile ihres Körpers.

Mädchen antizipieren heute sehr früh einen möglichen Konflikt zwischen den gesellschaftlichen Normvorgaben durch das gültige Schönheitsideal von makelloser Schlankheit einerseits, und ihren eigenen Möglichkeiten, diesem sozialen Imperativ zu entsprechen andererseits.

„Diese Verbindung zwischen Aussehen und Selbstwertgefühl kann sich in der Pubertät so tief ins Selbstbewußtsein einprägen, daß sie für das gesamte Leben der Frau bedeutsam bleibt und zu einer permanenten Verunsicherung über ihr Aussehen und damit letztendlich ihren Wert als Person führt." (Franke 1990)

Die Menstruation als ambivalentes Geschehen

Die Menstruation wird einerseits mit Ungeduld erwartet, symbolisiert sie doch Erwachsenwerden, Frauwerden, Kinder-kriegen-können und damit eine positive Bestimmung der Zugehörigkeit zum weiblichen Geschlecht.

Andererseits verbinden auch sehr junge Mädchen schon vor der Menarche mit der Regel häufig eine Fülle unangenehmer Sensationen, Verlust von Sauberkeit und Kontrolle, Mißempfindungen, Handicap, Schwäche.

Anne Frank hat das in ihrem Tagebuch so ausgedrückt: „Ich habe trotz der Schmerzen, der Unangenehmen und Ekligen ein süßes Geheimnis mit mir zu tragen." (Frank 1955)

In einer ausgeprägten Phase der Reorganisation muß dieser veränderte Körper erneut in Besitz genommen werden, an gesellschaftliche Normen angepaßt werden und von der Gleichaltrigengruppe akzeptiert werden.

Mädchen müssen sich also zunächst einmal akzeptieren lernen und mit der Regel als Teil ihres Körperselbst aussöhnen.

Nur auf einem als sicheren Besitz erworbenen Körperkonzept können Mädchen über das Ja-Sagen zu sich Nein-sagen zu Dingen, die sie nicht wirklich wollen.

Sexuelle Identitätsbildung von Jungen und Mädchen

In dieser Zeit setzen sich Mädchen mit dem für sie rätselhaft andersartigen, weil direkteren Zugang der Jungen zur Sexualität auseinander:

In der Tat besteht für Jungen ein sehr enger Zusammenhang zwischen dem Anstieg von Testosteron im Plasma und dem Auftreten nächtlicher Pollutionen, masturbatorischer Handlungen und sexueller Neugierde. (Beach 1974)

Der Beginn der Pubertät steht also für einen Jungen in direktem Zusammenhang mit der Sexualität, die ungebärdig an ihm selbst sich Ausdruck verleiht, und die, auch wenn die erste Pollution im Einzelfall Gefühle von Hemmung und Peinlichkeit auslösen mag, immer auch zum Erleben sexueller Lust als eines gesellschaftlich geschätzten Potenzzuwachses führt.

Danach erst erfolgt beim Jungen der Wachstumsschub und die Ausgestaltung eines männlichen Körpers.

Mit der 1. Menstruationen wird ein Mädchen definitionsgemäß eine junge Frau, dabei wird sie aber weniger auf ihre Sexualität als auf ihre Fortpflanzungsfähigkeit hingewiesen, auf tief in ihrem Innern verankerte Verheißungen ihres Körpers.

Die Regel symbolisiert somit gesunde, lebendige, weibliche Körperlichkeit – nicht mehr und nicht weniger.

Schade für Mädchen, daß wir auch heute noch weit davon entfernt sind, daß diesem Ereignis offiziell Wertschätzung zukommt.

Zudem geht bei Mädchen, anders als beim Jungen, der weitaus größte Teil der körperlichen Entwicklung (Wachstumsschub, Entwicklung des Busens und generell der weiblichen Figur) der 1. Menstruation voraus.

Dadurch erleben Mädchen schon in der sich anbahnenden Pubertät, daß ihre Körperveränderungen von der Umwelt bemerkt und bewertet werden.

„Das Mädchen erfährt eine befremdliche, von eigenen inneren Impulsen noch weitgehend unabhängige Sexualisierung ihres Körpers. Was sie für andere darstellt, hat noch keine Beziehung zu dem, was sie selber fühlt und tut ... Für das Mädchen in der frühen Pubertät trifft Sexualität als etwas ein, was andere an ihr entdecken" (Hagemann-White 1992).

Mädchen beginnen jetzt zu realisieren, daß sich ihr bisheriges Verständnis von Tüchtigkeit und Selbstwert um die Dimension der körperlichen weiblichen Attraktivität für Jungen erweitert.

Sie werden sich eines imaginären Publikums bewußt, dem sie gefallen wollen, dabei nehmen sie sich häufig zurück, manchmal entsteht geradezu ein Sog zum Verzicht auf eigenes: „Die Mädchen stehen bei den Jungen, lassen sich am Arm halten, und müssen, damit man sie küßt, über die Späße lachen, die die Jungen machen. Dann sind sie traurig darüber, daß sie nicht wirklich lachen können, und die Jungen merken es nicht." (Walser 1992)

Einem tiefen biologischen Prinzip gehorchend setzen Mädchen jetzt zusätzlich ihre sexuelle Anziehungskraft ein, damit der Richtige sich in sie verliebt, der Richtige sie auswählt.

„Mädchen beginnen sich zu schmücken und zu schminken und bemühen sich um männliche Aufmerksamkeit als ihrer Form, Sexualität zu erkennen zu geben." (Flaake 1993)

Mädchen kokettieren häufig maßlos, Lehrer mißdeuten das gerne, rufen mich in 8. Klassen mit der Begründung „meine Mädchen gehen ran wie Blücher, kommen Sie mal!"

Dabei geht es bei diesen Interaktionen mit durchaus sexuellem Hintergrund nicht um den Wunsch nach genitaler Sexualität, sondern vielmehr um die Erfahrung des Gefallens, des Begehrtwerdens und um das Austesten eigener Grenzen.

Mädchen dieses Alters sind erfüllt von einer diffusen Lebens- und Liebessehnsucht, der Wunsch nach einer symbiotischen Liebesbeziehung voller Zärtlichkeit und Geborgenheit, durch Dick und Dünn und für immer und ewig, wird zum Kern einer neuen Identität.

Das konfrontiert Mädchen über kurz oder lang mit dem von starken libidinösen Impulsen geprägten Werben eines jungen Mannes.

Die Erfahrung des Begehrtwerdens einerseits und das Erleben eines eigenständigen weiblichen Begehrens differieren aufgrund der skizzierten unterschiedlichen Entwicklung von Jungen und Mädchen u. U. um Jahre.

Das stellt 14–15jährige Mädchen vor eine Fülle von Fragen, die sie mir gelegentlich auf Zetteln zukommen lassen:

„Haben Jungen mehr Hormone als Mädchen?"
„In welchem Alter sollte man das 1. Mal mit einem Jungen schlafen?"
„Muß in Liebe Sex enthalten sein?"
„Wie merkt man die richtige Liebe?"
„Ist es unnormal, wenn man mit 17–18 Jahren noch nicht mit einem Jungen geschlafen hat?"
„Ich kann mir vorstellen, wie es wäre, einen Freund zu haben, aber in echt habe ich dann irgendwie lieber nur Kumpels."

Nicht selten geht die psychologische Anpassungsleistung von Mädchen, insbesondere wenn kein emotional stabilisierendes Verhältnis zum Elternhaus mehr besteht, dann soweit, daß der 1. Geschlechtsverkehr als maladaptive Lösungsmöglichkeit für ihre Sehnsucht nach Liebe, Zärtlichkeit, Geborgenheit, Jemandem-etwas-Bedeuten, herhalten muß.

So gibt z.B. Hiersche an, daß 70% der Mädchen als Grund für den 1. Geschlechtsverkehr die Angst angeben, den Freund sonst zu verlieren. (Hiersche 1994)

Daher kann es auch nicht verwundern, wenn nach einer Untersuchung von Bitzer 1/3 aller Mädchen von ausgesprochen negativen Gefühlen beim ersten Verkehr berichten: Von „bereuen, es getan zu haben" bis „ekelhaft" (Bitzer 1991). Andere sind beunruhigt, weil sich der Orgasmus nicht einstellen will. Das Gefühl entsteht, eine wichtige Entwicklungsaufgabe nicht adäquat gelöst zu haben. Und so berichten, wiederum nach Bitzer, 40% der Frauen mit Sexualstörungen, daß sie diese bis in die Pubertät zurückverfolgen können.

Wenn wir also mit einer euphorischen Kondom- und Pillenwerbung auf Mädchen zugehen, solange sie aufgrund ihrer altersentsprechenden Entwicklung über Sexualität nur in ihrer Phantasie oder nur sehr indirekt zu kommunizieren in der Lage sind, dann werden wir damit auch in Zukunft nicht erfolgreich sein, weil wir mit der Thematisierung der Kontrazeptionsfrage als Vorgriff auf den noch gar nicht ernsthaft avisierten Geschlechtsverkehr an ihrer momentanen Lebensrealität vorbeiargumentieren.

Die Rolle der Medien

Längst bemüht sich ein eigenes Genre von Jugendmedien, die Mädchen vor allzuviel Problembewußtsein zu bewahren.

Das Recht auf frei gelebte Sexualitat wird einfach zur Pflicht zu sexueller Freizügigkeit erklärt, und unter Mißachtung ihrer altersspezischen weiblichen Triebabsprüche müssen Mädchen sich damit auseinandersetzen, daß nach wie vor ein am Modell männlicher Entwicklung orientiertes Konzept der Adoleszenz zum normativen Bezugspunkt erhoben wird.

Für die Mädchenentwicklung spezifisches Verhalten wird oft als mit geringerer Wertung dotierte Abweichung von dieser Norm gehandelt.

Aber nicht nur die Jugendmedien schaffen durch die merkantile Ausbeutung des Sexualtriebes in Werbung und Musik ein schier erstickendes Klima, auch die pharmazeutische Industrie hat nicht immer die Verantwortung für den Lebensentwurf eines Mädchens im Auge, wenn sie in aufwendigen Aufklärungsbroschüren junge Mädchen auf der Suche nach Liebe (was selbstredend dasgleiche ist wie Sex) gut ausgerüstet mit der Pille in die Arena der sich anbietenden Körper schickt.

Abgesehen davon, daß man an dieser Stelle Mädchen heute sicher eher auf Kondome hinweisen sollte bei derartig schnellen Entschlüssen, ist für viele Mädchen eine Identifikation so gar nicht möglich und deshalb wird die praeventive Botschaft nur bedingt angenommen, auch wenn sie sich in Comicform und in Sprechblasen den Jugendlichen anbiedert.

Aufklärung – eine ärztliche präventivmedizinische Aufgabe

Ich möchte nicht falsch verstanden werden, es geht mir nicht um eine wie auch immer geartete moralische Qualität.

Ganz sicher fällt es uns heute schwer, Stefan Zweig noch zu folgen, wenn er sagt, daß sich erste Erfahrungen für ein Mädchen „wie Pfeiler wuchtend in das Leben bauen." So existentiell werden sicher nicht alle Mädchen davon geschüttelt.

Und es ist banal zu erwähnen, daß aus verkorkster und kastrierter Sinnlichkeit niemals Glück erwachsen kann.

Aber im Wissen um die vielfältigen Entwicklungsaufgaben von Mädchen in der Pubertät mögen einen auch Zweifel beschleichen, ob wir ihnen mit der Propagierung sexueller Libertinage für immer jüngere Altersgruppen wirklich einen Gefallen tun.

Wahrscheinlicher ist wohl, daß wir sie unter Mißbrauch ihrer emotionalen Bedürfnisse zu hellwachen Früherwachsenen machen, die sich im Daseinskampf der Geschlechter auf eigene Faust zu behaupten suchen: „Ich habe neulich meinen Freund oral befriedigt, dabei hat er mir ins Gesicht ejakuliert. Jetzt habe ich soviele Pickel. Hängt das irgendwie zusammen?"

In dieser Phase großer Identitätsverwirrung in der Pubertät sind Mädchen dankbar für Hilfestellung, und ich betrachte es sehr wohl als eine ärztliche Aufgabe, ihnen auf der Basis von Fachkompetenz und einem fürsorgerisch motivierten Interesse an ihrer Entwicklung das Wissen zu vermitteln, das den Rahmen bildet für jedes Verständnis und jede Orientierung in der Welt ihrer alltäglichen Erfahrungen, das ihnen ein Stück Zutrauen, Mut und Stolz auf den eigenen Körper an die Hand gibt und das verhindert, daß sie ihre weiteren Entscheidungen auf Treibsand bauen.

Nur Mädchen, die sich selbst als schützenswert begriffen haben, werden sich zu schützen suchen und auf Schutz dringen.

Ich habe vor einem Jahr 1300 Mädchen zwischen 11 und 14 Jahren in einer umfangreichen Befragung erfaßt. Und ich denke, daß es nicht von ungefähr kommt, wenn 90% dieser Mädchen die Möglichkeit, mit einer Ärztin in der Schule über diese Themen sprechen zu können, als „wichtig" oder „ sehr wichtig" beurteilten.

Vielleicht ist es an uns Ärzten, dazu beizutragen, denjenigen, die unsere Mädchen so verbissen gegen den großen Unterschied beeinflussen wollen, zu erklären, daß eine unterschiedliche biologische Basis vielmehr, als gemeinhin bewußt ist, die Entwicklung Jugendlicher in der Pubertät beeinflußt und respektiert werden muß, weil Hormone und Gene es so wollen.

Wir sollten uns bemühen, mit denjenigen ins Gespräch zu kommen, die sich so verzweifelt daran abarbeiten, die Mädchen vom früh aufgenommenen Geschlechtsverkehr als Zeichen von Erwachsensein und positiver Persönlichkeitsdarstellung zu überzeugen: Mädchen fühlen sich dadurch mehr verunsichert als gestärkt und erhalten so nur schwer die Chance, aus eigenem weiblichen Begehren heraus sexuell zu existieren.

Zu Risiken und Nebenwirkungen dieses großen unkontrollieren Experimentes der grenzenlosen Liberalisierung von Sexualität können wir niemanden befragen. Die Konsequenzen einer von Marcuse als „repressiver Entsublimierung“ von Sexualität bezeichneten Entwicklung aber haben längst die Wartezimmer erreicht, wenn Gefühle von Labilität, Leere, Unsicherheit, Angst und Isolation psychosomatische Erkrankungen bedingen, weil die Chance von Sexualität zur intensiven Partnerbindung auch durch geistig-seelische Intimität vertan wurde.

Literatur

Beach FA (1974) Levels of plasma testosterone in human males at different ages. In: Montagna W, Sadler WA (eds) Reproductive Behavior. p 339

Bitzer J (1991) Kontrazeption und Prävention. Psychomed 3:112– 114

Flaake K (1993) Weibliche Adoleszenz – Verführung zur Selbstbeschränkung? In: Derichs-Kunstmann K, Müthing B (Hrsg) Kleine Wissenschaftliche Reihe 53

Frank A (1955) Das Tagebuch der Anne Frank, Fischer, Frankfurt, S 102–105

Franke A (1990) Frauen: Gestörte Selbstwahrnehmung. Psychologie Heute, S 36–37

Hagemann-White C (1992) Berufsfindung und Lebensperspektive in der weiblichen Adoleszenz. In: Flaake K, King V (Hrsg) Weibliche Adoleszenz. Campus, Frankfurt S. 64–83

Hiersche H-D (1994) Kontrazeptiva für Minderjährige – Die Rezeptur der Pille an Kinder. Frauenarzt 35 (10):1172–1176

Kinsey AC, Pomeroy WP, Martin CE, Gebhard PH (1963) Das sexuelle Verhalten der Frau. Fischer, Frankfurt Berlin

Walser J (1992) In: Martin Walser (Hrsg) Wer kennt sich schon? Suhrkamp, Frankfurt S. 126

Libido- und Orgasmusstörungen

W. Eicher

MERKE:

1. Sexualmedizinisches Wissen und die Behandlung sexueller Störungen gehört zum Aufgabengebiet des Frauenarztes.
2. Das Verständnis physiologischer Vorgänge bei der sexuellen Funktion wie Vasokongestion, Lubrikation und Muskelkontraktionen erlauben die Therapie sexueller Dysfunktionen wie Libido- und Orgasmusstörungen, Vaginismus und Algopareunie (Kohabitationsschmerzen).
3. Sexualanamnese und konfliktzentrierte Gesprächstherapie sind die Instrumente zur Behandlung in der Frauenarztpraxis.
4. Libido im Sinne von sexueller Appetenz ist Geschlechtstrieb. Libidoverminderung und Libidoverlust sind häufig geklagte Sexualstörungen, die psychogene, organische oder medikamentöse Ursachen haben.
5. Anorgasmie kann primär, sekundär oder situativ bestehen. Bei Verhaltensfehlern und Hemmungen ist in vielen Fällen die Sexualberatung ausreichend, bei schweren Hemmungen und Angst vor Ich-Verlust konfliktzentrierte Gesprächstherapie erforderlich. Bei Beeinträchtigung der Orgasmusfähigkeit durch geburtstraumatische Defekte kann ein Training der perivaginalen Muskeln, in ausgewählten Fällen eine operative Korrektur die Orgasmusfähigkeit verbessern.

Sexualmedizin in der Frauenheilkunde

Sexualmedizin ist ein Teilgebiet der Frauenheilkunde und sexualmedizinisches Wissen ist für den Frauenarzt erforderlich wie Kenntnisse über operative Techniken, Endokrinologie, Onkologie oder Ultraschalldiagnostik. Das Basiswissen zur Physiologie der sexuellen Reaktion wurde von Masters und Johnson in den 60er Jahren erarbeitet und durch zusätzliche Untersuchungen (Kegel 1952; Gräfenberg, 1950, 1953; Eicher et al. 1982; Eicher 1984, 1989) erweitert und sollte dem Frauenarzt geläufig sein. Aus dem Verständnis der sexuellen Funktion lassen sich Dysfunktionen ableiten. Das sind die häufigsten Sexualstörungen, mit denen der Frauenarzt konfrontiert wird.

Als Parameter für die sexuelle Funktion gelten bei der Frau (Eicher 1987, 1989, 1991):

1. Libido (sexuelles Verlangen, sexuelle Appetenz)
2. Orgasmusfähigkeit
3. Intravaginale Kohabitationsfähigkeit

Hieraus leiten sich folgende sexuelle Dysfunktionen ab (Eicher 1980, 1987, 1988, 1989, 1991, 1994; Herms 1989):

1. Libidostörungen
2. Orgasmusstörungen
3. Vaginismus
4. Algopareunie (Kohabitationsschmerzen)

Zur Physiologie der sexuellen Reaktion

Die sexuelle Reaktion läuft gesetzmäßig ab (Masters u. Johnson 1970):

1. Erregungsphase
2. Plateauphase
3. Orgasmusphase
4. Auflösungsphase

Drei Reaktionen sind wesentlich:

1. Vasokongestion: Anschwellung verschiedener Körperteile durch Blutfüllung und Wiederauflösung.
2. Befeuchtung: Durch Transudation (Lubrikation) durch die Scheidenwand und Produktion von Drüsensekret.
3. Muskulare Kontraktionen: Myotonie, Zeltphänomen, Kontraktionen der orgastischen Manschette.

Die Lubrikation (Abb. 1) entsteht aus der Vasokongestion bei sexueller Erregung und garantiert die definitive Gleitfähigkeit der Scheide. Gräfenberg (1950, 1953) beschrieb die weibliche Ejakulation als Sekretion der intra- und paraurethralen Drüsen, die ein entwicklungsgeschichtliches Analogen der Prostata darstellen und bei einem Teil der Frauen unterschiedlich starke Befeuchtung beim Orgasmus verursachen. Eine suburethrale sensible erogene Zone („Gräfenberg spot“) besteht aus zwei mehr oder weniger stark ausgeprägten paraurethralen Wülsten mit Schwellkörpercharakter (Eicher 1984, 1989) (Abb. 2). Das zentrale Lustorgan der Frau ist die Klitoris. Die sexuelle Reaktion kann jedoch auch ohne deren Stimulierung bis hin zum Orgasmus ablaufen. Beim Orgasmus können gesetzmäßig ablaufende Kontraktionen im unteren Scheidendrittel elektronisch nachgewiesen werden, werden jedoch durchaus nicht von jeder Frau als solche verspürt (Abb. 3). Der Orgasmus wird sehr unterschiedlich erlebt. Eine Unterscheidung zwischen klitoridalem und vaginalem Orgasmus hält einer strengen Überprüfung nicht stand, da die Reaktion gleichmäßig abläuft, ob der Orgasmus nun durch intravaginale Kohabitationen oder Stimulierung anderer erogener Zonen auch außerhalb des Genitales (z.B. Brustwarze, Ohrläppchen) oder durch Phantasie ausgelöst wird, aber sehr unterschiedlich erlebt wird.

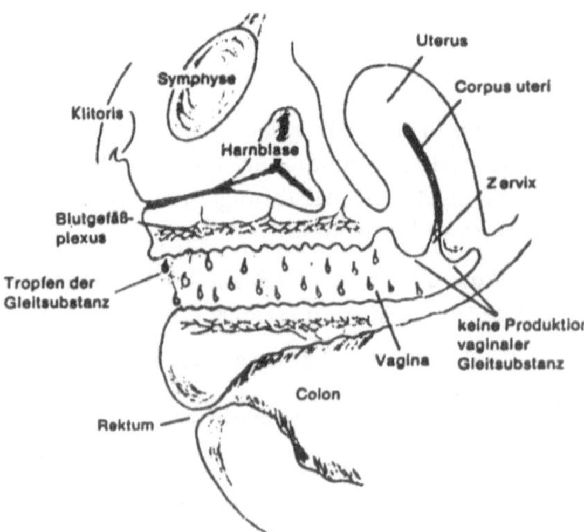

Abb. 1. Entstehung der vaginalen Gleitfähigkeit (Lubrikation). (Nach Masters u. Johnson 1970)

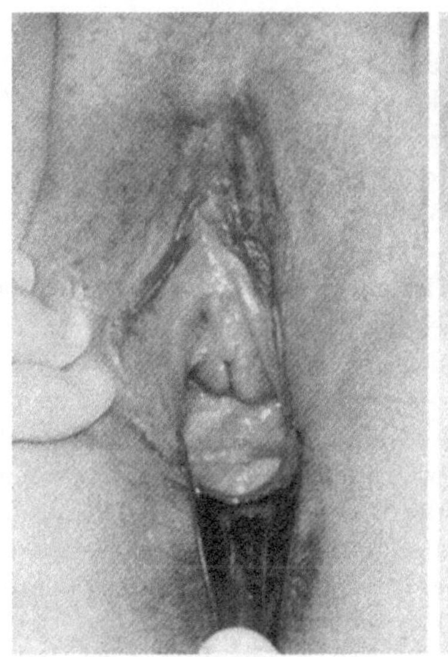
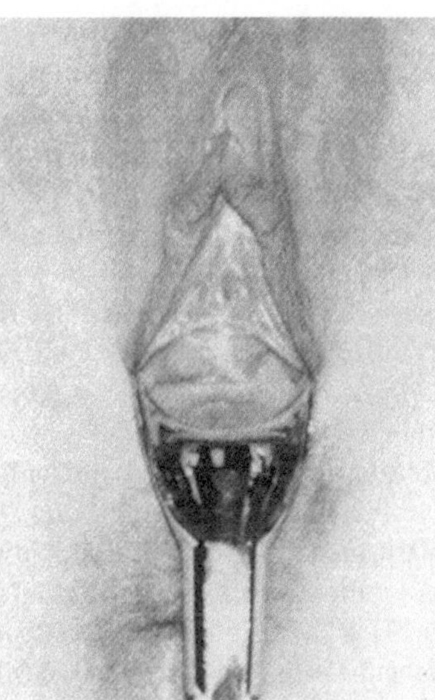

Abb. 2. Suburethrale Wülste mit Schwellkörpercharakter, „Gräfenberg-Spot"

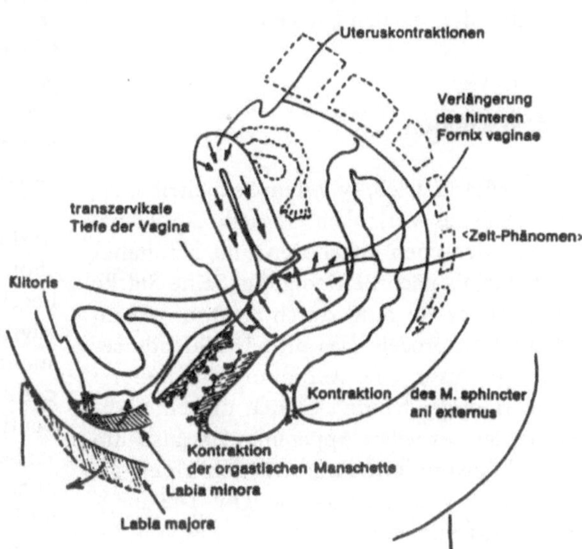

Abb. 3. Veränderungen im kleinen Becken in der Orgasmusphase. (Nach Masters u. Johnson 1970)

Die Therapie sexueller Störungen

Die Sexualanamnese (Eicher 1977, 1980, 1988) ist das Instrument zur differenzierten Diagnostik und gleichzeitig therapeutisch wirksam. Es handelt sich um eine erweiterte gynäkologische Anamnese, wobei die einzelnen Parameter wie Menstruation, Schwangerschaft, Kohabitationen und dabei Störungen und Befriedigung vom Erlebnisbereich her besprochen und im Sinne einer biografischen Anamnese durch die Bereiche Partnerschaft, Kontaktfähigkeit, Familie und das Persönlichkeitsbild ergänzt werden. Dabei läßt sich der organische Bereich vom seelischen nicht trennen, weshalb es sich um Psychosomatik im eigentlichen Sinn des Wortes handelt. Die Sexualanamnese bietet gleichzeitig den Einstieg in die konfliktzentrierte Gesprächstherapie (Eicher 1980, 1988). Bei der Besprechung der einzelnen Parameter werden Konflikte sichtbar die vom Therapeuten aufgezeigt und vom Patienten gemeinsam mit dem Therapeuten erarbeitet werden. Die Sexualanamnese läßt sich häufig nicht bei einem Besuch vollständig erheben, was der therapeutischen Wirkung eher förderlich ist, da so aufscheinende Konflikte gleich verarbeitet werden können und von Anfang an Fokaltherapie betrieben werden kann. Bei der Verbalisierung kehrt ein verdrängter Affekt mit voller Stärke ins Bewußtsein der Patientin zurück, wird aber jetzt nicht mehr zurückgewiesen, sondern darf in der Beziehung zum Arzt gezeigt und genannt werden. Das Ziel dieser Gesprächstherapie ist eine Ichstärkung, welche ein konfliktfreieres Verhältnis, mehr innere und äußere Sicherheit, gegenüber der sozialen Umwelt erlaubt.

Libidostörungen

Der Geschlechtstrieb, synonym Sexualtrieb, Libido, sexuelles Verlangen, sexuelle Appetenz, ist dem Menschen angeboren und beinhaltet das Bedürfnis nach Befriedigung. Seine Stärke unterliegt der Formung durch Erfahrungen im Sozialisationsprozeß. Das primär fehlende sexuelle Interesse, die Alibidimie ist äußerst selten. Häufiger handelt es sich um eine Abnahme der sexuellen Appetenz, d.h. also um eine Libidoverminderung oder um einen Libidoverlust, was sekundär auftritt. Die möglichen Ursachen eines Libidoverlustes sind tabellarisch zusammengestellt (Eicher 1980, 1987, 1988, 1991, 1994).

Ursachen des Libidoverlustes:

1. Psychogene Ursachen
   - Unbewußte Abwehr und Ängste
   - Sexuelle Abstumpfung mit demselben Partner
   - Sexuelle Deviation
   - Depression
2. Organische Ursachen
   - Chronische Kohabitationsschmerzen
   - Konsumierende Erkrankungen
   - Hypophysen- und Hirntumor
   - Nach Schädel-, Hirntrauma
   - Hypotonie und Schwächezustände
   - Hormonmangel
3. Arzneimittel
   - Antihypertensiva
   - Sedativa
   - Tranquillizer
   - Hormonale Kontrazeption (überwiegend psychologische Faktoren)
   - Gestagentherapie

Abwehr kann gegenüber der Sexualität allgemein, gegenüber jedem männlichen Individuum, gegenüber dem speziellen Partner oder gegenüber der speziellen Lebenssituation bestehen. Dies ist aus der Sexualanamnese zu erfahren, ebenso wie die anderen psychogenen Ursachen, und kann konfliktzentriert gesprächstherapeutisch behandelt werden. Die sexuelle Abstumpfung mit einem ausschließlich verfügbaren Partner ist ein biologisch allgemein bekanntes Phänomen, was häufig nicht bewußt bzw. verdrängt ist. Eine häufige und wichtige Ursache des Libidoverlustes ist die reaktive und endogene Depression. Der Libidoverlust ist dabei ein regelmäßiges Symptom. Reaktive Depressionen können gesprächspsychotherapeutisch behandelt werden. Häufiger liegen sogenannte Erschöpfungsdepressionen zugrunde, die durch die psychosozialen Umstände schwer therapierbar sind, so daß dies in der Regel auch den Rahmen einer psychotherapeutisch tätigen Frauenarztpraxis sprengt.

Bei chronischen Kohabitationsschmerzen, konsumierenden Erkrankungen, Hypophysen- und Hirntumoren sowie Hypotonie und Schwächezustände müssen diese behandelt werden. Bei Therapie mit Antihypertensiva, Sedativa und Tranquillizer muß im Einzelfall geprüft werden, ob das Präparat lebensnotwendig ist und ob es nicht Alternativen gibt. Gleiches gilt für die Gestagentherapie (z.B. bei der Endometriosebehandlung), bei der es nicht selten zur Libidodepression kommt.

Bei der hormonalen Kontrazeption (Pille) handelt es sich um ein vielschichtiges Problem. Libidoverlust gibt es nicht nur unter der Pille, sondern auch beim IUP oder der Sterilisation, jedoch signifikant seltener. Wenn nicht psychologische Faktoren, wie das für die Mehrzahl der Fälle gilt, im Vordergrund stehen, wird der Wechsel der kontrazeptiven Methode eine Änderung bringen. Man sollte beim Libidoverlust auch den Versuch machen, vom (besonders gestagenbetonten) Einphasenpräparat auf die Sequenztherapie zu wechseln. Die wichtigsten psychologischen Faktoren, die einer Gesprächstherapie zugänglich sind, bestehen in Partnerproblemen oder der Tatsache, daß es nicht allen Menschen dauerhaft bzw. nur passager gelingt, das Sexualverhalten vom Reproduktionsverhalten zu trennen und daß die Spannung, die durch die Möglichkeit schwanger zu werden, nicht mehr besteht.

Auch im Klimakterium und postmenopausal wird immer wieder ein Libidoverlust geklagt, gravierend und in der Regel bei Kastration ohne Substitution. Auch hier spielen die psychologischen Faktoren die wichtigere Rolle (Umstellungsphase, Lebenskrise, Partnerprobleme). Die Involutionsvorgänge an den Genitalorganen bei fehlender Substitution und Atrophie können das Sexualverhalten generell negativ beeinträchtigen, wodurch es auch zum Libidoverlust kommt. Die alleinige Östrogen-/Gestagensubstitution restituiert in vielen Fällen auch die Libido (Eicher u. Mück 1994). Durch die Zugabe eines Androgens kann im Einzelfall eine Libidosteigerung erreicht werden. Dies sollte jedoch wegen der bekannten Nebenwirkungen nicht als Langzeittherapie erfolgen. Bei Langzeittherapie kann es auch mit virilisierenden Nebenwirkungen zur Abhängigkeit kommen. Wenn der Libidoverlust Ausdruck einer Abwehr ist, d.h. wenn psychische Ursachen vorliegen und nicht verarbeitet sind, können bei der Therapie mit Androgenen paradoxe Reaktionen beobachtet werden, wobei die Patientin anstatt mit einer gesteigerten Libido mit Dysurie, Unruhe, Schlaflosigkeit, Gereiztheit und Aggressivität reagiert.

Orgasmusstörungen

Zum Orgasmus der Frau führen individuell sehr unterschiedliche Stimulierungsmuster und die intravaginale Kohabitation ist nur ein Weg, der aber für viele Frauen nicht der beste und bei manchen Frauen überhaupt nicht der Weg ist, über den sie zum Orgasmus kommen. Der Orgasmus ist Höhepunkt sexueller Erregung, die sich im Großhirn aufbaut und ihre Reize aus vielseitigen Quellen psychologisch und körperlich bezieht. Um von einer allzu lokalen Betrachtungsweise wegzukommen, ist im eigentlichen Sinne dazu weder eine Klitoris noch eine Vagina erforderlich. Deshalb sind Diskussionen über klitoridalen oder vaginalen Orgasmus überflüssig. Die Transferhypothese der Erregung von der Klitoris auf die Vagina von Freud kann als überholt gelten.

Klagt eine Frau über Anorgasmie, gilt es aus der Sexualanamnese zu erfahren, ob die Anorgasmie primär, sekundär oder situativ besteht. Situativ bedeutet z.B. beim intravaginalen Koitus, nicht aber bei der Masturbation oder bei anderer Stimulierung durch den Partner. Oder nur mit einem speziellen Parter, oder in einer bedrückenden Situation, z.B. bei Überforderung oder Erschöpfungsdepression. Eine primäre Anorgasmie weist auf schwere Hemmungen, eine sekundäre Anorgasmie auf Partnerprobleme oder einen geburtstraumatischen Defekt. Die wichtigsten Ursachen der Anorgasmie sind (Eicher 1991, 1994):

1. Verhaltensfehler
2. Hemmungen
3. Angst vor Ich-Verlust
4. Geburtstraumatische Defekte

Bei oberflächlichen Verhaltensfehlern und Hemmungen ist in vielen Fällen eine Sexualberatung erfolgreich. Besonders bei jungen Frauen ist häufiger die Orgasmusfähigkeit beim intravaginalen Koitus noch nicht gegeben und ein Lernprozeß. Die Selbstbefriedigung hat, auch nach den Untersuchungen von Kinsey et al. (1953) keine schädliche, sondern eine günstige Wirkung auf die Orgasmusfähigkeit.

Die Selbstbefriedigung als therapeutische Empfehlung bei primärer Anorgasmie hat Helen Wright (1949) beschrieben und wird auch von Kockott (1982) angegeben. Wright gibt hierzu praktische Anweisungen: Sie demonstriert der Patientin mit einem Spiegel die Klitoris und deren Empfindlichkeit. Sie ist der Ansicht, daß die Befriedigung über die Klitoris die natürlichste und schnellste Methode darstellt, um Empfindungen in der Vagina zu wecken. Im Gespräch sollten vorher Hemmungen bearbeitet werden und die Verdrängung der Sexualität, die häufig mit Schuldgefühlen, Kummer, Ängsten oder auch der Empfindung einhergeht, daß es sich bei der Sexualität um etwas schlechtes handelt (z. B. anerzogene, eklesiogene Sexualstörungen, die allerdings heute sehr selten geworden sind). Eine Ablenkung von Ängsten kann auch durch erotische Phantasien erfolgen, welche zunächst von manchen Frauen als unnatürlich, schuldhaft verdrängt oder abgelehnt werden.

Ein tiefer Konflikt liegt vor bei Angst vor dem Ich-Verlust. Zum Orgasmus ist eine völlige Ich-Regression und Aufgabe an das Es, die aufwallende Lust notwendig. Die Regression oder Hingabe gelingt nicht, z. B. bei Frauen die sich in einer Identitätskrise befinden, die sich gegenüber ihrer Rolle auflehnen und offene oder versteckte aggressive Tendenzen und Empfindungen gegenüber dem Mann hegen. Es resultiert eine koitale Anorgasmie mit dem Mann. Die Anorgasmie wird zum unbewußten Mechanismus der Selbstverteidigung. Sie erhält in diesem Falle das bedrohte oder unterdrückte Ich. Orgasmus mit dem Mann wäre ein weiterer Ich-Verlust, im übertragenen Sinn Vernichtung. Dies kann psychotherapeutisch bearbeitet werden.

Angelerntes Verhalten kann wieder verlernt werden. Angstreaktionen können unterdrückt werden durch das gleichzeitige Hervorrufen anderer Reaktionen, welche physiologisch der Angst entgegenwirken. Hierauf beruht das Konzept des Abbaues von Erwartungsangst, wie dies von Masters u. Johnson (1973) beschrieben wurde. Bei diesem übenden Verfahren, bei dem der Partner mit einbezogen wird, wird ein angstfreies Milieu hergestellt. Das bedeutet, daß zunächst der Koitus untersagt wird, um die Angst vorm Versagen zu beseitigen. Außerdem sollen Störfaktoren wie beengende Wohnraumverhältnisse, die Schwiegermutter im Hause oder andere Drucksituationen beseitigt werden. Beide Partner stimulieren sich durch Streicheln angenehmer erogener Zonen, wodurch das sexuelle Interesse gesteigert wird und die Erwartungsangst vor dem Koitus abgebaut wird, da dieser zunächst verboten ist. Hierbei kommt es auch zu einer gegenseitigen Exploration und Erweiterung der Kenntnisse über die sensitiven Zonen des Partners. Diese übenden Verfahren sind nach unserer Erfahrung jedoch nur sinnvoll und erfolgversprechend, wenn es gleichzeitig zu einer Konfliktaufhellung und -verarbeitung gekommen ist.

Geburtstraumatische Defekte bewirken eine schlaffe Vagina, welche die Orgasmusfähigkeit beeinträchtigen kann. Perivaginale Druckmessungen haben gezeigt, daß Frauen mit gestörter

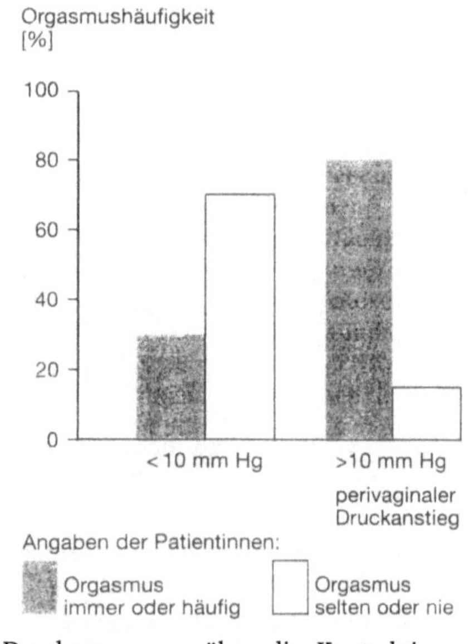

Abb. 4. Druckmessungen über die Kontraktionsfähigkeit und Orgasmushäufigkeit. Frauen mit gestörter oder schwacher Orgasmusfähigkeit können ihre Muskeln um die Scheide weniger fest zusammenziehen

oder schwacher Orgasmusfähigkeit häufig eine schwächere Kontraktionsfähigkeit aufweisen (Kegel 1952; Eicher 1982, 1989, 1994) (Abb. 4). Im Einzelfall können ein klaffender Introitus und ein Deszensus, welcher durch Überdehnung der perivaginalen Muskulatur bei der Geburt entstanden ist, bei postpartualen Orgasmusschwierigkeiten, besonders im Zusammenhang mit dem Lost-penis-Syndrom, operativ korrigiert werden. In weniger stark ausgeprägten Fällen kann ein Training der Muskeln, z. B. Tragen von Acrylgewichten oder isometrische Übungen die Orgasmusfähigkeit verbessern (Abb. 5).

Für die sogenannte postpartale „Frigidität" ist jedoch in der Regel kein geburtstraumatischer Defekt verantwortlich zu machen. Hier handelt es sich meist um eine polysymptomatische Dysfunktion mit Libidoverlust und sexueller Aversion, Schmerzen und Anorgasmie beim Kohabitationsversuch. Hier führte ein negatives Erlebnis der Geburt zu einer Neurotisierung und Verkrampfung, die die Kohabitationsfähigkeit und sexuelle Erlebnisfähigkeit nachhaltig erschüttern. In solchen Fällen ist häufig durch die Geburt und das Kind eine Illusion zerstört. Sie hat in ein anderes Leben geführt. Aus dem Berufsleben heraus, „aus der Freiheit", hinter den Herd, gefangen im Sachzwang einer kleinen Wohnung mit Kind und bescheidenen finanziellen Mitteln und einem Partner, der erst jetzt beim gemeinsamen Zusammenleben seine wahre Persönlichkeit erkennen läßt. So ist hier die Desillusionierung der wesentliche Grund der Störung der sexuellen Erlebnisfähigkeit. Dies ist ein Fall für Gesprächspsychotherapie.

Eingriffe an den Genitalorganen sind mit Angst besetzt und es wird befürchtet, daß darunter die sexuelle Funktion leidet. Die Orgasmusfähigkeit nach Hysterektomie bleibt grundsätzlich erhalten. Die Untersuchungen von Masters und Johnson bei Frauen ohne Uterus, z. B. MRK-Syndrom, bei denen eine Neovagina gemacht wurde, zeigten, daß sie ebenso zum Orgasmus kommen wie Frauen mit Uterus unter Ausbildung einer vaginalen Manschette mit den elektronisch meßbaren Kontraktionen beim Orgasmus und mit Ausbildung eines Zeltphänomens und den weiteren Veränderungen der sexuellen Reaktion (Abb. 6). Unabhängig von der Operationstechnik, ob klassische vaginale oder abdominale Uterusexstirpation oder CURT oder CASH, kann es zu Fehlverarbeitungen des Eingriffs kommen im Sinne einer psychosomatischen Störung. Dabei werden praeexistente andere Probleme auf den Eingriff projeziert. Die Zahl der Frauen, die so reagiert, liegt bei guter Aufklärung unter 10%. Sowohl beim praeoperativen Aufklärungsgespräch und beim postoperativen Entlassungsgespräch sollten die sexuelle Funktion, die Libido, der Or-

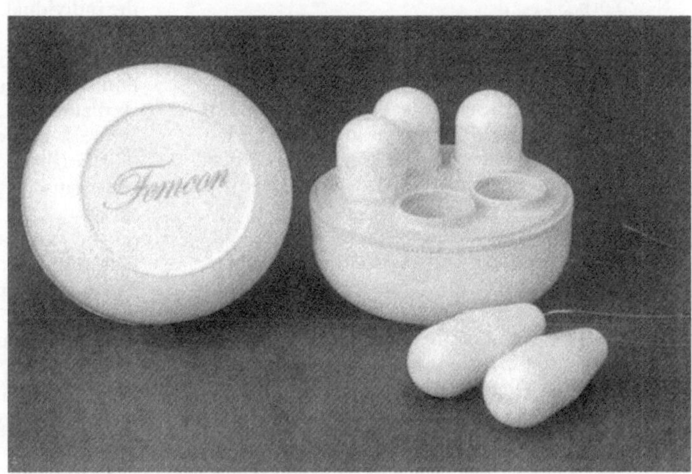

Abb. 5. Femcon Acrylgewichte zum aktiven Training der Beckenbodenmuskulatur

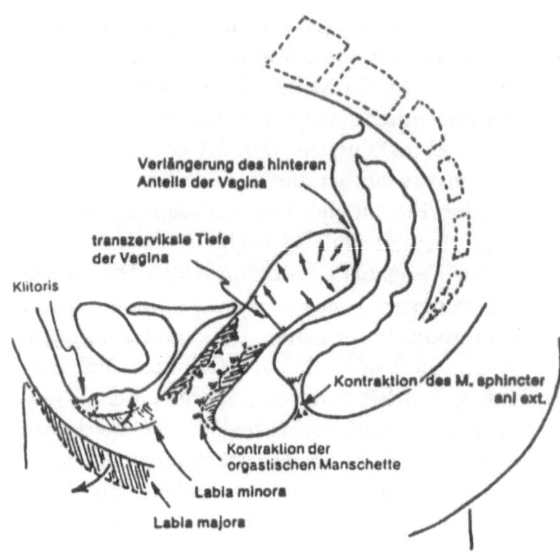

Abb. 6. Neovagina in der Orgasmusphase (Zeltphänomen und orgastische Manschette mit Kontraktionen). (Nach Masters u. Johnson 1970)

gasmus und der Koitus angesprochen werden und Verhaltensregeln gegeben werden. Dann lassen sich begleitende sexuelle Störungen in der Regel vermeiden.

Literatur

Eicher W (1977) Sexualanamnese der Frau, Sexualmedizin 6:393–396

Eicher W (1980) Gynäkologie. In: Eicher W (Hrsg) Sexualmedizin in der Praxis. Fischer, Stuttgart New York, S 21–219

Eicher W, Zilk S, Nocke F, Richter K (1982) Orgasmusfähigkeit und perivaginale Muskelfunktion. Mitt Ges Prakt Sexualmedizin 2:3–6

Eicher W (1984) Die sexuelle Reaktion der Frau. Teil I: Exkursion in die Physiologie und Diskussion kontroverser Themen. Teil II: Gegen eine Überschätzung des Gräfenberg-Spots. Sexualmedizin 13:449–459 u. 531–537

Eicher W (1987) Sexualstörungen. In: Martius G, Differentialdiagnose in Geburtshilfe und Gynäkologie, Bd 2, Gynäkologie. Thieme, Stuttgart New York S 176–182

Eicher W (1988) Sexuelle Störungen. In: Martius G, Therapie in Geburtshilfe und Gynäkologie, Bd 2, Gynäkologie. Thieme, Stuttgart New York, S 102–111

Eicher W (1989) Zur Physiologie der weiblichen Sexualität. In: Wulf KH, Schmidt-Mathiesen H, Klinik der Frauenheilkunde und Geburtshilfe, Bd 2, Sexualmedizin, Infertilität, Familienplanung. Urban und Schwarzenberg, München Wien, S 15–26

Eicher W (1991) Orgasmus und Orgasmusstörungen bei der Frau. Edition Medizin, VCH, Weinheim

Eicher W (1994) Der Orgasmus der Frau. Piper, Chapman u. Hill, München Weinheim

Eicher W, Mück AO (1994) Normalität oder Krankheit? Beschwerden der Wechseljahre. Sexualmed 16:276–278

Graefenberg E (1950) The role of urethra in female orgasm. Int J Sexol 3:145–148

Graefenberg E (1953) The role of urethra during orgasm. In: Pillay AP, Ellis At (eds) Sex, society and the individual. Int J Sexol

Herms V (1989) Funktionelle Sexualstörungen. In: Wulf KH, Schmidt-Matthiesen H, Klinik der Frauenheilkunde und Geburtshilfe. Bd 2, Sexualmedizin, Infertilität, Familienplanung. Urban und Schwarzenberg, München Wien, S 52–58

Kegel HH (1952) Sexual functions of the pubococcygeus muscle. West J Surg Obstet Gynecol 60: 521–524

Kockott G (1982) Selbstbefriedigung als Therapieverfahren.In: Herms V, Vogt H-J, Eicher W, Praktische Sexualmedizin 81. Medical Tribune, Wiesbaden, S 75–86

Masters WH, Johnson VE (1970) Die sexuelle Reaktion. Rowohlt, Reinbek

Masters WH, Johnson VE (1973) Impotenz und Anorgasmie. Goverts, Krüger, Stahlberg

Wright H (1949) A contribution to the orgasm problem in women. Int J Sexol 3:8–12

Seminare

Urodynamische Untersuchungen

E. PETRI

Einführung

Unwillkürlicher Urinabgang und Deszensus sind Probleme, mit denen der Frauenarzt häufig konfrontiert wird. Beide Zustände beziehen ihren Krankheitswert ausschließlich aus den durch sie verursachten Beschwerden und/oder durch die soziale Beeinträchtigung. Leitlinie jeder Behandlungsindikation ist deshalb der individuelle Leidensdruck. Die korrekte Therapie der Harninkontinenz ist nur auf der Grundlage einer exakten Differentialdiagnose der verschiedenen Inkontinenzformen möglich, in der Gynäkologie insbesondere Streß- und Urgeinkontinenz und deren Mischformen. Deszensus- und Harninkontinenz bedingen sich gegenseitig nicht. Sie können kombiniert oder getrennt auftreten. Ein ausgedehnter Deszensus oder Prolaps kann allerdings eine sphinkterbedingte Inkontinenz durch einen Quetschhahnmechanismus maskieren (larvierte Harninkontinenz).

Stufendiagnostik

Die Arbeitsgemeinschaft Urogynäkologie (AUG) hat Empfehlungen zur urogynäkologischen Diagnostik und Therapie erarbeitet. Sie sollen im folgenden dargestellt werden.

1. Gezielte Anamnese unter besonderer Berücksichtigung von Inkontinenz-, Infekt- und Sexualanamnese, Miktionsbeschwerden und Erfassung bisheriger und aktueller Therapien.
2. Gynäkologische Untersuchungen unter besonderer Berücksichtigung pathologischer Veränderungen der Beckenbodenanatomie (in Ruhe, beim Husten, Pressen und Kneifen), Nachweis von Atrophie- und Infektzeichen.
3. Klinische Untersuchung des Blasenverschlußmechanismuses durch wiederholtes Husten und Pressen bei gefüllter Harnblase (liegend und stehend). Bei Deszensus der Vaginalwände und des Uterus muß der Streßtest nach Reposition wiederholt werden, um eine larvierte Inkontinenz zu erkennen, gegebenenfalls legt man ein einfaches Menstruationstampon ein.
4. Restharnbestimmung, welches mit ausreichender quantitativer Sicherheit sonografisch erfolgen kann.
5. Harnuntersuchungen mittels Teststreifen, Sediment, Kultur, gegebenenfalls Abstrich zum Chlamydiennachweis.
6. Orientierende Sonographie der ableitenden Harnwege (wird empfohlen, kann das früher übliche intravenöse Pyelogramm ersetzen).
7. Urodynamische Funktionsdiagnostik mit Zystometrie und Urethrozystometrie.
8. Sonographische bzw. radiologische Darstellung der Anatomie des kleinen Beckens mit Darstellung der zystourethralen Morphologie.
9. Urethrozystoskopie, gegebenenfalls Kalibierung der Harnröhre.
10. Bei Miktionsstörungen gegebenenfalls Uroflowmetrie.

Präoperative Diagnostik

Vor der operativen Behandlung einer Harninkontinenz oder eines ausgeprägten Deszensus sind weitreichende diagnostische Maßnahmen zur Beurteilung von Funktion und Topographie, wie Urodynamik, Urethrozystoskopie und Sonographie notwendig. Diese Diagnostik erlaubt die Anwendung eines morphologisch orientierten Therapiekonzeptes und läßt Risikofaktoren präoperativ erkennen (z. B. eine hypotone Urethra, eine Urgeinkontinenz oder Erstsymptome einer neurogenen Erkrankung). Bei Deszensusoperationen muß nach Restharn und larvierten Formen gefahndet werden: bei jeder Diskrepanz zwischen subjektivem Beschwerdebild und klinischem Befund bedarf es der vollen Ausschöpfung des diagnostischen Spektrums.

Urodynamische Diagnostik

Die urogynäkologische Funktionsdiagnostik dient der Objektivierung von vesikaler Reservoirfunktion, urethraler Verschlußfunktion, der Miktion, der Morphologie, der urethrovesikalen Funktionseinheit und deren Störungen. Die Untersuchung sollte nach anerkannten Normen und nach einer standardisierten Technik durchgeführt werden. Der Befundbericht muß alle relevanten Meßwerte enthalten, die Ergebnisse werten und zu einer Diagnose- und Therapieempfehlung führen. Die Untersuchungen sollten nach standardisierten Richtlinien erfolgen (Definitionen der ICS, Schweizerische Arbeitsgruppe s. Eberhard 1993).

Zystometrie

Die Blasendruckmessung dient der Beurteilung der Speicherfunktion sowie der Erkennung von sensorischen und motorischen Störungen. Vier zystometrische Parameter, die normal, erhöht oder erniedrigt sein können, sind so zu beschreiben: Sensibilität, Kapazität, Compliance und Kontraktilität. Sinn der Zystometrie ist die Erkennung von neurologischen Blasenentleerungsstörungen, sensorischen und motorischen Dranginkontinenzen und deren Trennung von der Streßinkontinenz (Sphinkterinkompetenz). Die Druckmessung in der Harnblase bestimmt die Abhängigkeit des Blaseninnendruckes (cm H_2O bzw. kPa) vom Füllungsvolumen (ml). Neben der Messung der maximalen Blasenkapazität, der effektiven Blasenkapazität (max. Kapazität minus Restharn) und dem ersten Harndrang lassen sich mit der Zystometrie vor allem ungehemmte Detrusorkontraktionen nachweisen. Die Zystometrie kann durchgeführt werden im Stehen, Sitzen oder Liegen, bei einer kontinuierlichen Blasenfüllung mit einer Füllungsgeschwindigkeit von 50–100 ml/min. Sie sollte erst nach Bestimmung des Restharnes und bei negativer Urinkultur begonnen werden. Während der Blasenfüllung sollten Provokationstests wie Husten, Bauchpresse und Lagewechsel durchgeführt werden. Intravesikale Druckwellen mit einer Amplitude von mehr 15 cm H_2O werden als ungehemmte Detrusorkontraktionen bezeichnet. Bei Druckschwankungen kleinerer Amplitude wird von einer Instabilität des Detrusors gesprochen. Intraabdominale Druckschwankungen sollen durch eine simultane intrarektale Druckmessung ausgeschlossen sein.

Definitionen

Restharn: Urinmenge in der Blase nach Miktion ($<$15% der Kapazität oder $<$50 ml sind normal).

Maximale Blasenkapazität: Volumen, bei dem der Patient starken Miktionsdrang verspürt (normal 350–500 ml).

Effektive Blasenkapazität: Maximale Blasenkapazität minus Restharn.

Urethradruckprofil

Die Urethrozystometrie dient der Erfassung der Urethraverschlußfunktion. Aufgabe dieser Druckmessung ist die Erkennung der Streßinkontinenz und zusammen mit der Zystometrie die Trennung von anderen Inkontinenzformen. Sie erlaubt die Erkennung von Risikofaktoren und Begleitpathologika.

Meßgröße ist der intraurethrale Druck (cm H_2O bzw. kPa) und die Urethralänge (cm), bei gleichzeitiger Registrierung des intravesikalen Druckes ist der Urethraverschlußdruck errechenbar. Die urethrale Druckregistrierung ist bei verschiedenen Funktionszuständen der Urethra möglich (Streßbedingungen durch Husten oder Bauchpresse, willkürliche Beckenbodenaktivierung). Die Meßwerte der funktionellen Urethralänge, des Urethraverschlußdruckes und der urethralen Druckübertragung unter Streß lassen eine Einschätzung der Sphinkterfunktion zu. Neben der Objektivierung der Sphinkterinkompetenz, die nur so möglich ist, läßt das Urethradruckprofil vor allem die Gruppe der hypotonen Urethra erkennen, welche eines veränderten Therapiekonzeptes und einer anderen Aufklärung bedarf.

Uroflowmetrie

Die Harnflußmessung kann bei der Frau zu Objektivierung von Miktionsstörungen eingesetzt werden. Sie mißt die in der Zeit (s) durch die Urethra entleerte Harnmenge (ml) während der gesamten Dauer der Miktion. Die Harnflußrate wird in ml/s angegeben. Die Stärke des Harnflusses (=Uroflow) ist abhängig vom urethralen Widerstand, vom Miktionsdruck (=intravesikaler Druck bei Miktion) und nicht zuletzt vom Miktionsvolumen.

Pathologische Veränderungen dieser Parameter werden durch anatomische oder funktionelle Obstruktionen ebenso verursacht wie durch Störungen der Detrusorfunktion.

Morphologische Diagnostik

Die Darstellung der Topographie im kleinen Becken dient der Beurteilung der Beziehungen von Blase, Urethra und der benachbarten Strukturen in Ruhe, beim Pressen und bei aktiver Kontraktion zueinander. Das früher geübte streng seitliche oder halbseitliche Urethrozystogramm in Ruhe und unter Belastungsbedingungen (in Doppelbelichtungen) oder die aufwendigere Viszerographie mit Darstellung von Blase, Vagina und Rektum wurden durch die Introitus- bzw. Perinealsonographie weitgehend abgelöst. Morphologische Untersuchungen dienen nicht der Diagnose einer Streßinkontinenz, sondern der Therapieplanung, indem sie die Angriffsmöglichkeiten bei einem vaginalen oder abdominalen Eingriff darstellen. Eine schon präoperativ hohe Ausgangslage des Blasenhalses verbietet einen vaginalen Eingriff. Der vertikale Deszensus, der bei der einfachen klinischen Untersuchung häufig nicht erkannt werden kann, bedarf ebenfalls eines abdominalen Zuganges.

Therapeutische Konsequenz

Die urodynamische Funktionsuntersuchung und morphologische Diagnostik der letzten Jahre hat uns gezeigt, daß das Versagen des Verschlußmechanismuses der Harnblase der Frau ein komplexes Geschehen ist. Die verbesserte Beurteilbarkeit von normalen und gestörten Funktionsabläufen des unteren Harntrak-

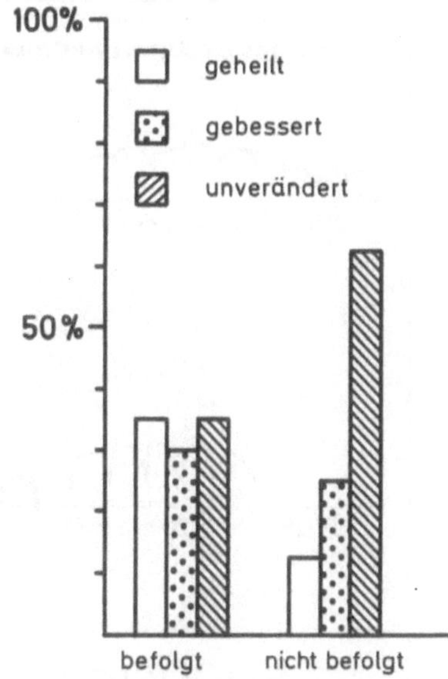

Abb. 1. Einfluß der präoperativen urodynamischen Diagnostik auf den Therapieerfolg: Risikopatientinnen (n=271), zumeist mit Rezidiven oder Begleitkomplikationen

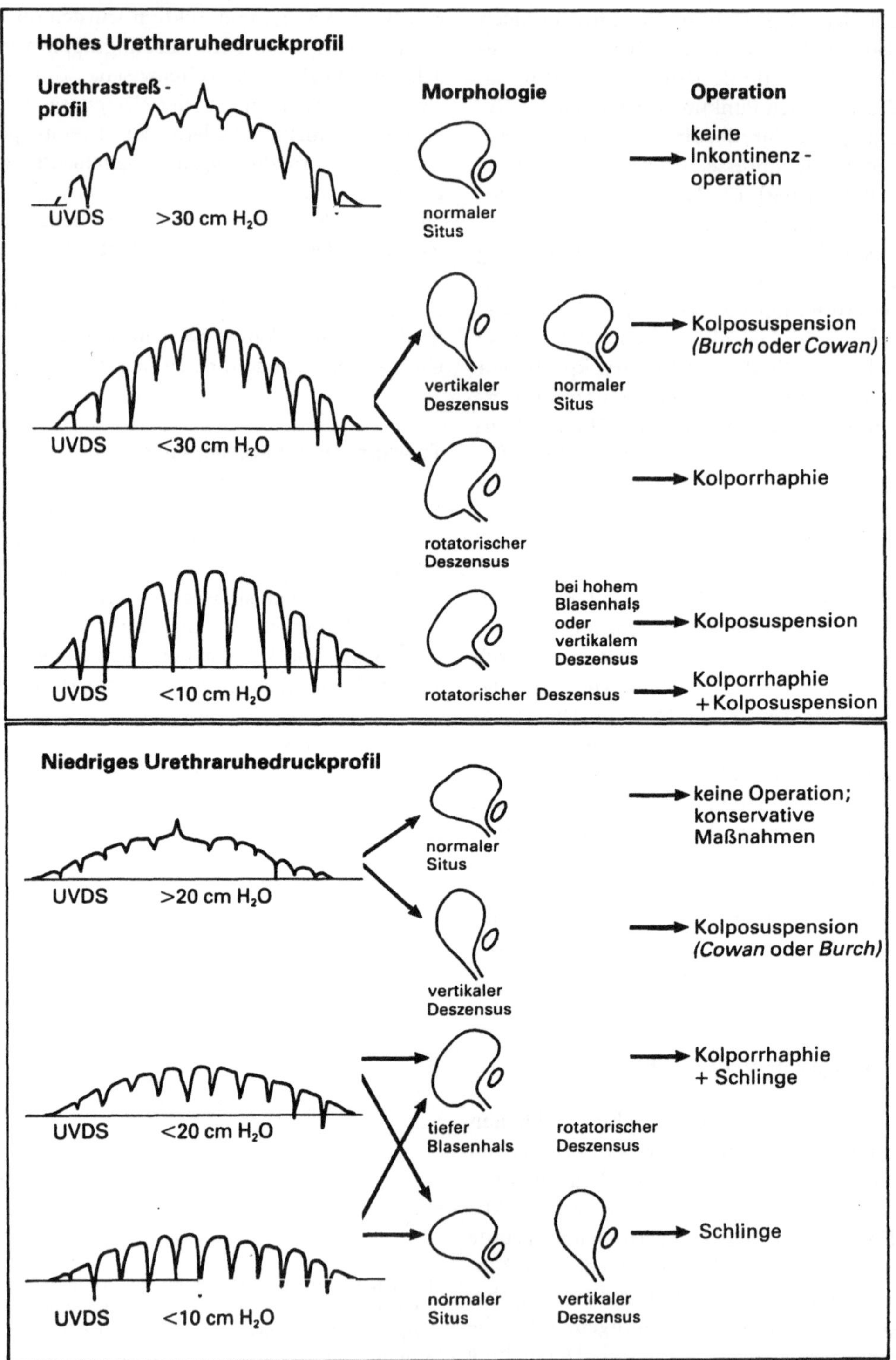
Hohes Urethraruhedruckprofil
Urethrastreß-profil
Morphologie
Operation
UVDS >30 cm H_2O
normaler Situs
keine Inkontinenz-operation
UVDS <30 cm H_2O
vertikaler Deszensus
normaler Situs
Kolposuspension (*Burch* oder *Cowan*)
rotatorischer Deszensus
Kolporrhaphie
UVDS <10 cm H_2O
bei hohem Blasenhals oder vertikalem Deszensus
Kolposuspension
rotatorischer Deszensus
Kolporrhaphie + Kolposuspension
Niedriges Urethraruhedruckprofil
UVDS >20 cm H_2O
normaler Situs
keine Operation; konservative Maßnahmen
vertikaler Deszensus
Kolposuspension (*Cowan* oder *Burch*)
UVDS <20 cm H_2O
tiefer Blasenhals
rotatorischer Deszensus
Kolporrhaphie + Schlinge
UVDS <10 cm H_2O
normaler Situs
vertikaler Deszensus
Schlinge

tes haben neue therapeutische Möglichkeiten eröffnet, den Erfolg oder Mißerfolg therapeutischer Maßnahmen begründen lassen. Bei konsequenter Interpretation und Nutzung der Befunde der Funktionsdiagnostik ergibt sich häufig ein komplexes konservativ operatives Therapiekonzept unter Nutzung physiotherapeutischer, pharmakologischer und operativer Strategien.

Die Nutzung der diagnostischen Sicherheit urodynamischer Funktionsuntersuchungen führt nicht nur zu einer Sicherung gegenüber forensischen Vorwürfen, sondern hat vordringlich zu einer Verbesserung der Therapieerfolge geführt (Abb. 1). Wenngleich zweifellos die persönliche Erfahrung mit bestimmten Methoden und z. T. nur kleinsten Nuancen in der Technik (Einstichtechnik, verwandtes Nahtmaterial) die Ergebnisse wesentlich beeinflussen, so haben sich bestimmte Techniken als eindeutig überlegen gezeigt; anderen etablierten Methoden muß der Anspruch, eine Inkontinenzopration zu sein, eindeutig abgesprochen werden (Abb. 2).

Zusammenfassung

Bei allen nach Ausschöpfung der konventionellen diagnostischen Methoden weiter unklaren Inkontinenz- und Deszensusproblemen, Rezidivharninkontinenzen und Diskrepanzen zwischen subjektiven Angaben und klinischem Befund ist, nicht zuletzt aus forensischen Gründen, eine urodynamische Abklärung zwingend notwendig. Sie erlaubt die Erstellung eines differenzierten Therapiekonzeptes und damit eine Verbesserung der Behandlungerfolge.

◀ **Abb. 2.** Vorschlag zum differenzierten Einsatz verschiedener Therapien unter Berücksichtigung der Ergebnisse der Funktionsdiagnostik und der Morphologie am Beispiel der normotonen und der hypotonen Urethra. Kontraktilität und Reagibilität der Urethra werden ebenso berücksichtigt, wie die Topographie der Blasenhalsregion

Vorschläge zur Definition und Standardisierung in der Urodynamik

Harninkontinenz ist ein Symptom, welches zur Krankheit wird, wenn der unwillkürliche Urinabgang ein soziales oder hygienisches Problem darstellt. Eine Harnentleerung, die nicht durch die Urethra erfolgt, wird als extraurethrale Inkontinenz bezeichnet (z. B. Fisteln).
Streßinkontinenz – unfreiwilliger Urinverlust unter körperlicher Belastung, wenn der Blasendruck ohne Detrusorkontraktion den Urethradruck übersteigt.
Urgeinkontinenz – Harnverlust bei nicht unterdrückbarem Harndrang;
motorisch: unkontrollierbare Detrusorkontraktionen (>15 cm H_2O)
sensorisch: ohne Detrusorkontraktion (verfrühter Harndrang und kleine Blasenkapazität).
Reflexinkontinenz – Harnverlust infolge anormaler spinaler Reflexaktivität („neurogene Blase").
Überlaufinkontinenz – Harnverlust bei dem der Blasendruck den Harnröhrenverschlußdruck bei Blasenwandüberdehnung ohne Detrusorkontraktionen übersteigt (infravesikale Obstruktion).
Relativ häufig sind Mischformen, vor allem von Streß- und Urgeinkontinenz, die letztlich nur durch die urodynamische Untersuchung nachgewiesen werden können. Eine meßtechnische Objektivierung der subjektiven Angabe „Harninkontinenz" ist nicht in allen Fällen möglich. Imperativer Harndrang ohne Urinabgang mit oder ohne Detrusorkontraktionen wird als **Urgency** oder **Reizblase** bezeichnet.

Meßtechnik

Zystometrie

Dle Druckmessung in der Harnblase während der Füllungsphase stellt eine der einfachsten Basisuntersuchungen in der modernen Urodynamik dar und bestimmt die Abhängikeit des Blaseninnendruckes (cm H_2O bzw. kPa) vom Füllungsvolumen (ml). Neben der Messung der maximalen Blasenkapazität, der effektiven Blasenkapazität (maximale Kapazität minus Restharn) und dem ersten Harndrang lassen sich mit der Zystometrie ungehemmte Detrusorkontraktionen nachweisen.

Die Zystometrie kann durchgeführt werden im Stehen, Sitzen oder Liegen bei einer kontinuierlichen Blasenfüllung mit einer Fül-

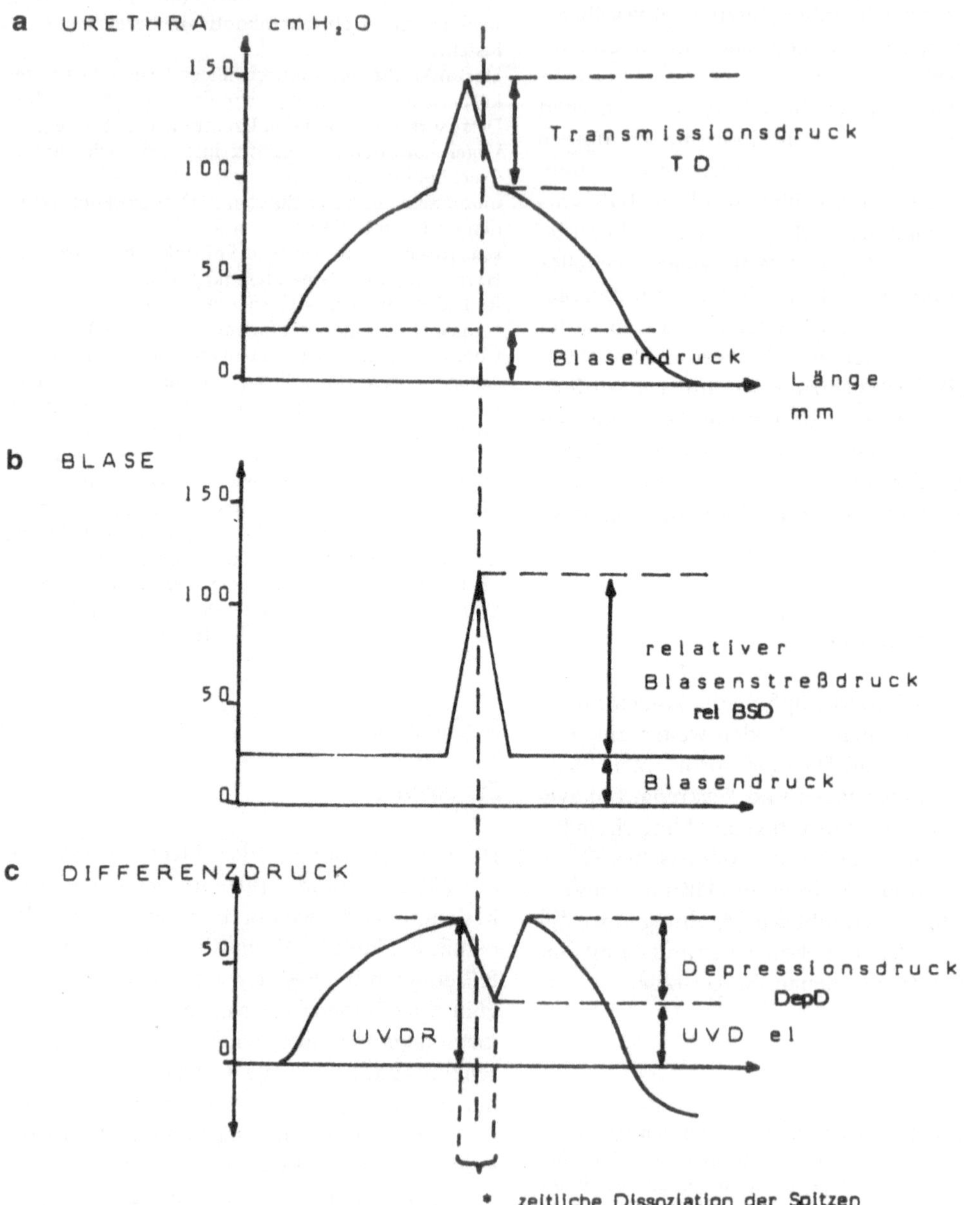

Abb. 3 a–c. Streßdruckprofile

lungsgeschwindigkeit von 50–100 ml/min. Die Zystometrie sollte erst nach der Restharnbestimmung und bei negativer Urinkultur begonnen werden. Während der Blasenfüllung sollten Provokationstests wie Husten, Bauchpresse und Lagewechsel durchgeführt werden.

Intravesikale Druckwellen mit einer Amplitude von mehr als 15 cm H_2O werden als ungehemmte Detrusokontraktionen bezeichnet. Bei Druckschwankungen kleinerer Amplitude sprechen wir von Instabilität des Detrusor. Intraabdominale Druckschwankungen sollten durch eine simultane intrarektale Druckmessung ausgeschlossen sein.

Urethradruckprofil

Meßgröße ist der intraurethrale Druck (cm H_2O bzw. kPa) und die Urethralänge (cm); bei gleichzeitiger Registrierung des intravesikalen Druckes ist der Urethraverschlußdruck errechenbar. Die urethrale Druckregistrierung ist bei verschiedenen Funktionszuständen der Urethra möglich (Streßbedingungen durch Husten oder Bauchpresse, willkürliche Beckenbodenaktivierung) (Abb. 3). Die Meßwerte der funktionellen Urethralänge, des Urethraverschlußdruckes und der urethralen Druckübertragung unter Streß lassen eine Einschätzung der Sphinkterfunktion zu.

Streßdruckprofil (Definitionen)

rel BSD	Relativer Blasendruck unter Streß
rel USD	Relativer Urethradruck unter Streß
UVDR	Urethraverschlußdruck in Ruhe im Ruheprofil gemessen
UVDS (elektronisch)	Elektronisch gemessener Urethraverschlußdruck unter Streß
UVDS (rechnerisch)	Rechnerisch ermittelter Urethraverschlußdruck unter Streß
TD	Transmissionsdruck entspricht dem Druckanstieg in der Urethra unter Streß. Teil des relativen BSD, der auf die Urethra übertragen wird
DepD	Depressionsdruck; entspricht der Druckabnahme des Urethraverschlußdruckes unter Streß
TF in %	Transmissionsfaktor $= \frac{TD}{rel\ BSD} \times 100$ (prozentuale vesikourethrale Drucktransmission unter Streß)
DepQ	Depressionsquotient $= \frac{DepD}{UVDR}$ (Maß für den streßbedingten Abfall des UVD)

Uroflowmetrie

Die Uroflowmetrie mißt die in der Zeit (s) durch die Urethra entleerte Harnmenge (ml) während der gesamten Dauer der Miktion. Die Harnflußrate wird in ml/s angegeben. Die Stärke des Harnflusses (=Uroflow) ist abhängig vom urethralen Widerstand, vom Miktionsdruck (=intravesikaler Druck bei Miktion) und nicht zuletzt vom Miktionsvolumen.

Pathologische Veränderungen dieser Parameter kommen als Ursache einer Blasenentleerungsstörung in Betracht. Andere Parameter siehe Abb. 4.

Literatur

Abrams PH, Blaivas JG, Stanton SL, Andersen JT (1988) The standardization of terminology of lower urinary tract function. Scand J Urol Nephrol 114:5–19

Eberhard J, Kölbl H, Kranzfelder D, Lamm D, Methfessel HD, Petri E, Ralph G, Riss P, Schüssler B, Schwenzer T, Staufer F (1993) Empfehlungen der Arbeitsgemeinschaft Urogynäkologie zu urogynäkologischer Diagnostik und Therapie. Frauenarzt 34:402–408

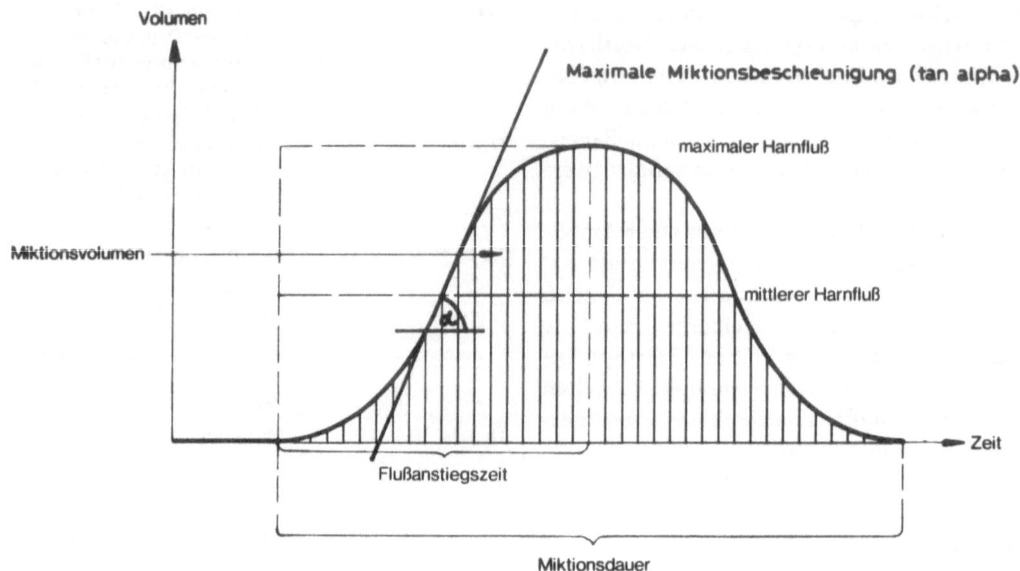

Abb. 4. Die Abhängigkeit des Miktionsvolumens von der Miktionsdauer

Mundy AR, Stephenson TP, Wein AJ (1994) Urodynamics-principles, practice and application, 2nd ed Churchill Livingstone, Edinburg

Petri E (1987) Urologische Funktionsdiagnostik – 6. Abdominale Operationen, Rezidiveingriffe, Therapiekonzept. Gynäkol Prax 11:507–522

Petri E (1995) Gynäkologische Urologie-Aspekte der interdisziplinären Diagnostik und Therapie. 2. Aufl. Thieme (in Vorbereitung)

Präpartale Zustandsdiagnostik und Hirnblutungsrisiko (CTG-Seminar)

M. Hermsteiner und A. Jensen

Der Text faßt die Kernaussagen des theoretischen Seminarteils zusammen. Die anschließenden Falldemonstrationen können aus Platzgründen hier nicht berücksichtigt werden.

Langanhaltender Sauerstoffmangel des Feten unter der Geburt führt nach heutigem Kenntnisstand zu zerebralen Schäden von sehr variabler Ausprägung. Da die Vulnerabilität des Gehirns und seiner Gefäße bei Frühgeborenen ungleich höher ist als bei reif geborenen Kindern, müssen aus Hinweisen auf einen drohenden oder manifesten Sauerstoffmangel in Abhängigkeit vom Gestationsalter unterschiedliche klinische Konsequenzen gezogen werden. In diesem Zusammenhang ist besonderes Augenmerk auf Frühzeichen der fetalen Hypoxie im Kardiotokogramm (CTG) zu richten.

Zahlreiche neurologische und psychosoziale Defizite des Kindesalters entstehen über peripartal verursachte Hirnblutungen verschiedener Schweregrade, fokale ischämische Läsionen und disseminierte neuronale Nekrosen. Zwar ist es derzeit nicht möglich, aufgrund des hirnsonographischen Befundes post partum Aussagen über die spätere zerebrale Funktion zu treffen; dennoch sollte das Auftreten von Hirnblutungen Anlaß geben, über Möglichkeiten zur Optimierung der peripartalen Versorgung nachzudenken.

Inzidenz von Hirnblutungen bei Neugeborenen

Von 1984–1986 und von 1987–1989 wurden an der Frauenklinik der Universität Gießen prospektive hirnsonographische Reihenuntersuchungen durchgeführt. Erfaßt wurden über 5000 Neugeborene aller Altersgruppen. Insgesamt wurden bei 5,2% der Kinder peri- und intraventrikuläre Hämorrhagien (PIVH) in unterschiedlicher Ausprägung beobachtet. Eingeteilt wurden die Blutungen in drei Grade. *Grad I (leicht):* subependymale Blutung ohne und mit Ventrikeleinbruch; *Grad II (mittelschwer):* wie I, zusätzlich Ventrikelerweiterung; *Grad III (schwer):* wie I und II, zusätzlich Einblutung ins Parenchym.

Sowohl die Häufigkeit als auch die Schwere der PIVH korrelierte eindeutig mit dem Schwangerschaftsalter. Am Termin betrug die Hirnblutungsrate – unabhängig von Kindslage und Geburtsmodus – nur 1,5%. Drittgradige PIVH traten in dieser Gruppe überhaupt nicht auf. Demgegenüber erlitten Frühgeborene unterhalb der 30. Schwangerschaftswoche (SSW) in 61% der Fälle Hirnblutungen, davon waren 45% mittelschwer oder schwer.

Apgar-Score und pH-Metrie

Eine ausgesprochen enge Korrelation fand sich in unserer Studie zwischen der Inzidenz von PIVH und den Apgar-Werten eine, fünf und zehn Minuten nach der Geburt. Allerdings unterschieden sich auch in diesem Punkt Reif- und Frühgeborene deutlich: Erst bei einem Apgar-Score unter vier stieg die Hirnblutungsrate am Termin signifikant an (14,8%), während sie bei Frühgeborenen nahezu linear mit niedrigerem Apgar-Wert zunahm und bei einem Score unter vier 51,6% betrug.

Der Einfluß des klinischen Zustands bei Geburt auf das Zustandekommen von PIVH läßt sich in ähnlicher Weise am Geburts-pH des Bluts der Nabelschnurarterie nachweisen. Seine Stärke ist wiederum reifeabhängig. Während bei Termingeborenen erst schwerste Azidosen (pH <7,0) zu einem Anstieg der Hirnblutungsrate führten, waren bei Kindern, die vor der 38. SSW geboren wurden, bereits bei pH-Werten zwischen 7,1 und 7,0 in über einem Viertel der Fälle PIVH zu verzeichnen.

Unreife als Risikofaktor

Die hohe Vulnerabilität des Gehirns bei Frühgeborenen ist durch die Unreife der Gefäßwände, die mangelhafte Autoregulation der Hirndurchblutung und die unvollständige Kreislaufzentralisation bei Asphyxie bedingt. Außerdem existiert mit der germinalen Matrix, einem subependymal gelegenen Glioblastgewebe, bis etwa zur 33. SSW in wichtigen Kerngebieten des Gehirns eine äußerst verletzliche Zellschicht, die in etwa 80% der Fälle als Ausgangspunkt für PIVH anzusehen ist. Risikofaktoren, die häufig mit Frühgeburtlichkeit assoziiert sind, wie die intrauterine Wachstumsretardierung begünstigten zusätzlich die Entstehung von Hirnblutungen.

CTG-Interpretation

Die anerkannten CTG-Indikatoren für akuten oder chronischen Sauerstoffmangel des Feten sind Dezelerationen, eingeschränkte Oszillationsamplitude und hohe basale Frequenz. Diese Merkmale zeigen die zunehmende Zentralisation des fetalen Kreislaufs an. Um die drohende Hypoxie frühzeitig zu erkennen, darf nicht ein einzelner Indikator als allein ausschlaggebend betrachtet werden. In vielen Fällen stellt die Fetalblutanalyse eine sinnvolle Ergänzung der kontinuierlichen Kardiotokographie sub partu dar; insbesondere jenseits der 38. SSW unterstützt ihr Einsatz in Kombination mit den Methoden der intrauterinen Reanimation eine Geburtsleitung, die eine hohe Zahl von Spontangeburten zum Ziel hat. So betrug 1992 die Sektiorate an der Universitäts-Frauenklinik Gießen bei Entbindungen aus Schädellage nach risikofreier Schwangerschaft (38.–41. SSW) nur 5,4%, die Rate vaginaloperativer Entbindungen 1,8%.

Aufgrund der deutlich geringeren Asphyxietoleranz sind bei Frühgeborenen schon diskrete CTG-Alterationen zu würdigen, um – in Abhängigkeit vom geburtshilflichen Befund – durch Frühintervention einen gravierenden Sauerstoffmangel mit seinen Auswirkungen auf Früh- und Spätmorbidität der Kinder zu vermeiden. Unabdingbare Voraussetzung für ein solches Vorgehen ist die Gewährleistung der sofortigen und umfassenden Versorgung des Neugeborenen durch einen geschulten Neonatologen und die unmittelbare Nähe einer Frühgeborenenintensivstation.

Insgesamt konnte während des o.g. Zeitraums die Hirnblutungsrate an der Universitäts-Frauenklinik Gießen durch konsequente Berücksichtigung der Studienergebnisse und durch intensive Zusammenarbeit zwischen Geburtshelfern und Neonatologen um mehr als die Hälfte gesenkt werden. Der überzeugendste Beleg für die Effektivität einer differenzierten CTG-Interpretation unter Einbeziehung des Schwangerschaftsalters und der Fetalblutanalyse ist die Tatsache, daß es auf dem Wege der Frühintervention selbst bei extremer Unreife der geborenen Kinder gelingt, schwere zerebrale Blutungen in diesem Hochrisikokollektiv zu vermeiden.

Literatur

Jensen A, Klingmüller V, Künzel W, Sefkow, S (1992) Das Hirnblutungsrisiko bei Früh- und Reifgeborenen. Geburtsh Frauenheilkd 52:6–20

Jensen A, Klingmüller V, Hermsteiner M (unveröffentlicht): Hirnblutungsstudie 1987–1989

Saling E, Goeschen K, Jensen A, Schneider H (1994) Standortbestimmung für die Intensivüberwachung des Feten sub partu. Konsensus im Anschluß an das Podiumsgespräch beim 4. Kongreß der Gesellschaft für Pränatal- und Geburtsmedizin in Bonn zum Thema „Die Intensivüberwachung des Feten sub partu im Kreuzfeuer der Meinungen"

Gent HJ, Göltner E, Beck B, Hermsteiner M (1994) Erkenntnisse aus dem Vergleich der Leistungsprofile von 6 geburtshilflichen Kliniken. Vortrag auf der 166. Tagung der mittelrheinischen Gesellschaft für Gynäkologie und Geburtshilfe in Worms

Göltner E, Beck B, Kraus A, Gent HJ (1994) Qualitätseinstufung durch Vergleich von Schädellagengeburten in der 38.–41. Woche nach risikofreier Schwangerschaft. Vortrag auf der 166. Tagung der mittelrheinischen Gesellschaft für Gynäkologie und Geburtshilfe in Worms

Gesamtverzeichnis der Beitragstitel aus Gießener Gynäkologische Fortbildung 1981 bis 1993

Adoleszenz, Geschlechtsreife, Alter

Die Menstruation

Entzündungen des Genitale

Kontrazeption/Sterilisation

Sterilität – Diagnostik und Therapie

Urogynäkologie

Endoskopisches Operieren

Karzinome und präkanzeröse Erkrankungen

Operative Gynäkologie und Onkologie

Apparative Verfahren in der Gynäkologie und Geburtshilfe

Praktische Gynäkologie

Gutartige Erkrankungen der Brust

Mammakarzinom

Diagnostische Verfahren in der Senologie

Ektope Schwangerschaft

Der Frühabort

Abortus artefizialis

Schwangerenberatung

Pränatale Diagnostik

Infektionen während der Gravidität

Erkrankungen/Operationen während der Gravidität

Frühgeburtlichkeit und vorzeitige Wehen

Störungen der plazentaren Perfusion

Geburt

Juristische Aspekte

Stichwortverzeichnis GGF 1981–1993

Sachverzeichnis

F

G

H

Springer-Verlag und Umwelt

Als internationaler wissenschaftlicher Verlag sind wir uns unserer besonderen Verpflichtung der Umwelt gegenüber bewußt und beziehen umweltorientierte Grundsätze in Unternehmensentscheidungen mit ein.

Von unseren Geschäftspartnern (Druckereien, Papierfabriken, Verpackungsherstellern usw.) verlangen wir, daß sie sowohl beim Herstellungsprozeß selbst als auch beim Einsatz der zur Verwendung kommenden Materialien ökologische Gesichtspunkte berücksichtigen.

Das für dieses Buch verwendete Papier ist aus chlorfrei bzw. chlorarm hergestelltem Zellstoff gefertigt und im pH-Wert neutral.